Gynäkologie und Geburtshilfe – Praxisleitfaden von A – Z

Daniel Haubenberger

Gynäkologie und Geburtshilfe – Praxisleitfaden von A – Z

Symptome, Diagnostik, Therapie

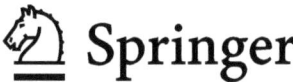

Daniel Haubenberger
Ybbs an der Donau, Österreich

ISBN 978-3-662-71272-6   ISBN 978-3-662-71273-3 (eBook)
https://doi.org/10.1007/978-3-662-71273-3

Die Deutsche Nationalbibliothek verzeichnet diese Publikation in der Deutschen Nationalbibliografie; detaillierte bibliografische Daten sind im Internet über https://portal.dnb.de abrufbar.

© Der/die Herausgeber bzw. der/die Autor(en), exklusiv lizenziert an Springer-Verlag GmbH, DE, ein Teil von Springer Nature 2026

Das Werk einschließlich aller seiner Teile ist urheberrechtlich geschützt. Jede Verwertung, die nicht ausdrücklich vom Urheberrechtsgesetz zugelassen ist, bedarf der vorherigen Zustimmung des Verlags. Das gilt insbesondere für Vervielfältigungen, Bearbeitungen, Übersetzungen, Mikroverfilmungen und die Einspeicherung und Verarbeitung in elektronischen Systemen.
Die Wiedergabe von allgemein beschreibenden Bezeichnungen, Marken, Unternehmensnamen etc. in diesem Werk bedeutet nicht, dass diese frei durch jede Person benutzt werden dürfen. Die Berechtigung zur Benutzung unterliegt, auch ohne gesonderten Hinweis hierzu, den Regeln des Markenrechts. Die Rechte des/der jeweiligen Zeicheninhaber*in sind zu beachten.
Der Verlag, die Autor*innen und die Herausgeber*innen gehen davon aus, dass die Angaben und Informationen in diesem Werk zum Zeitpunkt der Veröffentlichung vollständig und korrekt sind. Weder der Verlag noch die Autor*innen oder die Herausgeber*innen übernehmen, ausdrücklich oder implizit, Gewähr für den Inhalt des Werkes, etwaige Fehler oder Äußerungen. Der Verlag bleibt im Hinblick auf geografische Zuordnungen und Gebietsbezeichnungen in veröffentlichten Karten und Institutionsadressen neutral.

Umschlaggestaltung: deblik Berlin

Planung/Lektorat: Hinrich Kuester
Springer ist ein Imprint der eingetragenen Gesellschaft Springer-Verlag GmbH, DE und ist ein Teil von Springer Nature.
Die Anschrift der Gesellschaft ist: Heidelberger Platz 3, 14197 Berlin, Germany

Wenn Sie dieses Produkt entsorgen, geben Sie das Papier bitte zum Recycling.

Vorwort

Bereits während meiner Ausbildung zum Facharzt für Gynäkologie und Geburtshilfe erkannte ich, dass es keinen wirklichen praxistauglichen kompakten Therapieleitfaden im Fach Gynäkologie und Geburtshilfe gibt, der einerseits am aktuellsten Stand der Wissenschaft ist, andererseits sich auf das Wesentliche für die tägliche Arbeit in der Arztpraxis oder im Krankenhaus beschränkt, sodass in Sekundenschnelle die gewünschte Information bzw. insbesondere Therapie nachgeschlagen und angewendet werden kann. Umfangreiche Lehrbücher sind oft nicht am letzten Stand der Wissenschaft oder sehr ausführlich und wenig praxistauglich. Aktuelle Leitlinien gibt es nur zu ausgewählten Themen, haben meistens mehrere hundert Seiten und sind somit völlig unpassend, wenn es schnell gehen soll. Und bei der Internetrecherche findet man mehr unbrauchbare als taugliche Literatur, auf die man sich nicht ohne Weiteres verlassen kann.

So sammelte ich bereits seit meiner Ausbildung über viele Jahre diverse praxisrelevante Informationen – zusammengetragen von diversen Fortbildungen im In- und Ausland, Leitlinien, unzähligen Fachzeitschriften, Reviews, Publikationen und Büchern und aus der täglichen Arbeit im Krankenhaus oder Arztpraxis – und verfasste über die Jahre einen Leitfaden für den Eigengebrauch, der mir immer wieder die Arbeit erleichterte, als Nachschlagwerk in digitaler Form auf dem Smartphone oder Laptop diente und auf den ich mich stets verlassen konnte. Einige Kollegen, denen ich dieses Werk zukommen ließ, waren ebenso begeistert davon – so entstand schon früh der Gedanke, daraus ein eigenes Buch zu schreiben, welches diese Lücke schließt, um nicht nur mir, sondern auch anderen Kollegen die tägliche Arbeit zu erleichtern.

Im letzten Jahr wurden in intensiver Arbeit sämtliche Kapitel neu verfasst bzw. überarbeitet, gegliedert, auf den aktuellen Stand der Wissenschaft gebracht und alle verfügbaren aktuellen Leitlinien, insbesondere der Fachgesellschaften DGGG, OEGGG, SGGG, teilweise auch RCOG und NICE, sowie die jeweils beste verfügbare Literatur eingepflegt. In einer Zeit, wo viel Fachliteratur und die allermeisten medizinischen Fortbildungen durch mehr oder weniger industriegesponserte Studien und Vorträge geprägt sind und teilweise viel Geld mit dem Leidensdruck von Patienten verdient wird, legte ich besonderen Wert auf die Verwendung evidenzbasierter, unabhängiger und werbefreier Quellen, um nicht als Arzt – vielleicht auch irrtümlicherweise – zum Handlanger der Industrie zu werden – zum Wohle unserer Patienten.

Es entstand ein kompaktes alphabetisch geordnetes Werk über die häufigsten Krankheitsbilder der Gynäkologie und Geburtshilfe, welches als Nachschlagwerk dienen soll und eine enorme Erleichterung in der klinischen Arbeit bedeuten wird. Es behandelt alle wichtigen gynäkologisch-geburtshilflichen Krankheitsbilder in ganzheitlicher Sichtweise von Kindergynäkologie bis Senium, die einem im Krankenhaus oder Arztpraxis begegnen werden und können. Außerdem werden wichtige praxisrelevante Themen in der Arztpraxis wie z. B. Kontrazeption, Endokrinologie, Medikamente in Schwangerschaft und Stillzeit sowie Betreuung und Beratung in Schwangerschaft und Stillzeit dargestellt.

Aufgrund meiner zusätzlichen Leidenschaft für Allgemeinmedizin, meiner breiten Ausbildung und umfassenden Erfahrung in vielen Themenbereichen werden auch die Therapie der häufigsten nicht gynäkologischen Krankheitsbilder aus Allgemeinmedizin und anderen Fächern in Schwangerschaft und Stillzeit auf den Punkt gebracht. Bewusst nicht behandelt werden onkologische Krankheiten, da deren Therapiemöglichkeiten und – empfehlungen durch intensive Forschung stets im Wandel sind und bereits bei Drucklegung dieses Leitfadens nicht mehr aktuell wären. Hier wird auf vorhandene – jährlich aktualisierte und neu herausgegebene – Leitfäden entsprechender Gesellschaften und Arbeitsgemeinschaften (in Österreich z. B. AGO Austria – „Manual der Gynäkologischen Onkologie" sowie „Nebenwirkungsmanagement bei zielgerichteten Therapien in der gynäkologischen Onkologie" – https://www.ago-austria.at/downloads/) verwiesen.

Der vorliegende Leitfaden stellt nicht den Anspruch, ein ausführliches Lehrbuch zu ersetzen oder detaillierte Handlungsempfehlungen für Spezialambulanzen zu geben, stellt aber insbesondere in digitaler Form (e-Book-Version) ein verlässliches „Backup" bei der täglichen Arbeit dar und soll sowohl dem jungen Arzt in Weiterbildung, als auch dem erfahrenen Oberarzt im Krankenhaus oder niedergelassenen Facharzt in der Arztpraxis die Arbeit erleichtern. Auch werden praktizierende Allgemeinmediziner, Fachärzte anderer Disziplinen sowie Hebammen und Studenten viele nützliche Informationen und Praxistipps darin finden. **Niemand kann sich alles merken, man muss nur wissen, wo man nachsieht.**

Ybbs an der Donau, August 2025

Interessenkonflikt

Der Autor erklärt hiermit, dass keinerlei Interessenkonflikte in Zusammenhang mit dem Inhalt dieses Werkes bestehen. Es liegen weder finanzielle noch persönliche Beziehungen zu Dritten vor, deren Interessen von den hier dargestellten Ausführungen und Empfehlungen betroffen sein könnten.

Genderhinweis

Zur besseren Lesbarkeit wird auf die durchgehende Verwendung männlicher und weiblicher Sprachformen verzichtet. Sämtliche männliche Personenbezeichnung gelten für beide Geschlechter.

Besonderer Hinweis
Die Medizin unterliegt einem andauernden Entwicklungsprozess, sodass alle Angaben, insbesondere zu diagnostischen und therapeutischen Verfahren, immer nur dem Wissenstand zur Zeit der Drucklegung entsprechen können. Bezüglich der angeführten Diagnostik- und Therapieempfehlungen und der Auswahl sowie Dosierung von Medikamenten wurde die größtmögliche Sorgfalt beachtet. Nichts destotrotz werden die Leser und Benutzer dieses Leitfadens aufgefordert, die Beipackzettel und Fachinformationen der jeweiligen Arzneimittel zur Kontrolle heranzuziehen und im Zweifelsfall einen Spezialisten zu konsultieren. Weiters ist zu beachten, dass die angeführten Differenzialdiagnosen exemplarisch sind und keinen Anspruch auf Vollständigkeit erheben. Es wird darum gebeten, fragliche Unstimmigkeiten im allgemeinen Interesse der Redaktion bzw. dem Autor zu kommunizieren.

Der Benutzer selbst bleibt verantwortlich für jede diagnostische und therapeutische Intervention, Medikation sowie Dosierung.

Daniel Haubenberger

Danksagung

Besonderer Dank gilt meiner Familie, insbesondere meinen Eltern für die damalige Ermöglichung meines Medizinstudiums als Türöffner für meinen Traumberuf Arzt und meine spätere Karriere, meiner Lebensgefährtin Michaela, für die tatkräftige Unterstützung beim Verfassen dieses Leitfadens sowie auch meinen drei Kindern Sophie, Clara und Tobias für das verständnisvolle Dulden der vielen Stunden zu Hause, in denen ich mich aufgrund dieses Projektes nicht meiner Familie widmen konnte. Weiters danken möchte ich auch meinen Kollegen an meiner Abteilung im Krankenhaus Scheibbs für die wertvollen Tipps und konstruktive Kritik im Zusammenhang mit diesem Werk, insbesondere Herrn Prim. Dr. Peter Diridl, Frau OÄ Dr. Claudia Sommerer, Frau OÄ Dr. Elfriede Wenighofer, Frau OÄ Dr. Annemarie Kocher, Frau OÄ Ines Katzensteiner sowie Hebamme Elfriede König. Auch Frau OÄ Dr. Lea Peter, Kepler Universitätsklinikum in Linz, gebührt mein großer Dank für die Durchsicht einiger endokrinologischer Kapitel. Nicht zuletzt danken möchte ich auch Herrn Prof. Dr. Michael Ludwig für seine Inputs zum Thema HRT und bioidente Hormone, Herrn DDr. Christian Fiala für das konstruktive Feedback zu den Themen Aborteinleitung und Interruptio, Herrn Dr. Arno Gschwendtner für die Ergänzung gängiger Präparate aus der Schweiz und Herrn Prof. Dr. Sebastian Maier für die kritische Durchsicht des Manuskriptes.

Inhaltsverzeichnis

1	**Buchstabe A**	1
1.1	AB0-Inkompatibilität	1
1.2	Abnorme uterine Blutung (AUB), Zyklusstörung, Blutungsstörung	1
1.3	Abortinduktion 2./3. Trimenon	11
1.4	Abort	11
1.5	Abortus habitualis (wiederholter Spontanabort (WSA), rezidivierender Spontanabort (RSA), habitueller Abort)	12
1.6	Abruptio placentae	15
1.7	Abstillen	15
1.8	Acne inversa	16
1.9	Acne vulgaris (Akne) aus gynäkologischer Sicht	16
1.10	Adipositas u. Schwangerschaft, Schwangerschaft nach bariatrischer OP	18
1.11	Adnexitis	19
1.12	Akute Schwangerschaftsfettleber	19
1.13	Akutes Genitalulcus	19
1.14	Allergie (Schwangerschaft u. Stillzeit)	20
1.15	Allergische Rhinokonjunktivitis (Schwangerschaft u. Stillzeit)	21
1.16	Alopezie	21
1.17	Amenorrhö	21
1.18	Aminkolpitis	25
1.19	Amnioninfektionssyndrom (AIS, Chorioamnionitis, Triple I)	25
1.20	Analfissur	27
1.21	Analvenenthrombose (perianale Thrombose, Perianalvenenthrombose)	28
1.22	Anämie, Eisenmangel (Schwangerschaft u. Stillzeit)	29
1.23	Anaphylaktischer Schock (Schwangerschaft u. Stillzeit)	30
1.24	Angina tonsillaris (Schwangerschaft u. Stillzeit)	31
1.25	Anhydramnion	31
1.26	Anorexia nervosa (aus gynäkologischer Sicht)	31
1.27	Anorexia nervosa (Schwangerschaft u. Stillzeit)	32
1.28	Antibiotikaprophylaxe bei gynäkologischen u. geburtshilflichen OPs	32

	1.29	Anti-D-Prophylaxe	32
	1.30	Antikoagulation (Schwangerschaft u. Wochenbett)	33
	1.31	Antikörpersuchtest (indirekter Coombs-Test)	33
	1.32	Antiphospholipidsyndrom (APS) (aus gynäkologischer Sicht)	33
	1.33	Appendizitis (Schwangerschaft)	34
	1.34	Arterielle Hypotonie (Schwangerschaft)	35
	1.35	Arterielle Hypertonie (Schwangerschaft)	36
	1.36	Asherman-Syndrom (intrauterine Adhäsionen)	36
	1.37	Asthma bronchiale (Schwangerschaft u. Stillzeit)	37
	1.38	Atemwegsinfekt (Schwangerschaft u. Stillzeit)	38
	1.39	Atopisches Ekzem (atopische Dermatitis, Neurodermitis, atopische Schwangerschaftsdermatose (Schwangerschaft u. Stillzeit))	38
	1.40	Atrophische Kolpitis	40
	1.41	Äußere Wendung	40
	Literatur		41
2	**Buchstabe B**		**43**
	2.1	Babyblues	43
	2.2	Bakterielle Vaginose, Aminkolpitis	43
	2.3	Bartholinitis (Bartholin-Abszess, Infektion einer Bartholin-Zyste)	46
	2.4	Beckenendlage	47
	2.5	Beckenvenensyndrom	48
	2.6	Belastungsinkontinenz	48
	2.7	Bipolare affektive Störung (Schwangerschaft u. Stillzeit)	48
	2.8	Blasenentzündung	48
	2.9	Blasenläsion	49
	2.10	Blutung in der hormonellen Ruhephase	49
	2.11	Blutungsstörung	49
	2.12	Borreliose (Lyme-Borreliose) (Schwangerschaft u. Stillzeit)	49
	2.13	BRCA-1 u. 2-Mutation	50
	2.14	Bronchitis/Atemwegsinfekt/Husten (Schwangerschaft u. Stillzeit)	51
	2.15	Brustabszess	52
	2.16	Brustschmerzen	52
	2.17	Bulimie (Schwangerschaft u. Stillzeit)	52
	Literatur		53
3	**Buchstabe C**		**55**
	3.1	Candidakolpitis	55
	3.2	Cavumpolyp	55
	3.3	Cerclage	55
	3.4	Chlamydieninfektion	55
	3.5	Chloasma, Chloasma gravidarum (Melasma gravidarum, Schwangerschaftspigmentierung im Gesicht)	56

3.6	Chorioamnionitis	57
3.7	Chronisch-entzündliche Darmerkrankungen (CED, Morbus Crohn, Colitis ulcerosa) (Schwangerschaft u. Stillzeit)	57
3.8	Chronische Nierenkrankheit (aus gynäkologischer Sicht)	58
3.9	Chronische Polyarthritis (Schwangerschaft u. Stillzeit)	59
3.10	Chronischer Unterbauchschmerz der Frau (Chronic Pelvic Pain, Chronisches Beckenschmerzsyndrom), Somatoforme Schmerzstörung, Chronische Schmerzstörung (aus gynäkologischer Sicht)	59
3.11	Chronisch-venöse Insuffizienz (CVI) (Schwangerschaft)	62
3.12	CMV-Infektion (Schwangerschaft)	62
3.13	Colitis ulcerosa (Schwangerschaft u. Stillzeit)	62
3.14	Condylomata acuminata (Kondylome, Feigwarzen, Genitalwarzen)	63
3.15	CTG (Kardiotokografie), Fetalblutanalyse (FBA, Mikroblutanalyse, MBU)	65
3.16	CTS (Karpalkanalsyndrom) (Schwangerschaft)	68
	Literatur	68

4 Buchstabe D 71

4.1	Dammrisse (DR) nach vaginaler Geburt, Geburtsverletzungen, Verletzungen der Geburtswege, geburtstraumatisches Hämatom	71
4.2	Dehiszente Uterotomienarbe	73
4.3	Depression (Schwangerschaft u. Stillzeit)	73
4.4	Descensus genitalis (Genitaldeszensus, Descensus vaginae et uteri), Genitalprolaps, Zystozele, Rektozele, Enterozele, Scheidenblindsackprolaps (SBS-Prolaps)	74
4.5	Diabetes mellitus (DM) u. Gestationsdiabetes (GDM) (aus gynäkologischer Sicht), Glukosetoleranztest oraler (oGTT)	80
4.6	Dranginkontinenz	82
4.7	Dysmenorrhö (Regelschmerzen)	82
4.8	Dyspareunie	84
4.9	Dysplasie (Zervix)	84
	Literatur	84

5 Buchstabe E 87

5.1	Effluvium	87
5.2	Einstellungsanomalien	87
5.3	Eisenmangel (Schwangerschaft u. Stillzeit)	87
5.4	Eklampsie	87
5.5	Eklamptischer Anfall	87
5.6	Ektope Schwangerschaft	87
5.7	Empfängnisverhütung	88
5.8	Encephalomyelitis disseminata (Schwangerschaft u. Stillzeit)	88
5.9	Endometriose	88
5.10	Endometritis, Endomyometritis (puerperalis)	93

5.11 Endometriumablation, Thermoablation 95
5.12 Endometriumhyperplasie 96
5.13 Endometriumpolyp, Cavumpolyp, Zervixpolyp 97
5.14 Enterobiose (Enterobiasis, Madenwurminfektion, Oxyuriasis)
 (Schwangerschaft u. Stillzeit) 98
5.15 Enterozele 99
5.16 Entlassungsinformation gynäkologische OPs 99
5.17 Entwicklungsverzögerung 100
5.18 Epilepsie (Schwangerschaft u. Stillzeit) 100
5.19 Episiotomie (Dammschnitt) 101
5.20 Erregungsstörung 102
5.21 Erysipel (Rotlauf) (genital) 102
5.22 Erythema infectiosum (Schwangerschaft) 102
5.23 Essstörungen (Anorexia nervosa, Bulimie) (Schwangerschaft
 u. Stillzeit) 102
5.24 Extrauteringravidität (EUG) 103
Literatur 103

6 Buchstabe F 105
6.1 Fehlbildungen (weiblich, genital) 105
6.2 Feigwarzen 105
6.3 Fertilitätsprotektion 105
6.4 Fetalblutanalyse 106
6.5 Fetale Wachstumsrestriktion (FGR, intrauterine
 Wachstumsrestriktion, IUWR, IUGR), small for gestational
 age (SGA) 106
6.6 Fibroadenom der Mamma 109
6.7 Flatusinkontinenz 110
6.8 Follikulitis, Furunkel, Karbunkel 110
6.9 Forzepsentbindung 111
6.10 Fruchtwassermenge, Anhydramnion, Oligohydramnion,
 Polyhydramnion 112
6.11 Früher vorzeitiger Blasensprung (preterm premature
 rupture of membranes, PPROM) 113
6.12 Frühgeburt/Zervixinsuffizienz/Vorzeitige Wehentätigkeit/
 Tokolyse/Wehenhemmung/Cerclage 116
6.13 Furunkel 119
Literatur 119

7 Buchstabe G 121
7.1 Galaktorrhö 121
7.2 Gartner-Zyste 122
7.3 Gastritis (Schwangerschaft u. Stillzeit) 122
7.4 Gastroenteritis acuta (Magen-Darm-Infekt, Brechdurchfall)
 (Schwangerschaft u. Stillzeit) 124

7.5	Geburt bei St. p. Sectio od. Myom-OP	125
7.6	Geburtseinleitung, Abortinduktion 2./3. Trimenon, Spätabort, IUFT (Intrauteriner Fruchttod)	126
7.7	Geburtsphasen/protrahierte Geburt/Geburtsstillstand	130
7.8	Geburtsstillstand	133
7.9	Geburtsverletzungen	134
7.10	Geminischwangerschaft	134
7.11	Genitaldeszensus, Genitalprolaps	134
7.12	Genitale Blutung im Kindesalter	134
7.13	Genitale Ulzera	134
7.14	Genitalherpes	134
7.15	Genitalwarzen	134
7.16	Gerinnungsdiagnostik	134
7.17	Gestationsbedingte (GTD) u. nicht gestationsbedingte Trophoblasterkrankungen	134
7.18	Gestationsdiabetes (GDM) (aus gynäkologischer Sicht)	135
7.19	Gestationshypertonie	135
7.20	Gestörte Frühschwangerschaft, Abort, Schwangerschaft unklarer Lokalisation (PUL), ektope Schwangerschaft (Extrauteringravidität, EUG), heterotope Schwangerschaft	135
7.21	Gicht (Schwangerschaft u. Stillzeit)	142
7.22	Gonorrhö (Tripper)	142
7.23	Granuloma venereum (Granuloma inguinale)	143
7.24	Grippaler Infekt/Erkältung/Schnupfen (Rhinitis acuta) (Schwangerschaft u. Stillzeit)	144
7.25	Grippe (Schwangerschaft u. Stillzeit)	145
7.26	Gürtelrose (Schwangerschaft u. Stillzeit)	145
Literatur		146

8 Buchstabe H 147

8.1	Haarausfall (Effluvium), androgenetische Alopezie (Alopecia androgenetica, erblich bedingter Haarausfall) der Frau	147
8.2	Habitueller Abort	150
8.3	Hämorrhoiden, Hämorrhoidalleiden	150
8.4	Harnkontinenz der Frau (Urininkontinenz, Incontinentia urinae)	152
8.5	Harnstau (Schwangerschaft)	158
8.6	Harnverhalt (Frau)	158
8.7	Harnwegsinfekt	160
8.8	HELLP	162
8.9	Hepatitis (Schwangerschaft u. Stillzeit)	162
8.10	Hernie (Leistenhernie, Bauchwandhernie) (Schwangerschaft)	165
8.11	Herpes genitalis (genitale HSV-Infektion, Genitalherpes)	166
8.12	Herpes zoster (Gürtelrose, Zoster) (Schwangerschaft u. Stillzeit)	168

8.13	Heterotope Schwangerschaft	169
8.14	Hidradenitis suppurativa (Acne inversa, HS/AI)	169
8.15	Hirsutismus	170
8.16	HIV (Schwangerschaft u. Stillzeit)	170
8.17	Höhenstandsdiagnostik (Geburt)	171
8.18	HPV: Impfung, Screening	171
8.19	Hydronephrose (Harnstau) (Schwangerschaft)	171
8.20	Hyperandrogenämie, Hirsutismus, Virilisierung	172
8.21	Hypercholesterinämie, Hyperlipidämie (Schwangerschaft u. Stillzeit)	175
8.22	Hyperemesis gravidarum	175
8.23	Hyperprolaktinämie	177
8.24	Hypertensive Erkrankungen in der Schwangerschaft (HES: chronische Hypertonie, Gestationshypertonie, Präeklampsie, HELLP, Eklampsie)	179
8.25	Hyperthyreose (Schwangerschaft)	185
8.26	Hyperurikämie, Gicht (Arthritis urica), akuter Gichtanfall (Schwangerschaft u. Stillzeit)	185
8.27	Hypothyreose (Schwangerschaft)	186
	Literatur	186
9	**Buchstabe I**	**189**
9.1	Iatrogene Läsionen der ableitenden Harnwege der Frau	189
9.2	Impfung, Abklärung Impfstatus (Schwangerschaft u. Stillzeit)	191
9.3	Incontinentia alvi	193
9.4	Infektiöse Mononukleose (Pfeiffer-Drüsenfieber, Kissing Disease) (Schwangerschaft)	193
9.5	Infertilität	194
9.6	Influenza (Grippe) (Schwangerschaft u. Stillzeit)	194
9.7	Insertio velamentosa	195
9.8	Insomnie (Schwangerschaft)	196
9.9	Interruptio im 1. Trimenon (Schwangerschaftsabbruch)	196
9.10	Intrahepatische Schwangerschaftscholestase	199
9.11	Intrauterine Wachstumsrestriktion (IUGR)	199
9.12	Inversio uteri	199
9.13	Isthmozele	200
9.14	IUFT (intrauteriner Fruchttod)	200
	Literatur	200
10	**Buchstabe J**	**203**
10.1	Juckreiz genital	203
11	**Buchstabe K**	**205**
11.1	Kaiserschnitt	205
11.2	Karbunkel	205
11.3	Kardiotokografie	205

11.4	Karpalkanalsyndrom (Karpaltunnelsyndrom, CTS) (Schwangerschaft)	205
11.5	Keuchhusten (Schwangerschaft)	206
11.6	Kinderwunsch (unerfüllt)	206
11.7	Klimakterium	206
11.8	Klimakterium praecox	207
11.9	Klitorishypertrophie, Pseudoklitorishypertrophie	207
11.10	Kolpitis	207
11.11	Kolpitis senilis	208
11.12	Kolposkopie	208
11.13	Komplizierter Harnwegsinfekt	208
11.14	Kondylome	208
11.15	Kontrazeption (nicht hormonell)	208
11.16	Kontrazeption (hormonell)	213
	Literatur	230

12 Buchstabe L ... 233
- 12.1 Labiensynechie, Vulvasynechie, Synechie der Vulvaränder ... 233
- 12.2 Lageanomalien ... 234
- 12.3 Lebererkrankungen (Schwangerschaft), intrahepatische Schwangerschaftscholestase (ICP), akute Schwangerschaftsfettleber, Pruritus gravidarum ... 238
- 12.4 Leopold-Handgriffe ... 241
- 12.5 Libidostörung ... 241
- 12.6 Lichen sclerosus et atrophicus vulvae (LSA) ... 241
- 12.7 Lipschütz-Ulkus ... 243
- 12.8 Listeriose (Schwangerschaft) ... 243
- 12.9 Lochialstau (Lochiometra, Wochenflussstau) ... 244
- 12.10 Lues ... 245
- 12.11 Lumbago (Rückenschmerzen, Kreuzschmerzen, Ischias-Beschwerden, Hexenschuss) (Schwangerschaft) ... 245
- 12.12 Lungenembolie (Pulmonalembolie, PE) (Schwangerschaft) ... 247
- 12.13 Lyme-Borreliose (Schwangerschaft u. Stillzeit) ... 248
- Literatur ... 248

13 Buchstabe M ... 249
- 13.1 Mädchensprechstunde, das 1. Mal, First Love, Teenager, Beratung ... 249
- 13.2 Madenwurminfektion (Schwangerschaft u. Stillzeit) ... 251
- 13.3 Magen-Darm-Infekt (Schwangerschaft u. Stillzeit) ... 251
- 13.4 Malaria (Schwangerschaft u. Stillzeit) ... 251
- 13.5 Mammaabszess (Brustabszess) ... 252
- 13.6 Masern (Schwangerschaft) ... 252
- 13.7 Mastitis nonpuerperalis (Brustentzündung außerhalb des Wochenbetts) ... 254
- 13.8 Mastitis puerperalis (Brustentzündung im Wochenbett) ... 255

13.9	Mastodynie (Mastalgie, Brustschmerzen, Brustspannen)	257
13.10	Mastopathie	259
13.11	Medikamente (Schwangerschaft u. Stillzeit)	260
13.12	Melasma gravidarum	264
13.13	Menopause	264
13.14	Meteorismus (Blähungen, Völlegefühl) (Schwangerschaft u. Stillzeit)	264
13.15	Migräne (Schwangerschaft u. Stillzeit)	265
13.16	Mikroblutanalyse	265
13.17	Mischinkontinenz	265
13.18	Morbus Behçet	266
13.19	Morbus Crohn (Schwangerschaft u. Stillzeit)	266
13.20	Müdigkeit (Schwangerschaft)	267
13.21	Mukometra	267
13.22	Müller-Zyste	267
13.23	Multiple Sklerose (MS, Encephalomyelitis disseminata) (Schwangerschaft u. Stillzeit)	267
13.24	Mumps (Parotitis epidemica) (Schwangerschaft)	268
13.25	Myom (Myoma uteri, Uterusmyom, Leiomyom), Uterus myomatosus	268
	Literatur	272
14	**Buchstabe N**	**273**
14.1	Nabelschnurvorfall	273
14.2	Nephrolithiasis	273
14.3	Neugeborenenreanimation	273
14.4	Neurodermitis (Schwangerschaft u. Stillzeit)	273
14.5	Niche	273
14.6	Nierenbeckenentzündung	273
14.7	Nierenkolik	274
14.8	Notfälle (geburtshilflich)	274
	Literatur	277
15	**Buchstabe O**	**279**
15.1	Obstipation (Schwangerschaft u. Stillzeit)	279
15.2	Ödeme (Schwangerschaft)	280
15.3	Oligohydramnion	280
15.4	Orgasmusstörung	280
15.5	Osteoporose/Osteopenie	280
15.6	Ovarialzysten, zystische od. teilzystische Ovarialbefunde	282
15.7	Ovarielles Überstimulationssyndrom (ovarielles Hyperstimulationssyndrom, OHSS)	290
15.8	Oxyuriasis (Schwangerschaft u. Stillzeit)	291
	Literatur	292

16 Buchstabe P 293

- 16.1 p.s.-Heilung 293
- 16.2 Palmer's Point (Palmer-Punkt) 293
- 16.3 PAP-Abstrich 293
- 16.4 PCO-Syndrom (PCOS, Polyzystisches Ovarialsyndrom) 294
- 16.5 Pediculosis pubis (Phthiriasis pubis, Filzläuse, Schamläuse) 298
- 16.6 Pelvic Congestion Syndrom 300
- 16.7 Pelvic inflammatory disease (PID = Endomyometritis u./od. Salpingitis u./od. Adnexitis u./od. Tuboovarialabszess u./od. pelvine Peritonitis) 300
- 16.8 Pemphigoid gestationis 305
- 16.9 Peri- u. Postmenopause, Klimakterium, Menopause, Senium 306
- 16.10 Pertussis (Keuchhusten) (Schwangerschaft) 314
- 16.11 Pfeiffer-Drüsenfieber (Schwangerschaft) 315
- 16.12 Pharyngitis (Rachenentzündung, Halsschmerzen) (Schwangerschaft u. Stillzeit) 315
- 16.13 Phthiriasis pubis 315
- 16.14 Plasmazellvulvitis (Vulvitis plasmacellularis, Zoon's vulvitis) 316
- 16.15 Plazentainsuffizienz 317
- 16.16 Plazentaresiduum 317
- 16.17 Plazentationsstörung, Plazentaimplantationsstörung, abnorm invasive Plazenta (Placenta-accreta-Spektrum, PAS) 318
- 16.18 Polyhydramnion 320
- 16.19 Polymorphe Schwangerschaftsdermatose (polymorphes Exanthem der Schwangerschaft) 320
- 16.20 Postmenopausale Blutung (PMP-Blutung) 321
- 16.21 Postpartale Blutung 322
- 16.22 Postpartale Depression 322
- 16.23 Postpartale Psychose (Wochenbettpsychose, Puerperalpsychose) 322
- 16.24 PPROM (preterm premature rupture of membranes) 323
- 16.25 Präeklampsie 323
- 16.26 Prämature Ovarialinsuffizienz (POI, Klimakterium praecox, prämature Menopause, primäre Ovarialinsuffizienz, premature ovarian failure, POF) 323
- 16.27 Prämature Pubarche, Adrenarche, Thelarche 325
- 16.28 Prämenstruelles Syndrom (PMS), Prämenstruelle dysphorische Störung (PMDS) 325
- 16.29 Prävention des Zervixkarzinoms, HPV-Impfung, PAP-Abstrich, Zytologie, HPV-Screening, Kolposkopie, Zervixdysplasie 327
- 16.30 Primäre Ovarialinsuffizienz 335
- 16.31 PROM (preterm rupture of membranes) 335
- 16.32 Protrahierte Geburt 335
- 16.33 Pruritus gravidarum 335

16.34	Pruritus vulvae	335
16.35	Psychose (Schwangerschaft u. Stillzeit)	335
16.36	Pubertas praecox/tarda	336
16.37	Pubertätsstörung, gestörte Pubertätsentwicklung, Entwicklungsverzögerung, Störung der Brustentwicklung	336
16.38	Puerperalpsychose	341
16.39	Puerperalsepsis, „Toxic-Shock-Syndrom (TSS)"	341
16.40	Pulmonalembolie (Schwangerschaft)	343
16.41	Pyelonephritis (Nierenbeckenentzündung)	343
Literatur		344

17 Buchstabe Q ... 347
17.1 Querlage ... 347

18 Buchstabe R ... 349
18.1	Randsinusblutung	349
18.2	Refluxösophagitis (Schwangerschaft u. Stillzeit)	349
18.3	Regelschmerzen	350
18.4	Regelwidrige Schädellagen	350
18.5	Reizblase	350
18.6	Rektozele	350
18.7	Restless-Legs-Syndrom (RLS) (Schwangerschaft)	350
18.8	Rezidivierender Harnwegsinfekt	351
18.9	Rezidivierender Spontanabort	351
18.10	Rhesusprophylaxe (Anti-D-Prophylaxe), Antikörpersuchtest (indirekter Coombs-Test), Alloimmunantikörper, irreguläre Antikörper, AB0-Inkompatibilität	351
18.11	Rheumatoide Erkrankungen, Rheumatoide Arthritis (chronische Polyarthritis) (Schwangerschaft u. Stillzeit)	353
18.12	Rhinitis acuta (Schwangerschaft u. Stillzeit)	354
18.13	Rhinitis allergica (allergische Rhinitis, Heuschnupfen), allergische Rhinokonjunktivitis, Pollinose (Schwangerschaft u. Stillzeit)	354
18.14	Rhinopathia gravidarum (Schwangerschaftsrhinitis)	354
18.15	Ringelröteln (Erythema infectiosum) (Schwangerschaft)	355
18.16	Röteln (Rubella) (Schwangerschaft)	357
18.17	Rotlauf (genital)	359
18.18	Rückenschmerzen (Schwangerschaft)	359
Literatur		359

19 Buchstabe S ... 361
19.1	Salpingitis	361
19.2	SARS-CoV-2 in Schwangerschaft, Geburt u. Wochenbett	361
19.3	Scharlach (Scarlatina), Streptokokken-A-Angina (Angina tonsillaris) (Schwangerschaft u. Stillzeit)	363
19.4	Scheidenblindsackprolaps (SBS-Prolaps)	364

19.5	Scheidentrockenheit, Vaginalatrophie (vulvovaginale Atrophie), Kolpitis senilis (Vaginitis senilis, atrophische Kolpitis)	364
19.6	Schilddrüsenerkrankungen, Hypothyreose, Hyperthyreose (Schwangerschaft)	365
19.7	Schlafstörung (Insomnie) (Schwangerschaft)	368
19.8	Schmerzmanagement (Geburt)	369
19.9	Schulterdystokie	370
19.10	Schwangerschaft nach ART (Assisted Reproductive Technology, z. B. IVF, ICSI)	370
19.11	Schwangerschaft unklarer Lokalisation (PUL, Pregnancy of unknown location)	371
19.12	Schwangerschaft: Lebensführung, Ernährung, Beratung, Empfehlungen	371
19.13	Schwangerschaftsabbruch	373
19.14	Schwangerschaftsgingivitis (Zahnfleischbluten) (Schwangerschaft)	373
19.15	Schwangerschaftsptyalismus (Hypersalivation während der Schwangerschaft)	374
19.16	Schwangerschaftsrhinitis	374
19.17	Sectio caesarea (Kaiserschnitt)	374
19.18	Sekundärheilung	375
19.19	Senium	375
19.20	Serometra, Mukometra	376
19.21	Sexuelle Dysfunktion (weiblich), Libidostörung, Erregungsstörung, Orgasmusstörung, Vaginismus, Dyspareunie, Vulvodynie	376
19.22	Skabies (Krätze)	381
19.23	Small for gestational age (SGA)	382
19.24	Sodbrennen, gastroösophagealer Reflux, GERD (Refluxösophagitis) (Schwangerschaft u. Stillzeit)	382
19.25	Somatoforme Schmerzstörung (aus gynäkologischer Sicht)	383
19.26	Soorkolpitis	383
19.27	Spätabort	384
19.28	Sterilität	384
19.29	Stillprobleme, Stillberatung	384
19.30	Störung der Wehentätigkeit	384
19.31	Streptokokken der Gruppe B (Gruppe-B-Streptokokken, GBS), peripartale Antibiotikaprophylaxe	384
19.32	Streptokokken-A-Angina (Schwangerschaft u. Stillzeit)	385
19.33	Striae distensae (Striae gravidarum, Schwangerschaftsstreifen, Dehnungsstreifen)	385
19.34	Stuhlinkontinenz (Incontinentia alvi, Analinkontinenz), Flatusinkontinenz (aus gynäkologischer Sicht)	386

19.35	Subinvolutio uteri (puerperale Subinvolution des Uterus, verzögerte Uterusrückbildung)	387
19.36	Symphysenschmerzen, Symphysenlockerung (Schwangerschaft)	388
19.37	Synechie der Vulvaränder	389
19.38	Syphilis (Lues, harter Schanker)	389
Literatur		391

20 Buchstabe T . . . 393

20.1	Thermoablation	393
20.2	Thrombophiliescreening, Gerinnungsdiagnostik	393
20.3	Thromboseprophylaxe (Antikoagulation) (Schwangerschaft u. Wochenbett)	394
20.4	Tokolyse	397
20.5	Trichomonadenkolpitis (Trichomonadenvaginitis, Trichomoniasis)	399
20.6	Tripper	400
20.7	Trophoblasterkrankungen (gestationsbedingte (GTD) u. nicht gestationsbedingte)	401
20.8	Tuberkulose (TBC) (Schwangerschaft u. Stillzeit)	405
20.9	Tuboovarialabszess	405
20.10	Tumormarker (Gynäkologie)	405
20.11	Tumornachsorge (gynäkologische Malignome)	406
Literatur		408

21 Buchstabe U . . . 409

21.1	Überaktive Blase	409
21.2	Ulcus vulvae acutum Lipschütz (akutes Genitalulcus, Lipschütz-Ulkus)	409
21.3	Ulcus Molle (Weicher Schanker)	410
21.4	Unerfüllter Kinderwunsch (Infertilität, Sterilität)	411
21.5	Unfallverletzungen (Schwangerschaft) aus geburtshilflicher Sicht	417
21.6	Untersuchungen in Schwangerschaft	420
21.7	Ureterläsion (iatrogen)	421
21.8	Urininkontinenz	421
21.9	Urolithiasis (Nephrolithiasis, Harnsteinleiden, Harnsteinerkrankung), Nierenkolik	421
21.10	Urtikaria (Nesselsucht) (Schwangerschaft u. Stillzeit)	423
21.11	Uterus myomatosus	424
21.12	Uterusnische (Isthmozele, dehiszente Uterotomienarbe, Niche)	424
21.13	Uterusruptur	426
Literatur		427

22 Buchstabe V ... 429
- 22.1 Vaginalatrophie ... 429
- 22.2 Vaginale Blutung vor der Menarche, Blutung in der hormonellen Ruhephase, genitale Blutung im Kindesalter ... 429
- 22.3 Vaginale intraepitheliale Neoplasie (VaIN) ... 430
- 22.4 Vaginal-operative Entbindung (Vakuumextraktion (VE), Forzepsentbindung) ... 432
- 22.5 Vaginalzyste, Gartner-Zyste, Müller-Zyste ... 433
- 22.6 Vaginismus ... 434
- 22.7 Vaginitis ... 434
- 22.8 Vakuumextraktion ... 434
- 22.9 Varikosis (Varizen, Krampfadern), chronisch-venöse Insuffizienz (CVI) (Schwangerschaft) ... 434
- 22.10 Varikosis pelvis (Beckenvenenstauungssyndrom, Beckenvenensyndrom, pelvines Stauungssyndrom, Pelvic Congestion Syndrome (PCS), pelvic venous disorders (PeVD)) ... 435
- 22.11 Varizellen (Windpocken) (Schwangerschaft) ... 436
- 22.12 Vasa praevia ... 439
- 22.13 Verhütung ... 440
- 22.14 Verzögerte Uterusrückbildung ... 440
- 22.15 Virilisierung ... 440
- 22.16 Vorfälle (Nabelschnurvorfall, Vorfall kleiner Teile) ... 440
- 22.17 Vorzeitige Plazentalösung (Abruptio placentae) ... 441
- 22.18 Vorzeitige Wehentätigkeit ... 443
- 22.19 Vorzeitiger Blasensprung am Termin (preterm rupture of membranes, PROM) ... 443
- 22.20 Vulvaekzem ... 444
- 22.21 Vulväre intraepitheliale Neoplasie (VIN) ... 444
- 22.22 Vulvasynechie ... 446
- 22.23 Vulvitis, Vulvaekzem, Pruritus vulvae (Juckreiz genital) ... 446
- 22.24 Vulvodynie ... 448
- 22.25 Vulvovaginalkandidose (VVC, Vulvovaginalmykose, genitale Candidose, Soorkolpitis, Candidakolpitis, Scheidenpilz) ... 448
- 22.26 Vulvovaginitis infantum (Vulvovaginitis im Kindesalter, Vulvovaginitis bei Kleinkindern, unspezifische Vulvovaginitis), Juckreiz vag. ohne Befund ... 451
- Literatur ... 453

23 Buchstabe W ... 455
- 23.1 Wadenkrämpfe (Schwangerschaft) ... 455
- 23.2 Wehendystokie (Störung der Wehentätigkeit), Wehenanomalien ... 456
- 23.3 Weibliche genitale Fehlbildungen ... 457

	23.4	Weicher Schanker	463
	23.5	Wiederholter Spontanabort	463
	23.6	Windpocken (Schwangerschaft)	463
	23.7	Wochenbett: Beratung, Stillen, Stillprobleme	463
	23.8	Wochenbettdepression (postpartale Depression, peripartale Depression), Babyblues (Heultage, postpartales Stimmungstief, postpartale Dysphorie)	468
	23.9	Wochenbettpsychose	470
	23.10	Wochenflussstau	470
	23.11	Wundinfekt postoperativ (OP-Wunden, intraabdominell, Episiotomie), Sekundärheilung, p.s.-Heilung, Abszess	470
	Literatur		472
24	**Buchstabe X, Y, Z**		**475**
	24.1	Zahnfleischbluten (Schwangerschaft)	475
	24.2	Zeichnungsblutung	475
	24.3	Zervixdysplasie	476
	24.4	Zervixinsuffizienz	476
	24.5	Zervizitis	476
	24.6	Zika-Virus-Infektion (Schwangerschaft)	477
	24.7	Zoster (Schwangerschaft u. Stillzeit)	479
	24.8	Zwillingsschwangerschaft (Geminischwangerschaft) – Überwachung u. Betreuung	479
	24.9	Zyklusstörung	483
	24.10	Zystitis	483
	24.11	Zystozele	483
	24.12	Zytologie	483
	24.13	Zytomegalievirusinfektion (CMV-Infektion) (Schwangerschaft)	484
	Literatur		486
Stichwortverzeichnis			487

Abkürzungsverzeichnis

≈	circa, ungefähr
≙	entspricht, entsprechen
↓	weniger, reduziert, vermindert, erniedrigt
↑	mehr, erhöht, gesteigert
±	mehr oder weniger
17-OHP	17-Hydroxyprogesteron
a	Jahr(e)
AD	atopische Dermatitis
AFC	antraler Follikelcount
AFI	Amnion Fluid Index
AGS	adrenogenitales Syndrom
AIS	Adenocarcinoma in situ
Ak	Antikörper
AMH	Anti-Müller-Hormon
Anm.	Anmerkung
AP	Austreibungsphase
APS	Antiphospholipidsyndrom
ART	Assisted Reproductive Technology
ASRM	American Society for Reproductive Medicine
ASS	Acetylsalicylsäure
AUB	abnorme uterine Blutung
AZ	Allgemeinzustand
BB	Blutbild
bds.	beidseitig
BLI	Betalaktamaseinhibitor
BMI	Body mass index
bpm	beats per minute
CED	chronisch entzündliche Darmerkrankung(en)
CIN	zervikale intraepitheliale Neoplasie
CPA	Cyproteronacetat
CT	Computertomografie
CTG	Kardiotokografie
CXL	Cervixlänge
d	Tag(e)

DD	Differenzialdiagnose(n), differenzialdiagnostisch
Def.	Definition(en)
DHEAS	Dehydroepiandrosteronsulfat
DIC	Disseminierte intravasale Gerinnungsstörung
Diff.	Differenzialblutbild
DK	Dauerkatheter
DM	Diabetes mellitus
DMARD	Disease-modifying antirheumatic drug
DS	Dottersack
DUB	dysfunktionelle uterine Blutungsstörung
dzt.	derzeit
ECC	endozervikale Kürettage
EE	Ethinylestradiol
EL	Esslöffel
EMA	Europäische Arzneimittelagentur
EP	Eröffnungsphase
EUG	Extrauteringravidität
evtl.	eventuell
FAI	freier Androgenindex
FSH	Follikel-stimulierendes Hormon
GBS	Gruppe-B-Streptokokken
GDM	Gestationsdiabetes mellitus
Gen.	Generation
ggf.	gegebenenfalls
GI	gastrointestinal
GS	Gestationssack
GTD	gestationsbedingte Throphoblasterkrankungen
GV	Geschlechtsverkehr
Hb	Hämoglobin
HE	Hysterektomie
HELLP	Haemolysis, elevated liver enzyme levels, low platelet count
HES	Hypertensive Schwangerschaftserkrankungen
Hf	Herzfrequenz
HMH	niedermolekulares Heparin
HSK	Hysteroskopie
HSV	Herpes Simplex Virus
i. d. R.	in der Regel
i. m.	intramuskulär
ICSI	intrazytoplasmatische Spermieninjektion
IgG	Immunglobulin G
IgM	Immunglobulin M
Ind.	Indikation
insb.	insbesondere
IUD	Intrauterindevice

IUFT	Intrauteriner Fruchttod
IUGR	Intrauterine growth restriction
IUP	Intrauterinpessar
IVF	In-vitro-Fertilisation
Kap.	Kapitel
KBE	koloniebildende Einheit
KG	Körpergewicht
KI	Kontraindikation, kontraindiziert
KiWu	Kinderwunsch
KOK	kombinierte orale Kontrazeptiva
LFP	Leberfunktionsparameter
LGA	Large for gestational age
LGR	Lebendgeburtenrate
LH	Luteinisierendes Hormon
Lj.	Lebensjahr
LM	Lebensmonat
LNG	Levonorgestrel
LSK	Laparoskopie
LW	Lebenswoche
max.	maximal
mgl.	möglich
mind.	mindestens
MM	Muttermund
MMR	Masern, Mumps, Röteln
Mon.	Monat(e)
MRT	Magnetresonanztomografie
MTD	maximale Tagesdosis
mtl.	monatlich
N.	Nervus
NAT	Nukleinsäure-Amplifikationstechniken
neg.	negativ
NFP	Nierenfunktionsparameter
NNR	Nebennierenrinde
NPV	negativer Vorhersagewert
NW	Nebenwirkung
o.g.	oben genannten
od.	oder
oGTT	oraler Glukosetoleranztest
OHSS	Ovarielles Hyperstimulationssyndrom
OP	Operation
p.o.	per os
p.p.	postpartal
PAS	Placenta-accreta-Spektrum
PCOS	Polyzystisches Ovarialsyndrom
PE	Probeexzision

PEEP	Positive End-Exspiratory Pressure
PI	Pulsatility Index
PID	pelvic inflammatory disease
PIGF	Placental growth factor
PIP	Peak Inspiratory Pressure
pos.	positiv
PPROM	preterm premature rupture of the membranes
prim.	primär
p.s.-Heilung	per secundam intentionem, Sekundärheilung
PROM	premature rupture of membranes
RR	Blutdruck
s	Sekunde(n)
s.	siehe
s. o.	siehe oben
s. u.	siehe unten
s.l.	sublingual
SDP	single deepest pocket
sek.	sekundär
Sens.	Sensitivität
sFlt-1	Soluble Fms-like tyrosine kinase-1
SGA	Small for gestational age
SHBG	sexualhormonbindendes Globulin
SLE	systemischer Lupus Erythematodes
SSL	Scheitel-Steiß-Länge
SSW	Schwangerschaftswoche
St. p.	Status post/Zustand nach
STI	sexuell übertragbare Infektionen
Stk.	Stück
Supp.	Suppositorium
Tbl.	Tablette(n)
TBVT	tiefe Beinvenenthrombose
tgl.	täglich
TOT	Trans-Obturator Tape
Trim.	Trimenon
TSH	Thyreoidea-stimulierendes Hormon
TVT	Tension-free Vaginal Tape
TVUS	transvaginale Sonografie
u.	und
Urs	Ursache
V. a.	Verdacht auf
v. a.	vor allem
vag.	vaginal
Vgl.	Vergleich
VCC	Vulvovaginalkandidose

vs.	versus
VTE	venöse thromboembolische Ereignisse
Wo	Woche
WW	Wechselwirkung
z. B.	zum Beispiel
ZT	Zyklustag

Über den Autor

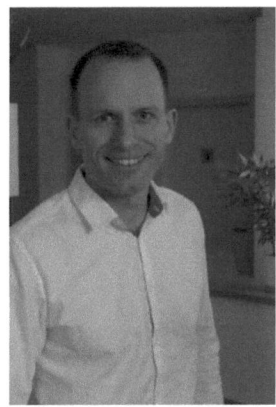

© Martin Klingenböck

Dr. Daniel Haubenberger (* 1986): Nach seinem Medizinstudium an der Medizinischen Universität Wien mit Auslandsemestern in Athen und München absolvierte er die Ausbildung zum Facharzt für Allgemeinmedizin und Familienmedizin sowie Facharzt für Gynäkologie und Geburtshilfe. Neben zahlreichen anderen Tätigkeiten (Wahlarztpraxis für Allgemeinmedizin, Ärztenotdienst etc.) arbeitete er seit 2019 als Oberarzt, seit 2020 als leitender Oberarzt und seit 2026 als Primarius (Chefarzt) an der Abteilung für Gynäkologie und Geburtshilfe im Krankenhaus Scheibbs in Niederösterreich. Neben seiner klinischen Tätigkeit besuchte er unzählige Fortbildungen im In- und Ausland und absolvierte zahlreiche Zusatzausbildungen und ÖÄK-Diplome (u. a. Akupunktur, Sportmedizin, psychosoziale Medizin, manuelle Medizin, Notarzt). Auch war er an einigen einschlägigen Publikationen beteiligt. Mit seiner langjährigen Lebensgefährtin hat er 3 wundervolle Kinder. Seine Freizeit verbringt er am liebsten mit seiner Familie, mit Sport, Musik oder in der Natur.

Buchstabe A

1.1 AB0-Inkompatibilität

s. Rhesusprophylaxe

1.2 Abnorme uterine Blutung (AUB), Zyklusstörung, Blutungsstörung

AUB = jede uterine Blutung, die von normaler Menstruationsblutung abweicht; abhängig vom Ausmaß der ovulatorischen Dysfunktion → Spektrum von Zwischenblutung bis Amenorrhö als Maximalvariante; Diagnostik dient der ursächlichen Abklärung; wenn mgl. → kausale Therapie, ansonsten je nach Lebensphase u. Beschwerdesymptomatik außerhalb KiWu → Zyklusregulierung, Endometriumtransformation od. Vermeidung weiterer Risiken (Östrogenmangel) im Vordergrund; **Zusammenhang Zyklusstörung – Blutungsstörung:** Jede Zyklusstörung bedingt eine Blutungsstörung, aber nicht jede Blutungsstörung beruht auf einer Zyklusstörung; **Anm.:** Amenorrhö → s. Abschn. 1.17; Blutungsstörungen unter hormonellen Kontrazeptiva → s. Abschn. 11.16.11.

1.2.1 Eumenorrhö

Zyklus = stabil, regelmäßig u. unauffällig → wichtigstes klinisches Kriterium in gynäkologischer Endokrinologie, darunter Störfaktoren wie Hyperprolaktinämie od. Hyperandrogenämie sehr unwahrscheinlich; hohe Wahrscheinlichkeit von ovulatorischer Zyklusqualität

- **Stabil**: kein prämenstruelles Spotting (Lutealphaseninsuffizienz ausgeschlossen) (Practice Committees of the American Society for Reproductive Medicine and the Society for Reproductive Endocrinology and Infertility 2021)
- **Regelmäßig**: Schwankung Zykluslänge max. 9 d (18.–25. Lj.), max. 7 d (26.–41. Lj.)
- **Unauffällig**: Zykluslänge 25–35 (38) d (Ludwig 2024)

1.2.2 Ätiologie/DD/Klassifikation der AUB nach PALM-COEIN-System

1.2.2.1 PALM (strukturelle Urs.)

- **P**olypen
- **A**denomyose
- **L**eiomyome (Myome)
- **M**alignome u. Hyperplasien

1.2.2.2 COEIN (nicht strukturelle Urs.)

- **C**oagulopathien:
  - Z. B. Von-Willebrand-Syndrom, Faktormangel, Thrombozytenfunktionsstörung, Leber- od. Nierenerkrankung
  - Hinweise: starke Blutung seit Menarche, Blutung bei zahnärztlichen Eingriffen, leicht Hämatome, Nasenbluten, häufiges Zahnfleischbluten, familiäre Blutungsneigung (Kouides et al. 2005)
- **O**vulationsstörungen (endokrine Urs. – hormonelle Ungleichgewichte):
  - Akut: Follikelpersistenz (→ Östrogendominanz)
  - Chronisch: u. a. eingeschränkte Ovarreserve, zentrale Regulationsstörung (z. B. durch Mangelernährung, Stress), Hyperandrogenämie (inkl. Hyperkortisolismus, PCOS), Hyperprolaktinämie, Schilddrüsendysfunktion
- **E**ndometriumpathologie:
  - Z. B. Endometriumhyperplasie, Endometriumkarzinom, Asherman-Syndrom
- **I**atrogen (medikamentenbedingt):
  - Z. B. Antikoagulantien, Psychopharmaka, Kupfer-IUP, hormonelle Kontrazeptiva, Hormontherapie, Tamoxifen
- **N**icht anders klassifizierte Urs.:
  - Z. B. Infektion: Endometritis, Zervizitis, PID
  - Idiopathische Hypermenorrhö
  - Schwangerschaft: Abort, Plazentaresiduum, EUG
  - Östrogenproduzierende Tumore
  - Portioektopie: typisch postkoitale Blutungen
  - Chron. Erkrankungen, Stoffwechselerkrankungen
  - Ovulationsblutungen

1.2.3 Formen der AUB

1.2.3.1 Akute AUB

- Plötzlich auftretende starke Blutungen, die sofortiger medizinischer Intervention bedürfen

1.2.3.2 Chronische AUB

- Regelmäßige Blutungsanomalien über ≥ 6 Mon.

1.2.4 Typen von Blutungsstörungen

1.2.4.1 Typusanomalie (Veränderung Blutungsmuster)

- **Amenorrhö**: ausbleibende Regelblutung > 6 Mon. (früher: 3 Mon.)
- **Hypomenorrhö**: verminderte Regelblutung
- **Hypermenorrhö**: verstärkte Regelblutung (belastend)
- **Menorrhagie**: verlängerte Regelblutung (>8 d)
- **Menometrorrhagie**: Kombination Menorrhagie u. Metrorrhagie
- **Irreguläre Blutung**: Zykluslängen, die um > 7 d (18.–25. Lj., 42.–45. Lj.) u. > 9 d (26.–41. Lj.) variieren

1.2.4.2 Tempoanomalie (Veränderung Frequenz)

- **Polymenorrhö**: Zykluslänge < 24 d
- **Oligomenorrhö**: Zykluslänge > 35 (38) d

1.2.4.3 Azyklische Blutungen/Zwischenblutungen

- **Metrorrhagie**: unvorhersehbare, unregelmäßige Blutung außerhalb des normalen Menstruationszyklus, > 10 d anhaltend
- **Spotting**: schwache Schmierblutungen mit festem zeitlichem Bezug zu regelmäßiger Regelblutung: post- od. prämenstruell bzw. mittzyklisch

1.2.5 Diagnostik

- **Ziel**: ursächliche Abklärung zur Einleitung einer – wenn mgl. – spezifischen Therapie (Sonntag 2025)
- Zyklusstörungen oftmals temporär (z. B. stressbedingt) u. erfordern keine weitere diagnostische Abklärung od. therapeutische Intervention

- **Anamnese**:
  - U. a. genaue Zyklusanamnese (Menarche, letzte Periode, Blutungsfrequenz, -dauer, -volumen, Zwischenblutungen, postkoitale Blutungen), (unbewusster) Stress (z. B. berufliche od. familiäre Belastung, anstehende Entscheidung), Hinweise auf Gerinnungsstörung, Hinweise auf weitere endokrine Störungen, Medikamentenanamnese, chronische Erkrankungen, Schwangerschaftsanamnese, Risikofaktoren für Endometriumkarzinom, Familienanamnese, Anämiesymptome
  - Evtl. Blutungskalender für 3 Mon.
  - Evtl. Basaltemperaturkurve: Beurteilung beider Zyklusphasen
- **Allgemeine Untersuchung**: RR, BMI, Hyperandrogenismus, Petechien/Hämatome?
- Schwangerschaftstest
- **Labor**:
  - **Hormonbasisdiagnostik/basaler Hormonstatus**: LH, FSH, TSH, Estradiol, Prolaktin, Testosteron, Androstendion, DHEAS, SHBG, (LH-/FSH-Quotient, freier Androgenindex (FAI), AMH)
    - d 3–5 (7) des Zyklus (bzw. Fehlen eines Follikels > 10 mm), bei Amenorrhö unabhängig vom ZT
    - Einnahme oraler Kontrazeptiva → $\geq$ 3 Mon. zuvor absetzen für valide Werte
    - Anm. zu TSH: Schilddrüsendysfunktion führt nicht zu Zyklusstörungen, jedoch relevant für Kindesgesundheit bei Schwangerschaft bzw. KiWu
  - BB, ggf. Eisenstatus (insb. Ferritin), ggf. Gerinnungsanalyse (Quick, PTT, INR reichen oft nicht aus, ggf. Überweisung Gerinnungsspezialisten), ggf. LFP u. NFP
  - Ggf. zusätzlich Progesteronbestimmung in Lutealphase: 21.–23. ZT ($\approx$ 7 (6–9) d nach vermuteter Ovulation, Ovulation immer $\approx$ 14 d ($\pm$2 d) vor Zyklusende), kann abgelaufene Ovulation dokumentieren (>3 ng/ml), zur Beurteilung von Lutealphaseninsuffizienz (Corpus-luteum-Insuffizienz) ungeeignet (Hinweis darauf: prämenstruelles Spotting, sofern organische Urs. ausgeschlossen)
- **Gynäkologische Untersuchung**:
  - Spekulumeinstellung u. bimanuelle Tastuntersuchung
  - TVUS: z. B. Endometriumdicke als Hinweis auf funktionelle Aktivität der Ovarien (korreliert mit systemischen Östrogenwirkung)
  - Ggf. Chlamydien- u. Gonokokkenabstrich
  - Ggf. Pipelle od. HSK/Kürettage
- Wenn Labor (u. weitere Diagnostik) unauffällig → = hypothalamisch-hypophysäre Dysfunktion (zentrale Regulationsstörung der Follikelreifung)

1.2.6 Therapie

- Wann immer mgl. → kausale Therapie der Blutungsstörung bzw. Zyklusstörung (s. o., z. B. Therapie Hyperprolaktinämie, Normalisierung Körpergewicht, Polypektomie, chirurgische Therapie bei Tumorgeschehen – z. B. Kraniopharyngeom)
- Meist fehlt jedoch ursächlicher Therapieansatz od. ist durch Patientin nicht umsetzbar → dann symptomatische Therapie orientierend an aktueller Lebenssituation (KiWu? Kontrazeptionsbedarf?), zusätzlichen Symptomen (z. B. Androgenisierung) u. sonstigen Risiken (z. B. Adipositas, Vorerkrankungen)
- **Ziel aus medizinischer Sicht**: u. a. Vermeidung unkontrollierter Endometriumproliferation od. Vermeidung Östrogenmangel (Knochenfrakturrisiko) (Sonntag 2024)

1.2.6.1 Hypermenorrhö, Menorrhagie, Metrorrhagie, Menometrorrhagie

- Individuell → je nach Urs., Blutungsintensität, assoziierten Symptomen, KiWu, Alter etc.
- **Akute, hämodynamisch relevante Blutung, instabile Patientin** → Kürettage, Kreislaufstabilisation, medikamentös: Gestagen für 10–14 d, z. B. Medroxyprogesteronacetat (z. B. MPA Gyn®) 5 mg 1 × tgl. p.o. für 14 d od. Lynestrenol (z. B. Orgametril®) 5 mg 1–2 × tgl. p.o. für 10 d od. Dydrogesteron (z. B. Duphaston®) 10 mg 1 × tgl. p.o. für 14 d od. (mikronisiertes) Progesteron (z. B. Arefam®, Utrogestan®) 200 mg 0-0-1 p.o./vag. für 14 d (Dydrogesteron u. Progesteron bei Follikelpersistenzen aufgrund schlechter hypophysärer Rückkopplung weniger geeignet) → anschließend Abbruchblutung; Tranexamsäure: z. B. Cyklokapron® 500 mg 3 × 1–2 tgl. p.o. für max. 4 d (MTD 8 Tbl./4 g tgl.); falls keine Blutungsreduktion → Embolisation der Arteria uterina, HE
- **Akute Blutung, hämodynamisch stabile Patientin:** medikamentös: Gestagen für 10–14 d (s. o.) → anschließend Abbruchblutung; Tranexamsäure: z. B. Cyklokapron® 500 mg 3 × 1–2 tgl. p.o. für max. 4 d (MTD 8 Tbl./4 g tgl.); ggf. HSK/Kürettage + Endometriumablation als Alternative
- „**Red-Flag-Symptome**" (persistierende Metrorrhagien > 45. Lj. od. Risikofaktoren für Endometriumkarzinom, Therapieversagen > 45. Lj., suspektes Endometrium) → großzügig HSK/Kürettage
- **Adenomyosis uteri**:
  - Endokrine Endometriosetherapie
  - LNG-IUS: z. B. Mirena®
  - Ultima Ratio: HE
  - S. auch. Abschn. 5.9
- **Endometriumpolyp**:
  - Insb. bei persistierenden Blutungsstörungen → Polypabtragung
  - S. auch. Abschn. 5.13

- **Follikelpersistenz (→ Östrogendominanz):**
  - Zuwarten
  - Bei hoch aufgebautem Endometrium (≥ 5 mm): Gestagen für 10–14 d, z. B. Medroxyprogesteronacetat (z. B. MPA Gyn®) 5 mg 1 × tgl. p.o. für 14 d od. Lynestrenol (z. B. Orgametril®) 5 mg 1–2 × tgl. p.o. für 10 d od. Dydrogesteron (z. B. Duphaston®) 10 mg 1 × tgl. p.o. für 14 d od. (mikronisiertes) Progesteron (z. B. Arefam®, Utrogestan®) 200 mg 0-0-1 p.o./vag. für 14 d (Dydrogesteron u. Progesteron bei Follikelpersistenzen aufgrund schlechter hypophysärer Rückkopplung weniger geeignet) (Ludwig, 2019) → anschließend Abbruchblutung
  - Falls rezidivierend: hormonelle Zyklusregulation (KOK), LNG-IUS (z. B. Mirena®)
- **Gerinnungsstörungen:**
  - Hämatologische Abklärung
  - Tranexamsäure: z. B. Cyklokapron® 500 mg 3 × 1–2 tgl. p.o. für max. 4 d (MTD 8 Tbl./4 g tgl.)
  - Kombinierte orale Kontrazeptiva (KOK)
  - LNG-IUS: z. B. Mirena®
- **Idiopathische Hypermenorrhö:**
  - NSAR: z. B. Mefenaminsäure (z. B. Parkemed®, Mefenam®, Spiralgin®) 500 mg 2 × tgl. p.o. für 5 d, Naproxen (z. B. Profen®, Naproxen-ratiopharm®) 500 mg 1–2 × tgl. p.o., Diclofenac (z. B. Voltaren®) 50 mg 2–3 × tgl. p.o., Ibuprofen (z. B. Nurofen®, Aktren®, Brufen®, Irfen®) 400 mg 2–3 × tgl. p.o.
  - Tranexamsäure: z. B. Cyklokapron® 500 mg 3 × 1–2 tgl. p.o. für max. 4 d (MTD 8 Tbl./4 g tgl.)
  - Kombinierte orale Kontrazeptiva (KOK): v. a. Dienogest od. Nomegestrol (z. B. Valette®, Qlaira®, Zoely®); monophasische KOK ggf. im Langzyklus (s. Abschn. 11.16.1.8)
  - Gestagenmonopräparate:
    - LNG-IUS: 20 µg LNG/d – z. B. Mirena®
    - Minipille: z. B. Desogestrel 0,075 mg (z. B. Cerazette®, Moniq®, Desirett®), LNG 0,03 mg (z. B. Microlut®)
    - Zyklische Gestagengabe (z. B. für 3–6 Mon., 2. Zyklushälfte, typischerweise 16.–27. ZT): z. B. Medroxyprogesteronacetat (z. B. MPA Gyn®) 5 mg 1 × tgl. p.o. für 14 d, Lynestrenol (z. B. Orgametril®) 5 mg 1 × tgl. p.o. für 10 d, (mikronisiertes) Progesteron (z. B. Arefam®, Utrogestan®) 200 mg 0-0-1 p.o. für 14 d, Dydrogesteron (z. B. Duphaston®) 10 mg 0-0-1 p.o. für 14 d – Anwendung komplizierter, Progesteron u. Dydrogesteron bei Follikelpersistenzen aufgrund schlechter hypophysärer Rückkopplung weniger geeignet
  - HSK u. Kürettage
  - Endometriumablation (+ HSK u. Kürettage):
    - Nur bei abgeschlossener Familienplanung
    - S. auch. Abschn. 5.11
  - HE: Ultima Ratio

- **Infektion**:
  - Therapie je nach Erreger
- **Plazentaresiduum**:
  - Sehr zurückhaltendes operatives Vorgehen, am besten ≥ 4 Mon. abwarten, falls Blutung tolerabel (**Cave**: Asherman-Syndrom), ggf. ß-hCG-Kontrolle
  - Falls unbedingt notwendig, Bevorzugung von Saugkürettage od. ggf. Verwendung stumpfer Instrumente (minimaler Druck – nicht zu forciert)
- **Portioektopie**:
  - Ggf. Koagulation, Konisation od. Laservaporisation
- **Uterus myomatosus**:
  - Tranexamsäure: z. B. Cyklokapron® 500 mg 3 × 1–2 tgl. p.o. für max. 4 d (MTD 8 Tbl./4 g tgl.)
  - Kombinierte hormonelle Kontrazeptiva (KOK)
  - LNG-IUS: z. B. Mirena®
  - GnRH-Analoga (mit Add-back-Therapie): z. B. Ryeqo®
  - Myomenukleation: je nach Lokalisation laparoskopisch od. hysteroskopisch
  - Myomembolisation
  - Ultima Ratio: HE
  - S. a. Abschn. 13.25

1.2.6.2 Hypomenorrhö

- I. d. R. keine Therapie erforderlich; falls ursächlich geschädigtes Endometrium (z. B. Asherman-Syndrom – Implantationshindernis) → ggf. hysteroskopische, operative Korrektur; bei gestörter Ovarfunktion ggf. therapeutische od. prophylaktische Konsequenzen

1.2.6.3 Oligomenorrhö

- Adoleszenz: Ind. zur Abklärung prim. Oligomenorrhö: wenn > als 3–4 a nach Menarche anhaltend (kann auf beginnende hyperandrogenämische Störung, Essstörung od. sonstige hormonelle Funktionsstörung mit mgl. Übergang in sek. Amenorrhö hinweisen) (Malliou-Becher und Frank-Herrmann 2023)
- Vor symptomatischen Therapie DD abklären, wenn mgl. → kausale Therapie (z. B. Lebensstilveränderung, Gewichtsabnahme, Therapie einer Hyperprolaktinämie od. adrenalen Hyperandrogenämie), falls keine kausale Therapie mgl. → 1. Wahl: KOK
- Oligomenorrhö in Prämenopause → KOK (regelmäßige Endometriumtransformation, suffiziente Östrogenisierung), ggf. estradiolhaltiges Präparat bei gleichzeitig bestehenden vasomotorischen Problemen (z. B. Qlaira®, Zoely®)
- Oligomenorrhö in Perimenopause → keine Therapie (physiologisch), Ausnahme: adipöse Patientinnen mit Endometriumhyperplasie → dauerhafte Gestagentherapapie (z. B. 52-mg-LNG-IUD) sinnvoll (Ludwig 2019)
- KiWu → milde ovarielle Stimulation (Clomifen, Letrozol, s. Abschn. 16.4.5)

- Zyklische Gestagengabe vom 15.–25. ZT: z. B. Progesteron (z. B. Arefam®, Utrogestan®) 200 mg 0-0-1 p.o., Dydrogesteron (z. B. Duphaston®) 10 mg 0-0-1 p.o.
- Kombinierte orale Kontrazeptiva (KOK): z. B. LNG (0,1–0,15) + EE (30 μg): Madonella®, Melleva®, Selina®; EE (20 μg): Madonelle® mite, Selina® mite
- S. auch. Kap. PCOS: 16.4
- Bei Hyperprolaktinämie u. Hyperandrogenämie: s. Abschn. 8.23 und 8.20

1.2.6.4 Polymenorrhö

- Therapie nur, wenn anämisch od. stark beeinträchtigt
- Kombinierte orale Kontrazeptiva (KOK): v. a. Dienogest od. Nomegestrol (z. B. Valette®, Qlaira®, Zoely®)
- Gestagenmonopräparate:
  – LNG-IUS: z. B. Mirena®
  – Minipille: z. B. Desogestrel 0,075 mg (z. B. Cerazette®, Moniq®, Desirett®), LNG 0,03 mg (z. B. Microlut®)
  – Depotgestagene: z. B. MPA
  – Implantat: Etonogestrel, Implanon®
  – Zyklische Gestagengabe (z. B. für 3–6 Mon., 2. Zyklushälfte, typischerweise 16.–27. ZT): z. B. Progesteron (z. B. Arefam®, Utrogestan®) 200 mg 0-0-1 p.o., Dydrogesteron (z. B. Duphaston®) 10 mg 0-0-1 p.o.

1.2.6.5 Spotting (Schmierblutung)

- **Prämenstruell**:
  – Zyklische Gestagengabe (z. B. für 3–6 Mon., 2. Zyklushälfte, typischerweise 16.–27. ZT): z. B. Progesteron (z. B. Arefam®, Utrogestan®) 200 mg 0-0-1 p.o., Dydrogesteron (z. B. Duphaston®) 10 mg 0-0-1 p.o., bei Erfolglosigkeit → KOK (ebenfalls in 2. Zyklushälfte) od. gemäß üblichem Einnahmeschema
- **Postmenstruell**:
  – Östrogene: z. B. Estradiol transdermal (z. B. Estrogel®-Gel, Oestrogel®-Gel, Gynokadin-Gel®) 1–2 Hübe à 1,5 mg 1 × tgl. 12.–16. ZT od. oral (z. B. Estrofem® Tbl. 1 mg p.o. 12.–16. ZT) (Cave: oral → VTE-Risiko ↑)
  – Kombinierte orale Kontrazeptiva (KOK)
- **Mittzyklisch**:
  – Periovulatorisch durch physiologischen Östrogenabfall → kein Krankheitswert, keine Therapie; ggf. Estradiol von 13.–17. ZT: z. B. Estrofem® Tbl. 1–2 mg p.o.

1.2.7 Blutungen im Kindesalter

s. Abschn. 22.2

1.2.8 Blutungsstörungen in Adoleszenz (AUB nach der Menarche, dysfunktionelle uterine Blutungsstörung (DUB) bei Jugendlichen, Zyklus- u. Blutungsstörungen in Adoleszenz)

1.2.8.1 Ätiologie

- Unreife hypothalomo-hypophysär-ovarielle Achse mit Ausbildung von Follikelpersistenzen (anovulatorische Zyklen – Östrogendominanz) = häufigste Urs. für juvenile Dauerblutung
- Gerinnungsstörung (z. B. von-Willebrand-Syndrom): bis zu 1/3 der Fälle ursächlich (Strowitzki und Ortmann 2024)
- PCOS: **Cave**: Diagnose PCO erst > 8 a nach Menarche stellen!
- Strukturelle Urs.: z. B. Polypen, Adenomyose, Myome
- Endokrinologische Störungen: z. B. Hyperprolaktinämie
- Stress, exzessiver Sport, Essstörungen
- Infektion: z. B. Chlamydien
- Medikamente: z. B. Psychopharmaka, Antikoagulantien

1.2.8.2 Diagnostik

- S.o.
- Bei persistierenden Zyklusstörungen spätestens 2–3 a nach Menarche abklären (chron. Anovulation? Gerinnungsstörung? Tumor?)

1.2.8.3 Therapie

- **Zyklusregulierung**:
  - Gestagen z. B. vom 16.–25. ZT in voller Transformationsdosis (s. u.)
  - Kombinierte orale Kontrazeptiva (KOK): v. a. niedrig dosierte monophasische Präparate, keine altersspezifischen KI
- Ggf. **Gewichtsnormalisierung** anstreben
- **Juvenile Dauerblutung, Menometrorrhagie**:
  - **Endometrium hoch** (≥5 mm):
    - Gestagen für 10–14 d zur Endometriumtransformation, z. B. Medroxyprogesteronacetat (z. B. MPA Gyn®) 5 mg 1 × tgl. p.o. für 14 d od. Lynestrenol (z. B. Orgametril®) 5 mg 1–2 × tgl. p.o. für 10 d od. Dydrogesteron (z. B. Duphaston®) 10 mg 1 × tgl. p.o. für 14 d od. (mikronisiertes) Progesteron (z. B. Arefam®, Utrogestan®) 200 mg 0-0-1 p.o./vag. für 14 d (Dydrogesteron u. Progesteron bei Follikelpersistenzen aufgrund schlechter hypophysärer Rückkopplung weniger geeignet) (Ludwig 2019) → anschließend Abbruchblutung
  - **Endometrium schmal**:
    - Kombinierte orale Kontrazeptiva (KOK): z. B. EE (30 µg) + Chlormadinon (2 mg), z. B. Belara®, Balanca®, Madinette®, Delia®, Belinda Gynial®

od. EE (20 µg) + Dienogest (3 mg), z. B. Dienorette®, Dienovel®, Larissa®, Mayra®, Sibilla®; od. EE (30 µg): Motion® z. B. für 14–21 d
- Östrogenmonotherapie: z. B. Estradiol (z. B. Estrofem® 1 mg p.o.), wenn Blutung nach 2–3 d nicht sistiert → Östrogendosis für weitere 10 d verdoppeln, anschließend KOK für mind. 3 Mo
– **Zusätzlich zu Hormontherapie**:
  - Tranexamsäure: z. B. Cyklokapron® 500 mg 2–3 × tgl. p.o. für 5 d
  - NSAR: z. B. Mefenaminsäure (z. B. Parkemed®, Mefenam®, Spiralgin®) 500 mg 2 × tgl. p.o. für 5 d, Naproxen (z. B. Profen®, Naproxenratiopharm®) 500 mg 1–2 × tgl. p.o., Diclofenac (z. B. Voltaren®) 50 mg 2–3 × tgl. p.o., Ibuprofen (z. B. Nurofen®, Aktren®, Brufen®, Irfen®) 400 mg 2–3 × tgl. p.o.
– **Beratung**: normal: >50 % anovulatorische Zyklen bis 2,5 a nach Menarche
– **Vermeidung weiterer Episoden**: Ovulationshemmer (v. a. niedrigdosierte monophasische Präparate, ggf. mit antiandrogener Partialwirkung), LNG-IUS (z. B. bei Jugendlichen eher Kyleena® u. Jaydess®, Mirena® oft zu groß), Mönchspfeffer (Agnus castus, z. B. Agnucaston®, premens®) für 3–6 Mon. od. Gestagen in voller Transformationsdosis, z. B. vom 16.–25. ZT

1.2.9 Blutungsstörungen im fertilen Alter

1.2.9.1 Ätiologie

- S. Abschn. 1.2.2
- Insb. endokrine Ursachen (z. B. hypothalamo-hypophysäre Dysfunktion), organische Veränderungen (z. B. Polyp, Myom, Adenomyosis, Malignom), Infektionen, medikamentös bedingt, Koagulopathien

1.2.9.2 Diagnostik

- Insb. lokale Ursachen (u. a. Endometritis) sowie gestörte Schwangerschaft ausschließen

1.2.9.3 Therapie

- S. Abschn. 1.2.6

1.2.10 Blutungsstörungen in Perimenopause (AUB in Perimenopause, perimenopausale Dauerblutung) Abnorme uterine Blutung (AUB)

1.2.10.1 Ätiologie

- U.a. hormonelle Dysbalancen, anovulatorische Zyklen (z. B. Follikelpersistenz → Östrogendominanz), strukturell (z. B. Polypen, Myome), Hyperplasie

1.2.10.2 Diagnostik

- S.o.
- Ind. für HSK/Kürettage in dieser Altersgruppe großzügig stellen

1.2.10.3 Therapie

- LNG-IUS: z. B. Mirena®
- Kombinierte hormonelle Kontrazeptiva (KOK)
- Bei Follikelpersistenz mit hoch aufgebautem Endometrium (≥ 5 mm): synthetisches Gestagen für 10–14 d, z. B. Medroxyprogesteronacetat (z. B. MPA Gyn®) 5 mg 1 × tgl. p.o. für 14 d od. Lynestrenol (z. B. Orgametril®) 5 mg 1–2 × tgl. p.o. für 10 d od. Dydrogesteron (z. B. Duphaston®) 10 mg 1 × tgl. p.o. für 14 d od. (mikronisiertes) Progesteron (z. B. Arefam®, Utrogestan®) 200 mg 0-0-1 p.o./vag. für 14 d (Dydrogesteron u. Progesteron bei Follikelpersistenzen aufgrund schlechter hypophysärer Rückkopplung weniger geeignet) (Ludwig 2019) → anschließend Abbruchblutung
- NSAR: z. B. Mefenaminsäure (z. B. Parkemed®, Mefenam®, Spiralgin®) 500 mg 2 × tgl. p.o. für 5 d, Naproxen (z. B. Profen®, Naproxen-ratiopharm®) 500 mg 1–2 × tgl. p.o., Diclofenac (z. B. Voltaren®) 50 mg 2–3 × tgl. p.o., Ibuprofen (z. B. Nurofen®, Aktren®, Brufen®, Irfen®) 400 mg 2–3 × tgl. p.o.
- Tranexamsäure: z. B. Cyklokapron® 500 mg 3 × 1–2 tgl. p.o. für max. 4 d (MTD 8 Tbl./4 g tgl.)
- HSK/Kürettage ± Endometriumablation
- Ultima Ratio: HE

1.3 Abortinduktion 2./3. Trimenon

s. Geburtseinleitung

1.4 Abort

s. Gestörte Frühschwangerschaft

1.5 Abortus habitualis (wiederholter Spontanabort (WSA), rezidivierender Spontanabort (RSA), habitueller Abort)

1.5.1 Def. (WHO)

- ≥ 3 konsekutive Aborte < 20. SSW
- **Prim. WSA**: noch keine Lebendgeburt
- **Sek. WSA**: nach stattgehabter Lebendgeburt

1.5.2 Diagnostik allgemein

- **Abklärung**: nach 3 konsekutiven Aborten (in begründeten Fällen bereits nach 2)
- **Anamnese, klinische Untersuchung**:
  - Ablauf frühere Schwangerschaften/Aborte
  - Genetik vorhanden?
  - Therapien bei bisherigen Schwangerschaften: z. B. Progestern, NMH?
  - Familiäre Belastung
  - Gynäkologische Anamnese + genaue Zyklusanamnese: Lutealphase?
  - Allgemeine Anamnese: Vorerkrankungen, Medikation, OPs etc.
  - Größe, Gewicht, RR
- **TVUS**: Uterus, Ovarien
- Ggf. **Endometrium-Scratching (Pipelle)**: Ausschluss chron. Endometritis (CD138?) bzw. NK-Zellen
- Ggf. **HSK**: evtl. bei V. a. Uterusfehlbildung od. Synechien – M. Asherman?
- Ggf. **LSK**: Dysmenorrhö? Hydrosalpinx?
- **Labor**:
  - **Hormonbasisdiagnostik/basaler Hormonstatus**: LH, FSH, TSH, Estradiol, Prolaktin, Testosteron, DHEAS, SHBG, (LH-/FSH-Quotient, freier Androgenindex (FAI), AMH)
    - d 3–5 (7) des Zyklus (bzw. Fehlen eines Follikels > 10 mm), bei Amenorrhö unabhängig vom ZT
    - Einnahme oraler Kontrazeptiva → ≥ 3 Mon. zuvor absetzen für valide Werte
  - fT3, fT4, TAK, MAK, Nüchternglukose, Insulin (HOMA-Index), HbA1c, BB, CRP, ANA, Homozystein (gekühlt, morgens)
  - **Gerinnungsdiagnostik**:
    - APC-Resistenz, Mutation Prothrombin Gen, Antithrombin, Protein C/S, Homozystein, Lipoprotein a, Faktor VIII, Anti-Cardiolipin IgG/IgM, ß2-Glykoprotein IgG/IgM, Lupus-Antikoagulans
    - Ggf. Abklärung bei auffälliger APC-Resistenz: Nachweis Faktor-V-Leiden-Mutation, ggf. Nachweis MTHFR-Mutation bei Hyperhomozysteinämie
  - **Chromosomenanalyse** beider Eltern mit humangenetischer Beratung

1.5.3 Diagnostik u. Therapie relevanter Risikofaktoren im Speziellen

- Therapieempfehlungen bei WSA häufig im Off-Label-Einsatz als individueller Heilversuch

1.5.3.1 Allgemeine Faktoren

- **Nikotinkonsum**: bereits präkonzeptionell Nikotinkarenz beim Paar empfohlen
- **Alkoholkonsum**: Schwangere soll auf jeglichen Alkoholkonsum verzichten
- **Kaffeekonsum**: Reduktion auf 2–3 Tassen/d
- **BMI**: Unter- (BMI < 18,5 kg/m^2) od. Übergewicht/Adipositas (BMI ≥ 25 kg/m^2) → Gewichtsnormalisierung anstreben (→ Ernährungsberatung)
- (Keine erwiesene Korrelation zu Abortwahrscheinlichkeit: Koffein, Vit-D-Mangel)

1.5.3.2 Genetische Faktoren

- **Chromosomenstörungen**: häufigste Urs. für Spontanaborte (je früher der Abortus, desto wahrscheinlicher): zytogenetische Analyse (Chromosomenanalyse beider Partner präkonzeptionell od. aus Abortmaterial); bei struktureller Chromosomenstörung im Abortmaterial → zytogenetische Untersuchung beider Partner; genetische Beratung; bei balancierter Chromosomenveränderung evtl. pränatale Diagnostik in weiteren Schwangerschaften od. Polkörper- od. Präimplantationsdiagnostik

1.5.3.3 Anatomische Faktoren

- **Ausschluss Uterusfehlbildung, submuköser Myome u. Polypen**: 3-D-Sonografie u./od. HSK
- **Ausschluss intrauteriner Adhäsionen**: HSK
- **Uterusseptum**: keine eindeutige Evidenz → Nutzen-Risiko-Analyse über exspektatives Vorgehen vs. hysteroskopische Septumresektion
- **Submuköses Myom, persistierende Polypen**: operative Resektion kann angeboten werden (aktuelle Datenlage bezüglich Vorteils sehr gering)
- (NICHT mit WSA assoziiert (OP nicht indiziert): Uterus arcuatus, bicornis u. didelphys)

1.5.3.4 Mikrobiologische Faktoren

- **Chronische Endometritis**: Endometriumbiopsie (Ausschluss mit Plasmazell-spezifischem Antigen CD138); ggf. Re-Biopsie (z. B. Pipelle, persistierend?) nach stattgehabter Menstruation u. Antibiose (Doxycyclin (z. B. Doxybene®, Vibramycin®) 200 mg 1 × tgl. für 14 d, bei Persistenz Ciprofloxacin ± Metronidazol)

- **Vag. Infektionen**: adäquate Abklärung u. Therapie, z. B. bakterielle Vaginose
- (NICHT empfohlen: infektiologisches Screening durch Vaginalabstriche, Untersuchung des vag. od. endometrialen Mikrobioms)

1.5.3.5 Endokrine Faktoren

- **Progesteron**: Lutealphaseninsuffizienz (klinische Diagnose bei Zyklusstörung wie prämenstruellem Spotting; Eumenorrhö (stabiler, regelmäßiger u. unauffälliger Zyklus (s. Abschn. 1.2.1) garantiert regelmäßige Ovulation u. schließt Lutealphaseninsuffizienz aus); Gestagengabe: Progesteron, z. B. Utrogestan® 100 mg bis zu 4 × 2 vag. od. Arefam® 200 mg 2-0-2 vag., Dydrogesteron (z. B. Duphaston®) 10 mg 3 × tgl. p.o. ab pos. Schwangerschaftstest bis zur 12. (16.) SSW
- **PCO-Syndrom**: Es sollten die damit einhergehenden endokrinen u. metabolischen Pathologien diagnostiziert u. behandelt werden, s. auch Abschn. 16.4.
- **Schilddrüsenfunktionsstörungen/Schilddrüsenerkrankungen**:
  - **Auffälliges TSH** → weiterführende Diagnostik (internistische Endokrinologie)
  - **TPO-Ak** → TSH-Kontrolle in Frühschwangerschaft
  - **Manifeste Hypo- od. Hyperthyreose** → präkonzeptionell therapieren
  - **Latente Hypothyreose** → keine Therapie
  - S. auch Abschn. 19.6

1.5.3.6 Psychische Faktoren

- Stress u. traumatische Erlebnisse → ggf. auf psychosoziale Hilfs- u. Unterstützungsangebote hinweisen, bei V. a. reaktive Depression nach WSA → Psychotherapie/Psychiater
- Effektivität von „Tender Loving Care" nicht belegt, empathischer u. entlastender Umgang mit dem Paar aber unbedingt empfehlenswert, ggf. engmaschige, 1–2-wöchentliche Schwangerenvorsorge

1.5.3.7 Immunologische Faktoren

- **Alloimmunologische Untersuchungen**: nicht außerhalb von Studien; Glukokortikoidgabe, Immunglobuline, Lipidinfusionen, allogene Lymphozytenübertragung, TNFα-Blocker nur in Studien
- **Autoimmunologische Faktoren: Antiphospholipidsyndrom** soll abgeklärt werden; Therapie (Antiphospholipidsyndrom u. Non-Criteria-Antiphospholipidsyndrom): ASS 150 mg ab pos. Schwangerschaftstest bis 34+0 SSW (z. B. Thrombo ASS®, ASS 100 mg HEXAL®, Aspirin® Cardio 100 1,5 Tbl.); NMH ab pos. Schwangerschaftstest bis ≥ 6 Wo p.p., s. auch Abschn. 1.32

1.5.3.8 Gerinnung

- **Thrombophiliediagnostik** zum Zweck der Abortprophylaxe bei WSA nur bei thromboembolischen Risiken: Antithrombin, Protein C/S im Blutplasma, Faktor-V-Leiden- u. Prothrombin-G20210A-Mutation; zumindest achtwöchige Karenz zu Schwangerschaft od. Einnahme von Sexualsteroiden vor Diagnostik; Thromboseprophylaxe aus maternaler Ind. nur bei ↑ VTE-Risiko; ASS zur Abortprophylaxe nicht indiziert

1.5.3.9 Idiopathisch

- Wenn kein Hinweis auf Urs. gefunden (50–75 %)
- **Therapie**:
    - Gestagen: Progesteron, z. B. Utrogestan® 100 mg bis zu 4 × 2 vag. od. Arefam® 200 mg 2-0-2 vag., Dydrogesteron (z. B. Duphaston®) 10 mg 3 × tgl. p.o.
        - Ab pos. Schwangerschaftstest bis zur 12. (16.) SSW
    - ASS 100 mg bereits präkonzeptionell bis 34+0 SSW (schwierige Studienlage) (Ludwig 2022)
    - Bei ↑ HOMA → evtl. Metformin (individueller Heilversuch), Zieldosis: 3 × tgl. 500 mg, einschleichen
    - (NICHT indiziert: NMH, G-CSF (Studien)) (Recurrent miscarriage 2022)

1.5.4 Prognose

- **Risiko für weiteren Abort bei ≥ 3 Aborten**: 42 % (→ d. h. aber auch > 50 % Chance für lebendgeborenes Kind – Beratung!)
- Bis heute unklares/kaum verstandenes Krankheitsbild → ärztlicherseits kaum beeinflussbar

1.6 Abruptio placentae

s. Vorzeitige Plazentalösung

1.7 Abstillen

Abstillen nötig bei Totgeburt jedenfalls ab 24. SSW, evtl. schon ab 16. SSW (Beginn Milchproduktion)

1.7.1 Nicht medikamentös

- Flüssigkeitsrestriktion
- Evtl. straffer BH
- Kühlende Wickel 3–4 × tgl. für 20 min: z. B. Coolpack, Salbeiteekompressen
- Auflegen gewalkter Weißkohlblätter
- Pfefferminztee, Salbeitee trinken
- Brust nur abpumpen, wenn unbedingt nötig

1.7.2 Medikamentös

- **Prim.**: Cabergolin (z. B. Dostinex® 0,5 mg) 1–2 Tbl. einmalig in ersten 24 h p.p., ggf. Wiederholung ≥ 7 d
- **Sek.**: Cabergolin (z. B. Dostinex® 0,5 mg) 1/2 Tbl. 4 × im Abstand von 12 h (Off-Label-Use bei sek. Abstillen)

1.8 Acne inversa

s. Hidradenitis suppurativa

1.9 Acne vulgaris (Akne) aus gynäkologischer Sicht

Bis 95 % aller Jugendlichen; Symptomatik beginnt meist in früher Pubertät u. sistiert i. d. R. spontan spätestens im Verlauf des 3. Lebensjahrzehntes; **Anm.**: Akne inversa (Hidradenitis suppurativa) = eigenständige Hauterkrankung mit deutlich unterschiedlichen Merkmalen → s. Abschn. 8.14

1.9.1 Ätiologie

- Genetische Prädisposition, hormonelle Faktoren, Hyperkeratose, Medikamente (z. B. Glukokortikoide, Antibiotika, Psychopharmaka, bei disponierten Frauen auch durch KOK mit Gestagen mit androgener Partialwirkung (z. B. LNG, Norethisteron))

1.9.2 Formen/Symptome

- **Acne comedonica**: Komedonen ohne starke Entzündung
- **Acne papulopustulosa**: Komedonen, Papeln u. Pusteln mit Entzündungsreaktion
- **Acne conglobata**: schwere Form mit Knoten, Zysten, Abszessen, mgl. Narbenbildung

- **Sonderformen**:
  - Acne neonatorum:
    - Erste LW, selbstlimitierend, i. d. R. keine Therapie notwendig
  - Acne infantum
  - Acne fulminans
- **Lokalisation**: insb. seborrhoische Zonen von Gesicht, Brust u. Rücken

1.9.3 DD

- Akneassoziierte Syndrome: u. a. PCOS, Hyperandrogenismus-Insulinresistenz-Acanthosis-nigricans-Syndrom (HAIR-AN-Syndrom), AGS, SAPHO-Syndrom

1.9.4 Diagnostik

- I. d. R. klinisch/dermatologisch
- Ausschluss von DD (s. o.)
- Ggf. Hormonbestimmung: bei schwerem od. protrahiertem Verlauf
  - S. auch Abschn. 8.20 u. 16.4

1.9.5 Therapie

- **Allgemeines**:
  - Tgl. Reinigung der Haut mit pH-hautneutralen Tensiden od. alkoholischer Lösung, z. B. Clearasil®
- **Mögliche Therapie, wenn gleichzeitig Kontrazeption gewünscht**:
  - Kombinierte orale Kontrazeptiva (KOK) mit EE (SHBG-Induktion) u. ggf. mit antiandrogener Gestagenkomponente, evtl. im Langzyklus (s. Abschn. 11.16.1.8):
    - 1. Wahl: Drospirenon (z. B. Yasmin®, Yaz®, Yasminelle®, auch als Drospirenon-Only-Pille insb. bei Risikofaktoren wie > 35. Lj., Adipositas od. Nikotinabusus: z. B. Lyzbet®, Slinda®), Dienogest (z. B. Larissa®, Velbienne®)
    - 2. Wahl: Chlormadinonacetat 2 mg (z. B. Belara®, Delia®, Madienette®) (**Cave**: Rote-Hand-Brief-Meningeome)
    - 3. Wahl: Cyproteronacetat (CPA) 2 mg (z. B. in Diane® mite, Diane®-35, Cyproderm®), falls nicht ausreichend → CPA auf 10 mg, 50 mg od. 100 mg ↑ (z. B. Androcur®) zusätzlich an den ersten 10–15 Einnahmetagen des CPA-haltigen Kombinationspräparates (**Cave**: Rote-Hand-Brief-Meningeome) (cyproteronhaltige Präparate sind nicht für Kontrazeption zugelassen, sondern nur zur antiandrogenen Therapie – 2 mg Cyproteronacetat ≙ aber doppelten Ovulationshemmdosis → Ovulationsschutz sicher gegeben)
  - Besserung meist nach 1–2 Mon.

- **Falls (mit-)ursächlich KOK mit Gestagen mit androgener Partialwirkung** (z. B. LNG, Norethisteron) → Umstellung auf KOK mit Gestagen mit schwacher androgener Partialwirkung (Norgestimat, Gestoden, Desogestrel) od. antiandrogener Partialwirkung (s. o.) (Strowitzki und Ortmann 2024)
- **Ansonsten Therapie durch FA für Dermatologie**: u. a. topisches Retinoid, Benzoylperoxid, topische Antibiotika, orales Isotretinoin, Azelainsäure, orale Antibiotika
  - **Cave**: orale u. topische Retinoide KI bei (geplanter) Schwangerschaft (starke Teratogenität!) → mind. 1 Mon. vor Schwangerschaftsbeginn absetzen

1.10 Adipositas u. Schwangerschaft, Schwangerschaft nach bariatrischer OP

1.10.1 Präkonzeptionelle Betreuung bei Adipositas

- Adipositas u. KiWu → zu präkonzeptioneller Lebensstilintervention motivieren
- Zusätzlich zu folatreicher/ausgewogener Ernährung Supplement mit 400 µg Folsäure/d empfohlen (wie bei anderen Frauen): ≥ 4 Wo vor Konzeption bis Ende 1. Trim.
- Bestehende Medikation interdisziplinär überprüfen u. ggf. umstellen
- Abklärung u. adäquate Behandlung von Komorbiditäten

1.10.2 Besondere Aspekte der Schwangerenvorsorge bei Adipositas

- **Risiko**: Präeklampsie ↑, IUGR ↑, GDM ↑, IUFT ↑, LGA ↑
- **BMI > 35 kg/m²** → ASS 150 mg tgl. ab 11+0 SSW empfohlen (z. B. Thrombo ASS®, ASS 100 mg HEXAL®, Aspirin® Cardio 100 1,5 Tbl.)
- **Thromboseprophylaxe**: bei zusätzlichen ≥ 2 Risikofaktoren → NMH bis 6 Wo p.p.
- **oGTT**: bereits im 1. Trim.
- **BMI > 40 kg/m²** → ab 36. SSW wöchentlich klinisch kontrollieren
- **Empfohlene Gewichtszunahme in Schwangerschaft**: 5–9 kg

1.10.3 Geburtsplanung bei Adipositas

- **BMI ≥ 30 kg/m²**: IUFT-Risiko ↑ bei Terminüberschreitung
- **Einleitung** mit 39 + 0 SSW anbieten bei zusätzlichen Risikofaktoren
- **BMI > 35 kg/m²** → Perinatalzentrum
- **Atonieprophylaxe**: prophylaktische Gabe von Oxytocin (z B. Syntocinon®, Oxytocin 5 IE HEXAL®) 3–5 IE langsam i.v. od. als KI p.p. empfohlen

1.10.4 Schwangerschaft nach bariatrischer OP

1.10.4.1 Vorteile

- Fertilität ↑
- Schwangerschaftsrisiken ↓: schwangerschaftsinduzierte Hypertonie, Präeklampsie

1.10.4.2 Risiken u. Herausforderungen

- = Risikoschwangerschaft: Risiko ↑ für IUGR, Frühgeburt
- Mangel an Mikronährstoffen: insb. Eisen, Protein, Vit A, K u. B12
- Risiko für intestinale Hernien od. Volvulus im 2. u. 3. Trim., bes. nach Roux-Y-Magenbypass

1.10.4.3 Empfehlungen

- **Timing**: Schwangerschaft erst nach (12–) 24 Mon. postoperativ (sichere Empfängnisverhütung für Phase der Gewichtsreduktion empfohlen, orale Antikonzeption nicht zuverlässig nach kombinierten u. malabsorptiven Eingriffen → andere Methoden empfohlen)
- **Gewichtszunahme**: 8–10 kg während der Schwangerschaft
- **Ernährung**: bedarfsdeckende Protein- u. Mikronährstoffzufuhr
- **Nachsorge**: spezialisierte bariatrische Nachsorgesprechstunde so früh wie mgl.
- **Laborkontrollen**: regelmäßige Blutuntersuchungen in jedem Trim.
- **GDM-Screening**: oGTT vermeiden, stattdessen Nüchternplasmaglukosemessungen u. Blutzuckertagesprofile
- **Supplementierung**: 800 µg Folsäure, Multivitaminpräparate, Spurenelemente
- **Geburt**: spontan mgl. (Obesity and pregnancy 2019)

1.11 Adnexitis

s. Pelvic inflammatory disease (PID)

1.12 Akute Schwangerschaftsfettleber

s. Lebererkrankungen (Schwangerschaft)

1.13 Akutes Genitalulcus

s. Ulcus vulvae acutum Lipschütz

1.14 Allergie (Schwangerschaft u. Stillzeit)

1.14.1 Prophylaxe (z. B. Kinder von Atopikern)

- Rauchen beenden
- Bis 6. LM ausschließlich stillen

1.14.2 Häufige allergische Erkrankungen

- **Rhinitis allergica (Heuschnupfen)**:
  - S. Abschn. 18.13
- **Atopische Dermatitis (Neurodermitis)**:
  - S. Abschn. 1.39
- **Asthma bronchiale**:
  - S. Abschn. 1.37
- **Urtikaria (Nesselsucht)**:
  - S. Abschn. 21.10
- **Anaphylaktischer Schock**:
  - S. Abschn. 1.23

1.14.3 Therapie

- Exposition mit bekannten Allergenen meiden
- **Hyposensibilisierung/Desensibilisierung** (Schwangerschaft u. Stillzeit):
  - **Fortführen einer bestehenden Therapie** (Schwangerschaft):
    - Bereits vor Schwangerschaft begonnene u. gut vertragene Hyposensibilisierung kann fortgesetzt werden; Dosis nicht steigern; bei lebensbedrohlichen Allergien (z. B. gegen Insektengift) → Fortsetzung der Therapie ratsam
  - **Beginn einer neuen Therapie** (Schwangerschaft):
    - Nicht empfohlen; bis nach Geburt warten
  - **Risiken u. Sicherheit**:
    - Keinerlei Berichte über schädliche Auswirkungen auf Embryo od. Fetus; allerdings Risiko einer schweren allergischen Reaktion od. Anaphylaxie als NW, deshalb bei Schwangeren besondere Vorsicht!
  - **Stillzeit**:
    - Hyposensibilisierung mgl.
- **Antihistaminika der Wahl**: Loratadin (z. B. Lorano®, Claritine®) 10 mg 1 × tgl. p.o., Desloratadin (z B. Aerius®) 5 mg 1 × tgl. p.o. od. Cetirizin (z. B. Zyrtec®) 10 mg 1 × tgl. p.o.
  - **Topische Antihistaminika**: Azelastin (z. B. Allergodil® Augentropfen od. Nasenspray), Levocabastin (z. B. Livostin® Augentropfen od. Nasenspray), Dimetinden (z. B. Fenistil®-Gel), Bamipin (z. B. Soventol®-Gel)
  - **i.v.**: Clemastin, z. B. Tavegil®

- **Mastzellenstabilisator der Wahl**: Cromoglicinsäure, z. B. Allergo COMOD®, Allergoval®
- **Glukokortikoide der Wahl**:
  - **Topisch**: Budesonid, z. B. Aquacort®, Entocort®, Novopulmon®, Pulmicort®
  - **Systemisch**: Prednisolon, z. B. Solu-Decortin H®, Solu-Dacortin®

1.15 Allergische Rhinokonjunktivitis (Schwangerschaft u. Stillzeit)

s. Rhinitis allergica

1.16 Alopezie

s. Haarausfall

1.17 Amenorrhö

1.17.1 Primäre Amenorrhö

1.17.1.1 Def.

- Ausbleiben Menarche bis 16. Geburtstag

1.17.1.2 Ätiologie

- **Hypogonadotroper Hypogonadismus** (FSH ↓, LH ↓, E_2 ↓): organisch (z. B. Hypophyseninfarkt – Sheehan-Syndrom, Tumore), iatrogen (z. B. Radiatio des Schädels), genetisch (z. B. Kallmann-Syndrom), idiopathisch
- **Zentrale Regulationsstörung (hypothalamisch-hypophysäre Dysfunktion**, keine typische Hormonkonstellation): häufig durch Stress, Essstörung, Leistungssport, ggf. verursachende Störungen wie Hyperandrogenämie, Hyperprolaktinämie etc., selten durch endokrine Erkrankungen wie Akromegalie
- **Hypergonadotroper Hypogonadismus** (FSH ↑, LH ↑ od. (noch) normal, E_2 ↓): häufig idiopathisch (prämature Ovarialinsuffizienz), funktionslose, dysgenetische od. fehlende Ovarien (genetisch: z. B. Turner-Syndrom, Fragiles-X-Syndrom; autoimmun, Enzymdefekte, St. p. Radiatio, Chemotherapie, Ovarektomie); physiologisch: postmenopausal
- **Organische Veränderungen**: z. B. Hymenalatresie, Asherman-Syndrom, Endometriumatrophie nach Radiatio des Unterbauchs

1.17.1.3 Diagnostik

- Menarche 1,5–3 a nach Beginn Brustentwicklung (B2) zu erwarten → übermäßige Diagnostik vermeiden u. physiologische Zeiträume abwarten! (Malliou-Becher und Frank-Herrmann 2023)
- **Ind. zur Abklärung**:
  - Keine Menarche bis 16. Geburtstag (= prim. Amenorrhö) od. bis 14. Geburtstag bei gleichzeitig fehlender Pubertätsentwicklung
  - Keine Menarche 3 a nach stattgehabter Thelarche
  - Zeitintervall B2 der Brustentwicklung bis Menarche > 5 a
  - S. auch Abschn. 16.37.5
- **Zielgerichtete Anamnese**:
  - Allgemeine Gesundheit, chronische Krankheiten, Thelarche, Pubarche, Weißfluss? Wachstumskurve Medikamente, Gewichtsveränderungen, Ernährung, Essverhalten, (unbewusster) Stress (z. B. berufliche od. familiäre Belastung, anstehende Entscheidung), sportliche Extrembelastung, Virilisierungserscheinungen, Familienanamnese (z. B. Menarche Mutter, Schwester), neurologische Beschwerden, Traumata, Riechvermögen (Kallmann-Syndrom?), Konsanguinität
- **Untersuchung**:
  - **Körperliche Untersuchung**:
    - Größe, Gewicht
    - Tanner-Stadien
    - Androgenisierung: Seborrhö, Akne, Hirsutismus, Effluvium
    - Virilisierung?
    - Hyperprolaktinämie: Galaktorrhö?
    - Genitale Inspektion mit labialer Traktion: Östrogenisierung? Hymenalatresie? Aplasie? Ggf. Sonderung Scheide z. B. mit flexiblem Einmalkatheter
  - **Bildgebung**:
    - TVUS: Uterus, Endometrium, Ovar (+ antraler Follikelcount (AFC))
    - Bei Virgo intacta → transabdominal, ggf. rektal
    - Ggf. MRT bei unklaren Befunden
- **Labor**:
  - **Hormonbasisdiagnostik/basaler Hormonstatus**: LH, FSH, TSH, Estradiol, Prolaktin, Testosteron, Androstendion, DHEAS, SHBG, (LH-/FSH-Quotient, freier Androgenindex (FAI), AMH)
    - d 3–5 (7) des Zyklus (bzw. Fehlen eines Follikels > 10 mm), bei Amenorrhö unabhängig vom ZT
    - Einnahme oraler Kontrazeptiva → ≥3 Mon. zuvor absetzen für valide Werte
    - Falls DHEAS od. Androstendion ↑ → Kortisol u. 17-OHP bestimmen
    - Anm.: Schilddrüsenfunktionsstörung führt nicht zu Zyklusstörungen (Ludwig 2024)
  - Ausschluss Schwangerschaft

- **Weitere Abklärung nach endokriner Basisdiagnostik u. Bildgebung, ggf. im Zentrum**:
  - Weiterführende Abklärung u. DD einer hypothalamischen (FSH, LH ↓) od. hyperandrogenen Ovarialinsuffizienz
    - **Gestagentest**: heute wegen üblicher Kombination aus Hormonbestimmungen u. Sonografie kaum mehr durchgeführt; externe Applikation von Gestagenen, z. B. Progesteron (z. B. Arefam®, Utrogestan®) 200 mg 0-0-1 p.o. für 12–14 d, Dydrogesteron (z. B. Duphaston®) 10 mg 0-0-1 p.o. für 12–14 d → Transformation des Endometriums, wenn im Anschluss (nach 2–4 d) Entzugsblutung (pos. Gestagentest) = Nachweis ausreichender endogener Östrogenproduktion; falls keine Blutung (neg. Gestagentest) = unzureichende Östrogenproduktion od. Obstruktion
    - **GnRH-Test**: bei neg. Gestagentest u. nach Ausschluss uteriner Urs., im Zentrum; Sekundärdiagnostik bei Abklärung eines auffällig niedrigen LH (Ausschluss organischer Urs.); DD hypothalamisch-hypophysäre Urs.
  - **Falls Kortisol ↑** → **Dexamethason-Kurztest**: Kortisol < 18 ng/ml (= PCOS), keine adäquate Suppression (= Cushing-Syndrom)
  - **Falls 17-OHP > 2,0 ng/ml** → **ACTH-Test**: Ausschluss heterozygotes adrenogenitales Syndrom (AGS), ggf. genetische Abklärung (21-Hydroxylasemangel?)
  - V. a. prämature Ovarialinsuffizienz (POI; LH, FSH ↑) → **genetische Abklärung**
  - Ausschluss diabetogene Stoffwechsellage mit Insulinresistenz → **HOMA-Index**
  - V. a. hypothalamische Amenorrhö ohne plausiblen Zusammenhang mit z. B. exzessivem Sport, psychischer Belastungssituation, Untergewicht od. zusätzlichen neurologischen Beschwerden → **MRT-Cerebrum** (Tumorausschluss)
  - V. a. Hypophysenadenom (Prolaktin > 50 (–100) mg/ml) → **MRT-Sella**
    - S. Abschn. 8.23
  - Fehlender Uterus → Karyotyp u. Testosteron (46, XX: MRKH-Syndrom; 46, XY: Complete-Androgen-Insensitivity-Syndrom, 5-α-Reduktasemangel)

1.17.1.4 Therapie

- Je nach Urs.
- Obstruktive anatomische Malformation (z. B. Hymenalatresie) → OP
- **Therapeutisches Hauptziel bei allen Formen der prämaturen Ovarialinsuffizienz**: Sicherstellung der Östrogenisierung zur Vermeidung von Langzeitfolgen des Östrogenmangels (z. B. Osteoporose)
- **Funktionelle hypothalamische Amenorrhö/hypogonadotroper Hypogonadismus**:
  - First Line: Lifestyle-Modifikation (Stress ↓, Ernährungsumstellung, Sport ↓, Ziel: BMI 19–25 kg/m²)
  - Fehlender Erfolg → Substitution Estradiol + Gestagen:

- Kombiniertes orales Kontrazeptivum (KOK): Vermeidung ungewollter Schwangerschaft bei spontaner Normalisierung
- Alternativ sequenzielle Hormontherapie zur Wiederherstellung des Zyklus: Estradiol transdermal (z. B. Estrogel®-Gel, Oestrogel®-Gel, Gynokadin-Gel®) 1–2 Hübe à 1,5 mg 1 × tgl. + Gestagene sequenziell in 2. Zyklushälfte für 12–14 d: z. B. Progesteron (z. B. Arefam®, Utrogestan®) 200 mg 0-0-1 p.o., Dydrogesteron (z. B. Duphaston®) 10 mg 0-0-1 p.o. (z. B. 6 Zyklen)
– KiWu:
  - Ziel: Erzielung eines ovulatorischen Zyklus
  - Sequenzielle Hormontherapie, s. o.
  - Pulsatile GnRH-Stimulation (nur bei Restovarfunktion)
- **Hypergonadotroper Hypogonadismus/prämature Ovarialinsuffizienz (POI):**
  – HRT od. KOK bis zum natürlichen Menopausenalter (51.–52. Lj.): gleichwertig bzgl. Knochenschutz, HRT evtl. pos. Langzeitauswirkungen (z. B. RR), jedoch keine kontrazeptive Sicherheit
  – Großzügig an spezialisierte Zentren verweisen
  – KiWu: ggf. Eizellspende
  – XY-Gonadendysgenesie, Turner-Syndrom mit vorhandenem Y-Chromosomanteil: Ind. zur Gonadektomie (Risiko ↑ für maligne Entartung)
  – S. Abschn. 16.26
- **PCOS**: Lifestyle-Modifikation, Behandlung der Hyperandrogenämie u. mgl. Begleiterkrankungen → s. Abschn. 8.20 und 16.4
- **Schilddrüsendysfunktion**: Substitution der Schilddrüsenhormone
- **Hyperprolaktinämie**: Dopaminagonisten → s. Abschn. 8.23
- **Chronische Erkrankungen** (z. B. Zöliakie, DM I): bestmgl. therapeutische Einstellung

1.17.1.5 Verlauf u. Prognose

- Je nach Urs.
- **Prim. Ovarialinsuffizienz**: irreversibel
- **Hypothalamische Ovarialinsuffizienz**: nach Stress, aktiven Phase im Leistungssport od. Normalisierung des Körpergewichts bei Anorexie normalisiert sich Ovarialfunktion oft
- **Hyperprolaktinämische Ovarialinsuffizienz**: medikamentöse Therapie gut mgl. → Schwangerschaft nach Normalisierung der menstruellen Zyklen meist gut realisierbar
- **Hyperandrogenämische Ovarialinsuffizienz**:
  – Wenn PCOS ursächlich → meist Persistenz der Ovarialinsuffizienz
  – Androgenisierungserscheinungen (meist) behandelbar
  – KiWu → oft ovarielle Stimulation od. IVF notwendig (Wild und Böttcher 2025)

1.17.2 Sekundäre Amenorrhö

1.17.2.1 Def.

- Keine Menstruation nach stattgehabter Menarche über (3)–6 Mon.

1.17.2.2 Ätiologie

- Alle Urs. der prim. Amenorrhö (mit Ausnahme Verschlussfehlbildungen), zusätzlich ggf. Asherman-Syndrom: s. Abschn. 1.36
- Am häufigsten: Schwangerschaft, funktionell hypothalamisch (Essstörungen, Leistungssport, Stress), Hyperandrogenämie (PCOS), Hyperprolaktinämie, prämature Ovarialinsuffizienz (POI)
- **Post-pill-Amenorrhö**:
  - Je jünger die Patientin u. je länger die Pilleneinnahme, desto länger ($\approx$ 2 %)
  - Mehrere (3–11) Mon.
  - Ursächlich häufig mit dem Absetzen verbundener Stress (z. B. Planung erster Schwangerschaft)
  - Dreimonatsspritze: bis 1,5 a
  - I. d. R. selbstlimitierend

1.17.2.3 Diagnostik

- Schwangerschaft ausschließen
- S. o.

1.17.2.4 Therapie

- S. o.

1.18 Aminkolpitis

s. Bakterielle Vaginose

1.19 Amnioninfektionssyndrom (AIS, Chorioamnionitis, Triple I)

1.19.1 Risikofaktoren

- Vorzeitiger Blasensprung, lange Zeitspanne Blasensprung – Geburt, missfärbiges Fruchtwasser, häufige vag. Untersuchungen nach Blasensprung

1.19.2 Symptome

- Fieber
- Maternale u. fetale Tachykardie
- Schmerzhafter (druckdolenter) Uterus – Uteruskantenschmerz
- Zunehmende Wehen
- Purulentes od. fötides Fruchtwasser

1.19.3 Risiken u. Komplikationen

- **Maternal**: Wehendystokie, ↑ Risiko für Sectio, Atonie, PPH, Wundinfektion, Endomyometritis, pelvine Abszesse, Sepsis (1 %)
- **Fetal**: Inflammatory-Response-Syndrom (FIRS), „Early Onset Neonatal Sepsis" (EONS): bis 20 %

1.19.4 Diagnostik

- Labor: Entzündungsparameter, Leukozytose (> 15.000/µl)
- Temperaturmessung
- CTG: fetale Tachykardie
- Vag. Abstrich: mikrobiologische Diagnostik (+ Gruppe-B-Streptokokken (GBS))

1.19.5 Therapie

- **Antibiose**:
  - Keine Empfehlung bestimmter Regimes
  - Mgl. Kombinationen: Ampicillin 2 g i.v. alle 6–8 h für 2 d + Azithromycin (z. B. Zithromax®) 1 g p.o. einmalig, danach Amoxicillin 500 mg 3 × tgl. (od. 875 mg 2 × tgl.) p.o. für 5 d
  - Cefuroxim 1,5 g 3 × tgl. i.v. für 2 d + Azithromycin (z. B. Zithromax®) 1 g einmalig p.o., danach Cefuroxim (z. B. Zinnat®, Cefuroxim Sandoz®) 500 mg 3 × tgl. p.o. für 5 d
  - Bei Allergie: Kombination Clindamycin (z. B. Dalacin C®) + Gentamicin
  - NICHT empfohlen: Amoxicillin + Clavulansäure (Risiko ↑ für nekrotisierende Enterokolitis bei Kindern)
  - Kalkuliert begonnene Antibiose entsprechend Resistenzprofil anpassen (Zöllkau et al. 2024)
- CTG-Dauerüberwachung, kurzfristige Temperatur- u. Laborkontrollen
- **Umgehende Geburtsbeendigung**: Einleitung, Sectio
- S. auch Abschn. 13.11

1.19.6 Prävention

- **Antibiotische Prophylaxe**: bei vorzeitigem Blasensprung prophylaktische Antibiose (spätestens nach 12 h), bei pos. Nachweis von GBS: Antibiose ab muttermundwirksamer Wehentätigkeit, bei vorzeitigem Blasensprung sofort
- **Minimierung digitaler Untersuchungen** nach vorzeitigem Blasensprung
- **GBS-Screening**: 35.–37. SSW
- S. auch Abschn. 19.31

1.20 Analfissur

1.20.1 Ätiologie

- Zumeist Obstipation

1.20.2 Symptome

- Starke Schmerzen u. Blutungen bei Defäkation

1.20.3 Diagnostik

- Inspektion/Palpation
- Proktoskopie
- Rektoskopie/Koloskopie: insb. bei multiplen, irregulären Fissuren u. persistierender Blutung (Ausschluss M. Crohn, Malignom)

1.20.4 Therapie

- **Beste Therapie**: irgendein Zäpfchen (als Träger, z. B. mit Menthol, Ichthammol, Monochlorcarvacrol: Hädensa®-Supp.) mit Lidocainsalbe (z. B. Xylocain®-Salbe, Posterisan®-akut-50-mg/g-Rektalsalbe, Doxiproct®-Salbe) 2 × tgl. od. nach dem Stuhlgang für 3–4 Wo
- **Weicher Stuhl**: z. B. mit Quellmitteln (z. B. Metamucil®) od. Lactulose (z. B. Laevolac®, Bifinorm®, Duphalac®) 1–2 EL tgl.
- **Dehnungsbehandlung:** mit Finger
- Evtl. Hädensa®-Salbe 2 × tgl., Nifedipincreme 0,2 % 2–3 × tgl. für 6 Wo, od. diltiazemhaltige Salben
- **Facharztüberweisung (Proktologe)**: bei erfolgloser konservativer Therapie, Fistel/Abszess od. wenn OP erwünscht
- **OP**: Fissurexzision

1.20.5 Prävention

- Ballaststoffreiche Ernährung
- Ausreichende Flüssigkeitszufuhr
- Regelmäßige Bewegung
- Vermeidung von Obstipation (Stuhlregulierung)

1.21 Analvenenthrombose (perianale Thrombose, Perianalvenenthrombose)

Lokalisierte Thrombose des perianalen Venenplexus

1.21.1 Symptome

- Plötzlich auftretender, stark schmerzhafter prall-elastischer Knoten im Analkanal od. äußeren Analkanalrand
- Schmerzverstärkung während u. nach Defäkation

1.21.2 Diagnostik

- I. d. R. klinisch (Blickdiagnose)
- Palpation

1.21.3 DD

- Perianalabszess
- Mariske
- Anal- u. Hämorrhoidalprolaps
- Analkarzinom
- Perianales Hämatom

1.21.4 Therapie

- **Konservativ**:
  - Kleiner Befund, geringer Leidensdruck
  - **Lokale Maßnahmen**:
    - Analhygiene
    - Anästhesierende Salben: z. B. Lidocain (z. B. Xylocain®-Gel, Posterisan® akut 50 mg/g-Rektalsalbe, Doxiproct®-Salbe)
    - Kortikosteroidhaltige Salben: z. B. Hydrocortison

- Nifedipinsalben
- Flavonoidhaltige Salben
- Ggf. Kühlen
  - **Systemische Therapie**:
    - NSAR: z. B. Ibuprofen (z. B. Nurofen®, Aktren®, Brufen®, Irfen®) 400 mg 2–3 × tgl. p.o., Diclofenac (z. B. Voltaren®) 50 mg bis 3 × tgl. i.v.
  - **Stuhlregulierung**: z. B. Macrogol (z. B. Molaxole®, Movicol®) p.o.
- **Operativ**:
  - Ausnahmefälle: bei starken Beschwerden, großer Thrombose, Infektionszeichen od. Rezidiv
  - Überweisung Chirurgie → Stichinzision, Exzision

1.22 Anämie, Eisenmangel (Schwangerschaft u. Stillzeit)

↓ u. ↑ maternale Serum-Hb-Konzentration (insb. schwere Eisenmangelanämie): scheint mit nachteiligem neonatalen Outcome einherzugehen (Risiko ↑: Abort, Frühgeburt); **Anm.**: auf seltenere Urs. der Anämie (s. DD) wird hier nicht weiters eingegangen

1.22.1 Def. Anämie in Schwangerschaft u. Stillzeit

- 1. Trim.: Hb < 11 g/dl
- 2. Trim.: Hb < 10,5 g/dl
- 3. Trim.: Hb < 11 g/dl
- Postpartal: Hb < 10 g/dl (Breymann 2024)

1.22.2 Symptome

- Müdigkeit, Erschöpfung
- Blasse Haut u. Schleimhäute
- Schwindel, Kopfschmerzen
- Leistungsfähigkeit ↓, Belastungsdyspnoe

1.22.3 Diagnostik

- Labor: kleines BB, Ferritin (< 30 µg/l = Indikator für leere Eisenspeicher in Schwangerschaft)

1.22.4 DD

- Eisenmangelanämie (mit Abstand am häufigsten)
- Hämoglobinopathien (Thalassämien, Sichelzellenanämie)
- Infektanämie
- Renale Anämie (z. B. nach Nierentransplantation)

1.22.5 Therapie

- Vor jeder Eisensubstitution während Schwangerschaft: Indikationsstellung auch in Hinblick auf DD abwägen
- Bei richtiger Indikationsstellung: Eisensubstitution p.o. reicht meist aus (z. B. Ferretab®, Tardyferon®, Ferrogradumet®): häufig gastrointestinale NW (Übelkeit, Erbrechen, Dyspepsie, Diarrhö, Obstipation)
- **2. Trim.**: Ferritin < 30 µg/l: orale Substitution von 50 mg tgl. ausreichend
- **Unverträglichkeit (5–10 %) od. orale Therapie refraktär** → i.v.-Eisengabe (z. B. Ferinject®):
  - Milde Anämie → 1000 mg, bei Hb < 7 g/dl → 2000–2500 mg
  - Nicht 1. Trim.
  - Effektivität ↑, gute Verträglichkeit, potenzielles Anaphylaxierisiko!
- **Hb < 6 g/dl**: Erythrozytenkonzentrate
- Unklar, ob verbesserte therapieassoziierte hämatologische Ergebnisse auch tatsächlich verbessertes klinisches Ergebnis bewirken (Fischer et al. 2022)
- **Stillzeit**:
  - Hb 9,5–12 g/dl → p.o.-Eisengabe
    - Schlechte Verträglichkeit der p.o.-Eisengabe od. symptomatische Patientin → Wechsel auf i.v.-Eisengabe
  - Hb 8,5–9,5 g/dl → i. v.-Eisengabe

1.23 Anaphylaktischer Schock (Schwangerschaft u. Stillzeit)

1.23.1 Risiken für Mutter u. Kind

- Besonders gefährlich für beide, da evtl. plötzlicher u. dramatischer RR-Abfall

1.23.2 Prävention

- Bekannte Allergene meiden
- Vorsicht bei Einnahme neuer Medikamente
- Allergietests in Schwangerschaft möglichst vermeiden
- Bei bekannten schweren Allergien → Notfallset mit Adrenalin-Autoinjektor (z. B. Epipen®, Anapen®) griffbereit

1.23.3 Therapie

- Grundsätzlich wie außerhalb der Schwangerschaft
- Adrenalin: 0,3–0,5 mg i.m.
- i.v.-Zugang
- Volumen- u. Sauerstoffgabe
- Antihistaminika: z. B. Clemastin (z. B Tavegil®) i.v.
- Kortikosteroide: z. B. Prednisolon (z. B. Solu-Decortin H®, Solu-Dacortin®) i.v.

1.24 Angina tonsillaris (Schwangerschaft u. Stillzeit)

s. Scharlach

1.25 Anhydramnion

s. Fruchtwassermenge

1.26 Anorexia nervosa (aus gynäkologischer Sicht)

Körpergewicht: wichtigste Determinante der Knochendichte bei Patientinnen mit Essstörungen; **höchste Priorität**: Gewichtsnormalisierung u. Normalisierung der Mangel- u. Fehlernährung

1.26.1 Therapie

- **Medikamentöse Verbesserung des Knochenstoffwechsels**: Estradiol transdermal (z. B. Estrogel®-Gel, Oestrogel®-Gel, Gynokadin-Gel®) 1–2 Hübe à 1,5 mg 1 × tgl. + Gestagene sequenziell in 2. Zyklushälfte für 12–14 d: z. B. Progesteron (z. B. Arefam®, Utrogestan®) 200 mg 0-0-1 p.o., Dydrogesteron (z. B. Duphaston®) 10 mg 0-0-1 p.o.
- Bei Patientinnen ab Knochenalter von 12 a in allmählich ansteigender Dosierung in Abstimmung mit pädiatrischem Endokrinologen erwägen (bei mehrjähriger ausgeprägter Anorexie)
- > 15. Lj.: regelmäßige Östrogen-Gestagen-Substitution bei chronifizierter Anorexie u. Amenorrhö > 1 a
- Evtl. ergänzende Substitution von Kalzium u. Vitamin D
- Kombinierte orale Kontrazeptiva (KOK) od. orale Östrogensubstitution zur Verbesserung des Knochenstoffwechsels bei Frauen mit Anorexie nicht wirksam
- **Persistierende Amenorrhö u. KiWu**: bei normogonadotroper Konstellation Ovulationsinduktion mit Clomifen mgl., bei hypogonadotroper Konstellation Ind. zur pulsatilen GnRH-Gabe od. Gonadotropinstimulation
- Zyklus- u. Blutungsstörung/Amenorrhö: s. auch Abschn. 1.2 u. 1.17

1.27 Anorexia nervosa (Schwangerschaft u. Stillzeit)

s. Essstörungen

1.28 Antibiotikaprophylaxe bei gynäkologischen u. geburtshilflichen OPs

Innerhalb 60 min vor Hautschnitt, einmalige Gabe in aller Regel ausreichend, ggf. erneute Gabe bei langer OP-Dauer > 4 h

1.28.1 Ind.

- Vag. HE
- Abdominale HE
- Vag. Deszensus- od. Inkontinenzchirurgie, v. a. bei Einlage von Band- od. Netzimplantaten
- Operativer Schwangerschaftsabbruch
- Dammriss III. od. IV. Grades
- Sectio
- **NICHT ind.**:
  - Kleine gynäkologische Prozeduren an Vulva, Vagina u. Uterus
  - LSK ohne Eröffnung von Darm od. Vagina (Ausnahme HE)
  - Abortkürettage (DGHM et al. 2024)

1.28.2 Antibiotika

- Cephalosporine der 1. (z. B. Cefazolin – z. B. Basocef®, Kefzol®) u. 2. Gen. (z. B. Cefuroxim), evtl. in Kombination mit Metronidazol (bei ↑ Risiko für Anaerobier)
- Amoxicillin/Clavulansäure: z. B. Curam®, Co-Amoxi Mepha® 1,2–2,2 g i.v.
- Bei Penicillinallergie Typ I (Anaphylaxie): Clindamycin (z. B. Dalacin C®), bei Allergie vom Nicht-Typ-I (z. B. Exanthem) Cephalosporine vertretbar

1.29 Anti-D-Prophylaxe

s. Rhesusprophylaxe

1.30 Antikoagulation (Schwangerschaft u. Wochenbett)

s. Thromboseprophylaxe

1.31 Antikörpersuchtest (indirekter Coombs-Test)

s. Rhesusprophylaxe

1.32 Antiphospholipidsyndrom (APS) (aus gynäkologischer Sicht)

= Risikofaktor für Abortus habitualis (wiederholter Spontanabort, WSA)

1.32.1 Diagnosekriterien

- **Klinisch**:
  - ≥ 1 venöse od. arterielle Thrombose
  - 1 od. 2 unerklärte Aborte bei morphologisch unauffälligen Feten > 10. SSW
  - ≥ 3 Aborte < 10. SSW
  - ≥ 1 Spätabort bzw. Frühgeburt < 34. SSW aufgrund Plazentainsuffizienz od. Präeklampsie
- **Laborchemisch**: zweimaliger Nachweis im Abstand von 12 Wo
  - Anti-Cardiolipin-Ak (IgM, IgG): mittlere bis hohe Titer
  - Anti-ß2-Glykoprotein-1-Ak (IgM, IgG): hohe Titer
  - Lupus Antikoagulans
- Mind. 1 klinisches u. 1 laborchemisches Kriterium muss erfüllt sein
- **Non-criteria- od. seronegatives APS**:
  - Klassische Kriterien nicht erfüllt, aber nicht klassische Antiphospholipid-Ak wie z. B. Anti-Prothrombin od. milde geburtshilfliche Komplikationen wie 1–2 Frühaborte

1.32.2 Therapie bei Abortus habitualis u. Antiphospholipidsyndrom

- ASS 150 mg tgl. ab pos. Schwangerschaftstest bis 34 + 0 SSW (z. B. Thrombo ASS®, ASS 100 mg HEXAL®, Aspirin® Cardio 100 1,5 Tbl.)
- NMH: z. B. Enoxaparin (z. B. Lovenox®, Inhixa®, Clexane®) 40 mg, Dalteparin (z. B. Fragmin®) 5000 IE, (ggf. gewichtsadaptiert bei sehr hohem od. niedrigem KG) ab pos. Schwangerschaftstest bis ≥ 6 Wo p.p.
- Engmaschige Kontrollen ab pos. Schwangerschaftstest, Empfehlung Ersttrimester- u. Organscreening

- Krankheitsaktivität ↑: von Schwangerschaft abgeraten, nach erfolgreicher Stabilisierung Reevaluation z. B. nach 6 Mon. (Pregnancy and renal disease 2021; Recurrent miscarriage 2022)

1.32.3 Komplikationen in Schwangerschaft

- Präeklampsie (bis 35 %)
- Maternale Mortalität (20-fach ↑)
- Lupusschub (≈ 25 %)
- Lupusnephritis
- Hypertonie
- Thrombosen, Infektionen, hämatologische Komplikationen
- Abortus/IUFT (≈ 20 %)
- IUGR (≈ 10 %)
- Frühgeburt (≈ 40 %)

1.33 Appendizitis (Schwangerschaft)

Häufigste nicht geburtshilfliche Ind. für OP in Schwangerschaft

1.33.1 Symptome

- Initial: Appetitlosigkeit, Übelkeit, Erbrechen (bes. im 1. Trim. wenig spezifisch)
- Schmerz rechter Unterbauch
- In Schwangerschaft oft ↓ Druckschmerz, seltener Abwehrspannung, seltener Loslassschmerz, spätere Vorstellung in Klinik (Oberhofer 2025)

1.33.2 Diagnostik

- Labor: Leukozytose (in Schwangerschaft wenig spezifisch, < 10.000: Appendizitis unwahrscheinlich)
- Sonografie (in Schwangerschaft weniger sensitiv)
- MRT

1.33.3 DD

- U.a. vorzeitige Wehentätigkeit od. Plazentalösung, Chorioamnionitis, Dehnungsschmerz Lig. rotundum, EUG, Pyelonephritis, Nierenkolik, Cholezystitis, Ileus, Pankreatitis, Gastroenteritis, Hernien

1.33.4 Therapie

- Zeitgerechte Appendektomie: Ind. großzügig
  - In Linksseitenlage, perioperative Tokolyse u. antibiotische Abschirmung
  - Intraoperatives fetales Monitoring
- Bei perforierter Appendizitis u. fortgeschrittener Schwangerschaft → gleichzeitige Sectio anzuraten (vor Versorgung der Appendix) (Franz et al. 2024)

1.34 Arterielle Hypotonie (Schwangerschaft)

Häufig, besonders im 2. Trim.; RR < 100/60 mmHg

1.34.1 Ätiologie

- Hormonelle Veränderungen, Anpassung des Kreislaufsystems

1.34.2 Symptome

- Müdigkeit
- Orthostatische Dysregulation: Schwindel, Kollaps
- Sehstörungen
- Bei uteriner Minderperfusion → ↑ Frühgeburten u. Wachstumsrestriktionen

1.34.3 Diagnostik

- RR u. Hf im Liegen bzw. nach dem Aufstehen bestimmen
- Labor: ggf. Ausschluss Eisenmangelanämie (BB, Ferritin), Hypothyreose (TSH)

1.34.4 DD

- Sek. Hypotonie (hypovolämisch od. therapeutisch bedingt), M. Addison (selten)

1.34.5 Therapie

- Ausreichend Flüssigkeitszufuhr
- Leichte körperliche Aktivität, Wechselduschen, Bürstenmassagen, Kneipp-Anwendungen: Kreislaufanregung
- Salzreiche Ernährung
- Kompressionsstrümpfe (Franz et al. 2024)

1.35 Arterielle Hypertonie (Schwangerschaft)

s. Hypertensive Erkrankungen in der Schwangerschaft

1.36 Asherman-Syndrom (intrauterine Adhäsionen)

1.36.1 Ätiologie

- Intrauterine Eingriffe wie Kürettage (meist Folge forcierter Kürettage p.p. od. post-abortiv)

1.36.2 Symptome

- Persistierende sek. Amenorrhö bzw. Hypomenorrhö
- Dysmenorrhö
- Infertilität
- Abortneigung

1.36.3 Diagnostik

- Anamnese: uterine Eingriffe?
- Evtl. Hormonstatus (unauffällig) u. Östrogen-/Gestagentest (neg.) zum Ausschluss anderer Urs. der Menstruationsstörungen
- TVUS
- HSK

1.36.4 Therapie

- **Operative HSK**:
  - Hysteroskopische Adhäsiolyse: Durchtrennen u. Entfernen der Synechien
  - Ggf. Einbringen eines Ballonkatheters od. einer intrauterinen Draineinlage: z. B. für 10 d
  - Evtl. intraoperative Applikation von Hyaluronsäuregel
  - Oft mehrere HSK erforderlich
- **Postoperatives Management**:
  - Evtl. Östrogenmonostimulation: z. B. Estradiol (z. B. Estrofem®) 2–4 mg p.o. tgl., Transformation des Endometriums 2–8 Wo danach: Gestagengabe für 12–14 d: z. B. Progesteron (z. B. Arefam®, Utrogestan®) 200 mg 0-0-1 p.o., Dydrogesteron (z. B. Duphaston®) 10 mg 0-0-1 p.o.
  - Insgesamt 3 Zyklen
  - Evtl. Second-Look-HSK, insb. bei V. a. Persistenz von Synechien

1.36.5 Prophylaxe

- Zurückhaltung bei unmittelbar p.p. od. post-abortiven Kürettagen: am besten ≥ 4 Mon. abwarten, falls Blutung tolerabel; ggf. ß-hCG-Kontrolle
- Falls unvermeidbar → Bevorzugung Saugkürettage od. ggf. Verwendung stumpfer Instrumente (minimaler Druck – nicht zu forciert)

1.36.6 KiWu

- Lebendgeburtenrate IVF mit u. ohne hysteroskopischer Vorbehandlung mit hysteroskopischer Adhäsiolyse ähnlich
- Deutlich ↑ Plazentakomplikationen, insb. PAS nach intrauteriner Adhäsiolyse vor IVF → gezielt sonografisch nach PAS-Anzeichen suchen (Mortimer 2024)

1.37 Asthma bronchiale (Schwangerschaft u. Stillzeit)

≈ 1/3 stabil, 1/3 Verbesserung, 1/3 Verschlechterung in Schwangerschaft

1.37.1 Risiko, Beratung

- Bei unzureichend therapiertem Asthma → Risiko ↑ für Frühgeburtlichkeit, neonataler Hypoxie, IUGR, Präeklampsie u. Hyperemesis gravidarum
- Bei engmaschiger Betreuung (4–6-wöchige Kontrolluntersuchungen) u. guter Compliance → keine Gefahr für Schwangerschaft

1.37.2 Symptome

- Atemnot
- Nächtlicher Husten
- Giemen, Pfeifen, Brummen

1.37.3 Diagnostik

- u. a. Lungenfunktionstests: Hausarzt od. Pulmologe

1.37.4 Therapie

- Allergenkarenz
- Vermeiden von Nikotinkonsum, übertriebener körperlicher Anstrengung

- Influenzaimpfung ab 1. Trim.
- **Akuter Asthmaanfall in Schwangerschaft**: Ind. zur stationären Behandlung, frühzeitig Sauerstofftherapie, fetales Monitoring
- **Stufenplan nach Asthmaschweregrad** (≙ bis auf wenige Einschränkungen den allgemeinen Therapieempfehlungen):
  - **Inhalatives kurz wirksames β2-Sympathomimetikum** als Bedarfsmedikation: Salbutamol (z. B. Sultanol®, Salamol®)
  - **Niedrig dosierte inhalative Kortikosteroide** als Langzeitmedikation: Budesonid (z. B. Pulmicort®, Symbicort®), Beclometason (z. B. Foster®), Fluticason (z. B. Avamys®, Relvar Ellipta®, Trelegy Ellipta®)
  - **Systemisch**: Prednisolon (z. B. Soludacortin®, Solu-Decortin H®)
  - **Langwirksame β2-Sympathomimetika (LABA)**: nur in Kombination mit inhalativen Kortikosteroiden: Salmeterol (z. B. Serevent®, Seretide®, Zoreeda®, Salmecomp®)
  - **Inhalative Anticholinergika**: 2. Wahl: Ipratropiumbromid (z. B. Atrovent®, Berodual®)
  - **Theophyllin**: mtl. Spiegelkontrollen sollten erfolgen
  - **Leukotrienrezeptorantagonist**: Montelukast (z. B. Singulair®)
  - **Monoklonale Ak**: Omalizumab: Ultima Ratio, geringer Erfahrungsumfang (https://www.embryotox.de/erkrankungen/details/ansicht/erkrankung/asthma-bronchiale o. J.)

1.38 Atemwegsinfekt (Schwangerschaft u. Stillzeit)

s. Bronchitis

1.39 Atopisches Ekzem (atopische Dermatitis, Neurodermitis, atopische Schwangerschaftsdermatose (Schwangerschaft u. Stillzeit))

1.39.1 Allgemeines

- Häufigste generalisierte Hauterkrankung in Schwangerschaft (Bohne et al. 2024)
- Kann sich in Schwangerschaft verschlimmern, reaktivieren od. neu auftreten (atopische Schwangerschaftsdermatose)

1.39.2 Therapie

1.39.2.1 Schwangerschaft

- Keine aussagekräftigen Daten zu Wirksamkeit u. Sicherheit
- **Emollienzien**: z. B. Ultrabas®-Ultrasicc® 50:50 Salbe, tgl. Basistherapie, hoher Lipidgehalt, zusammen mit feuchten Wickeln

- **Topische Glukokortikosteroide Klasse II** (Methylprednisolonaceponat 0,1 %: z. B. Advantan®-Creme, -Salbe) **od. III** (z. B. Mometasonfuorat: z. B. Elocon®-Creme, -Salbe): sollen eingesetzt werden als reaktive u. proaktive (z. B. 2 x/Wo) Anwendung, als sicher eingestuft
- **Topische Calcineurininhibitoren** (z. B. Pimecrolimus: z. B. Elidel® 10 mg/g): sollen eingesetzt werden, v. a. in sensitiven Arealen: Gesicht, Intertrigines, Bauch-, Brust- u. Oberschenkelhaut; reaktiv u. proaktive Anwendung
- **UV-Therapie** mit Schmalspektrum-UVB (311 nm) od. UVA1, ggf. Breitspektrum-UVB: wenn topische Therapie unzureichend
- **Ciclosporin, Azathioprin**: erwägen, wenn systemische Behandlung in Frage kommt (Off-Label-Use, bei schwerer unkontrollierter Form)
- **Antihistaminika**: bei AD-assoziiertem Juckreiz nur begrenzt wirksam, 1. Wahl: Loratadin (z. B. Lorano®, Claritine®) 10 mg 1 × tgl. p.o.
- (**NICHT geben** (KI bzw. mangelnde Erfahrung): Langzeittherapie mit systemischen Glukokortikoiden, JAK-Inhibitoren, Methotrexat, Mycophenolat-Mofetil, Dupilumab, Tralokinumab, Abrocitinib, Baricitinib, Upadacitinib, Alitretinoin)

1.39.2.2 Stillzeit

- **Emollienzien**: z. B. Ultrabas®-Ultrasicc® 50:50 Salbe, tgl. Basistherapie, hoher Lipidgehalt, zusammen mit feuchten Wickeln
- **Topische Glukokortikosteroide Klasse II** (Methylprednisolonaceponat 0,1 %: z. B. Advantan®-Creme, -Salbe) **od. III** (z. B. Mometasonfuorat: z. B. Elocon®-Creme, -Salbe): sollen eingesetzt werden, keine schädliche Wirkung vermutet, nicht im Mamillenbereich
- **Topische Calcineurininhibitoren** (z. B. Pimecrolimus: z. B. Elidel® 10 mg/g): sollen eingesetzt werden, v. a. in sensitiven Arealen: Gesicht, Intertrigines, Bauch-, Brust- u. Oberschenkelhaut; keine schädliche Wirkung vermutet, nicht im Mamillenbereich
- **Prednisolon**: z. B. Solu-Decortin H®, Solu-Dacortin®, systemisch, als kurzzeitige Rescue-Therapie bei akuten Schüben mgl.
- **Ciclosporin**: nicht KI
- (**NICHT geben** (KI bzw. mangelnde Erfahrung): JAK-Inhibitoren, Methotrexat, Mycophenolat-Mofetil, Azathioprin, Dupilumab, Tralokinumab)

1.39.2.3 Kinderwunsch

- Topische Glukokortikoide Klasse II od. III, topische Calcineurininhibitoren: bedenkenlos mgl.
- Methotrexat: KI, heterogene Datenlage bzgl. Absetzen präkonzeptionell (1–6 Mon., EMA empfiehlt 6 Mon.) (S3-Leitlinie „Atopische Dermatitis" (AWMF-Registernr. 013–027) 2023)

1.40 Atrophische Kolpitis

s. Scheidentrockenheit

1.41 Äußere Wendung

Anwendung von Druck auf Bauch der Mutter, um Feten aus Beckenendlage (BEL) od. Querlage in Schädellage zu drehen

1.41.1 Komplikationen

- Temporäre Bradykardie, Plazentalösung (<0,2 %)

1.41.2 Erfolgsraten

- **Primiparae**: ≈ 40 %, **Multiparae**: ≈ 60 %
- **Pos.**: hohe Fruchtwassermenge, Multiparität, niedriger Uterustonus, mobiler Steiß, schlanke Bauchdecke, fetaler Rücken rechts od. links, Querlage
- **Neg.**: Oligo-/Anhydramnion, Nulliparität, tonisierter Uterus, fixierter Steiß, Adipositas, dosoanteriore/dorsoposteriore Lage, Vorderwandplazenta (Bossung und Andermatt 2024)
- Nach erfolgreicher Wendung: ≈ 2 % erneute Drehung in Beckenendlage
- ≈ 4 % der Kinder drehen sich nach erfolgloser Wendung spontan in Schädellage

1.41.3 KI

- Placenta praevia, Vasa praevia, schwere Präeklampsie, HELLP-Syndrom, pathologisches CTG etc.

1.41.4 Zeitpunkt/Empfehlung

- Unkomplizierte Einlingsbeckenendlage: ab 36 + 0 SSW äußere Wendung anbieten (Louwen et al. 2021)
- Grundsätzlich keine obere Gestationsaltersgrenze für Durchführung einer Wendung

1.41.5 Durchführung

- Nicht standardisiert
- CTG-Kontrolle: davor u. danach
- Gel od. Öl auch Bauch
- Kindlichen Steiß aus Becken drücken → dann Vorwärts- od. Rückwärtsrolle des Kindes unter sonografischer Kontrolle
- Einfache Wendungen zweihändig (eine Person), schwierige Verhältnisse → evtl. vierhändiges Vorgehen hilfreich
- Evtl. Tokolyse (Fenoterol, Hexoprenalin 20–30 min vor Wendung starten od. als Bolusgabe während Wendung) u. Regionalanästhesie: Effektivität ↑ (https://www.dggg.de/presse/pressemitteilungen-und-nachrichten/faq-zur-aeusseren-wendung o. J.)
- **Vorgehen nach Wendung**:
    - Keine allgemeingültigen Richtlinien
    - Tokolyse beenden
    - CTG-Kontrolle in Seitlagerung der Schwangeren auf die Seite der kleinen Teile des Feten (z. B. für 60 min)
    - (Ggf. stationäre Observanz für 1 Nacht)
    - Rhesusprophylaxe: bei Rh-neg.-Müttern (Ausnahme: Vater auch Rh-neg. u./od. fetale Blutgruppe bekannt u. auch Rh-neg.)
    - Evtl. Einleitung nach erfolgreicher Wendung u. Risiko ↑ für nochmalige Drehung (z. B. Multiparae mit ↑ Fruchtwasser)

1.41.6 Alternative Methoden zur Wendung

- Moxibustion/Akupunktur: Akupunkturpunkt Blase 67 (Außenseite kleiner Zeh)
- Osteopathische Bewegungstherapie: „indische Brücke"

Literatur

Bohne S, Langen KA, Gläser R (2024) „Red flags" in der Schwangerschaft – Hautsymptome und ihre Ursachen in der Schwangerschaft. Die Gynäkologie 12/2024. https://doi.org/10.1007/s00129-024-05305-y

Bossung V, Andermatt M (2024) Äußere Wendung – Chancen und Risiken. Die Gynäkologie:4/2024. https://doi.org/10.1007/s00129-023-05191-w

Breymann C (2024) Anämie in der Schwangerschaft. In: von Kaisenberg C, Klaritsch P, Hösli-Krais I (Hrsg) Die Geburtshilfe. Springer Reference Medizin, 6. Aufl. Springer, Berlin/Heidelberg. https://doi.org/10.1007/978-3-662-63506-3_23

DGHM, DGCH et al (2024) S3-Leitlinie Perioperative und Periinterventionelle Antibiotikaprophylaxe. Version 5.0, 20.12.2024. AWMF-Register Nr. 067-009. https://register.awmf.org/assets/guidelines/067-009k_S3_PAP_2024-12.pdf. Zugegriffen am 20.8.2025

Fischer T, Helmer H et al (2022) Diagnosis and therapy of iron deficiency anemia during pregnancy: recommendation of the Austrian Society for Gynecology and Obstetrics (OEGGG). Geburtsh Frauenheilk 82:392–399

Franz M, Kainer F, Husslein P, Girard T (2024) Physiologie des mütterlichen Organismus. In: von Kaisenberg C, Klaritsch P, Hösli-Krais I (Hrsg) Die Geburtshilfe. Springer Reference Medizin, 6. Aufl. Springer, Berlin/Heidelberg. https://doi.org/10.1007/978-3-662-63506-3_14

https://www.dggg.de/presse/pressemitteilungen-und-nachrichten/faq-zur-aeusseren-wendung (o.J.). Zugegriffen am 30.03.2025

https://www.embryotox.de/erkrankungen/details/ansicht/erkrankung/asthma-bronchiale (o.J.). Zugegriffen am 30.03.2025

Kouides PA, Conard J, Peyvandi F et al (2005) Hemostasis and menstruation: appropriate investigation for underlying disorders of hemostasis in women with excessive menstrual bleeding. Fertil Steril 84(5):1345–1351

Louwen F, Wagner U, Abou-Dakn M, Dötsch J, Lawrenz B, Ehm D, Surbek D (2021) Caesarean Section. Guideline of the DGGG, OEGGG and SGGG. Geburtshilfe Frauenheilkd 81(8):896–921. https://doi.org/10.1055/a-1529-6141

Ludwig M (2019) Gynäkologische Endokrinologie – Ein Handbuch für die Praxis, 3., erw. Aufl. optimist Fachbuchverlag, Hamburg

Ludwig M (2022) Sinnvolles tun – Unsinniges lassen. Über das primum nil nocere in der gynäkologischen Endokrinologie. optimist Fachbuchverlag, Hamburg

Ludwig M (2024) Rationelle gynäkoendokrinologische Diagnostik – Welche Kinderwunschpatientin profitiert von welcher Diagnostik? Gynäkolog Endokrinol 1/2024. https://doi.org/10.1007/s10304-023-00541-2

Malliou-Becher MN, Frank-Herrmann P (2023) Entwicklung und Zyklusverhalten in Pubertät und Adoleszenz – was ist normal und wann sollte man eingreifen. Gynäkolog Endokrinol 1/2023. https://doi.org/10.1007/s10304-022-00493-z

Mortimer RM (2024) Treatment of intrauterine adhesions and subsequent pregnancy outcomes in an in vitro fertilization population. Am J Obstet Gynecol 231(536):536.e1–536.e10

Oberhofer E (2025) Schwangere mit Appendizitis-Verdacht: Im Zweifel hilft die MRT. gynäkologie + geburtshilfe 2/2025. https://doi.org/10.1007/s15013-025-6062-7

Obesity and pregnancy (2019) Guideline of the DGGG (S3-Level, AWMF Registry No. 015–081, Juni 2019). https://www.awmf.org/leitlinien/detail/ll/015-081.html. Zugegriffen am 20.6.2025

Practice Committees of the American Society for Reproductive Medicine and the Society for Reproductive Endocrinology and Infertility (2021) Diagnosis and treatment of luteal phase deficiency: a committee opinion. Fertil Steril 115(6):1416–1423. https://doi.org/10.1016/j.fertnstert.2021.02.010

Pregnancy and renal disease (2021) Guideline of the DGGG and OEGGG (S2k-Level, AWMF Registry No. 015/090, September 2021). https://www.awmf.org/leitlinien/detail/ll/015-090.html. Zugegriffen am 03.4.2025

Recurrent miscarriage (2022) diagnostic and therapeutic procedures. Guideline of the DGGG, SGGG und OEGGG (S2k-Level, AWMF Registry No. 015.050, August 2022). http://www.awmf.org/leitlinien/detail/ll/015-050.html. Zugegriffen am 12.3.2025

S3-Leitlinie „Atopische Dermatitis" (AWMF-Registernr. 013–027) (2023). https://register.awmf.org/de/leitlinien/detail/013-027. Zugegriffen am 20.2.2025

Sonntag B (2024) Diagnostik und Therapie von Zyklusstörungen. Die Gynäkologie 9/2024. https://doi.org/10.1007.s00129-024-05276

Sonntag B (2025) Diagnostik und Therapie von Zyklusstörungen. Gynäkolog Endokrinol 1/2025. https://doi.org/10.1007/s10304-025-00612-6

Strowitzki T, Ortmann O (2024) Klinische Endokrinologie für Frauenärzte, 6. Aufl. Springer, Berlin/Heidelberg. https://doi.org/10.1007/978-3-662-65517-7

Wild L, Böttcher B (2025) Zyklusstörungen (Gynäkologische Endokrinologie). In: Diederich S, Feldkamp J, Grußendorf M, Reincke M (Hrsg) Checkliste Endokrinologie und Diabetologie, 1. Aufl. Thieme, Stuttgart

Zöllkau J, Pastuschek J, Schleußner E (2024) Amnioninfektionssyndrom oder Triple I – Was ist zu beachten bei Diagnostik und Management? Die Gynäkologie 8/2024. https://doi.org/10.1007/s00129-024-05252-8

Buchstabe B 2

2.1 Babyblues

s. Wochenbettdepression

2.2 Bakterielle Vaginose, Aminkolpitis

Alter: meist 15–45 a; häufigste Urs. von Fluor vag. bei Frauen im gebärfähigen Alter

2.2.1 Def.

- Ungleichgewicht der Vaginalflora → Bakterienzahlen ↑ (v. a. Gardnerella species), bakterielle Diversität an anaeroben Bakterienarten ↑, Laktobazillen ↓

2.2.2 Risikofaktoren

- Häufiger GV (insb. mit wechselnden Partnern), häufige vag. Spülung u. Verwendung kosmetischer Produkte, Antibiotikatherapie, Östrogenmangel, Stress, Nikotinabusus, Kupfer-IUD

2.2.3 Symptome

- Ggf. a- od. oligosymptomatisch
- Fluor: dünnflüssig, homogen, gräulich, leicht milchig, fischiger Geruch
- Irritationen im Intimbereich wie Brennen, Rötung, Pruritus, Dyspareunie, Dysurie

2.2.4 DD

- **Vulvovaginalkandidose**: vestibulärer Juckreiz, weißlich klumpiger Fluor, vag. Rötung, Wundheitsgefühl, Brennen, Dyspareunie, Dysurie
- **Trichomoniasis**: meist asymptomatisch, später vag. Fluor (übelriechend, gelbgrün), Dysurie, Juckreiz, Bauchschmerzen
- **Chlamydia trachomatis**: gering ausgeprägter zervikaler Fluor, Kontaktblutungen Portio, Urethritis, Blutungsstörungen, Endometritis, Salpingitis, Unterbauchschmerzen
- **Aerobe u. desquamative Vaginitis**: flächige od. fleckige Rötung von Vestibulum, Vagina u. Portio, gelbgrüner Fluor

2.2.5 Diagnostik

- **Orientierend**: Anamnese, Symptome, Schlüsselzellen (Clue Cells) im Nativpräparat
- **Amselkriterien**: ≥ 3 aus 4:
  - Homogener, grau-weißlicher Fluor
  - pH-Wert Vaginalsekret > 4,5
  - Pos. Amintest (Whiff-Test mit 10%iger KOH-Lösung): fischiger Amingeruch
  - ≥ 20 % Schlüsselzellen
- (Labordiagnostik: Nugent Score, Hay-Ison-Score)
- (Molekulargenetische Verfahren: nur spezielle Fälle)

2.2.6 Therapie

- **Ind.**: u. a. wenn symptomatisch, Schwangerschaft, vor IUD-Einlage
- **First Line**: vag. Therapie verträglicher
  - **Clindamycin**: am wirksamsten, **Cave**: Clindamycincreme kann Latex (Kondome u. Diaphragmen) bis 5 d nach Therapie aufweichen!
    - Clindamycin vag. 2-%-Creme (z. B. Dalacin® Vaginalcreme, Sobelin® Vaginalcreme, Dalacin® V Vaginalcreme) 1 x tgl. für 3(–7) d
    - Clindamycin vag. 100 mg Ovula (z. B. Sobelin® 100 mg Vaginalzäpfchen) 1 x tgl. für 3 d
    - Clindamycin (z. B. Dalacin C®) 300 mg 2 x tgl. p.o. für 7 d
  - **Metronidazol**: hohe Versagerquote (Resistenzen, Biofilm), vag. in AUT nicht verfügbar
    - Metronidazol 500 mg (z. B. Anaerobex®, Arilin®, Flagyl®) 2 x tgl. p.o. für 7 d
    - Metronidazol 0,75-%-Gel (z. B. Metrogel®, Rosalox-Creme®) 1 x tgl. vag. für 5–7 d

- Metronidazol 100 mg Ovula (Arilin® Vaginalzäpfchen) 1 x tgl. vag. für 6 d
- Metronidazol 1 g Ovula (Arilin® 1000 mg) 1x tgl. vag. für 2 d
- **Antiseptische Therapiealternativen**: ohnehin geringerer Anteil an Laktobazillen weiter reduziert
  - Dequaliniumchlorid (z. B. Fluomizin®-10-mg-Vaginaltbl.) 1 x tgl. für 6 d – kann auch bei vag. „**Mischinfektion**" gegeben werden
  - Octenidin: z. B. Octenisept®-Lsg.
  - Povidon-Jod: z. B. Betaisodona® Vaginalsupp., Betaisodona® – Vaginalgel, Vagisan® sept
- **Weitere optionale Maßnahmen (nicht evidenzbasiert)**:
  - Ansäuerung des Vaginalmilieus mit Lactobacillus-acidophilus-Zäpfchen
  - Applikation von Milchsäure
- **Chronisch-rezidivierend ($\geq$ 3 Episoden/a)**: lokale Antiseptika gefolgt von vag. Probiotika, z. B. Gynoflor®-Vag.-Tbl. 1–2 Tbl. abends vag. für 6–12 d (od. Gynophilus protect® 2 Tbl. – 8 d Wirkung) od. suppressive Erhaltungstherapie mit topischem Metronidazol 2 x/Wo für 16 Wo, gefolgt von vag. Probiotika
- **Schwangerschaft**: Clindamycin p.o. od. vag., alternativ vag. Antiseptika (Dequaliniumchlorid od. Octenidin)
- **Komplementär**: Milchsäure u. Probiotika (scheinen sich pos. auf Therapie u. Rezidivprophylaxe auszuwirken)
- **Partnerbehandlung**: bei chron.-rez. Verläufen erwägen, Evidenz begrenzt; nicht routinemäßig (z. B. Metronidazol (z. B. Anaerobex®, Arilin®, Flagyl®) 500 mg 2 x tgl. p.o. + 2 % – Clindamycincreme 2 x tgl. topisch auf Penishaut) (Bacterial vaginosis 2023); laut rezenter Studie ↓ Rezidivrate um 63 % durch Mitbehandlung des Partners (Vodstrcil et al. 2025)

2.2.7 Komplikationen

- Chronisch-rezidivierender Verlauf
- Aszendierende Infektion u. nachfolgende Sterilität
- Schwangerschaft: Triple I, vorzeitige Wehen bzw. Blasensprung, Fehl- od. Frühgeburt, p.p. Endometritis

2.2.8 Prävention

- **Vermeiden**: Rauchen, übertriebene vag. Hygiene, chronischer Stress, Übergewicht, häufiger PartnerInnenwechsel, Kupfer-IUP
- **Protektiv**: kombinierte orale Kontrazeptiva (KOK), Laktobazilluspräparate (zum Erhalt des sauren vag. pH-Wertes), Kondom

2.3 Bartholinitis (Bartholin-Abszess, Infektion einer Bartholin-Zyste)

Bakterielle Entzündung der Bartholindrüse mit entzündlich bedingtem Verschluss des Ausführungsganges

2.3.1 Symptome

- Einseitige schmerzhafte Schwellung im Bereich der Drüsenausführungsgänge
- Rötung, Überwärmung
- Ggf. spontane Perforation mit Eiterabgang
- Ggf. Dyspareunie, Vulvodynie, schmerzbedingte Einschränkungen beim Gehen od. Sitzen
- Selten Fieber u. AZ-Verschlechterung

2.3.2 Diagnostik

- I. d. R. klinisch
- Sonografie: ± Dopplersonografie
- Ggf. Labor: Entzündungsparameter
- Ggf. Abstrich: Kultur

2.3.3 DD

- Labienabszess
- Perianalabszess
- Furunkel
- Solider Weichteiltumor
- Fistulierender Prozess: z. B. bei M. Crohn

2.3.4 Komplikation

- Ausbreitung auf umliegendes Gewebe u. Entwicklung eines chronischen, rezidivierenden Abszesses
- Bartholinitische Retentionszyste

2.3.5 Therapie

2.3.5.1 Konservativ
- Ggf. bei kleinen, noch nicht „gereiften" Befunden
- **NSAR**: z. B. Dexibuprofen (z. B. Seractil forte®) 400 mg bis 3 x tgl. p.o.

- **Lokaltherapie**: z. B. mit Povidon-Jod (z. B. Betadona® Wund-Gel, Betadine®-Wundsalbe), Ammoniumbituminosulfonat (z. B. Ichtholan®-50-%-Salbe) u. Sitzbäder (z. B. Tannosynt® Badekonzentrat, Octenisept®-Lsg., Kamille, Eichenrindenextrakt)
- Kühlende Auflagen
- **Antibiose**: i. d. R. nicht erforderlich, jedoch bei Fieber u./od. allgemeinen Krankheitssymptomen
  - Amoxicillin/Clavulansäure: z. B. Augmentin®, Clavamox®, Amoxiclav®, Co-Amoxicillin® 1 g 2 x tgl. p.o. für 5–7 d
  - Cephalosporin 2. Gen.: z. B. Cefuroxim (z. B. Zinnat®, Cefuroxim Sandoz®) 500 mg 2 x tgl. p.o. für 5–7 d
  - Clindamycin: z. B. Dalacin C® 300 mg 3 x 1–2 tgl. p.o. für 5–7 d
  - Clindamycin 300 mg 3 x 1–2 tgl. p.o. + Levofloxacin 500 mg 1 x tgl. p.o.
  - Amoxicillin/Clavulansäure 2,2 g (z. B. Curam®, Co-Amoxi Mepha®) 3 x tgl. i.v. + Fosfomycin 4 g 3 x tgl. i.v.
  - Schwangerschaft: Amoxicillin/Clavulansäure, bei Allergie: Cefuroxim, Clindamycin
  - Ggf. Umstellung nach Abstrichergebnis: z. B. Chlamydien, Gonokokken

2.3.5.2 Interventionell
- **Abszessdrainage**: nach Inzision u. Spülung (z. B. mit NaCl od. Antiseptikum (z. B. Povidon-Jod: Betaisodona®-Lsg., Betadine®-Lsg. od. Octenidin: z. B. Octenisept®-Lsg.)) → Einbringen eines Jodoformstreifens (z. B. Jodotamp®): Entfernung nach 3–7 d, ggf. Nachbehandlung mit Sitzbädern/Spülungen ab 3. postoperativem d (s. o.)
- **Sklerotherapie**:
  - Mit Alkohol 70 %: Aspiration des Abszessinhaltes u. Auffüllen mit gleichem Volumen Alkohol 70 %, nach 5 min erneute Aspiration
  - Mit Silbernitrat: Inzision, Entleerung, Einlage Silbernitratstück, Entfernung nach 3–7 d
- Ausschließliche Inzision u. Drainage od. Nadelaspiration: hohes Rezidivrisiko → nicht empfohlen (Omole et al. 2019)

2.3.5.3 Operativ
- **Marsupialisation**: v. a. bei Erstmanifestation nicht 1. Wahl, eher in Rezidivsituation
- **Bartholindrüsenexstirpation**: Ultima Ratio bei komplizierten Fällen od. rezidivierenden Abszessen (Seibold und Beckmann 2025)

2.4 Beckenendlage

s. Lageanomalien

2.5 Beckenvenensyndrom

s. Varikosis pelvis

2.6 Belastungsinkontinenz

s. Harninkontinenz

2.7 Bipolare affektive Störung (Schwangerschaft u. Stillzeit)

2.7.1 Risiko

- Risikoschwangerschaft: Risiko ↑ für Schwangerschafts- u. Neugeborenenkomplikationen, z. B. Schwangerschaftshypertonus, Blutungen, SGA
- Hohe Rezidivgefahr p.p.

2.7.2 Beratung, Empfehlungen

- Sorgfältige gynäkologische Überwachung u. psychiatrische Begleitung notwendig
- Weiterführende Sonografieuntersuchung zur Bestätigung einer unauffälligen fetalen Entwicklung anbieten
- Peripartales Management: Sicherstellung Schlaf, Reizabschirmung, Stressreduktion, Unterstützung durch Partner, Familie, Beratungsstellen etc.

2.7.3 Therapie

- 1.Wahl: Quetiapin (z. B. Seroquel®)
- Nach individueller Nutzen-Risiko-Abwägung häufig auch andere Arzneimittel
- Valproat u. Carbamazepin meiden (teratogen! sollte im gesamten gebärfähigen Alter vermieden werden!); Lithium schwach teratogen (Herzfehlbildungen), soll aber nicht abrupt abgesetzt werden
- Ggf. temporäre Dosissteigerung der phasenprophylaktischen Medikation p.p. (https://www.embryotox.de/erkrankungen/details/ansicht/erkrankung/bipolare-affektive-stoerung o. J.)

2.8 Blasenentzündung

s. Harnwegsinfekt

2.9 Blasenläsion

s. Iatrogene Läsionen der ableitenden Harnwege der Frau

2.10 Blutung in der hormonellen Ruhephase

s. Vaginale Blutung vor der Menarche

2.11 Blutungsstörung

s. Abnorme uterine Blutung (AUB)

2.12 Borreliose (Lyme-Borreliose) (Schwangerschaft u. Stillzeit)

Transmission: meist durch Zecken (erst ab 24 h Saugdauer), selten andere blutsaugende Insekten, Mensch – Mensch nicht mgl., **IKZ:** lokale Frühmanifestation: 7 d – 1 Mon.; nach durchgemachter Infektion mit Borrelien → Reinfektionen mgl.

2.12.1 Risiko

- Borreliose: ≈ 1:100 bei Zeckenbiss (wenn Zecke 2–3 d am Körper; FSME: 1:10.000)

2.12.2 Symptome

- Individuell sehr variabel
- **Stadium I: lokale Frühmanifestation:**
  - **Erythema migrans:** kreisförmig ausbreitendes hellrotes Erythem > 5 cm, meist mit zentraler Abblassung, Verlauf über 3–6 Wo, evtl. mit Begleitsymptomen (z. B. Unwohlsein, Abgeschlagenheit, Kopfschmerzen, Arthralgien, Myalgien, Fieber), evtl. Juckreiz
  - **Lymphadenosis cutis benigna:** rot-bläuliche solitäre Knoten, häufig lokale Lymphadenopathie
- **Stadium II: frühe disseminierte Infektion:** Erythema migrans (multiple Befunde nach Dissemination mgl.), akute Neuroborreliose, Lyme-Karditis
- **Stadium III: späte disseminierte Infektion:** Lyme-Arthritis, Acrodermatitis chronica atrophicans, chron. Neuroborreliose etc.

2.12.3 Diagnostik

- **Frühstadium** (Erythema migrans): klinisch (Blickdiagnose)
- **Alle anderen Manifestationen**: klinischer Verdacht + pos. Serologie:
  - Stufendiagnostik: ELISA (Suchtest), Immunoblot (Bestätigungstest)
  - Material: Serum, ggf. Liquor
  - Cave: serologische Diagnostik nur bei ausreichendem klinischem Verdacht! (oft persistieren pos. Ak-Titer (IgM u. IgG) auch bei erfolgreich therapierter Lyme-Borreliose)
  - Spätmanifestationen: Serologie nahezu immer pos.
  - Völlig unauffälliger Borrelien-Ak-Befund → chron. Lyme-Borreliose weitgehend ausgeschlossen
- **Direkter Erregernachweis**: PCR aus Liquor, Haut od. Gelenkpunktat; keine Primärdiagnostik

2.12.4 Therapie (Schwangerschaft u. Stillzeit)

- Zur Prävention gefährlicher Spätmanifestationen IMMER antibiotische Behandlung bei klinischem V. a. frühe Infektion!
- **Erythema migrans**:
  - Amoxicillin 500–1000 mg 3 x tgl. p.o. für 14 d
  - Bei Allergie: Cefuroxim (z. B. Zinnat®, Cefuroxim Sandoz®) 500 mg 2 x tgl. p.o. 10–14 d od. Azithromycin (z. B. Zithromax®) 250 mg 2 x tgl. p.o. für 5–10 d
- **Neuroborreliose**: stationäre Einweisung
- **Lyme-Arthritis**: Amoxicillin 500–1000 mg 3 x tgl. für 4 Wo; NSAR (nicht 3. Trim., s. Abschn. 13.11)

2.12.5 Prävention

- Vermeidung von Zeckenstichen
- Schnelle Entfernung von Zecken nach erfolgtem Stich

2.13 BRCA-1 u. 2-Mutation

2.13.1 Risiko

2.13.1.1 BRCA-1
- Mammakarzinom: bis 85 % bis 70. Lj.
- Ovarialkarzinom: 50 % bis 70. Lj., Risiko ↑ ab ≈ 40. Lj.

2.13.1.2 BRCA-2
- Mammakarzinom: bis 85 % bis 70. Lj.
- Ovarialkarzinom: 30 % bis 70. Lj., Risiko ↑ ab 45. Lj.

2.13.2 Management bei identifizierten Mutationsträgerinnen

2.13.2.1 Intensivierte Früherkennung
- **Brust-MRT**: jährlich ab 25. Lj. od. 5 a vor frühestem Erkrankungsalter in Familie
- **Mammografie**: erst ab 35. Lj. (davor ungünstiges Nutzen-Risiko-Verhältnis: BRCA-assoziierte ↑ Strahlensensitivität)
- (Mammasonografie ohne Mehrwert)
- **TVUS**: zur Früherkennung von Ovarialkarzinom Wertigkeit nicht gesichert, mangels Alternativen dennoch angeboten

2.13.2.2 Prophylaktische OPs
- **Mastektomie**: Brustkrebsrisikoreduktion um > 90 %; Empfehlung meist nach abgeschlossener Familienplanung ≈ 40. Lj., individuell auch früher mgl.
- **Adnexektomie**: nach abgeschlossener Familienplanung, Risiko für Ovarialkarzinom sinkt auf ≈ 1 % (Arbeitsgemeinschaft der gynäkologischen Onkologie (AGO) 2025)

2.13.3 Weiterführende Informationen

- www.brustgenberatung.at

2.14 Bronchitis/Atemwegsinfekt/Husten (Schwangerschaft u. Stillzeit)

90 % viral, selbstlimitierend, normal 1–2 Wo, postinfektiöser Husten kann bis 8 Wo bestehen bleiben

2.14.1 Therapie

- **Hausmittel**:
  - **Topfenwickel**: körpertemperaturwarmen Topfen ≈ 1/2 cm dick auf Tuch streichen, 1 x tgl. ≥ 30 min auf Brust legen
  - **Zwiebelsaft**: mit Honig erhitzen, absieben, ziehen lassen, 3 x 1 EL tgl.
  - **Kräutertees** mit Salbei, Thymian, Spitzwegerich u. Fenchel, z. B. auch Sidroga® Thymiantee, Sidroga® Hustenlösender Bronchialtee
  - **Inhalation mit Kräutern od. ätherischen Ölen** (z. B. Eukalyptusöl): 1–2 x tgl. ≈ 10 min
  - **Inhalation mit NaCl**: 1 TL in 1 l Wasser

- **Hustenstiller**: pflanzliche Hustensäfte mit Extrakten aus Primel u. Thymian, z. B. Thymian Isländisch Moos® Hustensaft (alkoholfrei)
- **Mukolytika**: Acetylcystein (z. B. Mucobene®, Aeromuc®, Fluimucil®), Ambroxol (z. B. Ambrobene®, Mucosolvan®, Bisolvon Ambroxol®)
- **Einreiben**: z. B. Weleda® Bronchialbalsam (in Stillzeit Mamillenbereich aussparen)
- Bei **hartnäckigem, trockenem Husten**: Dextromethorphan (z. B. Wick Formel 44® Hustenpastillen mit Honig) od. Codein: z. B. Codipertussin®, Codicaps mono®, Bronchicum mono®, Makatussin® Comp. Hustensirup
- Bei **obstruktiver Bronchitis**: (Schwangerschaft u. Stillzeit: Salbutamol, z. B. Sultanol® DA, Salamol® DA, ggf. auch Budesonid, z. B. Pulmicort®, in Kombination Formoterol + Budesonid, z. B. Seretide®, Symbicort®)
- Bei **vermuteter bakterieller Genese/Superinfektion/Pneumonie**:
  – **Betalaktamantibiotika**:
    - **Penicilline ± Betalaktamaseinhibitoren (BLI**, z. B. Clavulansäure): z. B. Augmentin®, Clavamox®, Amoxiclav®, Co-Amoxicillin® 1 g 2–3 tgl. p.o.
    - **Cephalosporine**: bevorzugt länger bekannte Substanzen, z. B. Cefalexin (z. B. Keflex®, Ospexin®, Cephalobene®), Cefuroxim (z. B. Zinnat®, Cefuroxim Sandoz®)
  – **Makrolide**: z. B. Azithromycin (z. B. Zithromax®) 500 mg 1 x tgl. p.o. für 3 d, Clarithromycin (z. B. Klacid®) 250 mg 2 x tgl. p.o., Erythromycin (z. B. Erythrocin®, Infectomycin®)
  – S. auch Abschn. 13.11.2

2.15 Brustabszess

s. Mammaabszess

2.16 Brustschmerzen

s. Mastodynie

2.17 Bulimie (Schwangerschaft u. Stillzeit)

s. Essstörungen

Literatur

Arbeitsgemeinschaft der gynäkologischen Onkologie (AGO) (2025) Manual der Gynäkologischen Onkologie. MedMedia, Wien. https://www.ago-austria.at/downloads/. Zugegriffen am 20.8.2025

Bacterial vaginosis (2023) Guideline of the DGGG, OEGGG and SGGG (S2k-Level, AWMF Registry No. 015–028, June). http://www.awmf.org/leitlinien/detail/ll/015-028.html. Zugegriffen am 20.5.2025

https://www.embryotox.de/erkrankungen/details/ansicht/erkrankung/bipolare-affektive-stoerung (o.J.). Zugegriffen am 30.03.2025

Omole F, Kelsey RC, Phillips K et al (2019) Bartholin duct cyst and gland abscess: office management. Am Fam Physician 99:760–766

Seibold A, Beckmann MN (2025) Benigne Veränderungen der Vulva. Frauenheilkunde up2date 19:21–39

Vodstrcil LA et al (2025) Male-partner treatment to prevent recurrence of bacterial vaginosis. N Engl J Med 392:947–957. https://doi.org/10.1056/NEJMoa2405404

Buchstabe C

3.1 Candidakolpitis

s. Vulvovaginalkandidose

3.2 Cavumpolyp

s. Endometriumpolyp

3.3 Cerclage

s. Frühgeburt

3.4 Chlamydieninfektion

Häufigste sexuell übertragbare Infektion; Befall v. a. Schleimhäute von Urethra, Cervix, Anus, Pharynx u. Vagina; **IKZ**: 1–3 Wo; **Transmission**: v. a. ungeschützter GV; s. auch Abschn. 16.7

3.4.1 Symptome

- Frauen bis 80 % asymptomatisch
- Zervizitis: eitriger Fluor
- Kolpitis
- Dysurie, Pollakisurie
- Rezidivierende Unterbauchschmerzen

- Seltener: Proktitis, Pharyngitis, Konjunktivitis
- Männer: Urethritis

3.4.2 Diagnostik

- Klinisch: gerötete Zervix mit eitrigem Fluor
- Nativ: Leukozyten ↑
- Chlamydienabstrich: zervikal, urethral, vulvovag., anal, konjunktival, pharyngeal, am besten mit Abstrichbürste, z. B. Cytobrush® od. Nativurin (gewonnen nach 2–4-stündiger Miktionspause)
  - NAT/PCR
- (Ak-Nachweis: ungeeignet – erst nach 6–8 Wo pos., pos. auch lange nach Therapie, evtl. hilfreich bei postinfektiösen Folgekrankheiten u. chronisch-invasiven Infektionen, insb. bei DD Sterilität) (Weindel 2019)

3.4.3 Therapie

- **1. Wahl**: Doxycyclin (z. B. Doxybene®, Vibramycin®) 200 mg tgl. p.o. für 14 d, asymptomatisch: 7 d
- **Schwangerschaft bzw. 2. Wahl**:
  - Azithromycin (z. B. Zithromax®) 1 g tgl. p.o. für 5 d (ab 14. SSW)
  - Amoxicillin 500 mg 3 x tgl. für ≥ 7 d
  - Josamycin 750 mg 2 x tgl. p.o. für 7 d
- **Partnertherapie**:
  - 1. Wahl: Doxycyclin (z. B. Doxybene®, Vibramycin®) 200 mg tgl. p.o. für 14 d
  - Kondom in dieser Zeit
- **Klinische Kontrolle nach 3 Wo**: erneuter Chlamydientest aufgrund hoher Effektivität der Antibiose nicht notwendig (Kostner et al. 2025)

3.4.4 Komplikationen

- Sterilität u. EUG (Adhäsionen)
- Kongenital: Transmission subpartal, Konjunktivitis, Pneumonie, Otitis media

3.5 Chloasma, Chloasma gravidarum (Melasma gravidarum, Schwangerschaftspigmentierung im Gesicht)

3.5.1 Ätiologie

- Hormonell (Pille, Schwangerschaft), genetische Prädisposition, UV-Strahlung

3.5.2 Symptome

- Symmetrische Hyperpigmentierung im Gesicht

3.5.3 Therapie

- **Dermatologe**:
  - Azelainsäure (z. B. Skinoren®-Creme 20 %) zur Aufhellung
  - Chemische Peelings mit Glykolsäure
  - Depigmentierungsmittel wie Hydrochinonsalbe, Tretinoinsalbe (p.p.)
  - Microneedeling- u. Laserverfahren (Bohne et al. 2024)
- **Falls durch Pille verursacht**: auf östrogenfreie Verhütungsmethoden (z. B. Gestagenpräparate od. nichthormonelle Verhütungsmethoden) od. Pille mit möglichst ↓ Östrogenanteil umsteigen (Strowitzki und Ortmann 2024)

3.5.4 Prävention

- Sonnenschutz (≥ LSF 30), Vermeiden von UV-Strahlung

3.5.5 Prognose

- Oft spontane Rückbildung p.p., kann a dauern

3.6 Chorioamnionitis

s. Amnioninfektionssyndrom

3.7 Chronisch-entzündliche Darmerkrankungen (CED, Morbus Crohn, Colitis ulcerosa) (Schwangerschaft u. Stillzeit)

3.7.1 Beratung/KiWu

- CED beeinflussen Fertilität nicht
- Kindliche Prognose gut
- Enge Zusammenarbeit mit Gastroenterologen – Evaluation der evtl. bestehenden Medikation
- Folsäuresupplementierung bereits präkonzeptionell
- Schwangerschaft beeinflusst Verlauf nicht
- Optimal: Schwangerschaft während Remission planen

- Remission bzw. gute medikamentöse Einstellung ist beste Voraussetzung für ungestörten Verlauf der Schwangerschaft

3.7.2 Schwangerschaftsrisiken

- Risiko ↑ für Frühgeburtlichkeit, IUFT, SGA, GDM, thromboembolische Ereignisse

3.7.3 Therapie (Schwangerschaft u. Stillzeit)

- **Mgl. Medikamente**:
  - 5-ASA-Präparate: Mesalazin, Sulfasalazin
  - Klassische Basistherapeutika: Azathioprin u. 6-Mercaptopurin, Ciclosporin u. Tacrolimus
  - TNF-α Inhibitoren: Infliximab u. Adalimumab
  - Andere Biologika: Vedolizumab u. Ustekinumab
  - Glukokortikoide p.o., rektal, i.v.: Prednisolon, Budesonid u. Hydrocortison
  - Metronidazol, Ciprofloxacin; im Allgemeinen Penicilline u. Cephalosporine Antibiotika der Wahl in Schwangerschaft u. Stillzeit
- **KI**:
  - Methotrexat (teratogen – präkonzeptionell absetzen: heterogene Datenlage: 1–6 Mon., EMA empfiehlt 6 Mon.)
  - Filgotinib, Ozanimod (wenig Daten, Fehlbildungen im Tierversuch) (https://www.embryotox.de/erkrankungen/details/ansicht/erkrankung/chronisch-entzuendliche-darmerkrankungen o. J.)

3.8 Chronische Nierenkrankheit (aus gynäkologischer Sicht)

3.8.1 Präkonzeptionelle Beratung

- **Sichere Verhütungsmethoden empfohlen bei**: teratogenen Medikamenten, aktiver Glomerulonephritis, innerhalb 1 a nach Nierentransplantation

3.8.2 Schwangerschaftskomplikationen

- Risiko ↑ für Aborte, Frühgeburtlichkeit, Präeklampsie, IUGR, vorzeitige Plazentalösung, IUFT
- Verschlechterung Nierenfunktion

3.8.3 Medikation in der Schwangerschaft

- **EGFR < 60 od. Albuminausscheidung > 300 mg/g** → Thromboseprophylaxe mit NMH während Schwangerschaft u. im Wochenbett 6–8 Wo p.p.
- Vitamin-D-Substitution fortführen bzw. beginnen bei neu diagnostiziertem Mangel
- **Vorbestehende Hypertonie bei nierenerkrankten Schwangeren**: 1. Wahl: Calciumantagonisten wie Nifedipin od. Amlodipin; alternativ od. additiv: α-Methyldopa, Urapidil, ß1-selektive ß-Blocker od. Labetalol
- **KI**: ACE-Hemmer, AT1-Antagonisten, Renininhibitoren, Mycophenolat-Mofetil, Sirolimus, Everolimus, Leflunomid, Cyclophosphamid
- Diuretika: strenge Indikationsstellung
- **Geeignete Immunsuppressiva in der Schwangerschaft**: Azathioprin, Calcineurininhibitoren (Cyclosporin A, Tacrolimus), Steroide u. Hydroxychloroquin

3.8.4 Schwangerschaftsvorsorge bei chronischer Nierenkrankheit

- ASS 150 mg tgl. ab 11 + 0 SSW (spätestens 16. SSW) bis 34.–36. SSW (Präeklampsierisiko ↓); bei neg. Präeklampsiescreening evtl. nicht notwendig
- Fehlbildungsrisiko ↑ → Screening auf fetale Fehlbildungen nach DEGUM II Kriterien zwischen 20.–22. SSW
- Regelmäßige Sonografiekontrollen mind. alle 4 Wo (**Cave**: IUGR)
- Alle 4 Wo BB u. alle 12 Wo Ferritin- u. Transferrinsättigung, bei Bedarf Eisentherapie, Erythropoietin od. Erythropoese-stimulierende Agenzien (ESA)
- Ab 36. SSW wöchentlich CTG (Pregnancy and Renal Disease 2021)

3.9 Chronische Polyarthritis (Schwangerschaft u. Stillzeit)

s. Rheumatoide Erkrankungen

3.10 Chronischer Unterbauchschmerz der Frau (Chronic Pelvic Pain, Chronisches Beckenschmerzsyndrom), Somatoforme Schmerzstörung, Chronische Schmerzstörung (aus gynäkologischer Sicht)

Prävalenz: 15 % aller Frauen, 60–80 % der Frauen mit chronischen Unterbauchschmerzen erfüllen Kriterien einer somatoformen Schmerzstörung

3.10.1 Def.

- ≥ 6 Mon., zyklisch, intermittierend-situativ u./od. nicht zyklisch; biologische u. psychosoziale Faktoren spielen in Prädisposition, Auslösung u. Chronifizierung eine Rolle; Gewichtung der einzelnen Faktoren individuell
- Komplexes u. multifaktorielles Krankheitsbild, das ganzheitliche u. interdisziplinäre Behandlung erfordert (biopsychosoziales Krankheitsmodell) (Weidner et al. 2025)

3.10.2 Risikofaktoren

- Lange Blutungsdauer, Endometriose, PID, Adhäsionen, St. p. Sectio, St. p. Abortus, St. p. körperlicher u. sexueller Gewalt in Kindheit, sexuelle Gewalt im Erwachsenenalter, Alkohol- u. Drogenabusus, Depression, Angst- u. Somatisierungsstörungen

3.10.3 Mögliche Urs., mögliche Befunde u. assoziierte Erkrankungen

- Endometriose
- Adhäsionen: kein evidenzbasierter Zusammenhang
- Pelvine Varikose
- Ovarian Retention Syndrome: Zusammenhang unklar
- Urologische Krankheiten: z. B. Blasenfunktionsstörungen, interstitielle Zystitis
- Gastroenterologische Krankheiten: z. B. CED, Divertikulose
- Muskuloskelettale Erkrankungen: z. B. Fibromyalgiesyndrom
- Psychische Erkrankungen aus dem somatoformen Formenkreis, Angststörungen, Substanzabusus, Depression
- Körperliche u./od. sexuelle Gewalt

3.10.4 Diagnostik

- **DD beachten**: z. B. Zystoskopie bei weiteren spezifischen Blasensymptomen, gastroenterologische u. proktologische Erkrankungen, Erkrankungen des Muskel- u. Skelettsystems
- **Chronifizierung vermeiden** → frühzeitig interdisziplinäres Vorgehen + paralleles Eruieren somatischer u. psychosozialer Faktoren von Beginn an (Simultandiagnostik)
- **Tragfähige Arzt-Patient-Beziehung**: Grundlage für Berücksichtigung der Komplexität des Krankheitsbildes: benigne Natur der Erkrankung vermitteln → oft führt Aufklärung über Urs. der Beschwerden u. Befreiung von Angst vor schweren Erkrankungen bereits zu deutlicher Besserung

- Schmerzkalender, standardisierte Erhebungsinstrumente
- **Gynäkologische Basisdiagnostik**:
  - Ausführliche Anamnese: potenzielle Risikofaktoren wie Gewalterfahrungen, Substanzmissbrauch u. Anzeichen depressiver Erkrankungen sollen erfasst werden
  - Gynäkologische Untersuchung mit TVUS
  - Labor zum Ausschluss entzündlicher Prozesse
- **Weiterführende Schnittbilddiagnostik** (z. B. CT, MRT): symptomspezifisch u. abhängig von auszuschließender Erkrankung
- Evtl. **kontrastmittelverstärkte MRT-Angiografie**: bei sonografisch erweiterten Beckenvenen u. Therapieresistenz
- **Diagnostische LSK**: wenn therapieresistent
- **Adoleszentinnen**: zunächst nichtinvasive Abklärung (um weiterer Chronifizierung u. Fixierung auf Beschwerden vorzubeugen); invasive Abklärung: bei V. a. Müller´sche Malformation, V. a. Endometriose (ohne Besserung auf analgetische u. endokrine Therapie)

3.10.5 Therapie

- **Multimodale Therapie**: Einbezug somatischer u. psychotherapeutischer Interventionen anstreben
- **Psychosomatische Grundversorgung**: soll von Beginn an in Behandlungskonzept integriert werden (Berücksichtigung von somatischen, psychischen u. sozialen Aspekten bei Entstehung, Aufrechterhaltung u. Auswirkung des Schmerzes u. ggf. Einleitung psychosomatischer u./od. psychotherapeutischer Mitbehandlung)
- **Medikamentös**:
  - Analgetika/Spasmolytika:
    - Metamizol (z. B. Novalgin®, Analgin®, Berlosin®), Paracetamol (z. B. Mexalen®, Dafalgan®, Paracetamol-ratiopharm®), NSAR u. Coxibe; zeitlich befristet (1–8 d), Langzeittherapie nicht empfohlen – in Einzelfällen nur bei regelmäßiger Evaluation der Wirksamkeit u. Verträglichkeit
    - Spasmolytikum: Butylscopolamin (z. B. Buscopan®-Drg.) 10 mg bis 6 x tgl. p.o.
    - Opioide: individueller Therapieversuch, bei ausgeprägter nozizeptiver Schmerzkomponente (z. B. tief infiltrierende Endometriose)
  - Gegebenenfalls **Coanalgetika,** insb. bei neuropathischer Schmerzkomponente:
    - Antikonvulsiva (z. B. Pregabalin, Gabapentin): zeitlich befristet
    - Trizyklische Antidepressiva (z. B. Amitriptylin) od. SSRI (z. B. Duloxetin): individueller Therapieversuch
    - Cannabinoide (THC, CBD u. Kombination): individueller Therapieversuch

- **Zyklusabhängige Beschwerden**: orale Kontrazeptiva od. Induktion medikamentöser Amenorrhö (Gestagentherapie, LNG-IUD, KOK)
- Evtl. **Botulinumtoxin** i.m. od. submukös bei hypertonem Beckenboden u./od. Vulvodynie
- **LSK**: z. B. bei tief infiltrierender Endometriose (TIE), wenn antizipierte Vorteile mgl. Nachteile überwiegen
- **HE**: nur bei deutlichem organpathologischem Befund (Berücksichtigung von Alter u. Familienplanung)
- Bei pelviner Varikose als wahrscheinliche Urs.: **interventionell-radiologische Therapie** (s. Abschn. 22.10)
- **Physiotherapie, manuelle Therapie, TENS**: insb. bei ↑ Muskeltonus u./od. schmerzhaften Triggerpunkten im Bereich der Beckenmuskulatur
- **Biofeedback, Neurostimulation**: sinnvolle Ergänzung, Wahrnehmung u. Kontrolle der Beckenbodenfunktion
- **Akupunktur**: eingeschränkte Datenlage, pos. Daten bei anderen chronischen Schmerzsyndromen
- **Verhaltenstherapie, Bewegung, Entspannungsverfahren, Yoga**: eingeschränkte Datenlage, pos. Daten bei anderen chronischen Schmerzsyndromen
- **Veränderung der (mit-)ursächlichen Lebensumstände** anstreben: z. B. Arbeitsplatzwechsel, evtl. Kur od. Urlaub
- Evtl. Wärme lokal
- Evtl. Selbsthilfegruppen
- **Ultima Ratio: invasive Verfahren**: sakrale u. pudendale Neurostimulation (Chronischer Unterbauchschmerz der Frau 2022)

3.11 Chronisch-venöse Insuffizienz (CVI) (Schwangerschaft)

s. Varikosis

3.12 CMV-Infektion (Schwangerschaft)

s. Zytomegalievirusinfektion

3.13 Colitis ulcerosa (Schwangerschaft u. Stillzeit)

s. Chronisch entzündliche Darmerkrankungen

3.14 Condylomata acuminata (Kondylome, Feigwarzen, Genitalwarzen)

v. a. HPV 6 u. 11, **IKZ** 1–8 Mon., **Transmission**: vag., oraler od. analer GV; parasexueller Infektionsweg selten; **Rezidivraten**: bis 90 %

3.14.1 Symptome

- Weiche, blumenkohlartige Tumore unterschiedlicher Größe
- Einzeln od. multiple, beetförmig
- Prädilektionsstellen (Frauen): Vulva, Vagina, Cervix uteri, Damm, Analbereich

3.14.2 Diagnostik

- I. d. R. klinisch
- Spekulumeinstellung: intravag. Kondylome?
- Ggf. Essigsäuretest: Betupfen mit 3–5%iger Essigsäure → Weißfärbung (bei klinisch unklaren Befunden od. zur Darstellung der Ausdehnung)
- Ggf. Biopsie (Punch-Biopsie 5–6 mm)
- Ggf. endoskopische Untersuchungen: Anoskopie, Urethroskopie
- Ggf. Kolposkopie
- Untersuchung des Sexualpartners: anzuraten

3.14.3 DD

- Fibrom
- Seborrhoische Keratose
- **Mikropapillomatosis labialis (Hirsuties papillaris vulvae, Pseudokondylome der Vulva)**: ≈ 1 mm große dermal-epidermale Papillen distal des Hymenalrings, keine Weißfärbung nach 3–5 % Essigsäure, kein Krankheitswert
- Molluscum contagiosum (Dellwarzen)
- Lichen planus
- Plattenepithelkarzinome

3.14.4 Therapie

- Verschiedene (gleichwertige) Therapieansätze – Wahl nach Lokalisation, Ausdehnung, Patientenwunsch u. NW-Profil
  - Topische Therapie: 1. Wahl bei unkomplizierten Befunden
  - Chirurgische u. laserbasierte Verfahren: bei ausgedehnten, rezidivierenden Kondylomen

- **Imiquimod 5 %** (z. B. Aldara®):
  - Als Salbe auf betroffene Stellen, möglichst nur kleine Herde behandeln, 3 x/Wo bis zur Abheilung, insgesamt 4 bis max. 16 Wo
  - **Erfolgsrate**: 50–80 %, **Rezidivrate**: 15 %
  - **NW**: Irritationen, Schwellungen, Hypo-, Hyperpigmentierung, Kopfschmerzen, Brechreiz
  - **Geringes Ansprechen nach 2–4 Wo (kein Erythem)** → vorübergehend 4–5 x/Wo
  - **Adjuvante Anwendung nach chirurgischer Abtragung od. Laser**: erst nach 2–3 Wo
  - **Starke Hautreaktion** → Pause für einige d, Dexpanthenol (z. B. Bepanthen®-Creme), ggf. nur 2 x/Wo
  - **Vaginalkondylom**: Tampon mit Imiquimod getränkt 1 x/Wo
- **Podophyllotoxin** (z. B. Condylox®, Wartec®):
  - 2 x tgl. an 3 aufeinanderfolgenden d auftragen, dann 4 d Pause, max. 4 Zyklen (Wo), nur Vulva, Abdecken Umgebung mit Zinkpaste, Abwaschen nach 4–6 h
  - **NW**: Jucken, Brennen, Schmerzen, Erythem, Erosion, Ulzeration
- **Grünteeblättertrockenextrakt** (z. B. Veregen®-10-%-Salbe): 2–3 x tgl. lokal, max. 16 Wo
  - **NW**: sehr häufig lokale Reaktion (u. a. Erythem, Brennen, Pruritus, Schmerzen)
- **Trichloressigsäure** (bis 85 %): lokal (durch Arzt), meist Wiederholung notwendig (z. B. wöchentlich)
- **Ablative Verfahren**: bei ausgedehntem Befall od. Therapieversagen: Laserabtragung, elektrische Schlingenabtragung, Koagulation, Kryotherapie
- **Kombination verschiedener Behandlungsansätze**: mgl., insb. bei ausgedehnten od. therapieresistenten Fällen (Seibold und Beckmann 2025)

3.14.5 Schwangerschaft

- Spontanremission od. Verschlechterung mgl., Risiko für Manifestation einer latenten HPV-Infektion ↑, Spontanremission p.p. mgl.
- **Therapie**: ab 34. SSW: mgl.: chirurgisch, Laservaporisation, Kryotherapie, Trichloressigsäure
- Spontangeburt anstreben, Sectioind. nur bei mechanischem Geburtshindernis durch Kondylome

3.14.6 Prävention

- **Impfung**: gegen die 9 häufigsten Subtypen (Gardasil® 9), s. Abschn. 16.29.7
- **Kondome**: schützen nur sehr bedingt vor Ansteckung ($\approx$ 60 %) – Transmission auch über Vulva od. Skrotum mgl. (Gallwas 2023)

3.15 CTG (Kardiotokografie), Fetalblutanalyse (FBA), Mikroblutanalyse (MBU)

CTG = Screening-Instrument, hohe Falsch-positiv-Rate: 20–50 %

3.15.1 Klassifikation nach FIGO

- **Normal**:
  - **Baseline**: 110–160 SpM
  - **Oszillation**: 5–25 SpM
    - Intermittierende Perioden reduzierter Oszillation normal, insb. während Ruhe-/Schlafphasen
  - **Dezeleration**: keine repetitiven Dezelerationen (repetitiv: > 50 % der Kontraktionen)
  - → **Interpretation**: keine Hypoxie/Azidose
  - → **Klinisches Management**: keine Intervention erforderlich
- **Suspekt**:
  - **Baseline, Oszillation, Dezelerationen**: es fehlt ein normales Merkmal, es liegt aber kein pathologisches Merkmal vor
  - → **Interpretation**: Hypoxie/Azidose unwahrscheinlich
  - → **Klinisches Management**: konservative Maßnahmen: Korrektur reversibler Urs., engmaschige Überwachung, weitere Diagnostik, s. u.
- **Pathologisch**:
  - **Baseline**: < 100 SpM
  - **Oszillation**: eingeschränkt od. ↑, sinusoidales Muster
  - **Dezelerationen**: repetitive späte od. prolongierte Dezeleration > 30 min (bei reduzierter Oszillation > 20 min), prolongierte Dezelerationen > 5 min (od. > 3 min ohne Oszillation)
  - **Mgl. Urs.**: Nabelschnurvorfall, Plazentalösung, Uterusruptur, maternale Hypotension, uterine Hyperaktivität
  - → **Interpretation**: hohes Risiko für Hypoxie/Azidose, pH-Abfall 0,01/min in der Wehe
  - → **Klinisches Management**: konservative od. invasive Maßnahmen: sofortige Korrektur reversibler Urs. od. (falls nicht mgl.) rasche Entbindung

3.15.2 Handlungsempfehlungen

Keine Entscheidungen während der Geburt allein auf Grundlage des CTG → **Berücksichtigung weiterer Faktoren**, u. a. maternale Vitalparameter, maternales Befinden, Fruchtwasser (blutig?, missfärbig?), vag. Blutung, Medikamenteneinnahme, Häufigkeit der Kontraktionen, Geburtsphase u. -fortschritt, Parität, ggf. Ergebnis MBU od. Reaktion auf Stimulation des fetalen Skalps.

- **Fetale Tachykardie**:
  - Mgl. Urs.: Stress, Hypotonie, maternales Fieber (**Cave**: Infektion – AIS), Betamimetika
  - Hypoxietachykradie meist mit weiteren pathologischen CTG-Veränderungen
  - **Alarmsignal**: Baselineanstieg um ≥ 20 SpM über > 20–30 min
  - **Baseline 161–180 SpM**:
    - Mgl. Urs. (z. B. Infektion – AIS) überprüfen
    - Flüssigkeit u. fiebersenkende Maßnahmen bei maternaler ↑ Hf od. Temperatur
    - Wenn maternale Hf u. Temperatur normal u. keine weiteren CTG-Auffälligkeiten → CTG-Ableitung u. normale Betreuung fortsetzen (Risiko für fetale Azidose niedrig)
  - **Baseline > 180 SpM** (u. keine pathologischen CTG-Merkmale):
    - MBU anbieten, wenn fetale Hf trotz konservativer Maßnahmen > 180 SpM: s. u.
- **Fetale Bradykardie**:
  - Mgl. Urs.: Dauerkontraktionen, Vena-cava-Syndrom
  - Hypoxiebradykradie häufig mit weiteren pathologischen CTG-Veränderungen
  - **Baseline 100–109 SpM**:
    - Suspekt, bei normaler Oszillation u. ohne variable od. späte Dezelerationen → keine unmittelbare Intervention
  - **Baseline 90–99 SpM**:
    - Pathologisch, evtl. aber normale Variation bei normaler Oszillation (**Cave**: Verwechslung maternale Hf?)
    - Konservative Maßnahmen: s. u.
    - Geburtsbeendigung anstreben, wenn prolongiert (≥3 min)
- **Abnorme Oszillation**:
  - Mgl. Urs. (eingeschränkt undulatorisch od. silent): Hypoxiegefährdung (anhaltender Sauerstoffmangel), zentral sedierende Pharmaka, physiologischer fetaler Ruhezustand (verschwindet nach Weckversuch), maternale Hypovolämie (→ Flüssigkeitszufuhr/Infusion)
  - **Eingeschränkte Oszillation < 5 SpM bei sonst unauffälligem CTG**:
    - Konservative Maßnahmen über 40 min
    - MBU anbieten, wenn > 90 min
  - **Eingeschränkte Oszillation < 5 SpM über 40 min, ≥ 1 suspektes Zeichen** (Tachykardie (Baseline > 160 SpM), Baseline < 100 SpM od. variable od. späte Dezelerationen):
    - Konservative Maßnahmen
    - MBU anbieten
    - Wenn anhaltend → zeitnahe Geburtsbeendigung
  - **Saltatorische Oszillation** (Amplitude > 25 SpM)
    - Warnsymptom, mgl. Nabelschnurkompression
- **Dezelerationen**:
  - **Frühe Dezelerationen < 60 SpM**:

3.15 CTG (Kardiotokografie), Fetalblutanalyse (FBA, Mikroblutanalyse, MBU)

- Zeitgleich zur Wehentätigkeit (kindliche Vagusreaktion bei Druckerhöhung auf kindlichen Kopf)
- → (vorerst) keine weiteren Maßnahmen
- **Späte Dezelerationen**:
  - Frequenzabfall nach Höhepunkt der Wehe, regelmäßig bei hypoxischer Gefährdung des Kindes, z. B. Nabelschnurvorfall, Plazentalösung, Uterusruptur, maternale Hypotension, uterine Hyperaktivität
  - → Konservative Maßnahmen, wenn diese bei > 50 % der Kontraktionen
  - → MBU anbieten u./od. zeitnahe Geburtsbeendigung, wenn > 30 min u. bei > 50 % der Kontraktionen
  - → Maßnahmen früher, wenn zusätzlich abnorme Baseline u./od. eingeschränkte Variabilität od. Sorge um das kindliche Wohlergehen
- **Variable Dezelerationen**:
  - Kombination von frühen u. späten Dezelerationen, häufig durch Nabelschnurkompression
  - → Lageveränderung, Bewegung
  - → Konservative Maßnahmen, wenn fetale Hf ≤ 60 SpM abfällt u. Dezelerationen ≥ 60 s für Erholung benötigen u. > 90 min u. mit > 50 % der Kontraktionen auftreten
  - → MBU, wenn 30 min nach Beginn konservativer Maßnahme immer noch bestehen od. zusätzlich fetale Tachykardie (Baseline > 160 SpM) u./od. eingeschränkte Variabilität (< 5 SpM)
- **Prolongierte Dezeleration** („Badewanne"):
  - Tiefe Dezelerationen mit sehr langsamer Erholung
  - Mgl. Urs.: Dauerkontraktion, Vena-Cava-Syndrom, PDA, zu rasche RR-Senkung
  - → Lagewechsel, Tokolyse, ggf. Volumensubstitution; bei Persistenz: rasche Geburtsbeendigung
- **(Fehlende) Akzelerationen**:
  - Akzelerationen: generell Zeichen für kindliches Wohlergehen
  - Fehlen: bei sonst unauffälligem CTG → kein Hinweis auf Azidose, Kind kann schlafen → ggf. Weckversuch
- **Ungünstige Zusatzkriterien**:
  - Abflachung der Anstiegssteilheit, Nichterreichen der vorherigen Frequenz, Oszillationsverlust
- **Konservative Maßnahmen**:
  - Bewegen, Linksseitenlage
  - Flüssigkeitszufuhr
  - Paracetamol (z. B. Mexalen®, Dafalgan®, Paracetamol-ratiopharm®) bei ↑ maternaler Temperatur
  - Oxytocinpause
  - **Notfalltokolyse (Akuttokolyse)**: Hexoprenalinsulfat: Gynipral® 5–10 µg langsam i.v. od. Fenoterolhydrobromid: Partusisten® 12,5–25 µg/ml langsam i.v.

- KEIN Sauerstoff zur intrauterinen Reanimation (könnte Kind schaden), Ausnahme: Präoxygenierung vor Narkose, maternale Ind. wie Hypoxie (Vaginale Geburt am Termin 2020)

3.15.3 Fetalblutanalyse (FBA, Mikroblutanalyse, MBU)

- **Ind.**: V. a. intrauterine fetale Hypoxie
- **Voraussetzung**: eröffnete Fruchtblase, Blutentnahme aus Kopfhaut mgl.
- **Nicht ind. bei**: terminaler Bradykardie, vorangehendem Teil auf Beckenboden, anhaltender Tachykardie ohne Geburtsfortschritt
- **KI**: schwere Infektionen (genital, amnial), kongenitale Koagulopathie, maternale Infektionen (u. a. HSV, HBV, HCV, HIV) (Gnirs et al. 2024)
- **Beurteilung u. Konsequenz**: vorherige pH-/Laktatmessungen, Geburtsverlauf u. klinische maternale u. fetale Befunde berücksichtigen
  - **Normal**: Laktat (mmol/l): ≤4,1; pH ≥ 7,25 → Kontrolle in 1 h, ggf. früher
  - **Grenzwertig**: Laktat 4,2–4,8; pH 7,21–7,24 → Kontrolle in spätestens 30 min, ggf. früher
  - **Pathologisch**: Laktat ≥ 4,9, pH ≤ 7,2 → Geburtsbeendigung

3.15.4 Weiterführende Informationen

- Vaginale Geburt am Termin, Guideline of the DGGG and DGHW (S3-Level, AWMF Registry No. 015/083, Dezember 2020). https://www.awmf.org/leitlinien/detail/ll/015-083.html
- Gnirs JL, Schneider KT, Kühnert M, Schiermeier S (2024) Geburtsüberwachung. In: von Kaisenberg C, Klaritsch P, Hösli-Krais I (Hrsg) Die Geburtshilfe. Springer Reference Medizin, 6. Aufl. Springer, Berlin/Heidelberg. https://doi.org/10.1007/978-3-662-63506-3_30

3.16 CTS (Karpalkanalsyndrom) (Schwangerschaft)

s. Karpalkanalsyndrom

Literatur

Bohne S, Langen KA, Gläser R (2024) „Red flags" in der Schwangerschaft – Hautsymptome und ihre Ursachen in der Schwangerschaft. Die Gynäkologie 12/2024. https://doi.org/10.1007/s00129-024-05305-y

Chronischer Unterbauchschmerz der Frau (2022) S2k-Leitlinie der DGPFG, Registry No. 016-001, November 2022. https://register.awmf.org/de/leitlinien/detail/016-001. Zugegriffen am 01.02.2025

Literatur

Gallwas J (2023) Zervixkarzinom – Risikofaktoren, Früherkennung und primäre Prävention. gynäkologie + geburtshilfe 6/2023. https://doi.org/10.1007/s15013-023-5355-y

Gnirs JL, Schneider KT, Kühnert M, Schiermeier S (2024) Geburtsüberwachung. In: von Kaisenberg C, Klaritsch P, Hösli-Krais I (Hrsg) Die Geburtshilfe. Springer Reference Medizin, 6. Aufl. Springer, Berlin/Heidelberg. https://doi.org/10.1007/978-3-662-63506-3_30

https://www.embryotox.de/erkrankungen/details/ansicht/erkrankung/chronisch-entzuendliche-darmerkrankungen (o.J.). Zugegriffen am 25.03.2025

Kostner D, Egg M, Handisurya A (2025) Sexuell übertragbare Krankheiten. Österreich Ärzteztg 1(2):21–26

Pregnancy and renal disease (2021) Guideline of the DGGG and OEGGG (S2k-Level, AWMF Registry No. 015/090, September 2021). https://www.awmf.org/leitlinien/detail/ll/015-090.html

Seibold A, Beckmann MN (2025) Benigne Veränderungen der Vulva. Frauenheilkunde up2date 19:21–39

Strowitzki T, Ortmann O (2024) Klinische Endokrinologie für Frauenärzte, 6. Aufl. Springer, Berlin/Heidelberg. https://doi.org/10.1007/978-3-662-65517-7

Vaginale Geburt am Termin (2020) Guideline of the DGGG and DGHW (S3-Level, AWMF Registry No. 015/083, Dezember 2020). https://www.awmf.org/leitlinien/detail/ll/015-083.html. Zugegriffen am 20.3.2025

Weidner K, Richter L, Hocke A (2025) Gynäkologische Psychosomatik. Die Gynäkologie:1/2025. https://doi.org/10.1007/s00129-024-05322-x

Weindel M (2019) Sexuell übertragbare Krankheiten – zeitgemäße Diagnostik. Gynäkologe 52:841–844. https://doi.org/10.1007/s00129-019-04517-x

Buchstabe D

4.1 Dammrisse (DR) nach vaginaler Geburt, Geburtsverletzungen, Verletzungen der Geburtswege, geburtstraumatisches Hämatom

Zusätzlich zu Dammriss meist Scheidenriss

4.1.1 Dammrisse (DR)

4.1.1.1 Klassifikation
- **DR I**: oberflächliche Verletzung Damm- u. Scheidenhaut
- **DR II**: Verletzungen oberflächlicher Beckenbodenmuskulatur (M. bulbocavernosus, M. transversus perinei) ohne Beteiligung Sphinktermuskulatur
- **DR III**: Sphinkter verletzt, Rektumwand intakt:
  - IIIa: <50 % der Muskeldicke des M. sphincter ani externus gerissen
  - IIIb: >50 % der Muskeldicke des M. sphincter ani externus gerissen
  - IIIc: M. sphincter ani externus + M. sphincter ani internus vollständig gerissen
- **DR IV**: Sphinkter verletzt, Rektum eröffnet
- Sonderform: „**Buttonhole tear**": analer Schleimhautriss bei intaktem M. sphincter ani externus; **Cave**: evtl. rektovag. Fistel, falls unversorgt, kann mittels analer Palpation p.p. diagnostiziert werden

4.1.1.2 Diagnostik
- Zumindest ab DR II → vag. + rektale Palpation
- Im Zweifelsfall höhergradigen DR als Diagnose wählen
- Arzt mit hoher Fachkompetenz beiziehen

4.1.1.3 Postpartale Versorgung/Therapie
- Resorbierbares Nahtmaterial, fortlaufende u. bei Haut intrakutane Nahttechnik empfohlen
- **DR I**: Naht verbessert Heilungserfolg, bei gut adaptierten Wundrändern nicht unbedingt notwendig
- **DR II**: Naht der betroffenen Muskelschichten, falls Haut danach gut adaptiert, kann auf Hautnaht verzichtet werden
- **DR III u. IV (höhergradige DR)**:
    - Einmalige perioperative Antibiose (s. Abschn. 1.28)
    - Atraumatisches, langsam resorbierbares Nahtmaterial: Rektumnaht, Sphinkter ani internus: Fadenstärke 3-0; Sphinkter ani externus: 2-0
    - Facharzt mit ausreichender Erfahrung
    - Maximale Sphinkterrelaxation: adäquate Regional- od. Allgemeinanästhesie [(Managemet of third and fourth degree perineal tears after vaginal birth 2020)]

4.1.1.4 Risikoreduzierende Faktoren (höhergradige DR)
- Selektive Episiotomie: falls indiziert → mediolateral (s. auch Abschn. 5.19)
- Perineale feuchte Kompressen
- Antenatale od. subpartale Dammmassage

4.1.1.5 Wochenbett (höhergradige DR)
- In ausgewählten Fällen postoperative Antibiose: z. B. Cephalosporin + Metronidazol (z. B. Anaerobex®, Arilin®, Flagyl®) für 5 d
- Laxanzien für 2 Wo: z. B. Lactulose (z. B. Laevolac®, Bifinorm®, Duphalac®) 1–2 EL tgl.
- Tgl. Reinigung: mit fließendem Wasser, insb. nach Stuhlgang
- Kühlende Auflagen
- Ausreichende Analgesie: z. B. Paracetamol (z. B. Mexalen®, Dafalgan®, Paracetamol-ratiopharm®), NSAR
    - S. Abschn. 13.11.1
- Aufklärung: über Ausmaß u. evtl. Spätfolgen (Flatusinkontinenz, pathologischer Stuhldrang, seltener auch Inkontinenz für flüssigen od. festen Stuhl) → s. Abschn. 19.34

4.1.1.6 Nachsorge (höhergradige DR)
- Gynäkologische od. koloproktologische Nachuntersuchung nach ≈ 3 Mon.: Anamnese, Inspektion, vag. u. rektale Palpation
- Zuweisung Physiotherapie: ab 6–8 Wo p.p., Kräftigung Beckenbodenmuskulatur, bei analer Inkontinenz: Triple-Target Therapy (Kombination aus Amplitudenmodulierter Mittelfrequenzstimulation u. Elektromyografie-Biofeedback)
- Persistierende Beschwerden analer Inkontinenz → Zentrum mit entsprechender Expertise

4.1.1.7 Empfehlungen für Folgegeburten (höhergradige DR)
- Keine eindeutige Empfehlung zum Geburtsmodus

- > 95 % kein neuerlicher höhergradiger DR bei Spontangeburt
- Bei Symptomfreiheit bzgl. Analinkontinenz Risiko für Neuauftreten von Symptomen gering (< 10 %)
- Frauen mit persistierenden Symptomen einer Analinkontinenz: Risiko ↑ für Verschlechterung → in Abwägung der Gesamtsituation (z. B. fetale Makrosomie) prim. Sectio anraten (Vaginale Geburt am Termin 2020)

4.1.2 Geburtstraumatisches Hämatom

Im Bereich der Vulva, des Perineums, paravag. u. Fossa ischiorectalis sowie oberhalb des M. levator ani

4.1.2.1 Symptome
- Ggf. RR-Abfall u. Tachykardie bei unklarem Blutverlust
- Ischiasartige Schmerzen

4.1.2.2 Diagnostik
- Vag., rektale u. abdominale Untersuchungen, Sonografie, CT, ggf. CT-Angiografie

4.1.2.3 Therapie
- Hämatom < 5 cm: konservativer Therapieversuch: straffe Tamponade der Scheide, physikalische Maßnahmen, Dauerkatheter
- Hämatom > 5 cm: Inzision, Aufsuchen mgl. Blutungsquelle, Umstechung, Hämatomausräumung, Drainage, vag. Druckverband, Dauerkatheter
- Antibiose bei Infektion (Schlembach et al. 2024)

4.2 Dehiszente Uterotomienarbe

s. Uterusnische

4.3 Depression (Schwangerschaft u. Stillzeit)

s. auch Abschn. 23.8

4.3.1 Risiko

- Leicht ↑ Risiko für Frühgeburtlichkeit u. SGA bei unbehandelter Depression

4.3.2 Empfehlungen

- Sorgfältige gynäkologische Überwachung u. engmaschige psychiatrische Begleitung empfohlen
- Bei psychischer Vorerkrankung immer Beratung bzgl. Medikation u. psychosozialen Unterstützungsmöglichkeiten
- Abruptes Absetzen von Psychopharmaka auch bei ungeplanter Schwangerschaft vermeiden
- Evtl. weiterführende Ultraschalldiagnostik zur Bestätigung einer unauffälligen fetalen Entwicklung (Hocke 2023)

4.3.3 Therapie

- Bei bestehender Medikation Ind. hinterfragen: gelegentlich unkritisch dauerhaft verordnet
- Psychotherapie
- 1. Wahl medikamentös: Sertralin, Citalopram; sedierend: Amitriptylin, Mirtazapin (auch sinnvoll bei Komorbidität Hyperemesis gravidarum); wenn mgl. Monotherapie
- Evtl. Dosis präpartal ↓, danach wieder ursprüngliche Dosis
- Entbindung in Perinatalzentrum empfohlen (**Cave**: Anpassungsstörung)
- Stillen mgl. unter obigen Medikamenten
- Falls Symptome beim Kind (Sedierung, Trinkschwäche, Unruhe, gastrointestinale Störungen) → ggf. Serumspiegel des maternalen Medikamentes beim Kind messen (https://www.embryotox.de/erkrankungen/details/ansicht/erkrankung/depressive-krankheitsbilder o. J.; Weidner et al. 2025)

4.4 Descensus genitalis (Genitaldeszensus, Descensus vaginae et uteri), Genitalprolaps, Zystozele, Rektozele, Enterozele, Scheidenblindsackprolaps (SBS-Prolaps)

4.4.1 Def./Einteilung

4.4.1.1 Einteilung nach Kompartiment
- **Vorderes Kompartiment:**
  - **Zystozele:** Tiefertreten Harnblase
    - Zentrale Zystozele (Pulsationszystozele, Zentraldefekt): Verstreichen der queren Rugae vag., „Glatzenbildung"
    - Laterale Zystozele (Traktionszystozele, Lateraldefekt): quere Rugae vag. bleiben erhalten
- **Zentrales/apikales Kompartiment:**
  - Descensus uteri: Tiefertreten Uterus
  - Scheidenblindsackprolaps (SBS-Prolaps)

- **Hinteres Kompartiment:**
  - **Enterozele:** Tiefertreten Dünn- u./od. Dickdarm
  - **Rektozele:** Tiefertreten Rektum

4.4.1.2 Einteilung nach Ausmaß des Descensus genitalis

- **Deszensus:**
  - Senkung bis Introitus
- **Subtotalprolaps:**
  - Senkung mit Sichtbar-werden Vagina/Portio vor Introitus (≙ Grad II–III, s. u.)
- **Totalprolaps:**
  - Vollständiger Vorfall Vagina u. Uterus
- (Englischsprachige Literatur: jeglicher Deszensus als „prolapse" bezeichnet)
- **ICS-Klassifikation des Descensus genitalis (International Continence Society):**
  - **Grad I**: tiefster Punkt bis max. 1 cm über Hymenalsaum
  - **Grad II**: tiefster Punkt bis max. 1 cm unter Hymenalsaum
  - **Grad III**: tiefster Punkt bis > 1 cm unter Hymenalsaum
  - **Grad IV**: Totalprolaps von Uterus u./od. Vagina
- **Pelvic Organ Prolapse Quantification System (POP-Q):**
  - Genaue Beschreibung der vorderen, hinteren u. apikalen Vaginalwand
  - In Spezialambulanzen u. internationalen Studien verwendet
  - Verwendet objektive u. präzise Abstandsmessungen zum Referenzpunkt (Hymenalsaum)
  - Auf ausführliche Darstellung wird hier verzichtet → s. dazu z. B. entsprechende Fachbücher/Publikationen

4.4.2 Symptome

- Meist asymptomatisch (v. a. bei leichtem Deszensus)
- Druck-, Fremdkörpergefühl
- Ziehende Rücken-, Unterbauchschmerzen
- Drangsymptomatik, Pollakisurie, Nykturie u. Blasenentleerungsstörung
- Defäkationsprobleme (v. a. Obstipation, unvollständige Darmentleerung)
- Sexualstörungen
- Vaginalulzerationen

4.4.3 Diagnostik

- Anamnese, Inspektion
- Spekulumeinstellung: geteilte Spekula → Lokalisation defekter Strukturen, bei max. Pressen
- Palpation: Grundtonus, Kontraktionsfähigkeit, Levatoravulsion?
- Sonografie (Perineal- od. Introitussonografie, Niere), TVUS, (3-D-Sonografie)

- Inkontinenzprüfung (gefüllte Harnblase) mit Reposition des Prolapses u. Hustenprovokation: larvierte Belastungsinkontinenz durch Quetschhahnphänomen? (Lessiak 2025)

4.4.4 Therapie (konservativ)

- **Verhaltensmodifikation**: Gewicht ↓, Vermeiden schweren Hebens, Stuhlregulierung
- **Beckenbodentraining**: kann Symptome ↓, Stadium ↓ u. Progression verhindern
- **Elektrostimulationstherapie**: tgl. über 20 min für 3 Mon.
- **Lokale Hormontherapie** (z. B. Estriol) mit Salben, Vaginalsupp., insb. bei Trockenheitsgefühl od. Pessartherapie: z. B. Ovestin®-Creme od. Ovestin®-Ovula 10–14 d 1 x tgl. abends, dann 2 x/Wo
  - Anfangs oft lokale Reizung durch Estriol, Besserung nach Aufbau des Vaginalepithels (→ Beratung!)
  - Ultraniedrig dosierte Lokaltherapie (Estriol 0,03 mg, z. B. OeKolp®-Ovula) auch bei (St. p.) Mammakarzinom mgl. (Strowitzki und Ortmann 2024; Schüler-Toprak et al. 2025)
- **Pessartherapie**:
  - **Ind.**:
    - Wunsch nach konservativer Therapie
    - Nicht abgeschlossene Familienplanung
    - Perioperatives Komplikationsrisiko ↑: Alter, Multimorbidität
  - **Formen**:
    - Ring- od. Schalenpessar: bei dominantem Deszensus der vorderen Vaginalwand
    - Würfelpessar: besser bei Rektozele, sehr großer Senkung od. Scheidenstumpfdeszensus
    - Urethralpessar, ggf. Urethrasiebschalenpessar: bei gleichzeitiger Belastungsinkontinenz
  - **Laufende Therapie**:
    - Lokale Östrogenisierung (z. B. Estriol): z. B. Ovestin®-Ovula bzw. Ovestin®-Creme 10–14 d 1 x tgl. abends, danach 1–2 x/Wo
    - (St. p.) Mammakarzinom: ultraniedrig dosierte Lokaltherapie (Estriol 0,03 mg, z. B. OeKolp®-Ovula) mgl. (Strowitzki und Ortmann 2024; Schüler-Toprak et al. 2025), alternativ Milchsäurecreme (z. B. Vagisan®-Creme) tgl. auf Pessar, Fettsalbe (z. B. Linola®-Schutzbalsam) auf Damm
    - Vaginalspülungen (z. B. Benzydamin: Rosalgin®0,1-%-Vaginallösung) 2 x/Wo
  - **Kontrollen**:
    - 1–2 Wo nach Einsetzen
    - Bei Self Care (1. Wahl wenn mgl., tgl. Wechsel, morgens rein, abends raus): nach 4 Wo u. dann halbjährlich
    - No Self Care: alle 8(–12) Wo

- **Druckläsion/Druckulcus**:
  - Pessar ex für 1–2 Wo
  - 1 x tgl. großes Tampon (z. B. Gynotamp® Größe 40 od. 70) mit Ovestin®-Creme u. Bepanthen® (24 h belassen, dann Wechsel)
  - Regelmäßige Vaginalspülungen, z. B. mit Benzydamin (z. B. Rosalgin®-0,1-%-Vaginallösung)

4.4.5 Therapie (operativ)

4.4.5.1 Allgemeines
- OP nur bei Beschwerden (Ausnahme: Totalprolaps mit Hydronephrose)
- Evtl. lokale Östrogenbehandlung (z. B. Estriol): z. B. Ovestin®-Ovula bzw. Ovestin®-Creme 1. Wo 1 x tgl. abends, danach 1–2 x/Wo für 4–6 Wo präoperativ
- Defektorientiertes statt Standardvorgehen
- HE bei Deszensus bedarf eigener Ind.: z. B. Blutungsstörung, Myom (Naumann 2024)
- Erfolg zumeist abhängig von Fixation des mittleren (apikalen) Kompartiments: bei Senkung des vorderen Kompartiments > 70 % mittleres Kompartiment mitbetroffen od. ursächlich
- Zumeist vag. Vorgehen, jüngere Frauen profitieren von laparoskopischem Zugang: Dyspareunie ↓ (Schell und Hübner 2024)
- **Nicht abgeschlossene Familienplanung u. Deszensus**: möglichst konservativ therapieren
- **Schwangerschaft nach laparoskopischer Senkungs-OP**: grundsätzlich mgl., Empfehlung prim. Sectio
- **Ind. zur vag. Netzeinlage**:
  - Rezidiv
  - Monströser Primärprolaps
  - Ausgedehnter Lateraldefekt mit nachgewiesener Avulsion
- **Laparoskopische OP-Techniken**:
  - Vorteile: langfristig bessere Haltbarkeit: bis 90 % nach 5 a, Rezidive ↓ (steilere Scheidenachse im Vgl. zu vag. sakrospinaler Fixation), Netzerosionen ↓ im Vgl. zu vag. Mesh, schnellere Rekonvaleszenz, bessere Kosmetik
  - Nachteile: OP-Zeiten ↑ (Naumann 2019)
- Aus präventiven Gründen (Risiko ↓ für Ovarial-, Tuben- od. Peritonealkarzinom): prophylaktische Salpingektomie bds. bei abgeschlossenem KiWu, wenn mgl. immer dazu anbieten

4.4.5.2 Ausgewählte OP-Techniken
- **Kuldoplastik nach McCall** (im Rahmen einer HE):
  - Korrektur bzw. prophylaktische Fixation Apex (zentrales Kompartiment)
  - Scheidenblindsack an Ligamenta sacrouterina fixiert
  - Deszensus ↓ von ≈ 30 % auf 6 % nach 3 a

- **Vag. sakrospinale Fixation (Vaginaefixatio sacrospinalis nach Amreich-Richter):**
  - Korrektur zentrales Kompartiment
  - Scheidenblindsack rechts am Lig. sacrospinale fixiert
  - Erfolgsrate: >90 %
  - Nachteile: flache Fixierung der Scheidenachse → Zystozelenbildung bis 25 %, Scheidenachsendeviation nach rechts (Dyspareunierisiko ≈ 14 %) → eher bei älteren sexuell inaktiven Patientinnen
- **Laparoskopische Sakrokolpopexie:**
  - Goldstandard in der laparoskopischen Prolapsbehandlung
  - Korrektur aller 3 Kompartimente
  - Erfolgsrate: >90 %
  - Nachteil: 17–34 % Defäkationsprobleme postoperativ
- **Laparoskopische Pektopexie:**
  - Korrektur vorderes u. zentrales Kompartiment
  - Z. B. Dynamesh®-PRP
  - Im Vgl. zu Sakrokolpopexie: vergleichbare Erfolgsraten (>90 %), Defäkationsstörungen ↓, keine Therapie des hinteren Kompartiments (→ ggf. mit vag. od. laparoskopischer Kolporrhaphia posterior kombinieren)
  - Im Vgl. zu LLS nach Dubuisson: etwas schwierigere OP-Technik, etwas ↑ OP-Dauer, etwas ↑ Komplikationsrisiko (Präparation retroperitoneal), vergleichbare Ergebnisse
- **Laparoskopisch-laterale Suspension nach Dubuisson (LLS):**
  - Korrektur vorderes u. zentrales Kompartiment
  - Z. B. TiLOOP® LLS Dubuisson (bei Uteruserhalt), TiLOOP® LLS H Dubuisson (nach HE)
  - Im Vgl. zu Sakrokolpopexie: vergleichbare Erfolgsraten (>90 %), keine lumbalgiformen Schmerzen, Komplikationen ↓, einfachere OP-Technik, keine Therapie des hinteren Kompartiments (→ ggf. mit vag. od. laparoskopischer Kolporrhaphia posterior kombinieren)
- **Vag. vorderes od. hinteres Mesh:**
  - Korrektur zentrales u. vorderes od. zentrales u. hinteres Kompartiment
  - Z. B. InGYNious® anterior od. posterior
- **Vag. bilaterale sakrospinale Kolposuspension:**
  - Korrektur zentrales Kompartiment
  - Z. B. BSC®-Mesh
  - Erfolgsrate: > 90 %
  - Erosionsrisiko: ≈ 1 %
  - Im Vgl. zu vag. sakrospinaler Fixation: keine Achsenabweichung der Vagina nach rechts

4.4.5.3 Mögliche OP-Verfahren nach Kompartiment (selten isolierte Defekte nur eines Kompartiments)
- **Vorderes Kompartiment (Zystozele):**
  - Vag. Kolporrhaphia anterior (vordere Scheidenplastik):

- Nur bei zentraler Zystozele (Pulsationszystozele, Zentraldefekt)
- Ohne zusätzliche apikale Fixierung: Rezidivrisiko bis 30 %
– Vag. od. abdominaler lateraler Repair:
  - Bei lateraler Zystozele (Traktionszystozele, Lateraldefekt)
  - **Cave**: Kolporraphie verschlechtert Befund!
– Laparoskopische Sakrokolpopexie:
  - Alle 3 Kompartimente
– Laparoskopische Kolporrhaphia anterior:
  - Z. B. in Kombination mit Pektopexie
– Laparoskopisch-laterale Suspension nach Dubuisson (LLS):
  - Vorderes u. zentrales Kompartiment
– Vag. anteriores Mesh:
  - Z. B. InGYNious® anterior
  - Vorderes u. zentrales Kompartiment
- **Zentrales (apikales) Kompartiment (Descensus vaginae et uteri):**
  – Vag. HE mit Salpingektomie bds., Kuldoplastik nach McCall, ggf. mit vag. sakrospinaler Fixation (Vaginaefixatio sacrospinalis nach Amreich-Richter)
  – Vag. sakrospinale Fixation (Vaginaefixatio sacrospinalis nach Amreich-Richter)
  – Laparoskopische Sakrokolpopexie:
    - Alle 3 Kompartimente
  – Laparoskopische Pektopexie:
    - Vorderes u. zentrales Kompartiment
  – Laparoskopisch-laterale Suspension nach Dubuisson (LLS):
    - Vorderes u. zentrales Kompartiment
  – Vag. bilaterale sakrospinale Kolposuspension:
    - Z. B. vag. BSC®-Mesh
  – Vag. Mesh:
    - Z. B. InGYNious® anterior od. posterior
  – Kolpokleisis:
    - In LA mgl., Option bei älteren u. multimorbiden Frauen, die keine Kohabitationsfähigkeit mehr wünschen
- **Zentrales (apikales) Kompartiment – Scheidenblindsackprolaps (SBS-Prolaps):**
  – Vag. sakrospinale Fixation (Vaginaefixatio sacrospinalis nach Amreich-Richter)
  – Laparoskopische Sakrokolpopexie
  – Laparoskopische Pektopexie
  – Laparoskopisch-laterale Suspension nach Dubuisson (LLS)
  – Vag. Mesh (z. B. BSC®-Mesh: bilaterale sakrospinale Kolposuspension, InGYNious® anterior od. posterior)
  – Kolpokleisis

- **Hinteres Kompartiment – Enterozele:**
  - Hohe hintere Kolpoperineoplastik mit Resektion des peritonealen Bruchsacks u. hohe Peritonealisierung
  - Laparoskopische Sakrokolpopexie:
    - Alle 3 Kompartimente
  - Vag. sakrospinale Fixation (Vaginaefixatio sacrospinalis nach Amreich-Richter)
  - Vag. posteriores Mesh:
    - Z. B. InGYNious® posterior, hinteres u. zentrales Kompartiment
- **Hinteres Kompartiment – Rektozele:**
  - Vag./laparoskopische Kolporrhapia posterior (hintere Scheidenplastik)
  - Laparoskopische Sakrokolpopexie:
    - Alle 3 Kompartimente
  - Vag. posteriores Mesh:
    - Z. B. InGYNious® posterior
    - Hinteres u. zentrales Kompartiment
- **Gleichzeitige Belastungsinkontinenz:**
  - Kombination des Deszensuseingriffs mit Inkontinenzeingriff mgl.: z. B. Kolposuspension nach Burch, TVT (Tension-free Vaginal Tape), TOT (Trans-Obturator Tape)
  - Meist aber zweizeitiges Vorgehen: z. B. nach 3 Mon., ≈ 30 % benötigen nach reiner Deszensus-OP keinen 2. Inkontinenzeingriff mehr (Diagnosis and treatment of the pelvic organ prolaps 2016)

4.4.6 Prophylaxe

- Vermeiden schweren Hebens u. Tragens
- Normalgewicht
- Beckenbodengymnastik im Wochenbett (keine Geburtsverletzungen: frühestens nach 10 d, sonst nach 3 Wo)
- Schonung im Wochenbett
- Therapie chronischer Bronchitis
- Vermeidung chronischer Obstipation
- Sportliche Aktivität: z. B. Beckenbodengymnastik, Tanzen, Reiten

4.5 Diabetes mellitus (DM) u. Gestationsdiabetes (GDM) (aus gynäkologischer Sicht), Glukosetoleranztest oraler (oGTT)

4.5.1 Präexistenter Diabetes mellitus (DM) u. KiWu

- 3 Mon. präkonzeptionell HbA1c-Wert von < 6,5 % anstreben

4.5 Diabetes mellitus (DM) u. Gestationsdiabetes (GDM) (aus gynäkologischer Sicht), ...

- 4–8 Wo präkonzeptionell optimale Stoffwechseleinstellung konstant einhalten
- Folsäuresupplementierung 3 Mon. präkonzeptionell bis 12. SSW
- Jodsubstitution während gesamter Schwangerschaft
- Bei nicht insulinpflichtigem Typ 2 DM orale Antidiabetika auf Humaninsulin bzw. Insulinanaloga umstellen
- Metformin evtl. alternativ mgl. (bei SGA beenden) (https://www.embryotox.de/erkrankungen/details/ansicht/erkrankung/diabetes-mellitus o. J.)

4.5.2 Präexistenter DM in der Schwangerschaft

- **Insulinbedarf**: meist im 1. Trim. ↓ als vor Schwangerschaft, ↑ im 2. u. 3. Trim. deutlich an, ↓ p.p. schnell wieder ab
- **Risiko**:
  - Fehlbildungen ↑: Herz, Neuralrohr, Skelett, Omphalozelen etc.
  - Risiko ↑ für Fehl- u. Totgeburten (abhängig von präkonzeptioneller BZ-Einstellung)
  - Präeklampsierisiko ↑
- → Kombiniertes Ersttrimester- u. Präeklampsiescreening u. Prophylaxe mit ASS 150 mg (z. B. Thrombo ASS®, ASS 100 mg HEXAL®, Aspirin® Cardio 100 1,5 Tbl.) tgl. (16.–36. SSW) empfohlen
- **Betreuung**: interdisziplinär, engmaschig
- **Entbindung**: Perinatalzentrum empfohlen
  - Entbindungsmodus: bei proliferativer Retinopathie Sectio nicht mehr obligat (Ausnahme: ausgeprägte Progression) (Schäfer-Graf et al. 2024)
- **Wochenbett**: am 1. p.p. d Insulindosierung wie vor Schwangerschaft

4.5.3 Gestationsdiabetes (GDM)

- Lebensstilintervention (Änderung Ernährung u. Bewegung) empfohlen, falls nicht ausreichend → intensivierte konventionelle Insulintherapie, evtl. Metformin
- **Geburt**: Entbindung in Klinik mit angeschlossener Neonatologie bzw. Perinatalzentrum empfohlen
- **Einleitung**:
  - **Insulinpflichtiger GDM**: am Termin
  - **Diätetisch gut eingestellter GDM**: übliches Management bei Terminüberschreitung
  - (Sondervotum SGGG: Geburtseinleitung empfehlen od. zumindest anbieten bei diätetisch gut eingestelltem GDM: ab 40 + 0 SSW; insulinpflichtigem GDM: zwischen 39 + 0 u. 39 + 6 SSW) (Induction of labour 2020)
- **Wochenbett**:
  - Vollkost, Insulin absetzen
  - BZ-Kontrollen (am 2. Wochenbetttag nüchtern u. 2 h postprandial):

- Falls nüchtern > 110, postprandial > 200 → Überweisung Diabetologe
- Normale Werte → oGTT in 6–12 Wo: bei normalen Ergebnissen oGTT alle 2 a wiederholen (nach GDM Risiko für DM Typ II 50 % in 10 a)

4.5.4 Prophylaxe von Hypoglykämien bei Neugeborenen diabetischer Mütter

- Frühestfütterung in häufigen kleinen Portionen

4.5.5 Kontrazeption bei Diabetikerinnen u. nach GDM

- **DM Typ I u. II:**
  - Kombinierte orale Kontrazeptiva (KOK) mgl., wenn sek. Gefäßschäden ausgeschlossen
  - Bei zusätzlichen Risikofaktoren (z. B. Hypertonus, Rauchen): KOK KI → Gestagenpräparate
- **St. p. GDM:**
  - Keine KI für KOK, reine Gestagene mit Vorsicht (Risiko DM ↑)

4.5.6 oraler Glukosetoleranztest (oGTT)/Screening GDM

- 24.–28. SSW (St. p. GDM: 20. SSW, ggf. bei klinischen Zeichen wiederholen; bei Adipositas bereits im 1. Trim.)
- 75 g Glukose in 300 ml Wasser in 3–5 min trinken, davor 8 h nüchtern
- Wenn ≥ 1 Wert ↑ = GDM
- **Normalwerte**: nüchtern < 92 mg/dl, 1 h < 180 mg/dl, 2 h < 153 mg/dl

4.6 Dranginkontinenz

s. Harninkontinenz

4.7 Dysmenorrhö (Regelschmerzen)

4.7.1 Hauptformen

- Prim. Dysmenorrhö: meist kurz nach Menarche, keine zugrunde liegende Erkrankung feststellbar, vermutlich durch ↑ Prostaglandinsynthese im Endometrium
- Sek. Dysmenorrhö: oft erst > 25. Lj., zugrunde liegende Erkrankung, mgl. Urs.: Endometriose, Myome, Zysten, (Kupfer-)IUP, Hymenalatresie mit Abflussbehinderung

4.7.2 Symptome

- Krampfartige Unterbauchschmerzen vor od. während Menstruation
- Begleitsymptome: Übelkeit, Erbrechen, ausstrahlende Schmerzen in Rücken od. Oberschenkel, Diarrhö, Kopfschmerzen

4.7.3 Diagnostik

- Anamnese: Zyklusanamnese, Familienanamnese, Fragen zu Partnerschaft, Sexualität, Kontrazeption
- Gynäkologische Untersuchung
- TVUS/Abdomensonografie
- Ggf. MRT: z. B. bei V. a. komplexe Fehlbildungen

4.7.4 Therapie

- **Nicht pharmakologische Basistherapie**: Aufklärung über Urs., Wärmetherapie (Flasche, Pflaster), Magnesium, Sport, Entspannungstechniken (z. B. Yoga), Akupunktur, pflanzliche Präparate (z. B. Agnus castus (Mönchspfeffer): z. B. Agnucaston®, premens® für 3–6 Mon.), Kaffee (lindert bei manchen Frauen die Beschwerden)
- **First-Line-Schmerztherapie**:
    - NSAR: z. B. Ibuprofen (z. B. Nurofen®, Aktren®, Brufen®, Irfen®; < 12. Lj.: 200 mg bis 4 x tgl., > 12. Lj.: 400 mg bis 3 x tgl.) od. Diclofenac (z. B. Voltaren® 50 mg bis 3 x tgl.)
    - Paracetamol: z. B. Mexalen®, Dafalgan®, Paracetamol-ratiopharm®, 500 mg bis 4 x tgl., hilft weniger, hemmt Prostaglandinsynthese weniger
    - Spasmolytisch: Butylscopolamin (z. B. Buscopan®-Drg.-10 mg bis 6 x tgl. p.o.)
- Falls nach 2–3 Mon. nur leichte Besserung → Kombination mit hormoneller Kontrazeption
- Falls gar kein Ansprechen der Therapie → eher sek. Dysmenorrhö (→ Urs. abklären u. therapieren)
- **Hormonelle Kontrazeption**:
    - Kombinierte orale Kontrazeptiva (KOK):
        - Monophasische, gestagenbetonte KOK
        - Erstverordnung: LNG-haltige Präparate (z. B. EE (30 µg) + LNG (0,15 mg): z. B. Selina®)
        - Weiterhin persistierende Dysmenorrhö → Wechsel auf Präparat mit anderem Gestagen, z. B. EE (30 µg) + Dienogest (2 mg) (z. B. Valette®, Peliette®, Larissa®), ggf. im Langzyklus (s. Abschn. 11.16.1.8)
    - Vaginalring: z. B. NuvaRing®

- Reine Gestagenpräparate: Gestagene kontinuierlich (z. B. Minipille (z. B. Desogestrel 75 µg, z. B. Cerazette®), Depotgestagen (z. B. MPA, z. B. Depo-Clinovir®), LNG-IUS: z. B. Mirena®, Kyleena®, Yaydess® od. in 2. Zyklushälfte (z. B. Dydrogesteron (z. B. Duphaston®) 10 mg tgl. p.o. vom 16.–25. ZT))
- **Diagnostische LSK**: wenn nach 6 Mon. Therapie mit NSAR u./od. hormoneller Verhütung immer noch Regelschmerzen (dann 70–80 % Endometriose)
- **Endometriumablation**: falls auch massive Hypermenorrhö u. abgeschlossene Familienplanung
- **HE**: Ultima Ratio bei abgeschlossener Familienplanung

4.8 Dyspareunie

s. Sexuelle Dysfunktion

4.9 Dysplasie (Zervix)

s. Prävention des Zervixkarzinoms

Literatur

Diagnosis and treatment of the pelvic organ prolaps (2016) Guideline of the German Society of Gynecology and Obstetrics (S2e-Level, AWMF Registry No. 015/006, April 2016). http://www.awmf.org/leitlinien/detail/ll/015-006.html. Zugegriffen am 20.02.2025

Hocke A (2023) Psychosomatisches Handeln in Gynäkologie und Geburtshilfe – Häufige Krankheitsbilder in der Praxis. Die Gynäkologie:9/2023. https://doi.org/10.1007/s00129-023-05112-x

https://www.embryotox.de/erkrankungen/details/ansicht/erkrankung/depressive-krankheitsbilder (o.J.). Zugegriffen am 10.04.2025

https://www.embryotox.de/erkrankungen/details/ansicht/erkrankung/diabetes-mellitus (o.J.). Zugegriffen am 05.04.2025

Induction of labour (2020) Guideline of the German Society of Gynecology and Obstetrics (S2k, AWMF Registry No. 015-088, December 2020). https://www.awmf.org/leitlinien/detail/ll/015-088.html. Zugegriffen am 04.01.2025

Lessiak V (2025) Basisdiagnostik in der Urogynäkologie. Gynäkol Prax 35:14–20. https://doi.org/10.1007/s41974-024-00350-w

Managemet of third and fourth degree perineal tears after vaginal birth (2020) Guideline of the DGGG, OEGGG and SGGG (S2k-Level, AWMF Registry No.015/079, December 2020). http://www.awmf.org/leitlinien/detail/ll/015-079.html. Zugegriffen am 20.5.2025

Naumann G (2019) Diagnose und Therapie des Genitaldeszensus. Gynäkologe 52:851–867. https://doi.org/10.1007/s00129-04508-y

Naumann G (2024) Uteruserhalt in der operativen Urogynäkologie – Modeerscheinung oder sinnvoll? Die Gynäkologie 9/2024. https://doi.org/10.1007/s00129-024-05270-6

Schäfer-Graf UM, Kautzky-Willer A, Groten T (2024) Diabetes mellitus und Schwangerschaft. In: von Kaisenberg C, Klaritsch P, Hösli-Krais I (Hrsg) Die Geburtshilfe. Springer Reference Medizin, 6. Aufl. Springer, Berlin/Heidelberg. https://doi.org/10.1007/978-3-662-63506-3_26

Schell J, Hübner M (2024) Diagnostik und Therapie des Descensus genitalis. Die Gynäkologie 8/2024. https://doi.org/10.1007/s00129-024-05258-2

Schlembach D, Mortl MG, Brezinka C, Henrich W (2024) Pathologie der Plazentarperiode: Antepartuale und Peripartuale Hämorrhagie. In: von Kaisenberg C, Klaritsch P, Hösli-Krais I (Hrsg) Die Geburtshilfe. Springer Reference Medizin, 6. Aufl. Springer, Berlin/Heidelberg. https://doi.org/10.1007/978-3-662-63506-3_40

Schüler-Toprak S, Bausewein L, Ortmann O (2025) Einfluss endogener und exogener Hormone in der Peri- und Postmenopause auf das Krebsrisiko. Die Gynäkologie:4/2025. https://doi.org/10.1007/s00129-025-05345-y

Strowitzki T, Ortmann O (2024) Klinische Endokrinologie für Frauenärzte, 6. Aufl. Springer, Berlin/Heidelberg. https://doi.org/10.1007/978-3-662-65517-7

Vaginale Geburt am Termin (2020) Guideline of the DGGG and DGHW (S3-Level, AWMF Registry No. 015/083, Dezember 2020). https://www.awmf.org/leitlinien/detail/ll/015-083.html. Zugegriffen am 20.8.2024

Weidner K, Richter L, Hocke A (2025) Gynäkologische Psychosomatik. Die Gynäkologie:1/2025. https://doi.org/10.1007/s00129-024-05322-x

Buchstabe E 5

5.1 Effluvium

s. Haarausfall

5.2 Einstellungsanomalien

s. Lageanomalien

5.3 Eisenmangel (Schwangerschaft u. Stillzeit)

s. Anämie (Schwangerschaft u. Stillzeit)

5.4 Eklampsie

s. Hypertensive Erkrankungen in der Schwangerschaft

5.5 Eklamptischer Anfall

s. Notfälle (geburtshilflich)

5.6 Ektope Schwangerschaft

s. Gestörte Frühschwangerschaft

5.7 Empfängnisverhütung

s. Kontrazeption

5.8 Encephalomyelitis disseminata (Schwangerschaft u. Stillzeit)

s. Multiple Sklerose

5.9 Endometriose

5.9.1 Klassifikation, Einteilung (klinisch, intraoperativ)

- Peritoneale Endometriose
- Ovarielle Endometriose
- Tief infiltrierende Endometriose (TIE): z. B. Douglas-Raum, Vagina, Darm, Haut/Narbe etc.
- Adenomyosis uteri
- **rASRM-Score**: bei allen OPs mit Verdachtsdiagnose Endometriose: 4 Stadien:
  - **Stadium I (minimal)**: einige vereinzelte, oberflächliche Endometrioseimplantate
  - **Stadium II (gering)**: mehr Implantate, oberflächlich, ± minimale Verwachsungen
  - **Stadium III (mittelschwer/moderat)**: mehr u. tiefere Implantate, deutliche Verwachsungen, kleine Endometriome auf mind. 1 Ovar
  - **Stadium IV (schwer)**: viele tief eindringende Herde, große Endometriome auf mind. 1 Ovar, viele dichte Adhäsionen, oft mit Verwachsung des Rektums u. Rückwand des Uterus
- **#Enzian-Klassifikation**: bei TIE inklusive Adenomyosis uteri
  - Empfehlung: kostenloses #Enzian-App im Google Play Store verfügbar

5.9.2 Symptome

- Je nach Lokalisation, Intensität der Beschwerden korreliert nicht mit Ausprägung der Endometriose
- Dysmenorrhö
- Unterbauchschmerzen: zyklisch, später ggf. zunehmend azyklisch bzw. chronisch
- Dyschezie, Hämatochezie
- Dysurie, Hämaturie
- Dyspareunie
- Rückenschmerzen
- Sterilität

5.9.3 Abklärungsalgorithmus/Diagnostik

- **Anamnese**:
  - **Allgemein**: Zyklusanamnese, Gravidität/Parität, bisherige Therapie, Vor-OPs, Medikamente, allgemeine (internistische) Anamnese, Allergien, BMI, Familienanamnese, Sozialanamnese
  - **Symptomorientiert**: s. o. (Symptome)
- **Gynäkologische Untersuchung**: geteilte Spekula (livide Verfärbungen – TIE?), bimanuelle Palpation, rektale Palpation (ggf. retrovertierter Uterus; Druckschmerz hinterer Fornix, Zervixhinterwand, Ligg. sacrouterina; knotige Resistenzen?)
- **TVUS**: Goldstandard der Diagnose; z. B. Sliding Sign, „Kissing Ovaries", Endometriosezysten
- Ggf MRT
- Bei **V. a. tief infiltrierende Endometriose od. ovarielle Endometriose**: Nierensonografie (Hydronephrose?)
- Bei **Dysurie**: ggf. Zystoskopie
- Bei **Dyschezie**: ggf. Kolo-/Rektoskopie (Ausschluss von DD), ggf. MRT, ggf. Gastroenterologie (DD z. B. Nahrungsmittelunverträglichkeiten)
- Bei **Sterilität**: HSK/Chromopertubation
- **LSK**: Goldstandard zur Diagnosesicherung, jedoch nicht mehr zwingend notwendig für die Diagnose (Buchweitz 2024)

5.9.4 Therapie (allgemein)

Therapieziel: Verbesserung Lebensqualität u. ggf. Erfüllung KiWu

5.9.4.1 Hormonelle Therapie
- **Wesentliches Prinzip**: Induktion therapeutische Amenorrhö
- **First Line**: geeignetes Gestagen, z. B. Dienogest 2 mg (z. B. Metrissa®) u. Norethisteronacetat, wenig NW bei Gestagenmonopräparat (Zwischenblutungen, Libido ↓, Gewicht ↑, langfristig Knochendichte ↓ insb. < 18. Lj. (Nutzen-Risiko-Analyse < 18. Lj.))
  - Dienogest 2 mg keine Zulassung als Kontrazeptivum, aber Ovulationshemmdosis von Dienogest bei 1 mg, keine Langzeitstudien zur kontrazeptiven Sicherheit
- **Second Line**: kombinierte orale Kontrazeptiva (KOK, Langzyklus, z. B. EE + Dienogest (z. B. Valette®, Peliette®, Larissa®)), andere Gestagene inklusive lokaler Anwendung (LNG-IUS (z. B. Mirena®, ähnliche Wirkung auf Endometriose-assoziierte Schmerzen, aber durch fehlende Hemmung der Ovulation keine protektive Wirkung auf Endometriome; LNG-Dosierung kein signifikanter Einfluss auf Symptom Dysmenorrhö), Desogestrel (z. B. Cerazette®), Etonogestrel (Implanon®), Vaginalring etc.), GnRH-Analoga mit Add-Back-Therapie (Estradiol + Norethisteronacetat + Relugolix, z. B. Ryeqo®)

- **Postoperativ (Rezidivprophylaxe)**:
  - Dienogest 2 mg (z. B. Metrissa®) für ≥ 6 Mon.
  - Kombinierte orale Kontrazeptiva im Langzyklus: bevorzugt zur Rezidivprophylaxe von Endometriomen
  - GnRH-Analoga für ≥ 6 Mon.
  - LNG-IUS (52 mg, Mirena®): nicht zur Rezidivprophylaxe von Endometriomen
- **Aromataseinhibitor**: Ultima Ratio, in Studien

5.9.4.2 Analgetika
- **NSAR**: Tiaprofensäure, Mefenaminsäure (z. B. Parkemed®, Mefenam®, Spiralgin®), Flurbiprofen, Diclofenac (z. B. Voltaren®), Indomethacin, selektive COX-2-Hemmer (z. B. Celecoxib, Vermeiden bei KiWu (können evtl. Eisprung verhindern od. verzögern)) (Burghaus und Beckmann 2024)
- Zur ↓ von Dysmenorrhö sehr wirksam
- Symptomorientierte Schmerztherapie bei Patientinnen mit chronischen Unterbauchschmerzen u. unzureichender Schmerzreduktion u./od. Unverträglichkeit u./od. KI für operative od. hormonelle Therapie
- I. d. R. kombiniert mit kontrazeptiven Hormontherapie

5.9.4.3 OP
- **Peritoneale Endometriose**: heterogene Datenlage: bisher Exzision od. Ablation gleichwertig, evtl. jedoch Überlegenheit der Exzision hinsichtlich Schmerzsymptomatik (Pundir et al. 2017)
- **Tief infiltrierende Endometriose**: wenn symptomatisch → komplette Resektion anstreben, wenn erwarteten Vorteile die Nachteile einer mgl. Organbeeinträchtigung (z. B. Sexualität, Blasen-, Darmfunktion etc.) überwiegen
- **Rezidivierende Beschwerden bei St. p. OP**: medikamentöse Therapie vor erneuter operativer Therapie (außer zwingende Gründe, z. B. Organdestruktion)

5.9.4.4 Weitere Therapiemöglichkeiten
- Blockade Plexus hypogastricus inferior
- TENS
- Akupunktur u. Moxibustion
- Lokalanästhetika: lokale Injektion in Schmerztriggerpunkte
- Körperliche Aktivität u. Manualtherapie
- Phytotherapeutika: z. B. Mönchspfeffer (Agnus castus, z. B. Agnucaston®, premens® für 3–6 Mon.), bei prim. Dysmenorrhö im Vgl. zu NSAR, Placebo od. KOK äquivalente Wirksamkeit hinsichtlich Verbesserung Dysmenorrhö
- Weitere Therapieoptionen bei chronischen Schmerzsyndromen: z. B. psychotherapeutische Verfahren, Physiotherapie, Co-Analgetika, Opioide, invasive Verfahren wie sakrale u. pudendale Neurostimulation: s. auch Abschn. 3.10

5.9.5 Diagnostik u. Therapie der Endometriose nach Lokalisation

5.9.5.1 Endometriose des Uterus (Adenomyosis uteri)
- **Symptome**: Hypermenorrhö, azyklische Blutungen, Dysmenorrhö, Dyspareunie, Infertilität
- **Diagnostik**: TVUS, evtl. MRT (Aussagekraft gleichwertig)
- **Therapie** je nach Alter u. KiWu:
  - Alle etablierten Therapieformen der Hormontherapie (KOK, Gestagene, 52 mg LNG-IUS (Mirena®), GnRH-Analoga): effektiv, keine Überlegenheit einer Substanzklasse
  - NSAR
  - Resektion einer zystischen od. fokalen Adenomyosis uteri: mgl. zur Schmerz- u. Blutungskontrolle
  - Ultima Ratio bei abgeschlossener Familienplanung: HE

5.9.5.2 Endometriose des Ovars (Endometriom, Endometriosezyste) u. der Tube
- Vor Festlegung der Therapiestrategie bei ovarieller Endometriose kann AMH bestimmt werden
- Ovarielle Funktion bei Entscheidung zur Therapie von Endometriomen berücksichtigen
- Entfernung Endometriome in Rezidivfällen: Risiko ↑ für vorzeitigen ovariellen Funktionsverlust
- Bei Endometriom gleichzeitig tief infiltrierende Endometriose ausschließen
- **Diagnostik**: TVUS, ggf. MRT
- **Therapie**: Operative Primärtherapie (komplette Ausschälung, Trend zu ablativen Verfahren wie Laser, Plasma, Sklerotherapie) eines Endometrioms ↑ vollständige Entfernung, Spontanschwangerschaftsrate u. ist medikamentösen Therapieansätzen bzgl. Schmerzreduktion u. Rezidivvermeidung überlegen
- **Rezidivprophylaxe von Endometriomen**: systemische hormonelle Therapie (bevorzugt KOK) langfristig

5.9.5.3 Peritoneale Endometriose
- Intraoperative Diagnose: symptomatische peritoneale Endometriose → vollständige Entfernung (Ablation od. Exzision, s. o.)
- Exzision → Verbesserung Dysmenorrhö

5.9.5.4 Endometriose des Septum rektovaginale u. Vagina
- Symptomatisch → funktionsadaptierte Komplettresektion
- Asymptomatisch u. ohne absehbare Sekundärfolgen (z. B. Harnstau) → keine Therapie

5.9.5.5 Endometriose des Darmes
- Symptome: Dyschezie, Druckgefühl, Blähungen, Tenesmen, Schleim- u. Blutabgang, Diarrhö, Obstipation
- Diagnostik: Inspektion (zweiblättrige Specula), Palpation (+ rektal), TVUS, Kolorektoskopie (insb. Hämatochezie differenzialdiagnostisch abklären), MRT, rektale Endosonografie
- Therapie: symptomatisch → Resektion in sano; asymptomatisch → keine OP

5.9.5.6 Endometriose in Hautnarbe
- Therapie der Wahl: Exzision

5.9.5.7 Endometriose Harnblase u. Ureter
- Evtl. schwerwiegende Konsequenzen: z. B. Harnstau mit Verlust Nierenfunktion
- Symptome: suprapubische Schmerzen, Pollakisurie mit Harndrang, Dysurie, Hämaturie
- Therapie: laparoskopische Ureterolyse, evtl. Exzision u. Reanastomosierung od. Ureterozystoneostomie (Diagnosis and therapy of endometriosis 2020)

5.9.6 Spezielle Situationen bei Endometriose

5.9.6.1 Endometriose bei Adoleszentinnen
- Alle Formen von anhaltenden Unterbauchschmerzen in Adoleszenz
- **Häufigste DD bei sek. Dysmenorrhö**: Verschlussfehlbildungen – Hymenalatresie etc.
- **Primärtherapie bei V. a. Endometriose**: medikamentös:
  - NSAR u./od. KOK; bei Beschwerdepersistenz unter zyklischer Gabe nach 3 Mon. → Präparatwechsel (anderes Gestagen od. Gestagendosis ↑) od. Langzyklus (s. Abschn. 11.16.1.8)
  - Dienogest 2 mg/d (z. B. Metrissa®): in Adoleszenz Nutzen-Risiko-Abwägung (Osteoporoserisiko), nicht für Kontrazeption zugelassen
  - 52 mg LNG-IUS (Mirena®)
  - GnRH-Analoga mit Add-back-Therapie (z. B. Ryeqo®)
- **Therapierefraktär**: LSK u. ggf. gleichzeitige Sanierung der Endometriose, im Anschluss hormonelle Rezidivprophylaxe

5.9.6.2 Endometriose u. KiWu
- Endometriose mit Subfertilität bzw. Infertilität assoziiert (aber > 80 % werden auf natürlichem Weg schwanger)
- **Einfluss operative Therapie**:
  - Entfernung peritonealer Endometrioseherde u. TIE → Schwangerschaftsrate u. Lebendgeburtenrate ↑

- Entfernung Endometriom: ↑ Schwangerschaftsrate nicht eindeutig nachgewiesen; vor IVF → Erleichterung Follikelpunktion u. ↓ Infektionsrisiko; **Cave**: ovarielle Reserve ↓
- LSK indiziert bei Endometriomen > 5 cm od. ggf. zur Schmerzreduktion, falls Spontangravidität angestrebt
- Auswirkungen OP auf Fertilität bei TIE: kontroverse Datenlage, keine klare Evidenz, ↑ IVF-induzierte Schwangerschaftsrate nach vorheriger kompletter operativer Sanierung bei TIE mit Darmbefall (Casals et al. 2021)
- Je ausgedehnter die Endometriose u. je älter die Patientin → desto früher IVF
- Endometrioserezidiv → IVF besser als OP hinsichtlich Schwangerschaftsrate (Küpker et al. 2024)
- **Stadium I + II** (< 35. Lj. – abhängig von Erkrankungsdauer u. Sterilität) → „Expectant Management" bis 6 Mon. vertretbar
- **≥ Stadium I u. > 35. Lj.** → bevorzugt ART
- **Stadium III u. IV** → ART
- **Intrauterine Insemination**: bei milder u. minimaler Endometriose u. intakter tuboovarieller Einheit nach milder ovarieller Stimulation Verbesserung der Schwangerschaftsrate (Strowitzki und Ortmann 2024)

5.10 Endometritis, Endomyometritis (puerperalis)

= Infektion des Endometriums bzw. auf das Myometrium übergegangene Infektion des Endometriums; zumeist bedingt durch Erregeraszension, seltene Keimdeszension od. hämatogene Streuung; **prädisponierende Faktoren**: u. a. OPs, Geburt, IUD; **Erreger**: Anaerobier, Chlamydien, E. coli, Gonokokken, Staphylokokken, (Streptokokken, Syphilis, Ulcus molle)

5.10.1 Formen

- Akut
- Chronisch
- Postpartal (= Endo(myo)metritis puerperalis):
  - Risikofaktoren: Sectio, protrahierte Geburt, vorzeitiger Blasensprung, AIS, operative Eingriffe peripartal, Subinvolutio uteri, Lochialstau, Plazentaresiduum

5.10.2 Symptome

- Fieber, Abgeschlagenheit
- Bauch- u. Kopfschmerzen
- Abnormale vag. Blutungen: Meno- u. Metrorrhagie, Zwischen- od. Schmierblutung

- Übelriechender Fluor bzw. Lochien od. Lochialstau
- Subinvolutio uteri, Uteruskantenschmerz
- Endo**myo**metritis: hohes Fieber, starkes Krankheitsgefühl, Portioschiebeschmerz

5.10.3 Diagnostik

- Klinisch: Funduskantenschmerz, Portioschiebeschmerz, p. p. vergrößerter, weicher, druckdolenter Uterus
- Labor: BB, Entzündungsparameter
- Zervikalabstrich: mikrobiologische Kultur
- TVUS/Sonografie Abdomen: p. p. Plazentaresiduum?
- Urin-Stix (z. B. Combur®): Ausschluss Harnwegsinfektion
- Ggf. Malignomausschluss (Endometrium, Zervix): v. a. bei Blutungsstörungen, > 40. Lj. u. wenn kein prädisponierendes Ereignis vorliegt (Mylonas 2024)

5.10.4 DD

- U. a. Adnexitis, Appendizitis, Enteritis, Zystitis, Endometrium- u. Zervixkarzinom

5.10.5 Therapie

- Je nach Klinik ambulant od. stationär, Therapie bis Patientin mind. 48 h fieberfrei
- Allgemein: Bettruhe, Kühlung
- **Breitbandantibiose** (Auswahl mgl. Schemata):
  - **Ambulant**:
    - Betalaktamantibiotika, z. B. Amoxicillin/Clavulansäure (z. B. Amoxicomp®, Augmentin®, Clavamox®, Co-Amoxicillin®) 1 g 2–3 x tgl. p.o. ± Metronidazol (z. B. Anaerobex®, Arilin®, Flagyl®) 500 mg 2 x tgl. p.o.
    - Clindamycin (z. B. Dalacin C®) 600–1800 mg tgl. aufgeteilt auf 3–4 Gaben tgl. p.o. + Metronidazol (z. B. Anaerobex®, Arilin®, Flagyl®) 500 mg 2 x tgl. p.o.
  - **Stationär**:
    - Amoxicillin/Clavulansäure: z. B. Curam®, Co-Amoxi Mepha® 2,2 g 3 x tgl. i.v.
    - Clindamycin (z. B. Dalacin C®): 900 mg 3 x tgl. i.v. (bei Allergie)
    - Falls keine Besserung binnen 48 h durch Amoxicillin-Clavulansäure → + Clindamycin od. Metronidazol u. + Gentamicin (z. B. 1,5 mg/kg KG 3 x tgl. i.v.)
    - Alternativ Monotherapie mit Carbapenemen
    - Ggf. Anpassung der kalkulierten Antibiose je nach Abstrichergebnis (Ochsenbein-Kölble et al. 2024)

- **NSAR**: z. B. **Ibuprofen** (z. B. Nurofen®, Aktren®, Brufen®, Irfen®) 400 mg bis 3 x tgl. p.o., **Diclofenac** (z. B. Voltaren®) 50 mg bis 3 x tgl. p.o., **Dexibuprofen** (z. B. Seractil forte®) 400 mg bis 3 x tgl. p.o.
- **Postpartal**: zusätzlich Bettruhe, Eisblase, Oxytocin (z. B. Syntocinon®, Oxytocin 5 IE HEXAL® i.v.) bei Subinvolutio uteri, **Cave**: keine Kürettage wegen intraoperativer Gefahr von Keimverschleppung u. Perforation, ggf. nur im fieberfreien Intervall bei V. a. Plazentarest od. Pyometra
- **Chronische Endometritis** (z. B. diagnostiziert durch Endometriumbiopsie u. Bestimmung von CD138): Doxycyclin (z. B. Doxybene®, Vibramycin®) 200 mg 1 x tgl. für 14 d, bei Persistenz Ciprofloxacin ± Metronidazol (z. B. Anaerobex®, Arilin®, Flagyl®)
- **Endometritis, aszendierender Infekt, PID bei IUP** → Entfernung erst notwendig, wenn durch Antibiose keine Besserung nach 72 h

5.10.6 Komplikationen

- Adnexitis, Peritonitis
- Tuboovarialabszess
- Pyometra
- Sepsis, Puerperalsepsis

5.11 Endometriumablation, Thermoablation

5.11.1 Ind.

- Hypermenorrhö, Menorrhagie

5.11.2 Methoden

- Thermische Ballonmethode: z. B. Lina Librata®
- Radiofrequenzablation: z. B. NovaSure®
- Hysteroskopische Resektion: Elektroschlinge

5.11.3 Ergebnisse

- Gesamterfolgsrate: ≈ 80 %
- Amenorrhö: 30–40 %
- Deutlich schwächere Menstruation: 30–40 %
- Endgültiger Effekt: nach 6–12 Mon. beurteilbar

5.11.4 Wichtige Hinweise

- Nur bei abgeschlossener Familienplanung
- Keine Verhütungsmethode: Kontrazeption weiterhin notwendig (z. B. LNG-IUS)
- Selten spätere HE notwendig

5.12 Endometriumhyperplasie

Keine erwiesene endometriumkarzinomspezifische Mortalitätsreduktion durch Früherkennungsuntersuchung mit TVUS → sonografisches Screening durch Messung der Endometriumdicke bei asymptomatischen Frauen nicht empfohlen (Ausnahme **Lynch-Syndrom**: ab 35. Lj. TVUS + jährliche Endometriumbiopsie (Pipelle) empfohlen)

5.12.1 Abklärung Endometriumhyperplasie

5.12.1.1 Prämenopausal
- **Kein spezifischer Cut-off-Wert** definiert – sonografisch gemessene Endometriumdicke für Unterscheidung benigne-maligne Befunde in Prämenopause nicht geeignet
- **Benignitätskriterien**: glatt begrenztes Endometrium, nicht unterbrochenes Mittelecho, Dreischichtung, Ausschluss atypischer Gefäßmuster in Dopplersonografie
- **Ursache**: z. B. chronische Anovulation (z. B. bei PCOS od. Adipositas), pathologische Befunde wie z. B. gestörte Frühgravidität, Zervixpathologien, Myome
- Falls **keine sonografischen Malignitätskriterien od. Risikofaktoren** (suspekte Zytologie, Adipositas, Lynch-Syndrom, DM, Polypen) vorliegen → zunächst konservativer Therapieversuch (medikamentös: z. B. hormonelle Kürettage mit Lynestrenol (Gestagen, z. B. Orgametril®): 2 Tbl. tgl. für 10 d (einige d nach Behandlungsende kommt es zu Abbruchblutung), in den folgenden 3 Zyklen eine Tbl. tgl. vom 14.–25. ZT)
- **Sonografiekontrolle:** in Proliferationsphase direkt postmenstruell
- **Persistierend > 20 mm (Versagen konservativer Therapie) od. suspekte Sonografie** (inhomogenes Binnenmuster, V. a. Invasion) → HSK/Kürettage

5.12.1.2 Postmenopausal
- **Endometrium ≥ 11 mm** (insb., wenn weitere sonomorphologische Hinweiszeichen für Endometriumkarzinom vorliegen u. nicht durch Tamoxifen od. HRT erklärbar) → HSK/Kürettage

5.12.1.3 Tamoxifeneinnahme
- Keine Rationale für regelmäßiges sonografisches Screening des Endometriums (ungünstiger Voraussagewert TVUS unter Tamoxifen)

- Tamoxifen induziert submuköses Ödem unter atrophem Endometrium
- Bei fehlender atypischer Blutung sehr ↓ Risiko für Endometriumkarzinom, unabhängig von der endometrialen Dicke od. Dauer der Tamoxifentherapie
- Invasive Abklärung nur bei Blutung, kein Cut-off-Wert definiert

5.12.1.4 Postmenopausale Hormonersatztherapie (HRT)
- Endometriumdicke durch HRT beeinflusst
- Kein spezifischer Cut-off-Wert definiert

5.12.2 Aktuelle WHO-Einteilung endometrialer Hyperplasie u. weiteres Vorgehen

5.12.2.1 Nicht atypische Hyperplasie (früher: einfache Hyperplasie ohne Atypien u. komplexe Hyperplasie ohne Atypien)
- Risikoläsion: Risiko für Entstehung eines invasiven Karzinoms = 1 %
- **Weiteres Vorgehen**: beobachten bzw. konservativ behandeln (z. B. MPA 200–250 mg tgl. p.o. (z. B. Farlutal®), Megestrolacetat 160–200 mg tgl., LNG-IUS (z. B. Mirena®) orale Kontrazeptiva, Gewichtsreduktion)

5.12.2.2 Atypische Hyperplasie (endometriale intraepitheliale Neoplasie, EIN)
- **Cave**: obligate Präkanzerose, 14- bis 45-fach ↑ Risiko für Endometriumkarzinom (bis 30 %), bis 60 % schon invasives Karzinom im HE-Präparat!
- **Weiteres Vorgehen**: postmenopausal u. prämenopausal mit abgeschlossener Familienplanung: totale laparoskopische Hysterektomie (TLH) + Salpingektomie bds. + SLE (ICG – pelvin) + ggf. Ovarektomie bds. (prämenopausal können Ovarien belassen werden, sofern keine Anhaltspunkte für hereditäre Disposition für Ovarialkarzinom)
- **Wunsch nach Uteruserhalt**: engmaschige Kontrolle; wenn nach 6 Mon. konservativer Behandlung (MPA 200–250 mg tgl. p.o. (z. B. Farlutal®), Megestrolacetat 160–200 mg tgl., LNG-IUS (z. B. Mirena®)) Komplettremission der atypischen Hyperplasie → geplante Schwangerschaft anstreben; wenn aktuell kein KiWu → Erhaltungstherapie, alle 6 Mon. Endometriumbiopsie (Pipelle, HSK, fraktionierte Kürettage); HE nach Erfüllung od. Aufgabe des KiWu (Endometriumkarzinom o. J.)

5.13 Endometriumpolyp, Cavumpolyp, Zervixpolyp

Benigne Proliferation des Schleimhautepithels

5.13.1 Risikofaktoren

- Hormonersatztherapie, Tamoxifen, Adipositas, Hypertonie

5.13.2 Symptome

- Meist asymptomatisch (Zufallsbefund)
- Abnorme uterine Blutungen (AUB)
- Selten Unterbauchschmerzen u. Infertilität

5.13.3 Diagnostik

- TVUS
- Ggf. Hydrosonografie

5.13.4 Therapie

- **Kleine asymptomatische Polypen**: evtl. beobachten (Spontanregression bis 25 %)
- **HSK/Kürettage mit Polypabtragung bzw. operative HSK**: größere bzw. symptomatische Polypen, KiWu
- **Polyp in statu nascendi**: ggf. einfach abdrehen

5.13.5 Prognose

- Meist benign, sehr selten maligne Entartung ($\approx$ 0,5 %), >15 mm: 3 % Malignitätsrisiko

5.14 Enterobiose (Enterobiasis, Madenwurminfektion, Oxyuriasis) (Schwangerschaft u. Stillzeit)

5.14.1 Symptome

- Starker analer Juckreiz, insb. nachts
- Abdominalgie
- Ggf. Obstipatio od. Diarrhö
- Ggf. Vulvovaginitis

5.14.2 Diagnostik

- Evtl. Blickdiagnose: Würmer im Stuhl, Analbereich od. an Vulva
- Materialgewinnung mittels analem Klebesteifen am besten morgens:
  - Mikroskopischer Nachweis von Wurmeiern
- Stuhlprobe: Nachweis von Eiern bzw. Würmern

5.14.3 Therapie

- Mebendazol: z. B. Pantelmin® od. Vermox®-Tbl. 100 mg 1 x tgl. für 3 d
  - Behandlungswiederholung nach 2–4 Wo
  - Ganze Schwangerschaft u. Stillzeit mgl. (Abstillen nicht erforderlich)
- Untersuchung u. Mitbehandlung von Begleitpersonen
- Haustiere entwurmen
- Nach Stuhlgang Hände gut reinigen, Bett- u. Leibwäsche 8 d lang tgl. wechseln u. auskochen, tgl. Fußboden saugen
- Kontrolluntersuchung: nach 2, 4 u. 6 Wo

5.15 Enterozele

s. Descensus genitalis

5.16 Entlassungsinformation gynäkologische OPs

Keine einheitlichen, evidenzbasierten Verhaltensempfehlungen, nur ± einheitliche Expertenmeinungen

- **Sectio, HE**:
  - Krankenstand: 3–6 Wo
  - Heben u. Tragen: 5–10 kg
  - Fachärztliche Kontrolle: 4–6 Wo
  - Keine Vollbäder: 4–6 Wo, keine Tampons, nur Vorlagen: 4–6 Wo, kein GV: 4–6 Wo, kein Sport od. Sauna: 4–6 Wo
- **Senkungs-OPs (laparoskopisch) mit Mesh** (z. B. Pektopexie, Sakrokolpopexie, LLS nach Dubuisson):
  - Krankenstand: 3–6 Wo
  - Heben u. Tragen: 5–10 kg ≥ 6 Wo
  - Fachärztliche Kontrolle: 4–6 Wo
  - Keine Vollbäder: 4–6 Wo, keine Tampons, nur Vorlagen: 4–6 Wo, kein GV: 4–6 Wo, kein Sport od. Sauna: ≥ 6 Wo
- **LSK**:
  - Krankenstand: 1–2 Wo

- Heben u. Tragen: egal vs. 5–10 kg
- Fachärztliche Kontrolle: 4–6 Wo
- Keine Vollbäder: 1–2 Wo, kein GV: 1–2 Wo, kein Sport od. Sauna: 1–4 Wo
- **TVT**:
  - Krankenstand: bis 2 Wo
  - Heben u. Tragen: 5–10 kg
  - Fachärztliche Kontrolle: 4–6 Wo
  - Keine Vollbäder: 2–4 Wo, keine Tampons, nur Vorlagen: 2–4 Wo, kein GV: 2–4 Wo, kein Sport od. Sauna: 2–4 Wo
- **LLETZ**:
  - Krankenstand: 1–2 Wo
  - Heben u. Tragen: 5–10 kg
  - Fachärztliche Kontrolle: 4–6 Wo
  - Keine Vollbäder: 2–4 Wo, keine Tampons, nur Vorlagen: 2–4 Wo, kein GV: 2–4 Wo, kein Sport od. Sauna: 2–4 Wo
- **HSK/Kürettage**:
  - Krankenstand: bis 1 Wo
  - Heben u. Tragen: keine Einschränkung
  - Fachärztliche Kontrolle: 4–6 Wo
  - Keine Vollbäder: 1–2 Wo, keine Tampons, nur Vorlagen: 1–2 Wo, kein GV: 1–2 Wo, kein Sport od. Sauna: bis 1 Wo

5.17 Entwicklungsverzögerung

s. Pubertätsstörung

5.18 Epilepsie (Schwangerschaft u. Stillzeit)

5.18.1 Risiken u. Verlauf

- Risiko für Fehlbildungen leicht ↑ (Faktor 2–3)
- Anfallshäufigkeit: 65 % idem, 15 % ↑, 15 % ↓

5.18.2 Beratung, Empfehlungen

- Schwangerschaft planen u. mit Neurologen absprechen
- Erweitertes Ersttrimesterscreening (ETS) u. Organscreening (OS) empfohlen
- Stillen mgl. u. empfohlen

5.18.3 Therapie

- Folsäure (z. B. Folsan®): 5 mg tgl. ≥ 3 Mon. präkonzeptionell
- Monotherapie mit mgl. ↓ Dosis anstreben
- 1. Wahl in Schwangerschaft: Lamotrigin (z. B. Lamictal®) u. Levetiracetam (z. B. Keppra®)
- Vermeiden (potenziell embryo-/fetotoxisch): Valproat, Carbamazepin, Phenobarbital, Primidon, Phenytoin
- Regelmäßige Kontrollen der Medikamentenspiegel in der Schwangerschaft u. ggf. Dosisanpassungen
- Bei Lungenreifung: evtl. doppelte Dosis (https://www.embryotox.de/erkrankungen/details/ansicht/erkrankung/epilepsie o. J.)

5.18.4 Weiterführende Informationen

- https://www.dgfe.org

5.19 Episiotomie (Dammschnitt)

5.19.1 Ind.

- Strenge Indikationsstellung
- Wenn Geburt eines kompromittierten Kindes dadurch beschleunigt werden kann
- Ggf. bei sehr straffen Weichteilen
- Ggf. bei Lageanomalien: z. B. BEL, Deflexionslagen
- Ggf. bei Schulterdystokie: bei unzureichenden Platzverhältnissen für innere Manöver

5.19.2 Technik

- Mediolateral
- Meist in Lokalanästhesie, ggf. ohne (insb. bei Notfällen – dann in Presswehe)

5.19.3 Naht

- Synthetische, resorbierbare Fäden
- Scheidenhaut u. tiefe Dammschichten: Fadenstärke 3-0
- Haut: 3-0 od. 4-0

5.20 Erregungsstörung

s. Sexuelle Dysfunktion

5.21 Erysipel (Rotlauf) (genital)

Selten genital, meist Beine od. Gesicht; **Erreger**: meist Streptokokken

5.21.1 Symptome

- Scharf begrenzte, flächige Rötung
- Schwellung u. Überwärmung
- Evtl. starke Schmerzen
- Evtl. Fieber u. allgemeines Krankheitsgefühl

5.21.2 Diagnostik

- I. d. R. klinisch
- Labor: Entzündungsparameter

5.21.3 Therapie

- **Antibiose**: 1. Wahl: Penicillin (Penicillin G od. V, Amoxicillin ± Clavulansäure)
  - Alternativen (bei Allergie): Clindamycin (z. B. Dalacin C®) 600–1800 mg tgl. aufgeteilt auf 3–4 Gaben tgl. p.o., Clarithromycin (z. B. Klazid®) 250 mg 2 x tgl. p.o., Cephalosporine (z. B. Cefuroxim – z. B. Zinnat®, Cefuroxim Sandoz®)
- Bei schweren Verläufen od. Risikopatienten: i.v.
- Lokal kühlende Maßnahmen
- Therapie zugrunde liegender Eintrittspforte: z. B. Mykose

5.22 Erythema infectiosum (Schwangerschaft)

s. Ringelröteln

5.23 Essstörungen (Anorexia nervosa, Bulimie) (Schwangerschaft u. Stillzeit)

Oft ausgeprägte psychische Belastungen durch körperliche Veränderungen (insb. Gewichtszunahme), oft erhebliche Ambivalenzen bis hin zum Wunsch nach Interruptio

5.23.1 Risiken

- Risiko ↑ für Frühgeburtlichkeit, intensivmedizinische Behandlung von Mutter u. Kind, Mikrozephalie, SGA, Hyperemesis gravidarum

5.23.2 Therapie

- Wenn mgl. bereits präkonzeptionell Arzneimittelabusus (z. B. Laxantien, Diuretika, Appetitzügler) beenden
- Psychotherapie
- Falls antidepressive Therapie erforderlich: 1. Wahl: Sertralin u. Citalopram, bei stabiler antidepressiver Einstellung Wechsel der Medikation meist nicht sinnvoll (https://www.embryotox.de/erkrankungen/details/ansicht/erkrankung/essstoerungen o. J.)

5.24 Extrauteringravidität (EUG)

s. Gestörte Frühschwangerschaft

Literatur

Buchweitz O (2024) Endometriose – Entscheidungshilfen für das Vorgehen bei akuten und rezidivierenden Beschwerden. Gynäkologie 57:606–612. https://doi.org/10.1007/s00129-024-05271-5

Burghaus S, Beckmann MW (2024) Medikamentöse Therapie der Endometriose. Gynäkologie 57:146–153. https://doi.org/10.1007/s00129-024-05198-x

Casals G, Carrera M, Dominguez JA, Abrao MS, Carmona F (2021) Impact of surgery for deep Infiltrative endometriosis before in vitro fertilization: a systematic review and meta-analysis. J Minim Invasive Gynecol 28(7):1303–1312.e5. https://doi.org/10.1016/j.jmig.2021.02.007

Diagnosis and therapy of endometriosis (2020) Guideline of the DGGG, SGGG and OEGGG (S2k-Level, AWMF Registry No. 045/015, August 2020). http://www.awmf.org/leitlinien/detail/ll/015-045.html. Zugegriffen am 20.12.2024

Endometriumkarzinom (o.J.) Leitlinienprogramm Onkologie (Deutsche Krebsgesellschaft, Deutsche Krebshilfe, AWMF) (S3-Level, AWMF Registry No. 032-034OL). https://www.leilinienprogramm-onkologie.de/leitlinien/endometriumkarzinom/. Zugegriffen am 20.01.2025

https://www.embryotox.de/erkrankungen/details/ansicht/erkrankung/epilepsie (o.J.). Zugegriffen am 17.01.2025

https://www.embryotox.de/erkrankungen/details/ansicht/erkrankung/essstoerungen (o.J.). Zugegriffen am 19.02.2025

Küpker W, Aizpurua J, Felberbaum RE, Diedrich K (2024) Endometriose und Infertilität. Gynäkologie 57:131–137. https://doi.org/10.1007/s00129-024-05203-3

Mylonas I (2024) Infektion in Gynäkologie und Geburtshilfe, 2. Aufl. Elsevier, München

Ochsenbein-Kölble N, Krähenmann F, Franz M, Kainer F (2024) Wochenbett, Nachuntersuchungen. In: von Kaisenberg C, Klaritsch P, Hösli-Krais I (Hrsg) Die Geburtshilfe. Springer Reference Medizin, 6. Aufl. Springer, Berlin/Heidelberg. https://doi.org/10.1007/978-3-662-63506-3_46

Pundir J, Omanwa K, Kovoor E, Pundir V, Lancaster G, Barton-Smith P (2017) Laparoscopic excision versus ablation for endometriosis-associated pain: an updated systematic review and meta-analysis. J Minim Invasive Gynecol 24(5):747–756. https://doi.org/10.1016/j.jmig.2017.04.008

Strowitzki T, Ortmann O (2024) Klinische Endokrinologie für Frauenärzte, 6. Aufl. Springer, Berlin/Heidelberg. https://doi.org/10.1007/978-3-662-65517-7

Buchstabe F 6

6.1 Fehlbildungen (weiblich, genital)

s. Weibliche genitale Fehlbildungen

6.2 Feigwarzen

s. Condylomata acuminata

6.3 Fertilitätsprotektion

Aufklärung über Möglichkeiten fertilitätserhaltender Methoden vor jeder gonadotoxischen Therapie, insb. bei jungen Menschen vor Chemotherapie od. Radiatio

6.3.1 Methoden (für Frauen)

- **Kryokonservierung von Eizellen od. Embryonen**: hormonelle Stimulation, Entnahme u. Einfrieren, Schwangerschaftsrate nach Auftauen: ≈ 40 %
- **Kryokonservierung von Ovarialgewebe**: einzige Option für präpubertäre Mädchen, Schwangerschaftsrate nach Transplantation: ≈ 25 %
- **Medikamentöse Ovarialsuppression**: Downregulation durch GnRH-Analoga: als alleinige Maßnahme nicht ausreichend effektiv
- **Transposition der Eierstöcke**: bei Bestrahlung im Beckenbereich, als alleinige Methode nicht empfohlen

6.3.2 Weiterführende Informationen für Patienten u. Ärzte

- https://www.fertiprotekt.com

6.4 Fetalblutanalyse

s. CTG

6.5 Fetale Wachstumsrestriktion (FGR, intrauterine Wachstumsrestriktion, IUWR, IUGR), small for gestational age (SGA)

6.5.1 Def.

- **Frühe fetale Wachstumsrestriktion (FGR)**: <32 + 0 SSW, keine Anomalien u.
  - Abdomenumfang/fetales Schätzgewicht < 3. Perzentile od. A. umbilicalis mit absent end-diastolic flow od.
  - Abdomenumfang/fetales Schätzgewicht < 10. Perzentile u. Aa. uterinae-PI > 95 Perzentile u./od. A. umbilicalis-PI > 95. Perzentile u./od. Oligohydramnion
- **Späte fetale Wachstumsrestriktion (FGR)**: ≥ 32 + 0 SSW, keine Anomalien u.
  - Abdomenumfang/fetales Schätzgewicht < 3. Perzentile od. ≥ 2 der 3 Befunden vorliegend:
    - Abdomenumfang/fetales Schätzgewicht < 10. Perzentile
    - Nicht perzentilengerechtes Wachstum des Abdomenumfanges/fetalen Schätzgewichts (Abfall > 2 Quartilen)
    - Cerebroplacental ratio (CPR) < 5. Perzentile od. A. umbilicalis-PI > 95. Perzentile
- **Small for gestational age (SGA)**: Schätzgewicht od. Geburtsgewicht < 10. Perzentile, geht nicht unmittelbar mit pathologischem Wachstum einher, auch konstitutionell kleine Kinder

6.5.2 Häufigste Risikofaktoren

- **Maternal**: Alkohol, hypertensive Schwangerschaftserkrankung, Drogen, Nikotin, Alter > 40. Lj., St. p. IUFT, St. p. SGA/FGR, chronische Atemwegserkrankung, Hypertonie, Nierenerkrankung, DM mit vaskulärer Erkrankung, Antiphospholipidsyndrom (APS)
- **Uteroplazentar**
- **Fetal**: Chromosomenstörungen, fetale Infektionen (v. a. Zytomegalie, Toxoplasmose, Röteln, Varizellen)

6.5.3 Diagnostik

- **Sonografie**: (anamnestisches) Gestationsalter mit Scheitel-Steiß-Länge (SSL) in Frühschwangerschaft überprüfen → bei Diskrepanz ≥ 7 d → korrigieren (in Schweiz ≥ 5 d)
- Fetales Schätzgewicht/Abdomenumfang < 10. Perzentile → weitere Abklärung
- Fruchtwasser
- **Sonografische Feindiagnostik** („**Organscreening** (OS)"): strukturelle Abnormitäten? Veränderte Plazentamorphologie?
- **Dopplersonografie**: Gefäßwiderstände ↑ in Aa. uterinae u. A. umbilicalis, am Geburtstermin A. cerebri media
- Kardiotokografie (CTG)

6.5.4 DD bei Vorliegen eines SGA/FGR-Fetus

- **Genetische Abklärung**: bei sehr früher FGR + Polyhydramnion u. bei schwerer FGR + sonografischer Befunde, die auf genetische Urs. hinweisen
- **Infektiologische Abklärung**: Zytomegalie, Toxoplasmose, ggf. auch Malaria u. Syphilis

6.5.5 Management einer FGR

6.5.5.1 Diagnostische Verlaufskontrollen
- Auf Entwicklung einer **Präeklampsie** achten, insb. bei uteroplazentarer Urs.
- **Sonografie (Fetometrie)**: Intervalle ≥ 2 Wo (besser 3, **Cave**: Limitationen bei sonografischer Gewichtsschätzung)
- **Sonografie (Fruchtwasser)**: nur im Kontext anderer Methoden, am besten single deepest pocket
- **Dopplersonografie (A. umbilicalis)**: diastolischer Nullfluss (AED-flow)? Reverser diastolischer Blutfluss (RED-flow)?
    - Falls unauffällig → bei frühen FGR alle 2 Wo Kontrolle, bei schweren FGR häufigere Kontrollen sinnvoll
    - Bei Pulsatilität ↑ (PI > 95. Perzentile): mind. wöchentliche Kontrollen
    - Bei ARED-flow (absent or reversed enddiastolic flow) → häufigere Kontrollen, evtl. stat. Aufnahme u. tgl. Kontrollen im Zentrum
    - Bei auffälligem Dopplersonografiebefund der A. umbilicalis → dopplersonografische Abklärung weiterer Gefäße (A. cerebri media, Ductus venosus)
- **Dopplersonografie (A. cerebri media)**: sollte bei FGR zusätzlich zur A. umbilicalis durchgeführt werden; pathologischer Dopplerbefund (PI < 5. Perzentile) bei späten FGR am Termin ↑ Risiko für schlechtes perinatales Outcome
- **Dopplersonografie (Cerebroplacental ratio, CPR)**: Wert für Überwachung einer FGR noch nicht abschließend geklärt

- **Dopplersonografie (Ductus venosus)**: fehlende a-Welle od. reverse flow der a-Welle = Hinweis für drohende od. bestehende Azidämie
- **Kardiotokografie (CTG)**: hohe falsch-pos. Rate, kann akute hypoxische Zustände besser erkennen als chronische Form; in Kombination mit anderen diagnostischen Maßnahmen
- **Computer-CTG („Oxford-CTG")**: Analyse der Kurzzeitvariation → besseres Timing der Entbindung

6.5.5.2 Antenatale Kortikosteroide (Lungenreifeinduktion, Lungenreifung)
- Sollen auch bei FGR zwischen 24 + 0 u. 33 + 6 SSW einmalig gegeben werden, wenn Geburt des Kindes innerhalb der nächsten 7 d zu erwarten
- Betametason (z. B. Solu-Celestan®, Celestone-Chronodose®) 12 µg 2 x im Abstand v. 24 h i.m. od. Dexamethason 4 x 6 mg alle 12 h
- Wirkung 48 h nach 1. Gabe nachweisbar u. hält 7 d an
- (Einmalige) Wiederholung evtl. bei Schwangeren, die vor 29. SSW > 7 d zuvor „Lungenreife" erhalten haben bei zunehmendem Risiko für unmittelbar drohende Frühgeburt
- Nach 29. SSW: zunehmende Nachteile für die Kinder (u. a. Beeinträchtigung des Wachstums, mentale Beeinträchtigungen u. Verhaltensstörungen mgl.)

6.5.5.3 Magnesiumsulfat zur Neuroprotektion
- Kann < 32 + 0 SSW zur Neuroprotektion bei zu erwartender Frühgeburt gegeben werden (Hinweise für neuroprotektiven Effekt)
- Magnesium i.v.: initial 4–6 g MgSO4 (Magnesiumsulfat, z. B. 1 A Cormagnesin® od. 2 A Magnesiumsulfat „Bichsel" 20 %) im Bolus für 15–30 min, Erhaltungsdosis 1–2 g für (max.) 12 h (Prevention and therapy of preterm labour 2022)
- Effekt scheint auf sehr frühe Frühgeburten begrenzt zu sein

6.5.5.4 Entbindung
- Perinatalzentrum
- **Hinweise für zunehmende Verschlechterung**:
  - Frühe FGR: auffälliger Dopplersonografiebefund der A. umbilicalis (PI ↑), A. cerebri media (PI ↓), in Spätphase Auffälligkeiten venöser Dopplersonografieparameter
  - Späte FGR: v. a. Auffälligkeiten in der zerebralen Dopplersonografie
- **Planung Entbindungszeitpunkt**: Abwägen von Risiken einer Frühgeburt mit denen des intrauterinen Verbleibs
- **Rezidivierende, therapieresistente Dezeleration im CTG** → Entbindung
- **Kurzzeitvariation < 2,6 ms** (26 + 0 bis 28 + 6 SSW) **od. < 3 ms** (29 + 0 bis 31 + 6 SSW) → evtl. Entbindung
- **Wiederholt fehlende a-Welle (AEDF) od. reverse flow der a-Welle (REDF) in Dopplersonografie des Ductus venosus** → Entbindung

- **Reversed enddiastolic flow (REDF) in Dopplersonografie der A. umbilicalis** → Entbindung mit spätestens 32 + 0 SSW
- **Absent enddiastolic flow (AEDF) in Dopplersonografie der A. umbilicalis** → Entbindung mit spätestens 34 + 0 SSW
- **Pulsatilität ↑ in Dopplersonografie der A. umbilicalis (PI > 95. Perzentile)** → Entbindung ab 37 + 0 SSW anstreben
- **Wiederholte, isolierte ↓ Pulsatilität in Dopplersonografie der A. cerebri media (PI < 5. Perzentile)** → Entbindung ab 37 + 0 SSW anbieten
- Cerebroplacentare Ratio (CPR) ↓ → Entbindung ab 37 + 0 SSW
- **Isolierter SGA-Fetus** (unauffällige Dopplersonografie, keine Zusatzrisiken) → Entbindung ab 38 + 0 SSW anbieten, Terminüberschreitung vermeiden
- **Entbindungsmodus**: FGR mit unauffälliger Dopplersonografie od. Pulsatilität in A. umbilicalis ↑ (> 95. Perzentile) → Geburtseinleitung u. prinzipiell Vaginalgeburt mgl. (aber ↑ Komplikationsrisiko u. dadurch ↑ sek. Sectiorate)
- **Weitere Empfehlung**: Nikotinverzicht

6.5.6 Prophylaxe

- **Risiko ↑ für Störung der uteroplazentaren Versorgung mit Risiko für FGR**: ASS 150 mg (z. B. Thrombo ASS®, ASS 100 mg HEXAL®, Aspirin® Cardio 100 1,5 Tbl.) abends prophylaktisch ≤ 16. SSW bis 36 + 0 SSW
- BMI präkonzeptionell < 30 kg/m^2
- Nikotinverzicht

6.5.7 Screening

- **Frühzeitige Erkennung**: entscheidende Bedeutung
- **Umfassende Anamnese**: Risikofaktoren?
- **Sonografie**: präzise Datierung Entbindungstermin mittels Scheitel-Steiß-Länge
- **Dopplersonografie**: Pulsatilität Aa. uterinae ↑ → regelmäßige sonografische Wachstumskontrollen u. Dopplersonografie der A. umbilicalis (Fetal growth restriction 2024)

6.6 Fibroadenom der Mamma

Häufigster benigne Tumor der Brust (**Prävalenz**: ≈ 25 %); **Erkrankungsgipfel**: 15.–35. Lj., **Entartungsrate**: 0,2 % (> 40. Lj.) (Strowitzki und Ortmann 2024)

6.6.1 Symptome

- Bis 3 cm große derbe Tastbefunde
- Häufig asymptomatisch

6.6.2 Diagnostik

- Anamnese, Mammapalpation (gut verschieblich, indolent)
- **Sonografie**: ovale, glatt begrenzte, echoarme, das umgebende Parenchym verdrängende Herdbefunde
- **Mammografiescreening**: häufig als Zufallsbefund
- Ggf. **Biopsie**: bei folgenden Befunden:
  - Unklarer Befund (BIRADS 4)
  - Wachstumstendenz
  - Neu aufgetretener Tastbefund in Menopause
  - Pos. Familienanamnese, BRCA-Mutation
  - Mammografischer Herdbefund mit suspekten Mikroverkalkungen

6.6.3 Therapie

- **Asymptomatisch**: keine Therapie; Verlaufskontrolle nach 3–6 Mon.
- **Symptomatisch**: Exzision (sinnvoll bei Befunden > 2 cm) od. sonografische Vakuumbiopsie
- **Phylloidtumoren**: Exzision mit 10 mm Sicherheitsabstand (Stachs et al. 2019)

6.7 Flatusinkontinenz

s. Stuhlinkontinenz

6.8 Follikulitis, Furunkel, Karbunkel

6.8.1 Def./Symptome

- **Follikulitis**: Entzündung Haarfollikel
- **Furunkel**: eitrige Entzündung Haarbalg u./od. seiner Talgdrüse
- **Karbunkel**: mehrere konfluierende Furunkel

6.8.2 Diagnostik

- I. d. R. klinisch
- Ggf. Labor (Entzündungsparameter) + Abstrich

6.8.3 DD

- U. a. Acne vulgaris, Acne inversa, andere follikuläre Verhornungs- bzw. Haarwachstumsstörungen, Exantheme, Follikulitiden unter medikamentöser Behandlung, Herpes genitalis, Molluscum contagiosum, Pseudofolliculitis barbae, Ulcus molle

6.8.4 Komplikationen

- Lymphangitis, -adenitis

6.8.5 Therapie

- **Follikulitis**:
  - Sorgfältige Körperhygiene
  - Kleine Befunde: häufig Spontanremission
  - **Lokaltherapie**: z. B. mit Povidon-Jod (z. B. Betadona®-Wund-Gel, Betadine®-Wundsalbe) od. Ammoniumbituminosulfonat (z. B. Ichtholan®-50-%-Salbe)
  - **Sitzbäder**: z. B. Tannosynt® Badekonzentrat, Octenisept®-Lsg., Kamille, Eichenrindenextrakt
- **Furunkel**:
  - **(Noch) nicht fluktuierend**: Ruhigstellung, Manipulationsverbot, Ammoniumbituminosulfonat-Salbenverband (z. B. Ichtholan® 50 %), Verbandswechsel jeden 2. d
  - **Fluktuierend**: Inzision u. PVJ-Salbenverband (z. B. Betadona®-Wundgel), Gaze od. Drainage (z. B. Jodoformstreifen® 5 %) in Wunde einlegen, tgl. Verbandswechsel
  - **Ggf. Antibiose**:
    - Amoxicillin/Clavulansäure: z. B. Augmentin®, Clavamox®, Amoxiclav®, Co-Amoxicillin®, Xiclav® 1 g 2 x tgl. p.o. für 5–7 d
    - Cephalosporin, z. B. 2. Gen.: z. B. Cefuroxim (z. B. Zinnat®, Cefuroxim Sandoz®) 500 mg 2 x tgl. p.o. für 5–7 d
    - Clindamycin: z. B. Dalacin C® 300 mg 3 x 1–2 tgl. p.o. für 5–7 d
- **Karbunkel**: Überweisung Chirurgie

6.9 Forzepsentbindung

s. Vaginal-operative Entbindung

6.10 Fruchtwassermenge, Anhydramnion, Oligohydramnion, Polyhydramnion

Normal: Amnionfluidindex (AFI): 8–18 cm, single deepest pocket (SDP): 2–8 cm

6.10.1 Oligohydramnion

Cave: Oligohydramnion nie physiologisch u. weist auf ↑ Geburtsrisiko hin (Gnirs et al. 2024)

6.10.1.1 Def.
- SDP < 2 cm (SDP: bei Oligohydramnion = beste Methode)
- AFI < 5 cm

6.10.1.2 Ätiologie, DD
- Vorzeitiger Blasensprung
- Intrauterine Wachstumsretardierung (IUGR) – Plazentainsuffizienz
- Bilaterale Nierenagenesie (Potter-Syndrom) bzw. multizystische Nierendegeneration
- Nicht spezifische andere Fehlbildungen
- Übertragung
- Medikamente: z. B. ACE-Hemmer, NSAR
- Fetale Chromosomenanomalie
- Infekt: z. B. Toxoplasmose, Röteln, Zytomegalievirus, Herpes-simplex-Virus
- Normvariante

6.10.1.3 Diagnostik
- Umfassende Sonografieuntersuchung: Fehlbildungen?
- Ausschluss vorzeitiger Blasensprung: z. B. AmniSure®
- Dopplersonografie: bei V. a. uteroplazentare Insuffizienz
- Ggf. Amniozentese u. fetale Karyotypisierung: bei V. a. Aneuploidie

6.10.1.4 Therapie
- Je nach Urs.
- Keine routinemäßige Beendigung der Schwangerschaft aufgrund isolierten Oligohydramnions empfohlen, ab 39 + 0 SSW Ind. zur Geburtseinleitung bei Vorliegen weiterer Risikofaktoren großzügiger stellen (jedoch keine Evidenz)

6.10.2 Polyhydramnion

6.10.2.1 Def.
- Single deepest pocket (SDP) ≥ 8 cm
- Amnion-Fluid-Index (AFI) ≥ 25 cm

6.10.2.2 Ätiologie, DD
- GDM
- GI-Obstruktion oberhalb Ileums
- Fehlbildung ZNS, kardial
- Aneuploidie
- Fetofetales Transfusionsyndrom bei monochorialen Zwillingsschwangerschaften
- Rhesusbedingter Hydrops – fetale Anämie
- Infekt: z. B. Toxoplasmose, Röteln, Zytomegalievirus, Herpes-simplex-Virus, Parvovirus-B19
- Idiopathisch: > 50 %

6.10.2.3 Diagnostik
- oGTT
- Umfassende Sonografieuntersuchung: Fehlbildungen?
- Dopplersonografie: insb. bei V. a. fetale Anämie
- Karyotypisierung
- Engmaschige Überwachung
- Ggf. Infektausschluss

6.10.2.4 Therapie
- Je nach Urs.
- Keine routinemäßige Schwangerschaftsbeendigung wegen isolierten Polyhydramnions empfohlen

6.11 Früher vorzeitiger Blasensprung (preterm premature rupture of membranes, PPROM)

6.11.1 Def.

- Blasensprung < 37 + 0 SSW u. vor Wehenbeginn

6.11.2 Diagnostik

- Spekulumuntersuchung
- Biochemische Testverfahren, z. B. Amnicheck®: bei Unsicherheiten
- Sonografie: kein optimales Verfahren zum Ausschluss Blasensprung (evtl. trotzdem normale Fruchtwassermenge)
- Vag. Abstrich: mikrobiologische Diagnostik (+ Gruppe-B-Streptokokken (GBS))
- **Fetale u. maternale Überwachung** (heterogene Datenlage, **Cave**: Hinweise auf Chorioamnionitis?)

- Temperaturmessungen: mind. 2 x tgl., bei Anzeichen von Fieber od. anderen Symptomen alle 4 h
- CTG-Monitoring: z. B. 1–2 x tgl. (fetale Tachykardie?)
- Laborkontrollen: z. B. BB, CRP, ggf. IL-6, z. B. alle 12–24 h, Nutzen tgl. Laborkontrollen umstritten, Leukozyten > 15000/µl?
- Purulenter Fluor?
• (Auf digitale Untersuchung soll verzichtet werden, **Cave**: Inzidenz Chorioamnionitis korreliert mit Anzahl vag. Untersuchungen)

6.11.3 DD

- Harninkontinenz
- Vag. Fluor ↑

6.11.4 Prognose

- > 50 % werden nach 1 Wo entbunden
- Spontaner Verschluss des Blasensprungs sehr selten

6.11.5 Risiken

- Maternal:
  - Chorioamnionitis (Triple I, 15–20 %)
  - Sepsis
  - Plazentalösung (2–5 %)
  - Nabelschnurvorfall
  - Geburtsstillstand
  - Postpartale Atonie
  - Bei Sectio: Wundinfektion, Endomyometritis, Thrombophlebitis, pelvine Abszessbildung
- Fetal:
  - Inflammatory-Response-Syndrom (FIRS)
  - „Early-onset neonatal sepsis" (EONS): bis 20 % (Zöllkau et al. 2024)

6.11.6 Therapie/klinisches Management

6.11.6.1 < 22. SSW
- Antibiotische Therapie: s. u.
- Falls nach einigen d stationärer Observanz keine Zeichen aszendierender Infektion → ambulante Betreuung bis Erreichen der Lebensfähigkeit des Kindes

- Keine Empfehlung für verschiedene Methoden, das Eihautleck zu verschließen
- Keine Lungenreifung, Tokolyse od. Neuroprotektion mit Magnesium vor Erreichen der Lebensfähigkeit

6.11.6.2 24 + 0 SSW bis 33 + 6 SSW (22 + 0 SSW bis 23 + 6 SSW, falls Maximaltherapie gewünscht)

- **Verlegung** in Einrichtung mit geeigneter Versorgungsstufe
- Zunächst **exspektatives** Vorgehen, falls keine unmittelbare Gefahr für Mutter u. Kind
- **Antenatale Steroide (Lungenreifeinduktion, Lungenreifung)**:
  - Betametason: z. B. Solu-Celestan®, Celestone-Chronodose® 12 µg 2 x im Abstand v. 24 h i.m.
  - Dexamethason: 4 x 6 mg alle 12 h i.m.
  - S. dazu auch Abschn. 6.12.3.2
- **Antibiotikatherapie**:
  - Keine Empfehlung bestimmter Regimes
  - Ampicillin 2 g alle 6–8 h i.v. für 2 d + Azithromycin (z. B. Zithromax®) 1 g einmalig p.o., danach Amoxicillin 500 mg 3 x tgl. (od. 875 mg 2 x tgl.) p.o. für 5 d
  - Cefuroxim 1,5 g 3 x tgl. i.v. für 2 d + Azithromycin (z. B. Zithromax®) 1 g einmalig p.o., danach Cefuroxim (z. B. Zinnat®, Cefuroxim Sandoz®) 500 mg 3 x tgl. p.o. für 5 d
  - Bei Allergie: Kombination Clindamycin (z. B. Dalacin C®) + Gentamicin
  - NICHT empfohlen: Amoxicillin + Clavulansäure (Risiko ↑ für nekrotisierende Enterokolitis bei Kindern)
- **Tokolyse**:
  - Keine Verbesserung der perinatalen Morbidität u. Mortalität bei PPROM
  - Prim. Ziel: Möglichkeit der Lungenreifung
  - Nicht länger als 48 h
  - Nicht bei fortgeschrittenen Befunden (z. B. MM-Öffnung > 4 cm) od. V. a. Chorioamnionitis
  - S. dazu Abschn. 6.12.3.1
- **Progesterontherapie**:
  - Evtl. bestehende Progesterontherapie beenden
- **Magnesium i.v. zur Neuroprotektion**:
  - Falls < 32. SSW Frühgeburt unmittelbar bevorsteht
  - S. dazu Abschn. 6.12.3.3
- **Amnioninfusion**:
  - Stellenwert nach aktueller Datenlage nicht ausreichend beurteilbar, nur unter Studienbedingungen
- **Entbindung**:
  - Mgl. ab 34 + 0 SSW, exspektatives Vorgehen darüber hinaus vertretbar
  - Ind. für sofortige Entbindung: aszendierende Infektion (Chorioamnionitis, Triple I), vorzeitige Plazentalösung, pathologisches CTG, Nabelschnurvorfall
  - **Geburtsmodus**:

- Schädellage: < 30. SSW: individuelles Vorgehen, möglichst schonender Entbindungsmodus bevorzugen, vag. Entbindung evtl. ↑ Risiko für intraventrikuläre Hämorrhagien, insb. bei SGA
- BEL: < 36. SSW → Sectio empfohlen (Stubert 2024)
- Bei Frühgeburten vor 34 + 0 SSW Forzeps bevorzugt (im Vgl. zu Vakuumextraktion)

6.11.6.3 34 + 0 bis 36 + 6 SSW
- Vor 36 + 0 SSW intrauterine Verlegung in Perinatalzentrum
- Alternativ zur zeitnahen Entbindung exspektatives Vorgehen erwägen (nur wenn GBS neg.) mit Ziel, Schwangerschaft bis 37 + 0 SSW zu prolongieren
- Klinische Überwachung u. Antibiose: s. o.
- KEINE Lungenreifung (Einfluss Kortikosteroide auf weitere neurologische Entwicklung unklar)
- KEINE Neuroprotektion
- KEINE Tokolyse

6.11.7 Erneute Schwangerschaft bei St. p. PPROM

- Beratung über vermeidbare Risikofaktoren: z. B. Nikotinabusus, kurzes Schwangerschaftsintervall, lange Arbeitszeiten (> 40 h/Wo), schweres Heben
- Zervixlänge ≤ 25 mm vor 24. SSW → Progesteron (z. B. Arefam®, Utrogestan®) vag., Cerclage (Berger et al. 2022)
- S. auch Abschn. 6.12

6.12 Frühgeburt/Zervixinsuffizienz/Vorzeitige Wehentätigkeit/Tokolyse/Wehenhemmung/Cerclage

6.12.1 Def.

- **Frühgeburt**: < 37 + 0 SSW
  - **Frühe Frühgeburt**: 28 + 0 SSW bis 32 + 0 SSW
  - **Sehr frühe Frühgeburt**: 25 + 0 SSW bis 27 + 6 SSW
  - **Frühgeburt an der Grenze zur Lebensfähigkeit**: ab 24 + 0 SSW
- **Zervixinsuffizienz**: schmerzlose Verkürzung der Zervix im 2. Trim. ohne Wehentätigkeit, ≤ 25 mm vor 34 + 0 SSW bei gleichzeitiger Eröffnung u. Erweichung des Muttermundes (MM)
- **Vorzeitige Wehentätigkeit**: MM-wirksame Wehen < 37 + 0 SSW

6.12.2 Prävention bzw. Prophylaxe

6.12.2.1 Progesteron
- **Primärprävention** (nach vorangegangener Frühgeburt): Progesteron (z. B. Arefam®, Utrogestan®) von 16.–36. SSW kann gegeben werden

- **Sekundärprävention**: Zervixverkürzung vor 24. SSW (< 25 mm): Progesteron 100–200 mg tgl. vag. (z. B. Utrogestan® 100 mg 0-0-2 od. Arefam® 200 mg 0-0-1)
  - Aktuell wissenschaftlich am besten belegte präventive Maßnahme zur ↓ der Frühgeburtsrate
  - **Zwillingsschwangerschaft**: Vorteile vag. Progesterontherapie weniger eindeutig belegt (D'Antonie et al. 2021)

6.12.2.2 Cerclage
- **Frauen mit Einlingsschwangerschaft nach vorangegangener spontaner Frühgeburt bzw. Spätabort**: prophylaktische Cerclage 14.–16. SSW kann erwogen werden
- **Frauen mit Einlingsschwangerschaft nach vorangegangener spontaner Frühgeburt bzw. Spätabort u. CXL < 25 mm vor 24. SSW**: Cerclage empfohlen
- **Ohne Vorgeschichte mit CXL < 10 mm vor 24. SSW**: Cerclage kann erwogen werden
- **Voraussetzung**: Wehenfreiheit
- **Notfallcerclage**: wichtige Therapieoption bei MM-Eröffnung od. Fruchtblasenprolaps < 28. SSW (Hulshoff et al. 2023)

6.12.2.3 Totaler Muttermundverschluss
- Datenlage heterogen, keine wirkliche Empfehlung

6.12.2.4 Zervixpessar (Cerclagepessar)
- Datenlage heterogen, CXL < 25 mm vor 24 + 0 SSW
- Voraussetzung: Restzervix

6.12.2.5 Weitere präventive Maßnahmen
- Körperliche Schonung, vorzeitiger Mutterschutz, keine Bettruhe (keine Evidenz)
- (Antibiose: nur bei PPROM ind., sonst keine Evidenz für Antibiotikagabe bei drohender Frühgeburt) (Pech et al. 2021)

6.12.3 Therapie bzw. Tertiärprävention

6.12.3.1 Tokolyse
- **Ziel**: Schwangerschaft um ≥ 48 h zu verlängern (Lungenreifeinduktion, In-utero-Transfer in Perinatalzentrum, Schwangerschaftsprolongation durch Tokolyse bis zu 7 d mgl. – Paradigmenwechsel zu früher: keine Langzeittokolysen mehr)
- **Ind.**: spontane, regelmäßige vorzeitige Wehen ≥ 4/20 min u. CXL < 25 mm u./od. Eröffnung der Zervix zwischen 23 + 0 u. 33 + 6 SSW
- **Praxisempfehlung**:
  - CXL > 30 mm od. 15–30 mm + neg. Fibronektintest (z. B. Partosure®) → keine Tokolyse
  - CXL < 15 mm od. 15–30 mm + pos. Fibronektintest → stationäre Aufnahme u. Tokolyse

- **1. Wahl**:
  - Oxytocinrezeptorantagonisten (Atosiban)
  - Kalziumantagonisten (Nifedipin): z. B. Adalat® ret. 20 mg 3 x 1, Off-Label-Use
- **Schema Atosiban** (z. B. Tractocile®): 1. Stufe: 1 A Tractocile® 6,75 mg/0,9 ml als Bolus über 1 min; 2. Stufe: Injektionslösung 90 ml NaCl + 2 A Tractocile® (je 37,5 mg/5 ml): Aufsättigungsdosis: 18 ml/h für 3 h, danach Erhaltungsdosis: 6 ml/h für 15–45 h (insgesamt max. 48 h)
- **Keine Kombination** unterschiedlicher Tokolytika
- **Betasympathikomimetika** (wegen NW) u. **Magnesiumsulfat** (nicht nachweisbare Effizienz) nicht mehr empfohlen (Ausnahme: Akuttokolyse (Notfalltokolyse)) peripartal: Hexoprenalinsulfat: Gynipral® 5–10 µg langsam i.v. od. Fenoterolhydrobromid: Partusisten® 12,5–25 µg/ml langsam i.v.

6.12.3.2 Antenatale Steroide (Lungenreifeinduktion, Lungenreifung)
- **Ind.**: drohende Frühgeburt zwischen 23 + 0 u. 33 + 6 SSW
- Betametason (z. B. Solu-Celestan®, Celestone-Chronodose®) 12 µg 2 x im Abstand v. 24 h i.m. od. Dexamethason 4 x 6 mg alle 12 h i.m.
- Wirkung: 48 h nach 1. Gabe nachweisbar u. hält 7 d an
- (Einmalige) Wiederholung evtl. bei Schwangeren, die vor 29. SSW > 7 d zuvor „Lungenreife" erhalten haben bei zunehmendem Risiko für unmittelbar drohende Frühgeburt
- Nach 29. SSW: zunehmende Nachteile für die Kinder (u. a. Beeinträchtigung des Wachstums, mentale Beeinträchtigungen u. Verhaltensstörungen mgl.)

6.12.3.3 Unterstützende Maßnahmen/Neuroprotektion
- Magnesium i.v.: initial 4–6 g MgSO4 (Magnesiumsulfat, z. B. 1 A Cormagnesin® od. 2 A Magnesiumsulfat „Bichsel" 20 %) im Bolus für 15–30 min, Erhaltungsdosis 1–2 g für (max.) 12 h (Prevention and therapy of preterm labour 2022)
- Effekt scheint auf sehr frühe Frühgeburten begrenzt zu sein

6.12.4 Geburtsmodus

- Schädellage: < 30. SSW: individuelles Vorgehen, möglichst schonender Entbindungsmodus bevorzugen, vag. Entbindung evtl. ↑ Risiko für intraventrikuläre Hämorrhagien, insb. bei SGA
- BEL: < 36. SSW → Sectio empfohlen (Stubert 2024)
- Bei Frühgeburten vor 34 + 0 SSW Forzeps bevorzugt (im Vgl. zu Vakuumextraktion)

6.13 Furunkel

s. Follikulitis

Literatur

Berger R, Kiss H, Reisenberger K (2022) Der frühe vorzeitige Blasensprung. In: von Kaisenberg C, Klaritsch P, Hösli-Krais I (Hrsg) Die Geburtshilfe. Springer Reference Medizin. Springer, Berlin/Heidelberg. https://doi.org/10.1007/978-3-662-44369-9_16-2

D'Antonie F et al (2021) Role of progesterone, cerclage and pessary in preventing preterm birth in twin pregnancies: a systematic review and network meta-analysis. Eur J Obstet Gynecol Reprod Biol 261:166–177

Fetal growth restriction (2024) Guideline of the DGGG, OEGGG and SGGG (S2k-Level, AWMF Registry No. 015/080, October 2024). http://www.awmf.org/leitlinien/detail/ll/015-080.html. Zugegriffen am 20.08.2024

Gnirs JL, Schneider KT, Kühnert M, Schiermeier S (2024) Geburtsüberwachung. In: von Kaisenberg C, Klaritsch P, Hösli-Krais I (Hrsg) Die Geburtshilfe. Springer Reference Medizin, 6. Aufl. Springer, Berlin/Heidelberg. https://doi.org/10.1007/978-3-662-63506-3_30

Hulshoff CC et al (2023) The efficacy of emergency cervical cerclage in singleton and twin pregnancies. a systematic review with meta-analysis. Am J Obstet Gynecol MFM 5:100971

Pech T et al (2021) Management of infection in threatened preterm birth – a survey of German perinatal centers. Z Geburtshilfe Neonatol 225:484–492

Prevention and therapy of preterm labour (2022) Guideline of the DGGG, OEGGG and SGGG (S2k-Level, AWMF Registry No. 015/025, July 2022). https://www.awmf.org/leitlinien/detail/ll/015-025.html. Zugegriffen am 20.07.2024

Stachs A, Stubert J, Reimer T, Hartmann S (2019) Benigne Erkrankungen der weiblichen Brust. Dtsch Arztebl Int 116(33–34):565–573. https://doi.org/10.3238/arztebl.2019.0565

Strowitzki T, Ortmann O (2024) Klinische Endokrinologie für Frauenärzte, 6. Aufl. Springer, Berlin/Heidelberg. https://doi.org/10.1007/978-3-662-65517-7

Stubert J (2024) Prävention der Frühgeburt – Primäre, sekundäre und tertiäre Maßnahmen. gynäkologie + geburtshilfe 1/2024. https://doi.org/10.1007/s15013-023-5703-y

Zöllkau J, Pastuschek J, Schleußner E (2024) Amnioninfektionssyndrom oder Triple I – Was ist zu beachten bei Diagnostik und Management? Die Gynäkologie 8/2024. https://doi.org/10.1007/s00129-024-05252-8

Buchstabe G

7.1 Galaktorrhö

Milchig-seröse Sekretion aus den Brustdrüsen

7.1.1 Symptome

- Milchiger, klarer bis bernsteinfarbener Ausfluss der Mamillen, häufig bilateral
- Spontan od. bei Druck auf Brust

7.1.2 Ätiologie, DD

- **Physiologisch**: Schwangerschaft, Stillzeit (gelegentlich Persistenz nach Abstillen), Pubertät, Stress
- **Medikamentös**: Psychopharmaka (Neuroleptika, SSRI, trizyklische Antidepressiva), Metoclopramid, Opiate, Methyldopamin, Clonidin, Verapamil, Cimetidin, Ranitidin, Östrogene, Pille
- **Tumor:** Prolaktinom, Prolaktin sezernierende Tumoren (z. B. Lunge)
- **Endokrin**: Hypo- u. Hyperthyreose, Niereninsuffizienz
- **Pathologische Mamillensekretion** (blutig-bernsteinfarben, oft unilateral): Milchgangspapillom (50 %), Duktektasien (25–35 %), Mammakarzinom (5–15 %)

7.1.3 Diagnostik

- Insb., wenn einseitig, schmerzhaft u. Sekret blutig od. eitrig → Vorstellung Brustgesundheitszentrum
- Labor: insb. Prolaktin, TSH

- Bei Hyperprolaktinämie ggf. MRT Cerebrum (s. Abschn. 8.23)
- Bei nicht eindeutig milchigem Sekret u. unilateraler Sekretion → Zytologie des Sekrets, Sonografie u. Galaktografie bzw. Mammografie
  - Ggf. histologische Sicherung bei auffälligem Befund [(Strowitzki und Ortmann 2024)]

7.1.4 Therapie

- Je nach Urs.
- Absetzen od. Umstellen auslösender Medikamente: s. o.
- Prolaktinhemmer: z. B. Cabergolin (z. B. Dostinex®), s. Abschn. 8.23.4
- Therapie von Grunderkrankungen: z. B. Schilddrüsendysfunktion
- **Milchgangspapillom**:
  - Bioptisch gesichert, unvollständig entfernt, ohne Atypien → vollständige Exzision
  - Papilläre Läsionen mit Atypien → Exzision (Stachs et al. 2019)

7.2 Gartner-Zyste

s. Vaginalzyste

7.3 Gastritis (Schwangerschaft u. Stillzeit)

7.3.1 Akute Gastritis (Gastritis acuta)

7.3.1.1 Symptome
- Diffuse Oberbauchschmerzen, Übelkeit, Erbrechen, Inappetenz

7.3.1.2 Diagnostik
- Prim. klinisch, insb. Druckschmerz epigastrisch
- Ggf. Gastroskopie

7.3.1.3 Therapie (Schwangerschaft u. Stillzeit)
- **Allgemein**:
  - Alkohol-, Nikotinkarenz
  - Evtl. auslösende Medikamente (z. B. NSAR) absetzen
  - Vorübergehende Schonkost, vorsichtiger Kostaufbau: Meiden scharfer u. fettiger Speisen, süßer u. säurehaltiger Getränke, Grapefruit- od. Zitronensaft, Kaffee u. Schokolade
- **Medikamentös**:
  - 1. Wahl: Sucralfat (z. B. Sucralan®) 3 x 1 Beutel p.o. für 3–5 d
  - 2. Wahl: H2-Rezeptorantagonist Ranitidin (z. B. Ulcosan® 40 mg)

7.3 Gastritis (Schwangerschaft u. Stillzeit)

- Bei Bedarf zusätzlich: PPI wie Omeprazol (z. B. Omec Hexal®) od. Pantoprazol (z. B. Pantoloc®) 40 mg 1-0-0 p.o. für 2 Wo
- Antiemetikum:
  - 1. Wahl: H1-Antihistaminikum: z. B. Doxylamin (z. B. Xonvea®) 1–2 x tgl. p.o., Dimenhydrinat (z. B. Vertirosan®-Drg. od. -Supp., Vomex A®) 1–2 bis 4 x tgl.
  - 2. Wahl: Metoclopramid (z. B. Paspertin®) 10 mg bis 3 x tgl. p.o (max. 5 d)
  - 3. Wahl: Ondansetron (z. B. Zofran zydis®) 4 mg Tbl. s.l.
- Beschwerdepersistenz → Gastroskopie

7.3.2 Chronische Gastritis (Gastritis chronica)

7.3.2.1 Symptome
- Völlegefühl, Übelkeit, Aufstoßen, Sodbrennen über längeren Zeitraum

7.3.2.2 Diagnostik
- S. o.

7.3.2.3 Einteilung
- Typ A: Autoimmungastritis
- Typ B: Bakterielle Gastritis: meist durch Helicobacter pylori verursacht
- Typ C: Chemisch ausgelöste Gastritis, z. B. durch NSAR

7.3.2.4 Therapie der H.-pylori-Infektion – Eradikation (in Schwangerschaft u. Stillzeit)
- **Triple-Therapie**:
  - Französische Triple-Therapie:
    - PPI Standarddosis (s. u.) 1-0-1 p.o.
    - Amoxicillin 1000 mg 1-0-1 p.o.
    - Clarithromycin (z. B. Klacid®) 500 mg 1-0-1 p.o.
    - Dauer: 14 d
  - Italienische Triple-Therapie:
    - PPI Standarddosis (s. u.) 1-0-1 p.o.
    - Metronidazol (z. B. Anaerobex®, Arilin®, Flagyl®) 400 mg 1-0-1 p.o.
    - Clarithromycin (z. B. Klacid®) 500 mg 1-0-1 p.o.
    - Dauer: 14 d
  - Fluorchinolon-Triple-Therapie:
    - PPI Standarddosis (s. u.) 1-0-1 p.o.
    - Amoxicillin 1000 mg 1-0-1 p.o.
    - Levofloxacin 500 mg od. Moxifloxacin 400 mg 1 x 1 p.o.
    - Dauer: 10 d
- **PPI Standarddosis**: Omeprazol (z. B. Omec Hexal®) 20 mg, Pantoprazol 40 mg
- **Kontrolle Therapieerfolg**:
  - 4–8 Wo nach Eradikation
  - PPI 2 Wo vor Kontrolle absetzen

- Nichtinvasiv: 13C-Atemtest od. Stuhlantigentest
- Invasiv: Kontrollgastroskopie mit Biopsie u. Histologie: nur bei bestehendem Ulcus ventriculi, komplizierten Ulcera duodeni od. MALT-Lymphom

7.4 Gastroenteritis acuta (Magen-Darm-Infekt, Brechdurchfall) (Schwangerschaft u. Stillzeit)

Genese: meist viral, z. B. Noroviren; **IKZ**: 6–48 h; **Transmission**: fäkal-oral u. nach Erbrechen über Tröpfcheninfektion; **Erkrankungsdauer**: meist 12–60 h, selbstlimitierend

7.4.1 Symptome

- Plötzlicher Beginn mit Diarrhö, Übelkeit, Erbrechen
- Abdominelle Krämpfe u. Schmerzen
- Inappetenz
- Fieber, allgemeines Krankheitsgefühl
- Schwere Fälle: Dehydratation, hypovolämischer Schock, prärenales Nierenversagen

7.4.2 Diagnostik

- I. d. R. klinisch
- Labor: Entzündungsparameter, Elektrolyte, LFP, NFP
- Stuhlkultur: bei schweren Verläufen, blutiger Diarrhö

7.4.3 Therapie

- **Rehydrierung**: ausreichend Flüssigkeitszufuhr, ggf. Elektrolytsubstitution (z. B. Normhydral®)
- **Ernährungsumstellung**: z. B. Reis, Banane, Zwieback, Tee
- **Hygienemaßnahmen**: Händewaschen, Toilettentrennung, Desinfektion, Isolation
- Körperliche Schonung
- **Medikamentöse Therapie**:
  - Übelkeit:
    - 1. Wahl: H1-Antihistaminikum: z. B. Doxylamin (z. B. Xonvea®) 1–2 x tgl., Dimenhydrinat (z. B. Vertirosan®-Drg. od. -Supp., Vomex A®) 1–2 bis 4 x tgl.
    - 2. Wahl: Metoclopramid (z. B. Paspertin®) 10 mg bis 3 x tgl. p.o (max. 5 d)
    - 3. Wahl: Ondansetron (z. B. Zofran zydis®) 4 mg Tbl. s.l.

- Diarrhoe: Probiotika (z. B. Bioflair®) 3 x 1 tgl. p.o.
- Bauchkrämpfe: Butylscopolamin (z. B. Buscopan®-Drg.) 10 mg bis 6 x tgl. p.o.
- „Stopfmittel": Loperamid (z. B. Imodium®), wenn geht vermeiden (kann Erkrankungsdauer ↑), wenn, dann kurzfristig
• **Stationäre Einweisung**: insb. bei V. a. Sepsis, Exsikkosezeichen, AZ-Verschlechterung, Therapieresistenz, blutiger Diarrhö

7.5   Geburt bei St. p. Sectio od. Myom-OP

- **Erfolgsrate**: ≈ 75 % (je nach Ind. für vorangegangene Sectio)
- **Risiko Uterusruptur bei vag. Geburt bei St. p. Sectio**: 0,5–1 %
- **Jede Re-Sectio ↑ Risiko** einer Plazentationsstörung in Folgeschwangerschaft u. kann Adhäsionen verursachen
- **Prim. Re-Sectio**: idealerweise nach 39 + 0 SSW
- **Kontinuierliche fetale Überwachung (CTG)**: ab regelmäßiger Wehentätigkeit (1. Anzeichen für Uterusruptur oft CTG-Veränderungen)
- **Geburtseinleitung**: 2–3-fach ↑ Risiko für Uterusruptur (≈ 1–1,5 %), 1,5-fache ↑ der Sectio-Wahrscheinlichkeit:
    - Reifer Zervixbefund (Bishop-Score ≥ 6): Geburtseinleitung mittels Oxytocin (z. B. Syntocinon®, Oxytocin 5 IE HEXAL®) u. Amniotomie = risikoarme Methode
    - Unreifer Zervixbefund (Bishop-Score < 6):
        • Geburtseinleitung mittels Prostaglandin E2 (Dinoproston, z. B. Propess® 10 mg, Prostin-E2®-3-mg-Vaginaltbl.): risikoarme Methode (jedoch Risiko für Uterusruptur ↑: 0,87 vs. 0,29 % bei nicht medikamentösen Verfahren)
        • Kontrovers diskutiert: Leitlinien der Fachgesellschaften: ACOG (USA) u. SCOG (Kanada): Prostaglandine KI bei St. p. Sectio; RCOG (England) u. DGGG (Deutschland): warnen vor Anwendung, empfehlen engmaschige Überwachung u. Vorsicht, wenn eingesetzt
        • Mechanische Methoden (Ballonkatheter, Amniotomie): ↓ Risiko für Uterusruptur als Prostaglandine
    - Misoprostol (z. B. Angusta®): vermeiden!
    - Regelmäßige Wehentätigkeit: kontinuierliche CTG-Überwachung bis Geburt (Induction of labour 2020)
- **Vag. Entbindung**: fetale Morbidität ↓, thromboembolische Komplikationen ↓, Aufenthaltsdauer ↓, Gesundungsphase ↓
- **St. p. Längsschnitt od. T-Schnitt**: absolute KI für vag. Geburt (Rupturrisiko > 5 %)
- **St. p. früherer Läsion einer Sectionarbe**: absolute KI für vag. Geburt, Re-Sectio mit 37. SSW
- **St. p. Myomektomie**: bei Cavumeröffnung KI für vag. Geburt, ansonsten handeln wie St. p. Sectio

- **Gute Erfolgschancen für vag. Geburt nach Sectio**: wenn schon mal vag. Entbindung (= bester einzelner Prognosefaktor), je nach Ind. für vorige Sectio (z. B. BEL); < 40. Lj., reife Zervix
- **Sonografischer Sitz der Plazenta im Bereich der uterinen Narbe**: zwingend Re-Sectio, Aufklärung über ↑ Risiko Plazentalösungsproblematik mit evtl. notwendiger HE

7.6 Geburtseinleitung, Abortinduktion 2./3. Trimenon, Spätabort, IUFT (Intrauteriner Fruchttod)

7.6.1 Indikationen

- **Terminüberschreitung, Übertragung**:
  - (Anamnestisches) Gestationsalter mit Scheitel-Steiß-Länge (SSL) in Frühschwangerschaft überprüfen → bei Diskrepanz ≥ 7 d → korrigieren (in Schweiz ≥ 5 d)
  - Ab 40 + 0 SSW: engmaschigere Verlaufskontrollen (z. B. alle 3–5 d)
  - Ab 41 + 0 SSW: Geburtseinleitung anbieten
  - Ab 41 + 3 SSW: Geburtseinleitung empfohlen
  - Ab 42 + 0 SSW: Geburtseinleitung dringend empfohlen
- **Früher vorzeitiger Blasensprung (PPROM, < 37 + 0 SSW)**:
  - Ab 37 + 0 SSW: Geburtseinleitung empfohlen
- **Vorzeitiger Blasensprung (PROM, ab 37 + 0 SSW)**:
  - Geburtseinleitung spätestens nach 24 h empfohlen
- **Adipositas**:
  - Einleitung mit 39 + 0 SSW anbieten bei zusätzlichen Risikofaktoren
- **GDM**:
  - Insulinpflichtig: Geburtseinleitung ab 40 + 0 SSW anbieten
  - Diätetisch gut eingestellt: per se keine Ind. zur Geburtseinleitung, Management wie ohne GDM
- **Oligohydramnion**:
  - Beste Methode: single deepest pocket (SDP-Methode): Oligohydramnion = max. Depot < 2 cm
  - Keine routinemäßige Beendigung der Schwangerschaft aufgrund isolierten Oligohydramnions empfohlen, ab 39 + 0 SSW Ind. zur Geburtseinleitung bei Vorliegen weiterer Risikofaktoren großzügiger stellen (jedoch keine Evidenz)
- **Polyhydramnion**:
  - Single deepest pocket (SDP) ≥ 8 cm od. Amnion-Fluid-Index (AFI) ≥ 25 cm
  - Keine routinemäßige Schwangerschaftsbeendigung wegen isolierten Polyhydramnions empfohlen
- **SGA-Fetus od. intrauterine Wachstumsrestriktion**:
  - S. Abschn. 6.5
  - Planung Entbindungszeitpunkt: Abwägen von Risiken einer Frühgeburt mit denen des intrauterinen Verbleibs
  - Isolierter SGA-Fetus (unauffällige Dopplersonografie, keine Zusatzrisiken) → Entbindung ab 39 + 0 SSW anbieten, Terminüberschreitung vermeiden

- **Intrahepatische Schwangerscholestase**:
  - Ab 37 + 0 SSW Geburtseinleitung empfohlen
  - Gallensäurekonzentration > 100 µmol/l → Geburtseinleitung bereits ab 34 + 0 SSW empfohlen
- **Hypertensive Erkrankungen in der Schwangerschaft (HES)**:
  - **Präeklampsie**:
    - Ab 34 + 0 SSW Beendigung der Schwangerschaft nach Abwägen der maternalen u. neonatalen Risiken empfohlen
    - Spätestens ab 37 + 0 SSW Beendigung der Schwangerschaft empfohlen
  - **Gestationshypertonie**:
    - Ab 37 + 0 SSW Beendigung der Schwangerschaft empfohlen
  - **Chronische Hypertonie**:
    - Ab 38 + 0 SSW Beendigung der Schwangerschaft empfohlen
  - **HELLP-Syndrom**:
    - Ab (spätestens) 34 + 0 SSW Geburtsbeendigung
- **Makrosomie (LGA, nicht diabetogen, diabetogen)**:
  - Vor allem LGA-Fetus > 95. Perzentile: ab 39 + 0 SSW Geburtseinleitung anbieten, ggf. ab 37 + 0 SSW (individuelle Entscheidung, Einbeziehung aller geburtshilflichen Faktoren)
  - **Prim. Sectio**: anbieten bei Schätzgewicht 5000 g ohne Diabetes u. ≥ 4500 g mit Diabetes (Sondervotum SGGG: ≥ 4500 g empfohlen), anbieten bei St. p. Schulterdystokie mit Schätzgewicht > 4000 g (Shoulderdystocia 2024)
- **Wunsch (ohne medizinische Ind.)**:
  - Einleitung nicht vor 39 + 0 SSW

7.6.2 Methoden

- **Mechanisch**:
  - **Eipollösung**:
    - Kann am Termin angeboten werden
  - **Amniotomie**:
    - Nicht als alleiniges Verfahren, in Kombination mit Oxytocin bei reifem Zervixbefund mit MM-Eröffnung
  - **Ballonkatheter**:
    - Wirksam bei unreifem Zervixbefund
    - Risiko uterine Überstimulation ↓
    - Sequenzielle Geburtseinleitung von Ballonkathetern u. Prostaglandinen v. a. bei Erstgebärenden mit unreifem Zervixbefund wirksam
    - Simultane Geburtseinleitung von Ballonkathetern u. Oxytocin od. Prostaglandinen wirksam, kürzeres Einleitung-Geburt-Intervall als alleiniges Verfahren
  - **Hygroskopische Dilatatoren**: z. B. Dilapan S®:
    - Bei unreifem Zervixbefund
    - 3–5 Stäbchen in Zervikalkanal einbringen

- Als einziges Verfahren bei St. p. Sectio zur Geburtseinleitung zugelassen (sicheres Verfahren)
- **Medikamentös**:
  - **Oxytocin**: z. B. Syntocinon®, Oxytocin 5 IE HEXAL®:
    - Bei reifem Zervixbefund
  - **Prostaglandin E2**: Dinoproston, z. B. Propess® 10 mg, Prostin E2®-3-mg-Vaginaltbl.:
    - Bei unreifem Zervixbefund
    - Vag. Applikation
  - **Prostaglandin E1-Analoga**: Misoprostol, z. B. Angusta® 25–50 µg:
    - Wirksamstes Medikament zur Geburtseinleitung bei unreifem Zervixbefund
    - Oral: ↓ Rate an uteriner Überstimulation
    - Dosierung: 25 µg alle 2 h od. 50 µg alle 4 h (max. 200 µg/tgl.)
- **Sonstige Methoden**:
  - **Nelkenöltampon, GV, Akupunktur, Mamillenstimulation, homöopathische Verfahren**:
    - Unzureichend untersucht
    - Nicht zur Geburtseinleitung empfohlen
- **Kombination mechanischer u. medikamentöser Verfahren**:
  - Z. B. Ballonkatheter + Misoprosol (simultan od. sequenziell)
  - Vorteilhaft (kürzere Einleitung-Geburt-Intervalle) (Kehl et al. 2024)

7.6.3 Überwachung der Geburtseinleitung

- **CTG**:
  - Mind. 30 min vor Beginn einer medikamentösen Geburtseinleitung
  - Bei relevanten Wehen u./od. Blasensprung nach Einleitung
  - Gabe von Prostaglandinen: im Verlauf
  - Oxytocin: kontinuierliche CTG-Überwachung
  - Keine evidenzbasierten Empfehlungen

7.6.4 Besondere Situationen der Geburtseinleitung

- **Adipositas**:
  - Einleitung-Geburt-Intervalle ↑
  - Dosen von Oxytocin u. Prostaglandinen ↑
  - Misoprostol evtl. geeigneter als Prostaglandin E2 (Dinoproston)
- **Geminigravidität**:
  - **Dichorial**: ab 38 + 0 SSW sollte Einleitung erfolgen (IUFT-Risiko übersteigt neonatale Mortalitätsrisiko)
  - **Monochorial-diamnial**: Beendigung sollte ab 37 + 0 SSW erfolgen
  - S. auch Abschn. 24.8.14

- **St. p. Sectio**:
  - **Erfolgsrate** ≈ 75 % (je nach Ind. für vorangegangene Sectio)
  - Sorgfältige Aufklärung u. Beratung
  - **Risiko Uterusruptur bei vag. Geburt bei St. p. Sectio**: 0,5–1 %, bei Geburtseinleitung 2–3-fache Risikoerhöhung (≈ 1–1,5 %)
  - **Reifer Zervixbefund** (Bishop-Score ≥ 6): Geburtseinleitung mit Oxytocin (z. B. Syntocinon®, Oxytocin 5 I.E. HEXAL®) u. Amniotomie risikoarme Methode
  - **Unreifer Zervixbefund** (Bishop-Score < 6):
    - Dinoproston = Prostaglandin der Wahl (Kehl et al. 2024)
    - Geburtseinleitung mittels Prostaglandin E2 (Dinoproston, z. B. Propess® 10 mg, Prostin E2®-3-mg-Vaginaltbl.): risikoarme Methode (jedoch Risiko für Uterusruptur ↑: 0,87 vs. 0,29 % bei nicht medikamentösen Verfahren)
    - Kontrovers diskutiert: Leitlinien der Fachgesellschaften: ACOG (USA) u. SCOG (Kanada): Prostaglandine KI bei St. p. Sectio; RCOG (England) u. DGGG (Deutschland): warnen vor Anwendung, empfehlen engmaschige Überwachung u. Vorsicht, wenn eingesetzt
    - Mechanische Methoden (Ballonkatheter, hygroskopische Dilatatoren): ↓ Risiko für Uterusruptur als Prostaglandine
  - **Misoprostol** (z. B. Angusta®): obsolet!
  - **Regelmäßige Wehentätigkeit**: kontinuierliche CTG-Überwachung bis Geburt (Induction of labour 2020)

7.6.5 Abortinduktion/Geburtseinleitung bei Spätabortus u. Fruchttod, intrauteriner (IUFT)

7.6.5.1 Def.
- **Abort** (Fehlgeburt): bis 24. SSW:
  - **Frühabort**: < 13. SSW → s. Abschn. 7.20.2.2
  - **Spätabort**: 13.–24. SSW
- **Intrauteriner Fruchttod (IUFT)**: ab 24. SSW, mündet in **Totgeburt** (= Neugeborenes ohne Lebenszeichen u. ≥ 500 g)

7.6.5.2 Aborteinleitung 12.–24. SSW
- **Medikamentös**:
  - Prinzipiell ganze Schwangerschaft mgl., Schema ändert sich mit zunehmender SSW (↑ Kontraktionen notwendig → ↑ Prostaglandindosis notwendig; > 24 SSW: Prostaglandindosis ↓ wegen Risiko Uterusruptur)
  - **KI**: Überempfindlichkeit (Mifepriston, Misoprostol), Niereninsuffizienz, Porphyrie
  - **Mifepriston** (z. B. Mifegyne®) 200 mg p.o.: zugelassen bis 9. SSW (AUT u. D, CH bis 7. SSW), danach Off-Label-Use (https://www.mifegyne.info o. J.-a)

- **Misoprostol** (z. B. Cyprostol®, Cytotec®): nach 24–48 h: 400 μg p.o. od. 800 μg vag.; danach 400 μg alle 3 h p.o., s.l. od. vag. bis 4 x tgl.; ggf. Fortsetzung am nächsten d
- **Nach Ausstoßung**: Inspektion Plazenta u. Sonografie Uterus, bei V. a. Residuum od. starker Blutung → Saugkürette/Vakuumaspiration, ggf. stumpfe Kürettage u. danach Oxytocin erwägen
- **Chirurgisch**:
  - Mgl. bis max. 14. SSW
  - Ab 10. SSW mit Zervixpriming (Mifegyne od. Cyprostol)
  - S. auch Abschn. 7.20.2.2
- **Abstillen**: > 16. SSW (jedenfalls ab 24. SSW) empfohlen *(→ s. Abschn. 1.7)*
- **Psychologische Nachsorge**: aktives Anbieten psychologischer Unterstützung
- Ggf. Rhesusprophylaxe

7.6.5.3 IUFT-Einleitung (> 24. SSW)
- **Medikamentös**:
  - **Mifepriston** (z. B. Mifegyne®) 200 mg p.o.: Off-Label-Use
  - Nach 24–48 h **Misoprostol** (z. B. Cyprostol®, Cytotec®): 100–200 μg p.o., vag. od. s.l. alle 4–6 h
  - **Fehlende Ausstoßung nach 48 h**: Sulproston (z. B. Nalador®): 1 A/500 ml NaCl i.v. 100–500 ml/h, Tagesmaximaldosis 1500 μg (= 3 A)
  - Alternativ: **Dinoproston** (z. B. Propess® 10 mg): ab 24. SSW mgl. (Off-Label-Use)
  - **Nach Ausstoßung**: Inspektion Plazenta u. Sonografie Uterus, bei V. a. Residuum od. starker Blutung → Saugkürette/Vakuumaspiration, ggf. stumpfe Kürettage u. danach Oxytocin erwägen
- **Abstillen**: > 16. SSW (jedenfalls ab 24. SSW) empfohlen *(→ s. Abschn. 1.7)*
- **Psychologische Nachsorge**: aktives Anbieten psychologischer Unterstützung
- Ggf. Rhesusprophylaxe
- **Folgeschwangerschaft** = Hochrisikoschwangerschaft (4,83-fach ↑ Wiederholungsrisiko) (Muin 2024)

7.7 Geburtsphasen/protrahierte Geburt/Geburtsstillstand

S. auch Abschn. 23.2

7.7.1 Eröffnungsphase (EP)

7.7.1.1 Latenzphase (frühe EP)
- Zeitspanne Geburtsbeginn bis Muttermund (MM)-Öffnung 4–6 cm
  - **Geburtsbeginn**: Beginn regelmäßiger, schmerzhafter u. progressiver Wehentätigkeit od. Blasensprung
- Keine zeitliche Begrenzung: stagnierende Phasen normal → kann > 24 h dauern

- Schmerzvolle Kontraktionen ohne zervikale Veränderungen können Eindruck von Geburtswehen vermitteln → individuelle Unterstützung u. ggf. Analgesie anbieten
- **Protrahierte Latenzphase**: kein überzeugendes Konzept, bis MM-Öffnung 6 cm kann zugewartet werden; ggf. ermutigen, wieder nach Hause zu gehen → empfohlen: u. a. Bewegung, Atemübungen, Hydrierung, Massagen, Entspannungsbäder

7.7.1.2 Aktive/späte EP
- MM-Öffnung 4–6 cm bis vollständige MM-Öffnung
- Dauer normal 3–5 h
- Gebärende ermutigen, sich zu bewegen u. angenehmste Position einzunehmen
- **(V. a.) protrahierte aktive EP**:
    - MM-Öffnung < 2 cm in 4 h (Erst- u. Mehrgebärende)
    - Verlangsamung der Eröffnungsgeschwindigkeit (Mehrgebärende)
    - Fehlende Veränderung bei Höhenstand bzw. Einstellung des vorangehenden Teils
    - Beginnende Wehenschwäche (Chalubinski et al. 2024)
    - Cave: Geburtsstillstand in EP bei ausreichender Wehentätigkeit bedeutet Geburtshindernis (z. B. gebärunfähige Lagen – Querlage, hoher Geradstand, nasoposteriore Stirnlage, mentoposteriore Gesichtslage, hintere Scheitelbeineinstellung, regelwidrige Einstellungen od. Haltungen – VHL, hintere Scheitelbeineinstellung od. andere seltene Geburtshindernisse)
    - **Therapie**:
        - Allgemeine geburtsfördernde Maßnahmen (bei maternaler Erschöpfung): Essen + Getränke anbieten, ggf. Elektrolytinfusion, Geburtspause gestatten (bei unauffälligem CTG), Dusche od. Bad, Gebärhaltung optimieren
        - Amniotomie: anbieten, nach 2 h empfehlen
        - Analgesie (z. B. PDA): anbieten u. Frau 1–2 h schlafen lassen
        - Ggf. Oxytocingabe: nicht mehr als 4–5 Wehen/10 min provozieren, Dauer-CTG
        - Fehlender Geburtsfortschritt (MM-Öffnung < 2 cm/4 h) od. Geburtshindernis → ggf. Sectio

7.7.2 Austrittsphase (AP)

Normal: 3 h (Primiparae), 2 h (Multiparae), bei PDA od. Fehleinstellung 1 h länger mgl.

7.7.2.1 Latente/passive AP
- Vollständige MM-Öffnung, (noch) kein Pressdrang
- Wenn nach 1 h nach Diagnose keine Zeichen von Geburtsfortschritt → Situation evaluieren

7.7.2.2 Aktive/späte AP
- Kind sichtbar u./od. reflektorischer Pressdrang
- Frau informieren, eigenem Pressdrang zu folgen
- Warme Kompressen auf Damm anbieten
- Dammschutztechnik „Hands-on" od. „Hands-off"
- **Protrahierte AP:** wenn in aktiver AP bei Erstgebärenden über 2 h u. bei Mehrgebärenden über 1 h inadäquate Fortschritte
  - **Ursache:** sek. Wehenschwäche (Ermüdung), (relatives) Schädel-Becken-Missverhältnis (SBMV) – Weichteilwiderstände, Knochenwiderstände, Einstellungsanomalien des kindlichen Kopfes, Zervixdystokie, seelische Blockaden
  - **Therapie:**
    - Energiezufuhr
    - Blase entleeren
    - Mobilisation/Positionswechsel
    - Oxytocin
    - Adäquate Analgesie (ggf. Pudendusblock)
    - Ggf. vag.-operative Geburtsbeendigung: s. Abschn. 22.4
    - Ggf. sek. Sectio
  - **V. a. Schädel-Becken-Missverhältnis (SBMV):** Positionsänderung (Lagerung auf Seite der kleinen Fontanelle (= Seite des kindlichen Rückens)), ggf. sek. Sectio
  - **Zervixdystokie:** Urs. analysieren, Spasmolytika: Butylscopolamin, z. B. Buscopan® 1 A langsam i. v., leichte Massage des MM, vorsichtige digitale Dilatation (insb. bei V. a postoperative Vernarbungen) Vollbad, Kreuzbeinmassage, Wärmeanwendung, Aromatherapie (z. B. Lavendel, Rose), Akupunktur
  - **Seelische Blockaden:** respektvoller Umgang, Intimsphäre wahren
  - **Mangelnde Kraft od. zu enge Beckenräume:** Schieben-Drücken-Pressen nach Empfinden der Frau, Positionswechsel, Festhalten u. Fußdruck erklären u. ermöglichen, Geduld (wenn es Kind gut geht), ggf. Fundusdruck wehensynchron (Kristellern – strenge Indikationsstellung!), ggf. vag.-operative Geburtsbeendigung: s. Abschn. 22.4, ggf. sek. Sectio
- **Geburtsstillstand AP:** wenn aktive Austrittsphase bei Erstgebärenden > 3 h u. Mehrgebärenden > 2 h (längere Geburtsdauern mgl. (z. B. bei PDA (bis 60 min), geburtsmgl. Einstellungsanomalie))
  - **Ursache:** s. o.
  - **Therapie:** s. o.

7.7.3 Nachgeburtsphase

Zeitspanne Entwicklung Neugeborenes bis Geburt Plazenta u. Eihäute
- **Dauer:**
  - Bei **aktivem** Management: < 30 min

- 3–5 IE Oxytocin i.v. unmittelbar p.p.
- Verzögertes Abklemmen u. Durchtrennen der Nabelschnur (1–5 min p.p.)
- Kontrollierter Zug an Nabelschnur nach pos. Zeichen der Plazentalösung („cord traction")
– Bei **abwartendem** Management: < 60 min
  - Keine routinemäßige Anwendung von Uterotonika
  - Kein Nabelschnurabklemmen vor Sistieren der Pulsation
  - Geburt Plazenta u. Eihäute spontan

7.7.3.1 Plazentaretention (Nichtausstoßung der Plazenta)
- **Ätiologie**
  - Placenta adhaerens: uterine Kontraktionsfähigkeit ↓
  - Placenta accreta, increta, percreta
- **Therapie**
  - **Retentio placentae totalis**:
    - 3–5 IE Oxytocin i.v. (laut aktueller Leitlinie nur bei zusätzlicher Blutung (Vaginale Geburt am Termin 2020))
    - Harnblasenentleerung
    - Uterusmassage
    - Eisblase auf Unterbauch
    - Credé-Handgriff
    - Akupunktur
  - **Unvollständige Plazenta, erfolglose (konservative) Therapieversuche bei Retentio placentae totalis**:
    - Manuelle Plazentalösung
    - Ggf. (stumpfe!) Kürettage danach (**Cave**: Risiko Asherman-Syndrom, wenn zu forciert)
    - Oxytocin
    - Ggf. Schockbekämpfung
    - S. auch Abschn. 14.8.3
  - **Placenta accreta, increta, percreta (falls erst p.p. im Rahmen frustraner Plazentalösungsversuchen diagnostiziert)**:
    - Bei massiver Blutung → Notfallhysterektomie, Massentransfusionen, Koagulopathiemanagement
    - Stabile Patientin → Transfer in Zentrum mit Plazenta in situ, Angiografie mit Embolisation der Aa. uterinae, MTX-Therapie, ggf. segmentale Uterusresektion
    - S. auch Abschn. 16.17.2

7.8 Geburtsstillstand

s. Geburtsphasen

7.9 Geburtsverletzungen

s. Dammrisse

7.10 Geminischwangerschaft

s. Zwillingsschwangerschaft

7.11 Genitaldeszensus, Genitalprolaps

s. Descensus genitalis

7.12 Genitale Blutung im Kindesalter

s. Vaginale Blutung vor der Menarche

7.13 Genitale Ulzera

s. Morbus Behçet

7.14 Genitalherpes

s. Herpes genitalis

7.15 Genitalwarzen

s. Condylomata acuminata

7.16 Gerinnungsdiagnostik

s. Thrombophiliescreening

7.17 Gestationsbedingte (GTD) u. nicht gestationsbedingte Trophoblasterkrankungen

s. Trophoblasterkrankungen

7.18 Gestationsdiabetes (GDM) (aus gynäkologischer Sicht)

s. Diabetes mellitus

7.19 Gestationshypertonie

s. Hypertensive Erkrankungen in der Schwangerschaft

7.20 Gestörte Frühschwangerschaft, Abort, Schwangerschaft unklarer Lokalisation (PUL), ektope Schwangerschaft (Extrauteringravidität, EUG), heterotope Schwangerschaft

7.20.1 Sonografiebefunde/ß-hCG

7.20.1.1 Normale Frühgravidität
- **Gestationssack (GS, Chorionhöhle, Fruchthöhle)**: ab rechnerisch 5. SSW (frühestens 4 + 1 SSW) u. ß-hCG > 1000–1500 IU/l
- **Dottersack (DS)**: ab GS > 8 mm, ab ≈ 5 + 0 SSW
- **Embryo**: ab GS 5–12 mm, ab 5 + 0–6 + 0 SSW
- Pos. **HA**: ab SSL ≈ 5–6 mm u. GS > 20 mm
- **ß-hCG-Verlauf bei intakter Schwangerschaft im 1. Trim.**: Verdopplung alle 48 h, aber: selbst bei ↑ um 35 % in 48 h vitale Schwangerschaft mgl.

7.20.1.2 Fraglich gestörte Frühgravidität
- Dottersack: > 7 mm
- **Kein Embryo** bei GS 16–24 mm u./od. 6. SSW
- **Keine HA** bei SSL < 7 mm
- **Verlauf**:
  - 7–13 d nach Sonografie mit GS kein Embryo mit HA
  - 7–10 d nach Sonografie mit DS kein Embryo mit HA

7.20.1.3 Gestörte Frühgravidität
- **Kein Embryo** bei GS > 25 mm
- **Keine HA** bei SSL > 7 mm
- **Verlauf**:
  - 14 d nach Sonografie mit GS kein Embryo mit HA
  - 11 d nach Sonografie mit DS kein Embryo mit HA (Zippl et al. 2023)

7.20.2 Abort (Fehlgeburt)

- **Inzidenz**: 10–30 %

- **Ätiologie**: Chromosomenanomalien (am häufigsten), anatomische Faktoren (z. B. Uterusseptum, Myome), Progesteronspiegel ↓, maternale Erkrankungen (z. B. DM, Schilddrüsenerkrankungen, PCOS, Autoimmunerkrankungen, Blutgerinnungsstörungen), Umwelt- u. Lebensstilfaktoren, mangelhafte Ernährung

7.20.2.1 Abortformen – Def.
- **Frühstabort**: Abgang Schwangerschaft um Zeit der Implantation, häufig als verzögert einsetzende Regelblutung wahrgenommen
- **Frühabort**: bis 12. SSW
- **Spätabort**: 13.–24. SSW (> 24. SSW: intrauteriner Fruchttod (IUFT) → s. Abschn. 7.6.5)
- **Abortus imminens (drohende Fehlgeburt)**: vag. Blutung im 1. Trim., sonografisch intakte intrauterine Schwangerschaft, evtl. retrochoriales Hämatom
- **Abortus incipiens (nicht aufzuhaltende Fehlgeburt)**: Eröffnung Zervikalkanal, vag. Blutung, sonografisch dislozierter, deszendierter GS im Zervikalkanal
- **Abortus incompletus**: inkomplettes Ausstoßen des GS
- **Abortus completus**: vollständiges Ausstoßen des GS bei zuvor gesicherter Schwangerschaft
- **Missed Abortion (verhaltene Fehlgeburt)**: avitaler Embryo bzw. Fetus, keine Zeichen eines Abortes
- **Septischer/febriler Abort**: nicht intakte intrauterine Schwangerschaft mit Infektion von Schwangerschaft, Endometrium, Myometrium, Adnexe mit Peritonitis, evtl. Sepsis, Multiorganversagen, lebensbedrohlich
- **Windmole (Windei, Abortivei, Molenei, blighted ovum)**: leerer GS (Early pregnancy loss in the 1st trimester 2024)

7.20.2.2 Maßnahmen bei Frühabortgeschehen (1. Trim.)
- V. a. gestörte Frühschwangerschaft → ß-hCG im Verlauf kontrollieren, bei Blutungen auch BG + Rh-Faktor bestimmen u. ggf. Rhesusprophylaxe (s. u.)

7.20.2.2.1 Therapieoptionen (Abortus incompletus, Missed Abortion, Windmole)
- **1. Trim.**: prinzipiell alle 3 Optionen mgl.
- (> 14. SSW (Spätabort), IUFT → s. Abschn. 7.6.5)
- **Abwartend (exspektativ)**:
  - **Erfolg**: > 90 % innerhalb von 4 Wo
  - Therapie der Wahl für ersten 7–14 d nach Diagnosestellung laut aktueller NICE-Leitlinie
  - Abwarten des Spontanverlaufes über 7–14 d
  - Adäquate Analgesie: z. B. Ibuprofen (z. B. Nurofen®, Aktren®, Brufen®, Irfen®) 400 mg 2–3 x tgl. i.v., Metamizol (z. B. Novalgin®, Analgin®, Berlosin®) bis zu 4 x tgl. p.o.
  - **Verlaufskontrolle** innerhalb von 7–14 d
  - **Im Verlauf**: ß-hCG-Kontrolle zur Bestätigung des kompletten Abgangs der Schwangerschaft
  - **KI:** s. u. (Ind. für operatives Vorgehen)

- **Medikamentös**:
  - **Erfolgsrate**: 95–98 %
  - Prinzipiell ganze Schwangerschaft mgl., Schema ändert sich mit zunehmender SSW (↑ Kontraktionen notwendig → ↑ Prostaglandindosis notwendig; > 24 SSW: Prostaglandindosis ↓ wegen Risiko Uterusruptur)
  - **Schema 1. Trim.**:
    - **Mifepriston** (z. B. Mifegyne®) 200 mg p.o.: zugelassen bis 9. SSW (AUT u. D, CH bis 7. SSW), danach Off-Label-Use
    - **Misoprostol** (z. B. Cyprostol®, Cytotec®): nach 24–48 h 800 µg (bzw. 600 µg bei inkomplettem Abort) vag. (besser verträglich, Wirkung gleich wie buccal, s.l.); ≤ 7. SSW: 400 µg p.o. empfohlen
    - 2. Misoprostolgabe frühestens 3 h nach Erstgabe, wenn kein ausreichender Gewebsabgang (Tageshöchstdosis: 1200 µg)
    - ≈ 3 % abortieren schon nach Mifepriston alleine (https://www.mifegyne.info o. J.-b)
  - **Adäquate Analgesie**: z. B. Ibuprofen (z. B. Nurofen®, Aktren®, Brufen®, Irfen®), Paracetamol (z. B. Mexalen®, Dafalgan®, Paracetamolratiopharm®), Metamizol (z. B. Novalgin®, Analgin®, Berlosin®), Codein
  - **Ggf. Antiemese**: z. B. Dimenhydrinat (z. B. Vertirosan®, Vomex A®), Metoclopramid (z. B. Paspertin®) 10 mg bis 3 x tgl. p.o. od. Ondansetron (z. B. Zofran zydis®) 4 mg s.l.
  - **Vorteile**: nichtinvasiv, keine Anästhesie
  - **Nachteile**: unsichere zeitliche Planbarkeit, Erfolg etwas ↓ im Vgl. zu OP, Blutung ↑, Nachsorge erforderlich (Ausschluss inkompletter Abort), mehrzeitiges Vorgehen
  - **KI**: Ind. für operatives Vorgehen (s. u.)
  - **NW**: Übelkeit, Erbrechen, krampfartige Unterbauchschmerzen, Diarrhö, Fieber
  - **TVUS**: bei Abortus completus (Endometrium < 20 mm) → Kontrolle nach nächster Menstruation od. nach 6 Wo; bei Endometrium > 20 mm → Kontrolle nach 1 Wo, bei Beschwerden wie Blutungen od. Fieber sofort, ggf. Medikamentengabe wiederholen
  - Falls frustran → **Saugkürettage/Vakuumaspiration**
  - Bei ambulantem Vorgehen: TVUS od. Schwangerschaftstest nach 7–14 d
- **Operativ**:
  - **Ind.**: septischer Abort, starke persistierende Blutung, hämodynamische Instabilität, Überempfindlichkeit gegen Misoprostol, bekannte Gerinnungsstörung, Wunsch, V. a. Trophoblasterkrankungen, liegendes IUD, fehlende Compliance
  - **Erfolgsrate**: 95–100 %
  - Bis max. 14. SSW mgl.
  - Saugkürettage/Vakuumaspiration (keine Metallkürette, auch keine stumpfe)
  - **Präoperatives Zervixpriming**:

- Jedenfalls ab 10. SSW
- Misoprostol (z. B. Cyprostol®, Cytotec®): 400 μg. 1 h s.l. od. 3 h vag. vor Eingriff od.
- Mifepriston (z. B. Mifegyne®): 200 mg p.o. 24–48 h vor Eingriff
– **Intraoperative Sonografiekontrolle**: kann, bei V. a. Komplikationen sollte sie erfolgen
– Intraoperative Gabe von Oxytocin (z. B. Syntocinon®, Oxytocin 5 IE HEXAL®): z. B. 5–10 IE bei Blutung
– **Antibiose**: nur bei septischem Abort
– **Adäquate Analgesie**: z. B. Ibuprofen (z. B. Nurofen®, Aktren®, Brufen®, Irfen®), Paracetamol (z. B. Mexalen®, Dafalgan®, Paracetamol-ratiopharm®), Metamizol (z. B. Novalgin®, Analgin®, Berlosin®), Codein
– **Vorteile**: planbar, Erfolg ≈ 99 %, Blutung ↓, häufig keine Nachsorge erforderlich, einzeitig
– **Nachteile**: invasiv, Anästhesie erforderlich
– **Komplikationen**:
  - Perforation, schwere Blutung, Narkosezwischenfälle: 0,1 %
  - Asherman-Syndrom, Plazentationsstörungen in Folgeschwangerschaften
- **Psychologische Nachsorge**: aktives Anbieten von psychologischer Unterstützung
- **Rhesusprophylaxe**: wenn Mutter Rh-neg. (u. Partner Rh-pos.):
  – **Exspektativ**: ab 9 + 0 SSW
  – **Operativ**: unabhängig vom Schwangerschaftsalter
  – **Medikamentös**: ab 9 + 0 SSW, innerhalb von 72 h nach Misoprostol
  – **Nach spontanem Abort**: ab 9 + 0 SSW

7.20.2.2.2 Therapie Abortus imminens (drohender Abort)
- **Aufklärung**: >90 % günstiger Schwangerschaftsverlauf
- **Exspektatives Verhalten**: über 7–14 d
- **Regelmäßige Vitalitätskontrollen**
- **Körperliche Schonung, Verzicht auf GV**: nicht evidenzbasiert
- **Vag. mikronisierte Progesteronpräparate**: schwache Empfehlung, signifikante ↓ der Abortrate im Vgl. zu Plazebo (Strowitzki und Ortmann 2024), bis 16. SSW; z. B. Utrogestan® 100 mg 2–3 x 2 Kps. vag. od. Arefam® 200 mg 0-0-1 vag. bis zur 16. SSW (vag. NW ↓, Wirkung idem wie p.o.)
- Keine Bettruhe
- Tranexamsäure (z. B. Cyklokapron® 500 mg 3 x 1–2 tgl. p.o. für max. 4 d (MTD 8 Tbl./4 g tgl.)): kein pos. Effekt auf Verlauf eines Abortus imminens nachgewiesen, in der Praxis trotzdem oft verordnet bei stärkeren bzw. rezidivierenden Blutungen
- **Rhesusprophylaxe**: nicht generell empfohlen, evtl. bei starker od. wiederholter Blutung, bei zusätzlichen Unterbauchschmerzen od. wenn sich Schwangerschaft 12. SSW nähert
- In der Praxis häufig praktiziert bzw. verordnet (nicht evidenzbasiert):
  – Stationäre Aufnahme mit relativer Bettruhe bei retrochorialem Hämatom
  – Magnesium: z. B. Magnosolv® 1–2 Btl. tgl. p.o., Mg. Verla® 3 x tgl. p.o. (Diarrhö ↓)

7.20.2.2.3 Therapie septischer/febriler Abort
- Abstrich, Labor, evtl. Blutkulturen
- **Hochdosierte i.v.-Antibiose**:
  - Amoxicillin/Clavulansäure + Doxycyclin
  - Clindamycin + Gentamicin
  - Fluorchinolon (z. B. Levofloxacin) + Metronidazol
  - Ertapenem (Pildner von Steinburg 2024)
  - Bei Erregernachweis entsprechende Umstellung der Antibiose, insgesamt 7–14 d
- Adäquate Volumensubstitution
- Laborkontrollen + Gerinnung (**Cave**: DIC)
- Bei **intrauterinem Restgewebe** → operative Entfernung nach Beginn Antibiose

7.20.2.2.4 Verhaltensempfehlung/Aufklärung nach Abort
- **Blutungen**: können ≥ 3 Wo andauern
- **Analgetika**: z. B. NSAR (z. B. Ibuprofen (z. B. Nurofen®, Aktren®, Brufen®, Irfen®)) od. Metamizol (z. B. Novalgin®, Analgin®, Berlosin®) bei Bedarf, ggf. orale Opioide (z. B. Tramadol)
- Ggf. Antiemetikum: z. B. Dimenhydrinat (z. B. Vertirosan®, Vomex A®), Metoclopramid (z. B. Paspertin®) od. Ondansetron (z. B. Zofran zydis®)
- Keine Evidenz für Empfehlungen wie Verzicht auf Tampons, Menstruationstassen od. körperliche Anstrengung
- Kein Vaginalverkehr für 1–2 Wo: evtl. Infektionsrisiko ↓, keine Evidenz
- **Folgeschwangerschaft**: neue Schwangerschaft ohne Zeitverzögerung mgl.

7.20.2.2.5 Kontrazeption nach Abort
- Hormonelle Kontrazeption, Implanon®, Evra®-Pflaster, Vaginalring: Applikation direkt nach komplettem Abort mgl.
- **IUD**: Einlage direkt nach Abort mgl., **Cave**: Expulsionsrisiko ↑

7.20.3 Schwangerschaft unklarer Lokalisation (pregnancy of unknown location, PUL)

- **Def.**: pos. Schwangerschaftstest ohne Nachweis intrauteriner od. ektoper Schwangerschaft mittels TVUS (intrauteriner GS sollte ab ß-hCG von 1000–1500 IU/l darstellbar sein)
- Davon bis 14 % ektope Schwangerschaft
- **ß-hCG-Verlauf bei intakter Schwangerschaft im 1. Trim.**: Verdopplung alle 2–3 d, aber: selbst bei ↑ um 35 % in 48 h vitale Schwangerschaft mgl.
- **Vorgehen, wenn asymptomatisch**: alle 2–3 d TVUS- u. ß-hCG-Kontrollen
- Spontan bis zur Nachweisgrenze fallende ß-hCG-Konzentrationen (≥ 15 % in 2 d) ohne sonografischen Nachweis einer Schwangerschaft → keine weiteren Maßnahmen

7.20.4 Ektope Schwangerschaft (Extrauteringravidität, EUG)

- **Def.**: Implantation befruchteter Eizelle außerhalb Cavum uteri
- **Prävalenz**: 1–2 %, meist (distale) Tube
- **Wiederholungsrisiko**: ≈ 15 %
- **Risikofaktoren**: St. p. EUG, bekannte Tubenpathologie, St. p. Adnexitis, Infertilität, Rauchen, > 35. Lj., ART, liegendes IUD
- **Anti-D-Prophylaxe**: unabhängig vom Schwangerschaftsalter u. Behandlungsmanagement
- **Symptome**:
  - Asymptomatisch, Unterbauchschmerzen, ggf. Peritonismus, Portiohebe-/schiebeschmerz, vag. Blutungen
- **Diagnostik**:
  - TVUS + ß-hCG: intrauteriner GS sollte ab ß-hCG von 1000–1500 IU/l darstellbar sein
    - **Cave**: Pseudo-GS; erst wenn DS sichtbar → EUG ausgeschlossen
    - Raumforderung in Adnexloge, ggf. GS, DS u. Embryo (evtl. pos. HA) sichtbar
    - Dopplersonografie: „ring of fire" (**Cave**: auch bei Corpus luteum)
    - Freie Flüssigkeit Douglas-Raum

7.20.4.1 Tubaria

- **Therapieoptionen**:
  - **1. Wahl bei V. a. akute blutende Tubaria**: Notfalls-LSK
  - Exspektativ:
    - **Ind.**: hämodynamisch stabil, schmerzfrei, avitale Tubargravidität ≤ 35 mm, kein Hämatoperitoneum, ß-hCG ≤ 1000 IU/l
    - **Vorgehen**: ß-hCG-Kontrollen am d 2, 4 u. 7; falls Werte um je ≥ 15 % zum Vorwert ↓ → Laborkontrolle alle 7 d bis ß-hCG-Wert nicht mehr nachweisbar
  - Medikamentös: **Methotrexat (MTX)**:
    - **KI**: Kreislaufinstabilität, ausgeprägte Symptome, pos. HA, großer Adnexbefund (3–4 cm), ß-hCG > 5000 IU/l, reichlich freie Flüssigkeit, schlechte Compliance, Überempfindlichkeit gegen Wirkstoff, Infektion, Stomatiden, Magen-Darm-Ulcera, schwere Nierenfunktionseinschränkung od. Leberfunktionseinschränkung, Erkrankungen des blutbildenden Systems, Immundefizienz, Alkoholkonsum ↑
    - **Vor Therapiebeginn**: Labor: BB + Diff., LFP, Bilirubin, Serumalbumin, Hepatitisserologie, NFP
    - **Dosierung**: 1 mg/kg KG od. 50 mg/m² Körperoberfläche i. m.
    - Aufklärung über Off-Label-Use
    - **Kontrolle d 4 u. d 7**: ß-hCG ↓ ≥ 15 % von d 4 auf d 7:
      - **Ja** → ß-hCG-Kontrolle wöchentlich bis neg. (ggf. 2. Dosis MTX falls Abfall < 15 %/Wo)
      - **Nein** → 2. Dosis MTX (= d 1 bzgl. weiterer Kontrollen)

- **Erfolgreich:** 91 %, in 20 % > 1 Dosis notwendig
- **Zuverlässige Verhütung:** heterogene Datenlage (1–6 Mon., EMA empfiehlt 6 Mon.)
– **Operativ:**
  - **Salpingektomie vs. Salpingotomie:** abhängig von klinischer Situation, Anamnese u. Patientinnenwunsch
  - Bei **gestörter Frühgravidität u. intraoperativ nicht bestätigter Tubaria** → ergänzende (Saug-)Kürettage
  - **Nach Salpingektomie mit histologischer Diagnose einer Tubargravidität** → keine ß-hCG-Verlaufskontrolle notwendig, bei **Salpingotomie** schon (bis unter Nachweisgrenze – Trophoblastpersistenz ≈ 10 %)
  - Keine Antibiotikaprophylaxe

7.20.4.2 Zervikalgravidität
- **1. Wahl:** MTX i.m.

7.20.4.3 Sectionarbenschwangerschaft
- Diagnosestellung idealerweise vor 8 + 0 SSW
- Kein Konsens bzgl. bester Therapie:
  – **Saugkürettage/Vakuumaspiration, Exzision mittels LSK od. Laparotomie:** Erfolgsrate: >90 %; Komplikationsrisiko: 8–14 %
  – Nur MTX: Erfolgsrate: 60 %, Komplikationsrate: 24 % → nicht empfohlen
  – Möglichst frühzeitige Therapie (Kaelin Agten 2024)

7.20.4.4 Cornuale ektope Schwangerschaft
- **Def.:** GS im oberen lateralen Anteil des Uterus, nur bei Müller-Gang-Anomalien (rudimentäres Horn, Uterushorn bei septiertem od. bicornualem Uterus)
- Evtl. 3D-Sonografie
- **Therapie der Wahl:** operative Entfernung des kompletten rudimentären Uterushorns u. anhängender Tube

7.20.4.5 Interstitielle ektope Schwangerschaft
- **Def.:** GS im proximalen intramuralen Anteil der Tube
- **Therapie der Wahl:** OP
- Evtl. auch MTX als Alternative

7.20.4.6 Ovargravidität
- **Therapie der Wahl:** frühe OP (Zystenenukleation od. Keilresektion, **Cave:** hohes Blutungsrisiko!)
- Alternativ: MTX

7.20.4.7 Abdominalgravidität
- **Therapie der Wahl:** früh: laparoskopisch, fortgeschritten: Längslaparotomie
- Vollständige Plazentaextraktion nach individueller Einschätzung

7.20.5 Heterotope Schwangerschaft

- **Def.**: simultan intrauterine u. ektope Schwangerschaft
- **Therapie**: je nach klinischer Situation:
  - **MTX**: wenn intrauterine Gravidität avital od. bei Wunsch
  - **Lokale Injektion von Kaliumchlorid od. hyperosmolarer Glukose mit Aspiration der Chorionhöhle**: wenn klinisch stabil
  - **Chirurgische Entfernung der Tubaria**: Methode der Wahl für hämodynamisch instabile Frauen, Option für hämodynamisch stabile Frauen
  - **Exspektativ**: Option bei dokumentierter avitaler Schwangerschaft
- **Postoperativ**: Sonografiekontrollen (Abortrisiko ↑) (Pfaff et al. 2023)

7.21 Gicht (Schwangerschaft u. Stillzeit)

s. Hyperurikämie

7.22 Gonorrhö (Tripper)

Transmission: fast ausschließlich durch GV; **IKZ** 2–7 d; **Alter**: meist 15.–25. Lj.

7.22.1 Symptome

- > 50 % asymptomatisch
- Zervizitis (gelbrahmiger Fluor), Urethritis (putrid-eitriges Sekret), Dysurie, Bartholinitis, Adnexitis/PID
- Anorektal: meist asymptomatisch
- Pharyngeal: oft asymptomatisch, Halsschmerzen
- Okulär: Konjunktivitis
- Männer: meist Urethritis mit Dysurie u. eitrigem Fluor

7.22.2 Diagnostik

- Klinisch
- **NAT/PCR**: aus Sekreten od. Erststrahlurin
- **Mikroskopie**: aus Sekreten, Methylenblaufärbung, Gramfärbung (Diplokokken)
- **Kultur**: Abstrichtupfer mit Transportmedium zum kulturellen Anzuchtversuch mit Resistenztestung (Weindel 2019)

7.22.3 Komplikationen

- Disseminierte Gonokokkeninfektion: Polyarthritis, hohe Fieberschübe, hämorrhagische Pusteln an Akren u. Petechien
- U. a. Sepsis mit Endokarditis, Meningitis, Osteomyelitis, Pneumonie, Konjunktivitis
- Synechien → Sterilität
- Schwangerschaft: Übertragung im Geburtskanal → Risiko gonorrhoische neonatale Konjunktivitis (**Cave**: Notfall – unbehandelt Gefahr Erblindung)

7.22.4 Therapie

- 1. Wahl: Ceftriaxon (z. B. Rocephin®) 1 g i.m./i.v. + Azithromycin (z. B. Zithromax®) 1,5 g p.o. einmalig (Kombinationstherapie wegen zunehmender Resistenzentwicklung)
- Cefixim (z. B. Tricef®, Cefixim STADA®) 400 (– 800) mg + Azithromycin (z. B. Zithromax®) 1,5 g p.o. einmalig
- **Schwangerschaft**: Ceftriaxon (z. B. Rocephin®) 1 g i.m./i.v. einmalig
- **Pharyngeale Gonorrhö**: immer parenteral behandeln!
- **Partnertherapie**:
  – Alle Geschlechtspartner der letzten 3 Mon.
  – Z. B. Ceftriaxon (z. B. Rocephin®) 1 g i.m./i.v. einmalig
- **Kontrolle**: Kultur 3–7 d + NAT/PCR ≥ 2–3 Wo nach Behandlungsende
- Bis zur Kontrolle auf GV verzichten (Kostner et al. 2025)

7.22.5 Prävention

- Geschützter GV (Kondom)
- Gonokokkenscreening: bei Schwangeren mit ↑ Risiko für STI empfohlen: zervikaler Abstrich

7.23 Granuloma venereum (Granuloma inguinale)

Bakterielle sexuell übertragbare Erkrankung (Klebsiella granulomatis); **Transmission**: GV, enger Hautkontakt; **IKZ**: wenige d – 12 Wo; **Epidemiologie**: endemisch in tropischen u. subtropischen Regionen, in Industrieländern selten

7.23.1 Symptome

- Anfangs kleine, schmerzlose rote Knötchen im Genitalbereich
- Später schmerzlose, ulzerierende Läsionen

- Betroffene Körperregionen: Genitalbereich, Analbereich, Gesäß, Oberschenkel, selten: Gesicht, Mundhöhle

7.23.2 Diagnostik

- Anamnese (Reiseanamnese mit Aufenthalt in Endemiegebiet) u. klinische Untersuchung (charakteristisches Erscheinungsbild)
- **Mikroskopie**: kurze, gramneg. Stäbchen
- **Histologie**: Nachweis Donovan-Körperchen

7.23.3 DD

- Lymphogranuloma inguinale (Lymphogranuloma venerium): Chlamydia trachomatis
- Ulcus durum: Syphilis

7.23.4 Komplikationen

- Bakterielle Sekundärinfektion

7.23.5 Therapie

- **Antibiose**: Azithromycin (z. B. Zithromax®), Trimethoprim-Sulfamethoxazol (z. B. Cotrim®, Eusaprim®), Ciprofloxacin, Doxycyclin (z. B. Doxybene®, Vibramycin®)
- **Schwangerschaft u. Stillzeit**: Erythromycin (z. B. Infectomycin®)
- **Therapiedauer**: 3 Wo od. bis zur Abheilung
- Untersuchung u. **Mitbehandlung von Sexualpartnern**

7.24 Grippaler Infekt/Erkältung/Schnupfen (Rhinitis acuta) (Schwangerschaft u. Stillzeit)

Viral, meist selbstlimitierender Verlauf

7.24.1 Symptome

- Schnupfen, Hals-, Kopf- u. Gliederschmerzen, Husten
- Ggf. leichtes Fieber, Frösteln
- Müdigkeit, Abgeschlagenheit

7.24.2 Diagnostik

- I. d. R. klinisch
- Ggf. Labor: Entzündungsparameter
- Ggf. Abstriche: Influenza, COVID-19 etc.

7.24.3 Therapie

- Ziel: Symptome lindern!
- Körperliche Schonung, ausreichend Schlaf
- Frische Luft
- Ausreichende Flüssigkeitszufuhr: z. B. heißer Tee
- Inhalationen: z. B. mit NaCl, Thymian- od. Kamillentee
- Brusteinreibungen
- Rauchverzicht
- Gurgeln: mit z. B. Salbeitee
- Bei Bedarf **antipyretisch/analgetische Medikamente**:
    - **Paracetamol**: z. B. Mexalen®, Dafalgan®, Paracetamol-ratiopharm®, 500 mg bis 4 x tgl., 1. Wahl, in jeder Phase der Schwangerschaft, Stillen erlaubt
    - **NSAR**:
        - **Ibuprofen**: z. B. Nurofen®, Aktren®, Brufen®, Irfen®, 400–600 mg bis 3 x tgl., 1. Wahl
        - **Diclofenac**: z. B. Voltaren®, 50 mg bis 3 x tgl.
        - **ASS**: z. B. Aspirin®, 500–1000 mg bis 3 x tgl., 2. Wahl
        - **Cave**: bis max. 28. SSW, ab 20. SSW nur Einzeldosen NSAR, sonst Risiko für vorzeitigen Verschluss des Ductus arteriosus Botalli u. fetale Nierenschädigung
        - **Stillzeit**: erlaubt
- **Abschwellende Nasentropfen**: nur bei starker Behinderung der Nasenatmung, Oxymetazolin (z. B. Nasivin®) od. Xylometazol (z. B. Otrivin®), max. 7–10 d (**Cave**: arzneimittelinduzierte Schädigung der Nasenschleimhaut)
- **Antibiotikatherapie**: meist nicht notwendig!
- S. auch Abschn. 13.11, 2.14 u. 16.12

7.25 Grippe (Schwangerschaft u. Stillzeit)

s. Influenza

7.26 Gürtelrose (Schwangerschaft u. Stillzeit)

s. Herpes zoster

Literatur

Chalubinski KM, Abel K, Kuschel B (2024) Normale Geburt. In: von Kaisenberg C, Klaritsch P, Hösli-Krais I (Hrsg) Die Geburtshilfe. Springer Reference Medizin, 6. Aufl. Springer, Berlin/Heidelberg. https://doi.org/10.1007/978-3-662-63506-3_29

Early pregnancy loss in the 1st trimester (2024) Guideline of the DGGG, OEGGG and SGGG (S2k-Level, AWMF Registry No.015/075, August 2024). http://www.awmf.org/leitlinien/detail/ll/015-076.html. Zugegriffen am 20.09.2024

https://www.mifegyne.info (o.J.-a). Zugegriffen am 04.04.2025

https://www.mifegyne.info (o.J.-b). Zugegriffen am 31.03.2025

Induction of labour (2020) Guideline of the German Society of Gynecology and Obstetrics (S2k, AWMF Registry No. 015–088, December 2020). https://www.awmf.org/leitlinien/detail/ll/015-088.html. Zugegriffen am 20.01.2025

Kaelin Agten A (2024) First-trimester cesarean scar pregnancy: a comparative analysis of treatment options from the international registry. Am J Obstet Gynecol 230:669.e1–669.e19

Kehl S, Surbek D, Husslein P, Abele H (2024) Geburtseinleitung, Terminüberschreitung und Übertragung. In: von Kaisenberg C, Klaritsch P, Hösli-Krais I (Hrsg) Die Geburtshilfe. Springer Reference Medizin, 6. Aufl. Springer, Berlin/Heidelberg. https://doi.org/10.1007/978-3-662-63506-3_31

Kostner D, Egg M, Handisurya A (2025) Sexuell übertragbare Krankheiten. Österreich Ärzteztg 1(2):21–26

Muin DA (2024) Der späte intrauterine Fruchttod. In: von Kaisenberg C, Klaritsch P, Hösli-Krais I (Hrsg) Die Geburtshilfe. Springer Reference Medizin, 6. Aufl. Springer, Berlin/Heidelberg. https://doi.org/10.1007/978-3-662-63506-3_18

Pfaff T, Meschede J, Juhasz-Böss I, Schuster D, Huwer S (2023) Ein seltener Fall – die heterotope Schwangerschaft. Simultane Gravidität intra- und extrauterin im Zustand nach Eileiterschwangerschaft und Embryonentransfer. Gynäkol Endokrinol:3/2023. https://doi.org/10.1007/s10304-023-00517-2

Pildner von Steinburg S (2024) Frühschwangerschaft: klinische Aspekte und Abortgeschehen. In: von Kaisenberg C, Klaritsch P, Hösli-Krais I (Hrsg) Die Geburtshilfe. Springer Reference Medizin, 6. Aufl. Springer, Berlin/Heidelberg. https://doi.org/10.1007/978-3-662-63506-3_2

Shoulderdystocia (2024) Guideline of the DGGG, OEGGG and SGGG (S2k-Level, AWMF Registry No. 015/098, October 2024). https://register.awmf.org/de/leitlinien/detail/015-098

Stachs A, Stubert J, Reimer T, Hartmann S (2019) Benigne Erkrankungen der weiblichen Brust. Dtsch Arztebl Int 116(33–34):565–573. https://doi.org/10.3238/arztebl.2019.0565

Strowitzki T, Ortmann O (2024) Klinische Endokrinologie für Frauenärzte, 6. Aufl. Springer, Berlin/Heidelberg. https://doi.org/10.1007/978-3-662-65517-7

Vaginale Geburt am Termin (2020) Guideline of the DGGG and DGHW (S3-Level, AWMF Registry No. 015/083, Dezember 2020). https://www.awmf.org/leitlinien/detail/ll/015-083.html

Weindel M (2019) Sexuell übertragbare Krankheiten – zeitgemäße Diagnostik. Gynäkologe 52:841–844. https://doi.org/10.1007/s00129-019-04517-x

Zippl A, Aulitzky A, Braun A, Feil K, Toth B (2023) Gestörte Frühgravidität – Diagnostik, Differenzialdiagnosen und Therapie. Gynäkol Endokrinol 21:43–52. https://doi.org/10.1007/s10304-022-00486-y

Buchstabe H

8.1 Haarausfall (Effluvium), androgenetische Alopezie (Alopecia androgenetica, erblich bedingter Haarausfall) der Frau

Verlust bis 100 Haare tgl. = normal; Haarausfall durch vielseitige (patho-)physiologische Auslöser, auch multifaktoriell, verschiedene Formen von Haarausfall bei Frauen

8.1.1 Androgenetische Alopezie (erblich bedingter Haarausfall)

8.1.1.1 Symptome
- Ausdünnen des Haars besonders am Oberkopf
- Breiter werdender Mittelscheitel
- Stirnhaaransatz bei Frauen meist erhalten (im Gegensatz zu Männern)

8.1.1.2 Ätiologie
- Meist ↑, genetisch determinierte Empfindlichkeit der Haarfollikel auf physiologischen Androgenspiegel
- Auslösende Noxen: Hyperandrogenämie (PCOS, AGS, androgenproduzierende Tumoren), Medikamente mit Androgenwirkung (Boonen 2024)

8.1.1.3 Diagnostik
- Dermatologische Vorstellung
- **Anamnese**: u. a. Zyklusanamnese, weitere Virilisierungserscheinungen, Ernährung, Medikation
- **Familienanamnese**: Mutter, Großmutter, Schwestern, Tanten
- **Labor**: wenige relevante Parameter: TSH, Ferritin, ggf. Androgendiagnostik (insb. bei Zyklusstörungen: Testosteron, SHBG, Androstendion, DHEAS,

Dihydrotestosteron; (oftmals viele weitere Parameter bestimmt, jedoch ohne Evidenz: BB, LFP, NFP, CRP, Kalzium, Zink, Selen, Vitamin D, Vitamin B12, Biotin, Folsäure, Vitamin B6, ANA, LH, FSH, Estradiol, Prolaktin, ggf. Lues-Serologie (im Risikokollektiv))
- Einnahme oraler Kontrazeptiva → ≥ 3 Mon. zuvor absetzen für valide Werte
- Normalerweise an d 3–5 (7) des Zyklus (bzw. Fehlen eines Follikels > 10 mm), bei Amenorrhö unabhängig vom ZT
• Ggf. TVUS: Ausschluss PCOS

8.1.1.4 Therapie

8.1.1.4.1 Therapie der Alopezie ohne Hyperandrogenämie
• **Minoxidil** 2 % (z. B. Regaine®-Lsg, 2 %, Minorga®):
  - 2 x tgl. 1 ml (evtl. auch 1 x 2 ml abends bei ausgedehnter Alopezie) topisch
  - Vorübergehend ↑ Haarausfall nach 2–6 Wo, selbstlimitierend nach einigen Wo
  - Sichtbarer, neuer Haarwuchs frühestens nach 12–16 Wo
  - Daueranwendung notwendig; bei Absetzen → das durch Minoxidil geförderte Haarwachstum bildet sich binnen weniger Mon. vollständig wieder zurück
• **17α-Estradiol** (z. B. Alfatradiol®):
  - Topisch
  - ↓ effektiv als Minoxidil
  - Ebenso Daueranwendung notwendig
• **Eisensubstitution**: wenn Ferritin < 40 (– 70) ng/ml (Ferritin sollte hochnormal sein)
• **Schilddrüsendysfunktion**: weitere Abklärung bzw. Therapie (internistische Endokrinologie)
• Bei **Zyklusstörung** – auch wenn Labor unauffällig – evtl. Besserung durch Zyklusregulierung u. antiandrogene Therapie (s. u.) (Ludwig 2022)

8.1.1.4.2 Therapie der Alopezie bei Hyperandrogenämie
• **Antiandrogene Therapie** (z. B. KOK mit EE (SHBG-Induktion) u. antiandrogener Gestagenkomponente) sinnvoll u. indiziert:
  - Chlormadinonacetat (2 mg): Delia®, Madienette®, Neo-Eunomin®, Belara®, **Cave**: Rote-Hand-Brief-Meningeome
  - Cyproteronacetat (CPA) 2 mg (z. B. in Diane® mite, Diane®-35, Cyproderm®), falls nicht ausreichend → CPA auf 10 mg, 50 mg od. 100 mg ↑ (z. B. Androcur®) zusätzlich an den ersten 10–15 Einnahmetagen des CPA-haltigen Kombinationspräparates (**Cave**: Rote-Hand-Brief-Meningeome) (cyproteronhaltige Präparate sind nicht für Kontrazeption zugelassen, sondern nur zur antiandrogenen Therapie – 2 mg Cyproteronacetat ≙ aber doppelten Ovulationshemmdosis → Ovulationsschutz sicher gegeben)
  - Andere Gestagene mit antiandrogener Wirkung wie Drospirenon (z. B. Yasmin®, Yaz®, Yasminelle®), Dienogest (z. B. Larissa®, Velbienne®) evtl. zu schwach bei Ind. „Alopezie bei Hyperandrogenämie" (Lutz 2018) → s. auch Abschn. 8.20 u. 16.4

- **Dexamethason**:
  - Bei adrenaler Hyperandrogenämie (DHEAS ↑)
  - Meist reichen 0,25 mg tgl.
- **Spironolacton** (z. B. Aldactone®):
  - Alternativ zu Antiandrogenen, Beginn mit 50 mg 2 x tgl., ggf. bis 100 mg 2 x tgl.
  - NW: Hyperkaliämie
  - KI: Niereninsuffizienz
- **Flutamid**: 62,5–375 mg/d, **Cave**: sichere Kontrazeption, LFP
- **Finasterid**: 1–5 mg/d, **Cave**: sichere Kontrazeption
- Evtl. ergänzende topische Therapie mit Minoxidil (s. o.)
- Eigenhaartransplantation
- Komplementärmedizin: Low-Level-Laser-Therapie od. Microneedeling

8.1.2 Diffuser Haarausfall

8.1.2.1 Symptome
- Ausdünnung der Haare über ganzen Kopf verteilt
- Meist temporär, verschwindet nach Beseitigung der Urs.

8.1.2.2 Ätiologie
- Hormonschwankungen: Schwangerschaft u. p.p., postpubertal (16.–20. Lj.), Menopause, Einnahme od. Absetzen von Ovulationshemmern
- Nährstoff- u. Vitaminmangel: z. B. Eisen, Zink, Vitamin B12, D, Biotin
- Stress (Ereignisse vor 3–6 Mon.: z. B. Prüfungsstress), Erschöpfung
- Medikamente: z. B. hormonelle Kontrazeptiva (Gestagene mit androgener Wirkung wie Norethisteronacetat od. LNG; LNG-IUS, Vaginalring, Dreimonatsspritze, Hormonstäbchen, Hormonpflaster); Zytostatika, Antihypertonika (z. B. Captopril, Enalapril, ß-Blocker), OAK, Analgetika (z. B. Diclofenac), Antiepileptika (z. B. Valproat), Lipidsenker (z. B. Atorvastatin), Heparin
- Chronische Erkrankungen: z. B. Schilddrüsenfunktionsstörung, Autoimmunerkrankungen, Infektionskrankheiten, metabolisches Syndrom

8.1.2.3 Diagnostik
- Genaue Anamnese zur Erfassung wahrscheinlicher Urs.
- Meist keine weitere Diagnostik notwendig: z. B. postpartales Effluvium
- Ggf. Labor: i. d. R. unauffällig, s. o.

8.1.2.4 Therapie
- Je nach Urs.
- Gesunde, ausgewogene u. regelmäßige Ernährung, ggf. Ausgleich von Nährstoff- u. Vitaminmängeln: z. B. Substitution von Eisen, Vitamin B12 etc.
- Ggf. Stress ↓
- Ggf. Anpassung/Umstellung auslösender Medikation

- Ggf. Therapie Grunderkrankungen
- **Postpartales Effluvium**:
  - Hinweis, dass sich Zustand nach 3–9 Mon. wieder normalisiert → keine Therapie notwendig
  - Ausgewogene Ernährung mit ausreichend zink-, eisen- u. magnesiumreicher Nahrung
  - Ruhe gönnen, Stress vermeiden, Kopf massieren
  - Schonende Haarpflege: milde Shampoos, vorsichtiges Bürsten u. Kämmen, Vermeidung von Hitzebehandlungen wie Föhnen od. Glätten
  - Bei Persistenz > 10 Mon. → weitere Abklärung: z. B. Labor, Dermatologe etc.
  - Nutzen diverser „Aufbaupräparate" nicht belegt
- **Hormonelle Kontrazeption als Urs.**:
  - Ggf. Umstellung auf Pille mit ↓ Gestagengehalt, Gestagene mit ↓ androgener Wirkung od. Pillen mit ↑ antiandrogener Wirkung: z. B. Cyproteronacetat (CPA): Diane®-35, Diane® mite, Cyproderm®; Chlormadinonacetat: Neo-Eunomin®, Belara®; **Cave**: Rote-Hand-Brief-Meningeome

8.1.3 Umschriebener Haarausfall

- Alopecia areata: kreisrunder Haarausfall, vermutlich immunologischer Hintergrund
- Andere Formen, z. B. nach mechanischer Belastung: Frisur, Kopfbedeckungen etc.
- Vernarbend: z. B. im Rahmen infektiöser Prozesse
- → Dermatologische Therapie

8.2 Habitueller Abort

s. Abortus habitualis

8.3 Hämorrhoiden, Hämorrhoidalleiden

8.3.1 Def.

- **Hämorrhoiden** = Plexus hämorrhoidalis superior (Kontinenz dienender, arteriovenöser Gefäßpolster)
- **Hämorrhoidalleiden** = symptomatische Hämorrhoiden

8.3.2 Ätiologie

- Nicht ausreichend geklärt, u. a. fehlerhafte Ernährung, BMI ↑, gestörtes Defäkationsverhalten

8.3.3 Symptome

- Anale Blutungen
- Schleimige Sekretion mit Pruritus, Brennen, Schmerzen
- Fremdkörper- od. Druckgefühl
- Unvollständiges Entleerungsgefühl nach Stuhlgang
- Ulzeration (Grad IV)

8.3.4 Diagnostik

- Anamnese, Inspektion, digital-rektale Untersuchung
- Proktoskopie
- Rektoskopie, ggf. Koloskopie: Ausschluss weiterer Pathologien (insb. zum Tumorausschluss)

8.3.5 Einteilung

- **Grad I**: nur proktoskopisch sichtbare Knoten, die nicht prolabieren
- **Grad II**: beim Pressen spontan prolabierend, Selbstreposition
- **Grad III**: beim Pressen spontan prolabierend, Prolaps nur manuell reponierbar
- **Grad IV**: fixierter Prolaps, nicht reponierbar

8.3.6 DD

- U. a. Marisken, Analvenenthrombose, Analfissur, Mukosaprolaps, Anal-, Rektum-, Kolonkarzinom

8.3.7 Therapie

- Nur bei Beschwerden (Hämorrhoidalleiden)
- **Basistherapie**:
  - **Optimierung Ernährung u. Stuhlgewohnheiten**: ballaststoffreiche Kost mit viel Obst u. Gemüse, ausreichend Flüssigkeit
  - **Optimierung Defäkation**: Vermeidung von starkem Pressen beim Stuhlgang, Stuhlregulierung: z. B. mit Flohsamen, Macrogol (z. B. Molaxole®, Movicol®) p.o. od. Lactulose (z. B. Laevolac®, Bifinorm®, Duphalac®) 1–2 EL tgl. p.o.
  - Gewichtsreduktion, Sport
  - **Sorgfältige Analhygiene**: nach dem Stuhlgang ausduschen, lokal kühlen (kühle Kompressen, z. B. mit Salbeitee getränkt), Sitzbäder mit Kamillosan od. Eichenrinde

- **Medikamentöse (symptomatische) Therapie**:
  - **Salben, Cremes od. Supp. mit schmerzlindernden, entzündungshemmenden u. adstringierenden Wirkstoffen**:
    - Z. B. mit Menthol, Ichthammol, Monochlorcarvacrol: Hädensa®-Supp. (1–2 x tgl.), Hädensa®-Salbe (3 x tgl. sowie nach jedem Stuhlgang)
    - Z. B. mit Cinchocainhydrochlorid, Prednisoloncapronat: Scheriproct®-Salbe (2 x tgl. für max. 2 Wo) od. Scheriproct®-Supp. (1 x tgl., wenn besser evtl. nur alle 2 d, max. 2 Wo) – kurzfristige Anwendung zur Abschwellung entzündlicher Läsionen
  - **Flavonoide**: z. B. Daflon® 3 x 2 p.o. für 3 d, dann 2 x 2 für 1 d u. dann 1-0-1 weiter
- **Minimalinvasive Verfahren**:
  - **Sklerosierungstherapie, Gummibandligatur**: ab Grad I–II
- **OP**: wenn konservative Verfahren nicht zu ausreichender Beschwerdelinderung führen, ab Grad III–IV
- **Sonderfall: akute Inkarzeration od. Thrombosierung von Hämorrhoiden**:
  - NSAR
  - Lokale Kühlung
  - Stuhlregulierung: s. o.
  - Ggf. OP im Verlauf (z. B. nach einigen Wo)
- **Schwangerschaft u. Stillzeit**: Therapie idem, Scheriproct® u. Daflon®: strenge Indikationsstellung u. Risiko-Nutzen-Abwägung, häufig Remission p.p. (somit invasive Verfahren restriktiv!)

8.4 Harninkontinenz der Frau (Urininkontinenz, Incontinentia urinae)

8.4.1 Diagnostik

- **Anamnese**: ermöglicht in bis zu 80 % bereits Kategorisierung der Inkontinenzform
- Klinische Untersuchung
- **Urinanalyse** (z. B. Combur®): bei symptomatischem HWI → Reevaluation nach Infektsanierung
- **Miktionstagebuch**: zumindest über 3 d, Miktionszeit, -frequenz, -volumen, Inkontinenzepisoden, Vorlagenverbrauch, Trinkgewohnheiten (physiologisch: Miktionsfrequenz 7 x tgl. u. Nykturie 1 x) (Lessiak 2025)
- **Pad-Test**: mit standardisierter Dauer u. Übungsprotokoll (wenn Quantifizierung der Harninkontinenz notwendig)
- **Sonografie** (Restharnbestimmung), Pelvic-Floor-Sonografie (Beckenboden-Sonografie)
- Evtl. **Urodynamik**: insb. wenn unklar bzw. präoperativ bei komplizierter Belastungsinkontinenz

- Evtl. **urologische Abklärung** (**Urethrozystoskopie**): bei komplizierter Belastungsinkontinenz, therapierefraktärer Dranginkontinenz
- Ggf. **neurologische Abklärung**: z. B. MS, Parkinson, Apoplex, Zerebralsklerose
- Ggf. **internistische Abklärung**: z. B. DM

8.4.2 Prävention

- Gewicht ↓
- Vermeidung von Obstipation
- Präpartale Physiotherapie

8.4.3 Belastungsinkontinenz (früher: Stressinkontinenz)

8.4.3.1 Symptome
- Unwillkürlicher Urinverlust bei körperlicher Anstrengung

8.4.3.2 Einteilung (nach Ingelmann-Sundberg)
- **Grad 1**: Harnverlust beim Husten, Niesen, Lachen
- **Grad 2**: Harnverlust beim Heben, Treppensteigen, Laufen
- **Grad 3**: Harnverlust in Ruhe/beim Stehen

8.4.3.3 Einteilung für Therapie
- **Unkomplizierte Belastungsinkontinenz**:
  - Kein St. p. Inkontinenz-OP
  - Keine neurologischen Symptome
  - Kein symptomatischer Genitaldeszensus/-prolaps
  - Abgeschlossene Familienplanung
- **Komplizierte Belastungsinkontinenz**:
  - ≥ 1 der o. g. Kriterien zutreffend

8.4.3.4 Therapie
- **Konservativ**:
  - **Lebensstiländerung**: Gewicht ↓ (≥5 %), Bewegung ↑, Nikotin ↓
  - Inkontinenzvorlagen
  - **Beckenbodentraining**: ≥ 3 Mon., Erfolg ≈ 70 %
  - **Lokale Östrogene** (z. B. Estriol): z. B. Ovestin®-Creme od. Ovestin®-Ovula 10–14 d 1 x tgl. abends, danach 1–2 x/Wo (allen postmenopausalen Patientinnen mit Inkontinenz empfehlen)
    - Anfangs oft lokale Reizung durch Estriol, Besserung nach Aufbau Vaginalepithels (→ Beratung!)
    - Ultraniedrig dosierte Lokaltherapie (Estriol 0,03 mg, z. B. OeKolp®-Ovula) auch bei (St. p.) Mammakarzinom mgl. (Strowitzki und Ortmann 2024; Schüler-Toprak et al. 2025)

- **Duloxetin** (z. B. Yentreve®): keine Zulassung in Österreich u. Schweiz; 1 x tgl. (wegen NW, insb. Übelkeit mit Erbrechen, Mundtrockenheit, Obstipation einschleichend dosieren: 1. Wo 0-0-20 mg, 2. Wo: 20-0-20 mg, 3. Wo: 20-0-40 mg; Dosissteigerung bis 2 x 40 mg tgl. mgl.; Therapie mind. 3–6 Mon.); synergistische Wirkung mit Beckenbodengymnastik, bei gleichzeitiger Depression als einziges Antidepressivum einsetzen, Auslassversuch nach 6–12 Mon. (ausschleichen), bei erneuter ↑ der Beschwerden → Dauertherapie od. OP
- **Pessartherapie**: Ring-, Schalen-, Urethra- u. Würfelpessare; auch bei antizipierter Belastung (z. B. Sport)
- Ggf. auslösende Medikamente absetzen
- Behandlung von Begleiterkrankungen
- **Lasertherapie**: intravag., Option bei leichter bis mittlerer Belastungsinkontinenz
- **Operativ**:
  - **Allgemeines**:
    - **Gleichzeitiger Deszensus- u. Inkontinenzeingriff**: mgl. (Komplikationen ↑), ebenso wie zweizeitiges Vorgehen
    - **Larvierte od. asymptomatische Belastungsinkontinenz**: Risiko der postoperativen Belastungsinkontinenz nach Deszensuschirurgie
    - **Familienplanung**: sollte bei OP der Belastungsinkontinenz abgeschlossen sein
  - **Suburethrale Bandanlagen** (TVT: Tension-free Vaginal Tape), TOT: Trans-Obturator Tape): Goldstandard bei unkomplizierter Belastungsinkontinenz, 95 % subjektive Heilungsrate; nachhaltige Erfolgsraten über 10 a Follow-up; retropubisch: objektive Heilungsrate ↑ im 8-a-Follow-up (subjektiv gleich), perioperative Komplikationsrate ↑ (Blasenverletzung, postoperative Blasenentleerungsstörung); transobturatorisch: langfristiges Dyspareunie- u. Schmerzrisiko ↑
    - Auch nach 20 a noch Heilungsraten von ≈ 90 %
  - **Kolposuspension nach Burch**: ähnliche Erfolgsraten wie suburethrale spannungsfreie Bänder; OP-Zeit u. Rekonvaleszenz ↑, Risiko ↑ für postoperative Blasenentleerungsstörung u. Descensus genitalis (v. a. Rektozelen); bei gleichzeitig bestehender Traktionszystozele sinnvoll od. wenn bereits laparoskopischer/offener Zugangsweg aus anderen Gründen gewählt
  - **Autologe Faszienschlingen**: ähnliche Erfolgsraten, Komplikationsraten ↑, OP-Dauer ↑
  - **Single-incision-Bänder** (**Minischlinge**): ↓ effektiv, kein Nachweis der Gleichwertigkeit über 12 Mon. Follow-up hinaus
  - **Justierbare Schlinge**: keine Evidenz für Überlegenheit
  - **Unterspritzung der Harnröhre** (**bulking agents**): in LA bei eingeschränkter Operabilität, Frozen Urethra, erfolglosen Vor-OPs; Heilung bis 12 Mon.
  - **Artifizieller urethraler Sphinkter**: bei Urethalinsuffizienz

8.4.4 Dranginkontinenz (früher: Urgeinkontinenz)

8.4.4.1 Symptome
- Unwillkürlicher Harnverlust, von imperativem Harndrang begleitet od. folgt diesem

8.4.4.2 Ziel
- Verlängerung der Miktionsintervalle u. ↑ der funktionellen Blasenkapazität

8.4.4.3 Therapie
- **Lebensstiländerung**: Gewicht ↓ (≥ 5 %), Bewegung ↑, Nikotin ↓, keine exzessive Flüssigkeitszufuhr, Meiden koffein- u. alkoholhaltiger Getränke
- **Blasentraining**: regelmäßige Toilettengänge mit Blasenentleerung nach Zeitplan (Versuch der willentlichen ↑ der Blasenkapazität)
- **Miktionstagebuch**: als Grundlage für Verhaltenstraining
- **Lokale Östrogene** (z. B. Estriol): z. B. Ovestin®-Creme od. Ovestin®-Ovula 10–14 d 1 x tgl. abends, danach 1–2 x/Wo (allen postmenopausalen Patientinnen mit Inkontinenz empfehlen)
  - Anfangs oft lokale Reizung durch Estriol, Besserung nach Aufbau Vaginalepithels (→ Beratung!)
  - Ultraniedrig dosierte Lokaltherapie (Estriol 0,03 mg, z. B. OeKolp®-Ovula) auch bei (St. p.) Mammakarzinom mgl. (Strowitzki und Ortmann 2024; Schüler-Toprak et al. 2025)
- **Beckenbodentraining** (mit Biofeedbackunterstützung): ≥ 3 Mon.
- Inkontinenzvorlagen
- **Medikamentös**:
  - **Muscarinrezeptorantagonisten** (anticholinerg): konsistente Ergebnisse einzelner Substanzen, Unterschiede aber bei NW (Mundtrockenheit, Obstipation, Akkomodationsstörung, kognitive Einschränkungen, Tachykardie, Fatique); hohe Abbruchrate; nach 6–12 Mon. Auslassversuch:
    - **Tolterodin**: 2 x 2 mg tgl., z. B. Detrusitol®, nach 4 Wo meist ↓ auf 2 x 1 mg tgl. mgl.
    - **Solifenacin**: 5–10 mg tgl., z. B. Vesicare®
    - **Trospium**: z. B. Spasmolyt®-Drg., Spasmo-Urgenin Neo®, Spasmex® 2 x 1 tgl.
    - **Oxybutynin**: 3 x 5 mg tgl., z. B. Detrusan®, Kentera® transdermales Pflaster: höchste NW-Rate, **Cave**: kognitive Funktionseinschränkungen bei Älteren
    - **Cave**: Polymedikation (insb. bei geriatrischen Patienten): „anticholinerge (Gesamt-)Last" bedenken u. WW überprüfen
  - **ß3-Adrenozeptoragonist**:
    - **Mirabegron**: z. B. Betmiga® 50 mg 1 x tgl., Effekte ähnlich wie durch Anticholinergika bei deutlich ↓ NW (Schell et al. 2025); keine Beeinträchtigung der Blasenkontraktilität (Restharn), keine kognitiven Effekte, **Cave**: schlecht eingestellte Hypertonie; alternativ prim. statt Antimuskari-

nika od. sek. auch in Kombination mit Anticholinergika (Solifenacin + Mirabegron etwas ↑ wirksam gegenüber Dosissteigerung einer anticholinergen Monotherapie ohne signifikanter Verschlechterung des NW-Profils) (Kübel-Heising und Dimpfl 2025)
    – **Zentrale Antidepressiva**:
        • **Imipramin**: 2 x 25 mg tgl., z. B. Tofranil®, bis max. 150 mg tgl.
- Ggf. auslösende Medikamente absetzen u. Begleitkrankheiten therapieren
- Elektrostimulation mit Biofeedback
- **Botoxinjektion**: gleich wirksam, Wirkeintritt nach ≈ 2 Wo, alle 1/2 a wiederholen, NW: Blasenentleerungsstörung, evtl. Katheterisierung notwendig (Female Urinary Incontinence 2021).

8.4.5 Überaktive Blase (overactive bladder, OAB, hyperaktive Blase, Reizblase)

8.4.5.1 Symptome
- Übergeordnetes Syndrom, imperativer Harndrang, häufig Pollakisurie u. Nykturie, mit („wet") od. ohne („dry") Harninkontinenz

8.4.5.2 Diagnostik
- Wie bei Dranginkontinenz – Ausschlussdiagnose

8.4.5.3 Therapie
- Wie bei Dranginkontinenz
- Therapeutische Gespräche, Entspannungsübungen, Biofeedback, verhaltenstherapeutische Übungsprogramme
- **Therapie der Nykturie**: evtl. Desmopressin (**Cave**: Natrium kontrollieren)
- Akupunktur, Homöopathie, Phytopharmaka: z. B. Goldrutenkraut (z. B. Solidago-Steiner®-Tbl.): bisher keine ausreichende Evidenz
- Transkutane posteriore tibiale Nervenstimulation
- Sakrale Neuromodulation

8.4.6 Mischinkontinenz

8.4.6.1 Symptome
- Mischung aus Belastungs- u. Dranginkontinenz

8.4.6.2 Therapie
- Miktionstagebuch (s. o.), danach Behandlung der vorherrschenden Inkontinenzform: manchmal damit schon Erfolg; falls keine ausreichende Besserung → auch andere Inkontinenzform mitbehandeln

- Evtl. auch beide Inkontinenzformen von Beginn an zugleich behandeln: Beckenbodentraining in Kombination mit medikamentöser Therapie, sonst s. andere Inkontinenzformen
- Blasentraining
- Beckenbodentraining: ≥ 3 Mon.

8.4.7 Inkontinenz bei chronischer Harnretention (früher: Überlaufinkontinenz)

- Durch ↑ Restharn verursacht (Detrusorhypoaktivität od. Blasenauslassobstruktion)

8.4.7.1 Symptome
- Tröpfchenweise Harnverlust ohne spürbaren Harndrang
- Unfähigkeit, Blase vollständig zu entleeren

8.4.7.2 Therapie
- Falls medikamentös (Anticholinergika, Antidepressiva, Neuroleptika, Muskelrelaxanzien, Kalziumantagonisten, Parkinsonmedikamente) bedingt: absetzen od. Dosis ↓
- Ggf. intermittierender Einmalkatheterismus
- Ggf. operative Beseitigung des subvesikalen Abflusshindernisses
- **Cholinergika**: z. B. Bethanecholchlorid (z. B. Myocholine®, Myocholine-Glenwood®) 25 mg bis 4 x tgl.
- Ggf. α-Rezeptorenblocker: z. B. Tamsulosin (z. B. Alna ret.®, Tamsulosin-ratiopharm®, Tamsulosin-Mepha®) 0,4 mg 1 x tgl., **Cave**: Off-Label-Use, RR ↓
- **Blasenentleerungsstörung postoperativ**:
  - **NSAR**: z. B. Ibuprofen (z. B. Nurofen®, Aktren®, Brufen®, Irfen®) 400 mg bis 3 x tgl. p.o., Diclofenac (z. B. Voltaren®) 50 mg bis 3 x tgl. p.o., Dexibuprofen (z. B. Seractil forte®) 400 mg bis 3 x tgl. p.o.
  - **Bethanecholchlorid**: z. B. Myocholine®, Myocholine-Glenwood® 25 mg bis 4 x tgl. p.o.,
  - **Tamsulosin**: z. B. Alna ret.®, Tamsulosin-ratiopharm®, Tamsulosin-Mepha® 0,4 mg 1-0-0 p.o.
  - Evtl. **Aescin**: z. B. Reparil® Drg. 20 mg 2-2-2 p.o.
  - Intermittierende Katheterisierung, Dauerkatheter

8.4.8 Neurogene Detrusorüberaktivität mit Harninkontinenz (früher Reflexinkontinenz)

- Neurogen bedingte Detrusorüberaktivität bei bekannter neurologischer Erkrankung

8.4.9 Einflüsse von Medikamenten auf Inkontinenz

- **Harnverhalt bei chronischer Harnretention**: z. B. Anticholinergika, Spasmolytika, Antihistaminika, Antidepressiva, Anti-Parkinson-Medikamente, α-Agonisten, Ca-Kanal-Blocker, Neuroleptika, Opioide, NSAR, Antiarrhythmika, Hormone (z. B. orale HRT), Muskelrelaxanzien, Amphetamine
- **Belastungsinkontinenz**: z. B. α-Blocker, Sympatholytika
- **Dranginkontinenz**: z. B. Diuretika, Lithium, Sedativa, Antipsychotika

8.4.10 Iatrogene urogenitale Fisteln

8.4.10.1 Ätiologie
- Meist nach OP (z. B. HE), Pessartherapie od. Radiatio

8.4.10.2 Symptome
- Kardinalsymptom: unkontrollierbarer Harnabgang

8.4.10.3 Diagnostik
- Anamnese, Spekulauntersuchung, endoskopische Untersuchungen, retrograde Blasenfüllung (Blauprobe) mit Tampon in Scheide, CT, MRT

8.4.10.4 Therapie
- **Konservativ**: spontane Verschlussrate innerhalb ersten 3 Mon.: 13–23 %
- **OP**: nach 8–12 Wo:
  - Prim. Zugangsweg: abhängig von Fistellokalisation, Patientinnenhabitus, Präferenz Operateur
  - Urethrovag. Fistel: prim. vag. Zugang
  - Prinzipielle Fistelversorgung: Separation der fistulierenden Organe, Exzision Fistelkanal/Anfrischen, spannungsfreie Naht ± Gewebsinterponat
  - Harnableitung ≥ 7 d

8.5 Harnstau (Schwangerschaft)

s. Hydronephrose

8.6 Harnverhalt (Frau)

= Unfähigkeit, gefüllte Harnblase zu entleeren, obwohl starker Harndrang besteht; 6 h p.p. od. nach Katheterentfernung Spontanmiktion nicht mgl.; medizinischer Notfall → sofortige Intervention erforderlich

8.6 Harnverhalt (Frau)

8.6.1 Ätiologie

- Mechanische Blockaden: u. a. Urolithiasis, postoperativ, Genitalprolaps; p.p. (Verletzung N. pudendus, Ödeme, Blasenatonie)
- Entzündlich: u. a. Harnwegsinfekte
- Neurologisch: u. a. MS, Insult
- Medikamentös: u. a. trizyklische Antidepressiva, Neuroleptika
- Psychogene Faktoren

8.6.2 Symptome

- Starker Harndrang ohne Fähigkeit zur Entleerung
- Starke Unterbauchschmerzen u. -druckgefühl
- Ggf. Unruhe, Schweißausbrüche
- Chronisch: Pollakisurie, Restharngefühl, s. auch Abschn. 8.4.7

8.6.3 Diagnostik

- Miktionsanamnese
- Körperliche Untersuchung (z. B. Inspektion p.p. – Geburtswege)
- Sonografie: Restharnbestimmung
- Ausschluss Harnwegsinfekt
- Je nach vermuteter Urs. → urologische Abklärung

8.6.4 Therapie

- Akutmaßnahme: Katheter (transurethral, suprapubisch)
- Je nach Urs.:
  - Infektion → Antibiose, Analgesie, s. Abschn. 8.7
  - Genitalprolaps → ggf. OP od. Pessar, s. Abschn. 7.11
  - Auslösende Medikation → ggf. Umstellung, s. Abschn. 8.4.7
  - Urolithiasis → urologische Begutachtung und Therapie, s. Abschn. 21.9
- Postpartal:
  - Mehrfache Miktionsversuche, auch im Stehen beim Duschen
  - NSAR: z. B. Ibuprofen (z. B. Nurofen®, Aktren®, Brufen®, Irfen®)
  - Spasmolytika: z. B. Butylscopolamin (z. B. Buscopan®-Drg.) 10 mg bis 6 x tgl. p.o.
  - Evtl. Aescin: z. B. Reparil®-20-mg-Drg. 3 x 2 Tbl. tgl. für 1–2 Wo; bei Schwellung
  - Intermittierender Einmalkatheter: alle 4–6 h
  - Ggf. temporärer Dauerkatheter

8.7 Harnwegsinfekt

8.7.1 Zystitis (HWI, Blasenentzündung, unkomplizierter Harnwegsinfekt)

8.7.1.1 Symptome
- Dysurie
- Pollakisurie
- Evtl. Hämaturie
- Evtl. Inkontinenz durch Drangsymptomatik
- Suprapubische Schmerzen
- Bei Fieber, Flankenschmerzen bzw. Nierenlagerklopfschmerz in Verbindung mit Zystitis → **Pyelonephritis**: s. Abschn. 16.41

8.7.1.2 Diagnostik
- Klinisch u./od. Urinstreifentest (z. B. Combur®): Leukozyturie, Hämaturie, Nitrit pos.
- Erstmaliger HWI bei Frauen: keine weitere Diagnostik
- Evtl. Labor: Entzündungsparameter
- **Urinkultur**:
  - Signifikante Bakteriurie ab 10^5 KBE/ml
  - Nicht notwendig bei Frauen mit unkomplizierter Zystitis
  - In jedem Fall bei Harnwegsinfekt in Schwangerschaft empfohlen (Deutsche Gesellschaft für Urologie e. V 2024)

8.7.1.3 Therapie
- **Allgemein**: Wärme (z. B. Thermophor), reichlich trinken ($\geq$ 2 l tgl.), „Blasentee", warme Kleidung
- **Symptomatische Therapie**:
  - Zunächst als alleinige Maßnahme mgl., i. d. R. jedoch Antibiose empfohlen
  - **NSAR**: z. B. **Ibuprofen** (z. B. Nurofen®, Aktren®, Brufen®, Irfen®) 400 mg bis 3 x tgl. p.o., **Diclofenac** (z. B. Voltaren®) 50 mg bis 3 x tgl. p.o., **Dexibuprofen** (z. B. Seractil forte®) 400 mg bis 3 x tgl. p.o.
  - **Butylscopolamin**: z. B. Buscopan® Drg. 10 mg bis 6 x tgl. p.o.
- **Antibiose**:
  - 1. Wahl:
    - Fosfomycin (z. B. Cystium®, Monuril®) 3 g p.o. einmalig
    - Pivmecillinam 400 mg 2–3 x tgl. (z. B. Selexid® 200 mg 2 x 2 Tbl. tgl.) p.o. für 3 d
  - 2. Wahl:
    - Nitrofurantoin (z. B. Furadantin® retard) 100 mg 2 x tgl. p.o. für 3–5 d
    - Cephalosporine 1., 2. od. 3. Gen., z. B. Cefalexin (z. B. Keflex®, Ospexin®, Cephalobene®) 1 g 2 x tgl. p.o. für 3 d, Cefuroxim (z. B. Zinnat®, Cefuroxim Sandoz®) od. Cefpodoxim (z. B. Biocef®, Cefpodoxim Sandoz®)

- Trimethoprim 100–200 mg (z. B. Motrim®, Bactrim®) 2 x tgl. p.o. für 3 d
- Fluorchinolone: Ciprofloxacin, Levofloxacin, Ofloxacin (**Cave**: Rote-Hand-Briefe zu Fluorchinolonen – mgl. schwerwiegende NW)
- Evtl. **Phytotherapie**: z. B. Goldrutenkraut (z. B. Solidago-Steiner®-Tbl.), Tausendgüldenkraut, Liebstöckel u. Rosmarin (z. B. Canephron N® Drg./Tr.)

8.7.2 Rezidivierender, chronischer od. komplizierter Harnwegsinfekt bei Frauen

8.7.2.1 Def.
- **Komplizierter HWI**: bei Risikofaktoren für schweren Verlauf od. Folgeschäden, z. B. Diabetiker, Harnwegs- u. Nierenanomalien, Zystozele, Urolithiasis, Harnabflussstörung, Immunsuppressiva, DK u. Schwangerschaft

8.7.2.2 Diagnostik
- Neben Urinstreifentest auch Urinkultur, evtl. Sediment
- Sonografie Nieren u. ableitende Harnwege: bei V. a. akute unkomplizierte Pyelonephritis
- Bei **häufigen Rezidiven od. chronischem Verlauf**: Überweisung FA Urologie, Zystoskopie

8.7.2.3 Therapie
- Bei hospitalisierten Patienten i.v.-Therapie, nach klinischer Besserung Umstieg auf p.o.-Therapie
- Dauer Antibiose: i. d. R. 7–14 d
- Amoxicillin/Clavulansäure + Gentamicin
- Cephalosporin 3. Gen.: z. B. Cefotaxim
- Fluorchinolone: z. B. Ciprofloxacin, Levofloxacin; **Cave**: Rote-Hand-Briefe zu Fluorchinolonen
- Carbapeneme: Ertapenem, Meropenem
- **Schwangerschaft**:
  - Auch asymptomatische Bakteriurie behandeln
    - Aber systematisches Screening nach asymptomatischer Bakteriurie in Schwangerschaft nicht empfohlen (Ausnahme: evtl. sinnvoll bei Risikopatientinnen wie St. p. Frühgeburt, St. p. Pyelonephritis)
    - Auch wäre dafür eine Urinkultur notwendig (alleiniger Streifentest nicht ausreichend – niedrige Sensitivität u. Spezifität) (Kranz et al. 2025)
  - Pivmecillinam 200 mg (z. B. Selexid®) 3 x tgl. p.o. für 1 Wo
  - Fosfomycin 3 g (z. B. Cystium®, Monuril®) einmalig p.o. (2. Wahl in der Schwangerschaft)
  - Cephalosporine 1. Gen.: z. B. Cefalexin (z. B. Keflex®, Ospexin®, Cephalobene®) 1000 mg 2 x tgl. p.o. für. 3 d

- **Dauerkatheterträger**:
  - Therapie nur bei hoher Wahrscheinlichkeit für HWI, nicht bei asymptomatischer Bakteriurie
  - Kultur aus neu angelegtem DK
  - Z. B. Nitrofurantoin (z. B. Furadantin® retard) 100 mg 2 x tgl. p.o. od. Trimethoprim 100–200 mg (z. B. Motrim®, Bactrim®) 2 x tgl. p.o. für 1 Wo

8.7.2.4 Prophylaxe bei rezidivierenden Harnwegsinfekten
- Angemessene Intimhygiene ohne übertriebene Maßnahmen, gründliche Reinigung nach jedem Stuhlgang
- Miktion postkoital
- Warme Kleidung
- Vermeidung okklusiver Unterwäsche
- Keine Unterdrückung des Harndrangs
- Ausreichend trinken
- **Antibiotische Prophylaxe**:
  - Bei häufigen Rezidiven, für 6 Mon.: abendliche Einmaldosis nach Miktion, z. B. Trimethoprim (z. B. Motrim®, Bactrim®) 100 mg p.o. od. Nitrofurantoin (z. B. Furadantin® retard) 50–100 mg p.o., ggf. postkoitale Prophylaxe mit Trimethoprim 100 mg p.o.
- **Nicht antibiotische Optionen**:
  - Bei postmenopausalen Frauen östrogenhaltige Vaginalcremes (z. B. Estriol® 0,5 mg/g Vaginalcreme) vor Beginn einer antibiotischen Langzeitprävention
  - Evtl. Cranberry-Produkte, D-Mannose (2 g tgl.) u./od. Probiotika
  - Evtl. Immuntherapeutikum (Fraktionen aus E.-coli-Stämmen): z. B. Uro-Vaxom®

8.8 HELLP

s. Hypertensive Erkrankungen in der Schwangerschaft

8.9 Hepatitis (Schwangerschaft u. Stillzeit)

8.9.1 Hepatitis A (Schwangerschaft u. Stillzeit)

IKZ: 2–6 Wo, **Transmission**: meist fäkal-oral, **Infektiosität**: 1–2 Wo vor bis 1 Wo nach Ikterus bzw. Transaminasenerhöhung; **Auswirkungen**: kein Einfluss auf Schwangerschaft od. Kind

8.9.1.1 Symptome
- Krankheitsverlauf wie bei Nichtschwangeren
- Häufig asymptomatisch
- Inappetenz, Übelkeit, Erbrechen, Oberbauchschmerzen, Ikterus

8.9.1.2 Diagnostik
- Labor: Ak-Tests, LFP, Virusnachweis
- Oberbauchsonografie

8.9.1.3 Therapie
- Symptomatisch: Analgetika/Antipyretika, s. Abschn. 13.11.1
- Stillen mgl.

8.9.1.4 Prophylaxe
- Expositionsprophylaxe: Hygienemaßnahmen

8.9.2 Hepatitis B (Schwangerschaft u. Stillzeit)

IKZ: 2–6 Mon., **Transmission**: meist sexuell, aber auch durch Haushaltskontakte u. perinatal (HBsAg-pos. Mütter mit hoher Viruslast (oft gleichzeitig HBeAg-pos.): Risiko für Transmission ohne präventive Maßnahmen: 80–90 %; chronische, lediglich HBsAg-pos. „Träger-Mütter": 10–20 %)

8.9.2.1 Symptome
- 1/3 asymptomatisch
- 1/3 anikterischer Verlauf
- 1/3 akute ikterische Hepatitis
- Neugeborenes: meist asymptomatisch

8.9.2.2 Diagnostik
- HBs-Ag-Screening (bis 28. SSW): falls pos. → restliche HBV-Diagnostik + quantitativer HBV-DNA-Nachweis u. Bestimmung von Anti-Hepatitis-D-Ak
- Quantitativer DNA-Nachweis durch PCR
- Fehlende Hepatitisserologie ab 38. SSW → Abnahme, wenn in Klinik vorstellig

8.9.2.3 Therapie
- Symptomatisch: Analgetika/Antipyretika, s. Abschn. 13.11.1
- Bei hoher Viruslast ggf. antivirale Therapie: z. B. Tenofovir

8.9.2.4 Entbindungsmodus
- Spontangeburt: prinzipiell mgl. (Sectio ↓ nicht Mutter-Kind-Transmission)
- Sectio: bei akuter Infektion in Spätschwangerschaft mit hoher HBV-DNA-Viruslast u. bei Koinfektion mit HIV

8.9.2.5 Stillen
- Prinzipiell mgl., wenn Neugeborenes unmittelbar p.p. Simultanprophylaxe u. auch weitere Teilimpfungen erhält
- Nicht stillen: Viruslast > 10^7 Kopien/ml od. keine quantitative Virusbestimmung vorhanden u. HBe-Ag pos.

8.9.2.6 Prophylaxe
- **Expositionsprophylaxe**:
  - **Kondome**: bei wechselnden Sexualpartnern
  - **Drogenabusus**: keine gemeinsamen Nadeln
  - **Familie**: übliche Hygiene
- **Neugeborene bei HBsAg-pos. Mutter**:
  - Simultanprophylaxe (aktive-passive Immunisierung) bis 12 h p.p.: aktive Immunisierung (z. B. HBVAXPRO®) i.m. u. Hyperimmunglobulin (z. B. Hepatect® 0,5 ml/kg KG) i.v.
  - Evtl. zusätzliches Absaugen des Magensekrets
  - Wiederholung der aktiven Impfung nach 1 u. 6 Mon., dann je nach Impftiter
  - Kontrolle Kinderarzt ≈ 4 Wo p.p.
- **Hepatitisstatus bei Geburt unbekannt** → Bestimmung HBsAg-Status der Mutter, Info an Kinderärzte, Aktivimpfung des Neugeborenen bis 12 h p.p.; bei nachträglicher Feststellung HBsAg-Positivität der Mutter → passive Immunisierung bis 7 d p.p. mgl.
- **Hepatitis-B-Impfung**: erlaubt in Schwangerschaft (Totimpfstoff)

8.9.3 Hepatitis C (Schwangerschaft u. Stillzeit)

IKZ: 2–24 Wo, **Transmission**: hauptsächlich durch Kontakt mit infiziertem Blut, auch sexuell u. perinatal; in Schwangerschaft Transmission meist perinatal durch Kontakt mit maternalem Blut, vertikale Transmissionsrate: 1–6 % (Mylonas 2024)

8.9.3.1 Symptome
- Meist subklinisch
- < 1/4 initial klinisch manifeste akute Hepatitis
- Ohne Therapie → > 50 % chronischer Verlauf

8.9.3.2 Diagnostik
- Serologie: Ak-Nachweis
- Erregernachweis: PCR
- Screening nur bei Risikogruppen sinnvoll: i.v. Drogenabusus, St. p. mehrmaliger Bluttransfusion

8.9.3.3 Therapie
- Meisten verfügbaren Medikamente in Schwangerschaft KI
- In Einzelfällen strenge Nutzen-Risiko-Abwägung

8.9.3.4 Entbindungsmodus
- Prinzipiell Spontangeburt mgl.
- Evtl. Sectio bei Primärinfektion mit hoher Viruslast gegen Ende Schwangerschaft

8.9.3.5 Stillen
- Prinzipiell mgl. (Sectio ↓ nicht Mutter-Kind-Transmission)
- Stillverzicht bei HCV/HIV-Koinfektion, bei aktivem Drogenkonsum, extrem Frühgeborenen u. Mamillenverletzungen

8.9.3.6 Prophylaxe
- Expositionsprophylaxe: Hygienemaßnahmen, Vermeidung Nadelstichverletzungen

8.10 Hernie (Leistenhernie, Bauchwandhernie) (Schwangerschaft)

Hernie = Defekt, der alle Schichten der Abdominalwand durchbricht; mit Peritoneum ausgekleideter Bruchsack tritt durch Bruchpforte; Bruchinhalt zumeist Fettgewebe, seltener Dünn- od. Dickdarm

8.10.1 Symptome

- Oft asymptomatisch
- (Ziehende) Schmerzen im Bereich der Bruchpforte, in Schwangerschaft oft lagerungsabhängig
- Inkarzeration: starke Schmerzen, Übelkeit, Erbrechen, ggf. Ileus (**Cave**: Gefahr der Inkarzeration umso ↑, je kleiner die Bruchpforte)

8.10.2 Diagnostik

- Anamnese, Inspektion, Palpation (reponibel?), Auskultation
- Sonografie
- (Ggf. CT, MRT)

8.10.3 Therapie (Schwangerschaft)

- Kleine, a- oligosymptomatische Hernie → OP p.p.
- Große symptomatische Hernie:
  - Vor geplanter Schwangerschaft → OP, Schwangerschaft erst nach ≥ 12 Mon. anstreben

– Während Schwangerschaft → OP 2. Trim., bei Sectio od. p.p.
- Nicht reponierbare Inkarzeration → in jedem Fall sofortige OP (Kulacoglu 2018)

8.11 Herpes genitalis (genitale HSV-Infektion, Genitalherpes)

Meist HSV-2, seltener HSV-1; **Transmission**: fast ausschließlich über Sexualkontakte; **Rezidive**: durch endogene Reaktivierung; **IKZ**: ≈ 4 (2–12) d; **Infektiosität**: bei Primärinfektion: ≈ 1–3 Wo, bei Sekundärmanifestation: i. d. R. einige d, (**Cave**: kann auch in asymptomatischer Phase übertragen werden); **Pathogenese**: (a)symptomatische Primärinfektion → Viruspersistenz in regionalen Ganglien → Reaktivierung bei passagerer Immundefizienz (z. B. Infektion, Stress, UV, hormonelle Umstellung, Traumata)

8.11.1 Symptome

- **Primärinfektion**:
  - 75 % asymptomatisch, oft aber besonders starke Beschwerden mit Allgemeinsymptomen (allgemeines Krankheitsgefühl, Kopfschmerzen, Muskelschmerzen)
  - Gruppierte Bläschen, Erosionen, Ulzera im Genitalbereich mit Schmerzen u. Juckreiz
  - Schmerzhafte Lymphadenopathie Leiste
- **Reaktivierung**: Symptome ↓

8.11.2 Diagnostik

- I. d. R. klinisch
- Evtl. Abstrich mit NAT/PCR
- Evtl. serologischer Test: Differenzierung HSV-1 u. -2 od. wenn klinischer Befund nicht eindeutig (Patel et al. 2017)

8.11.3 DD

- Syphilis, Ulcus molle, Herpes zoster

8.11.4 Therapie

- Idealerweise sofort, spätestens innerhalb von 5 d (besser 72 h)
- Frühzeitige Therapie kann Schwere u. Dauer des Ausbruchs ↓ (Seibold und Beckmann 2025)

- **Primärinfektion**:
  - Valaciclovir (z. B. Valtrex®) 500 mg 2 x tgl. p.o. für 7–10 d, ggf. zu Beginn Aciclovir (z. B. Zovirax®) 5 mg/kg KG 3 x tgl. i. v. in schweren Fällen
  - Aciclovir (z. B. Aciclobene®) 200 mg 5 x tgl. p.o. od. 400 mg 3 x tgl p.o. für 7–10 d
  - Famciclovir (z. B. FAMVIR®) 500 mg 3 x 1/2 tgl. p.o. für 7–10 d
- **Reaktivierung**:
  - Valaciclovir (z. B. Valtrex®) 500 mg 2 x tgl. p.o. für 3 d
  - Aciclovir (z. B. Aciclobene®) 800 mg 3 x tgl. p.o. für 2 d
  - Famciclovir (z. B. FAMVIR®) 500 mg 2 x 2 p.o. für 1 d (Kostner et al. 2025)
- **Analgetika**: z. B. **NSAR**: z. B. **Ibuprofen** (z. B. Nurofen®, Aktren®, Brufen®, Irfen®) 400 mg bis 3 x tgl. p.o., **Diclofenac** (z. B. Voltaren®) 50 mg bis 3 x tgl. p.o., **Dexibuprofen** (z. B. Seractil forte®) 400 mg bis 3 x tgl. p.o.
- Ggf. **anästhesierende Salben**: Lidocain: z. B. Xylocain®-5-%-Salbe, Xylocain®-Gel 2 %, Emla®-Creme 5 % 2–4 x tgl.
- Ggf. **Sitzbäder mit lauwarmer Kochsalzlösung**: mehrmals tgl.
- **> 6 Rezidive/a**: Famciclovir 250 mg 2 x tgl. p.o. für 1 a od. Aciclovir 400 mg 3 x tgl. p.o. für 1 a
- Verzicht auf sexuelle Kontakte bis Abheilung

8.11.5 Schwangerschaft

- **V. a. Herpes genitalis** → HSV-Immunstatus, falls neg. → ggf. Ak-Kontrolle in 36. SSW
- **Antivirale Therapie** (strenge Indikationsstellung im 1. Trim.):
  - **Primärinfekt**:
    - Aciclovir 400 mg 3 x tgl. p.o. für 7–10 d od. 200 mg 5 x tgl. p.o. für 7–10 d
    - Valaciclovir 500 mg 2 x tgl. p.o. für 7–10 d
  - **Reaktivierung**: Therapie idem, nur kürzer (5 d)
- **Schwerer Verlauf**: Aciclovir 5–10 mg/kg KG 3 x tgl. i.v. für 14 d
- **HSV-Primärinfektion**: Fortsetzung der antiviralen Therapie; antivirale Prophylaxe (Suppressionstherapie) ab 36 + 0 SSW bis Geburt: Aciclovir 400 mg 3 x tgl. p.o. od. Valaciclovir 500 mg 2 x tgl. p.o.
- **Pränatale Diagnostik**: HSV-bedingte Embryo-/Fetopathien extrem selten
- **Neugeborenes**: Erregernachweis aus Rachensekret, Augenabstrich, EDTA-Blut; bei symptomatischem Neugeborenen zusätzlich aus Liquor; Aciclovir i.v. bei Herpes neonatorum od. hohem Infektionsrisiko (z. B. Primärinfektion z. Z. der Geburt u. vag. Entbindung) auch prophylaktisch
- **Prophylaxe**:
  - **Primärinfektion 1./2. Trim.**: antivirale Therapie u. Suppressionstherapie (ab 36 + 0 SSW), Symptomfreiheit bei Geburt → vag. Entbindung erwägen

- **Elektive Sectio**: bei Primärinfektion 3. Trim., genitalen Läsionen u./od. pos. Virusnachweis zum Entbindungstermin
- **Postpartal**: Mundschutz bis Abheilung, Stillen mgl.

8.12 Herpes zoster (Gürtelrose, Zoster) (Schwangerschaft u. Stillzeit)

Reaktivierung VZV-Infektion (endogenes Rezidiv einer Primärinfektion mit Varizellen (Windpocken) – lebenslange Persistenz in Ganglien, Reaktivierung durch (passagere) Immundefizienz wie z. B. Stress, Alter); **Ansteckungsgefahr**: keine transplazentare Infektion des Fetus (kein Risiko für Kind); Ansteckung nur mgl. durch direkten Kontakt mit Bläscheninhalt (Schmierinfektion); **Infektiosität**: von Exanthembeginn bis ≈ 5–7 d danach (bis letztes Bläschen verkrustet)

8.12.1 Symptome

- Gruppen linsengroßer Bläschen auf geröteter Haut, meist gürtelförmiges Muster an Stamm od. Extremitäten – typisch einseitig u. auf Dermatom beschränkt
- Schmerzen: brennend, stechend
- Ggf. Abgeschlagenheit, leichtes Fieber

8.12.2 Diagnostik

- I. d. R. klinisch
- Ggf. serologische Bestätigung (VZV-spezifische Ak – für Akutdiagnostik ungeeignet) od. direkter Virusnachweis (PCR aus Bläscheninhalt)

8.12.3 Therapie

- **Systemische antivirale Therapie**:
  - Nur bei schwerem Verlauf od. Risikofaktoren für komplizierten Verlauf
  - Z. B. Aciclovir 800 mg 5 x tgl. p.o. für 7 d
  - Z. B. Aciclovir 8–10 mg/kg KG 3 x tgl. i.v. für 7–10 d
- **Lokaltherapie**: zum Austrocknen der Bläschen: z. B. Tannosynt®-Lotio
- **Analgetische Therapie**: s. Abschn. 13.11.1
- Ggf. **Koanalgetika**: trizyklische Antidepressiva (z. B. Amitriptylin)
- **Stillen**: mgl., sofern Brustbereich nicht betroffen

8.13 Heterotope Schwangerschaft

s. Gestörte Frühschwangerschaft

8.14 Hidradenitis suppurativa (Acne inversa, HS/AI)

Chronisch-entzündliche, schmerzhafte Hautläsionen, insb. axillär u. inguinal; **Risikofaktoren**: u. a. Rauchen, Adipositas, genetische Prädisposition

8.14.1 Symptome

- Schmerzhafte Ulcera, Abszesse u. später Fisteln: axillär, submammär, inguinal, genital u. perineal; seltener: Gesicht, Capillitium, retroaurikulär
- Erstmanifestation: Pubertät bis ins hohe Alter

8.14.2 Diagnostik

- I. d. R. klinisch
- Ggf. Abstriche
- Ggf. Histologie
- Ggf. Sonografie/MRT: bei schweren Verläufen, insb. zur OP-Planung

8.14.3 Therapie

- Triggerfaktoren beachten: Rauchen, Übergewicht, Nassrasur, Schweiß u. enge Kleidung
- Empfehlenswert: Verlaufsfotodokumentation, Beschwerdetagebuch, evtl. psychologische Begleittherapie
- **Aktive (entzündliche) HS/AI**:
  - **Mild**: Clindamycin-1-%-Lösung/-Creme (z. B. Dalacin® Lot.) topisch, Triamcinolon (z. B. Volon A®) intraläsional als akute Intervention, evtl. Resorcinolpeeling, Botulinumtoxin s.c.
  - **Mittelschwer – schwer**: Doxycyclin (z. B. Doxybene®, Vibramycin®) 100 mg tgl. 2 x tgl. p.o., Ak-Therapie (Adalimumab, Secukinumab), zusätzlich EE/Cyproteronacetat (Diane®-35, Diane® mite, Cyproderm®) p.o. bei zusätzlichem PCOS u. zyklusassoziierter HS/AI
  - Zusätzlich Laser, Hautpflege, Schmerztherapie

- **Inaktive (nicht entzündliche) HS/AI:**
  – Laser (Haarentfernung), Hautpflege, Schmerztherapie, Exzision des irreversiblen Gewebeschadens, Exzision einzelner Läsionen, „Deroofing" superfizieller Tunnel, Laser-Ablation, sek. Wundheilung, Spalthauttransplantation evtl. mit Vakuumtherapie; evtl. prim. Wundverschluss od. Lappenplastik (Zouboulis et al. 2024)

8.15 Hirsutismus

s. Hyperandrogenämie

8.16 HIV (Schwangerschaft u. Stillzeit)

8.16.1 Screening u. Prävention

- HIV-Test im 1. Trim.

8.16.2 Intrauterine Transmission

- Ohne Therapie: ≈ 20 %
- Mit antiretroviraler Therapie: < 1 %

8.16.3 Therapie

- Zentrum
- Empfohlene Substanzen: Atazanavir, Lopinavir, Darunavir, Zidovudin

8.16.4 Geburtsmodus

- Prinzipiell vag. mgl. bei antiretroviraler Kombinationstherapie u. Viruslast < 50 Kopien/ml
- Viruslast > 50 Kopien/ml → prim. Sectio

8.16.5 Stillen

- Prinzipiell nicht empfohlen (HIV-Medikamente in Muttermilch, potenzielle Transmission – ohne Therapie 15 %)
- Bei vollständig supprimierter Viruslast (< 50 Kopien/ml): theoretisch Stillen mgl.
- Falls gestillt wird → Viruslast der Mutter mtl. überprüfen

8.17 Höhenstandsdiagnostik (Geburt)

- Position des vorangehenden Teils des ungeborenen Kindes (meist Kopf od. Steiß) im maternalen Becken; zentraler Bestandteil der Beurteilung des Geburtsverlaufs u. beeinflusst Entscheidungen wie vag. vs. operative Entbindung
- **Methoden**:
  - **Äußere Untersuchung**:
    - Leopold-Handgriffe: s. Abschn. 12.4
    - Beweglichkeit des Kopfes
  - **Innere (vag.) Untersuchung**:
    - Höhenstand in Bezug auf maternale Becken in cm über (-) od. unter (+) der Interspinalebene (Nullpunkt) – Voraussetzung: eindeutige Identifikation der Spinae ischiadicae
    - Einteilung von – 4 bis + 4 nach de Lee
    - Subjektiv u. fehleranfällig
    - Berücksichtigung einer mgl. Geburtsgeschwulst (Caput succedaneum)
  - **Bildgebende Verfahren**:
    - Translabiale Ultraschalluntersuchung: Bestimmung des Angle of Progression (AoP): ≥ 120 ° → > 90 % Chance auf erfolgreiche vag. Entbindung

8.18 HPV: Impfung, Screening

s. Prävention des Zervixkarzinoms

8.19 Hydronephrose (Harnstau) (Schwangerschaft)

80 % aller Schwangeren im 3. Trim., in 3 % schwer; meist rechts; meist selbstlimitierend p.p.

8.19.1 Ätiologie

- Mechanische Obstruktion, hormonell bedingte Relaxation der Uretermuskulatur

8.19.2 Symptome

- Meist asymptomatisch
- Krampfartige Schmerzen in Flanke, Unterbauch u./od. Rücken, häufig rechts

8.19.3 Diagnostik

- Sonografie
- Labor: insb. NFP

8.19.4 Komplikationen

- Harnwegsinfekte
- Nierenschädigung

8.19.5 Therapie

- Nur bei Beschwerden
- **Lagerung**: häufiges Liegen auf linker Seite od. Vierfüßlerstand zur Entlastung
- **Spasmolytika**: Butylscopolamin (z. B. Buscopan® Drg.) 10 mg bis 6 x tgl. p.o.
- **Analgetika**: Paracetamol (z. B. Mexalen®, Dafalgan®, Paracetamol-ratiopharm®) 500 mg bis 4 x tgl.; NSAR bis max. 28. SSW, ggf. Opiate; s. auch Abschn. 13.11.1
- **Therapieresistent**: stationäre Aufnahme zur i.v.-Analgesie
- Selten Anlage eines **Doppel-J-Katheters** erforderlich
- Ggf. vorzeitige **Geburtseinleitung**

8.20 Hyperandrogenämie, Hirsutismus, Virilisierung

8.20.1 Symptome Hyperandrogenämie

- **Hirsutismus**: Körperbehaarung ↑ an androgensensitiven Arealen
- Akne, Seborrhö
- Effluvium, androgenetische Alopezie
- **Zyklusstörungen**: Oligo-/Anovulation bzw. Oligo-/Amenorrhö
- Infertilität
- **Virilisierung**: Klitorishypertrophie, männliche Stimme u. Körperproportionen

8.20.2 DD Androgenisierungserscheinungen, Hirsutismus

- **PCOS**: häufigste Urs., ≈ 80 %, Ausschlussdiagnose
  - Testosteron ↑, freier Androgenindex ↑, Androstendion ↑; DHEAS normal od. ↑, s. Abschn. 16.4
- **Late-onset-AGS**: adrenaler Enzymdefekt
  - Klinisch nicht von PCOS unterscheidbar, Diagnostik/Ausschluss → s. u.

- **Cushing-Syndrom**:
  - Keine adäquate Suppression von ↑ Kortisol im Dexamethason-Kurztest, s. u.
- **Medikamentös**: exogene Steroidzufuhr, z. B. Anabolika, Glukokortikoide, Valproat
  - Anamnese: Doping? Testosteronpflaster? DHEA-Tbl.?
- **Androgenproduzierender Tumor**: Ovar, NNR, Hypophyse (indirekt über ACTH)
  - Nur 0,2 % als Urs. (Strowitzki und Ortmann 2024)
  - Kurze Anamnese, hohe Androgenspiegel (Testosteron > 1,5 ng/ml, DHEAS > 7 µg/ml, Androstendion ↑↑), fehlende Supprimierbarkeit der Androgenspiegel, s. u.
- **Andere endokrine Urs.**: Hyperprolaktinämie, Insulinresistenz/Adipositas, Hypothyreose
- **Idiopathisch: genetische Disposition**:
  - Androgenspiegel normal
- (Abzugrenzen von **Hypertrichose**: generalisiertes, androgenunabhängiges Wachstum von feinem Vellushaar)

8.20.3 Diagnostik

- Anamnese: Beginn, Progression, Zyklusanamnese, Galaktorrhö?, Familienanamnese, Medikamentenanamnese (z. B. Steroidhormonabusus)
- Klinische Untersuchung: Acanthosis nigricans? Cushing-Aspekte? Virilisierung äußeres Genitale?
- Labor:
  - **Hormonbasisdiagnostik/basaler Hormonstatus**: LH, FSH, TSH, Estradiol, Prolaktin, Testosteron, Androstendion, DHEAS, SHBG, (LH-/FSH-Quotient, freier Androgenindex (FAI), AMH, Dihydrotestosteron)
    - d 3–5 (7) des Zyklus (bzw. Fehlen eines Follikels > 10 mm), bei Amenorrhö unabhängig vom ZT
    - Einnahme oraler Kontrazeptiva → ≥ 3 Mon. zuvor absetzen für valide Werte
    - **Falls DHEAS > 7 µg/ml, Testosteron > 1,5 ng/ml od. Androstendion ↑↑** → + Kortisol u. 17-OHP bestimmen (wenn beides normal u. radiologischer Tumorausschluss Ovarien u. ggf. NNR = PCOS, sonst s. u.)
  - Glukosestoffwechsel, ggf. Lipidstatus
  - Ggf. weiterführende Untersuchungen durch spezialisierte Zentren der gynäkologischen od. internistischen Endokrinologie:
    - Falls **Kortisol** ↑ (auch nur grenzwertig) → **Dexamethason-Kurztest**: Kortisol < 18 ng/ml (= PCOS), keine adäquate Suppression (= Cushing-Syndrom)
    - Falls **17-OHP > 2,0 ng/ml** → **ACTH-Test**: Ausschluss heterozygotes adrenogenitales Syndrom (AGS)
    - Genetische Abklärung (21-Hydroxylasemangel?)

- **Tumorausschluss** bei: kurze Anamnese, hohe Androgenspiegel (Testosteron > 1,5 ng/ml, DHEAS > 7 µg/ml, Androstendion ↑↑), fehlende Supprimierbarkeit der Androgenspiegel
  - **TVUS bzw. Abdomensonografie**: V. a. (androgenproduzierenden) Ovarialtumor (z. B. bei Testosteron > 1,5–2,0 ng/ml)
  - **CT/MRT Becken/Abdomen**: bei V. a. NNR-Tumor (z. B. bei DHEAS > 7 µg/ml)
  - Ggf. **MRT Cerebrum**: bei V. a. Hypophysentumor

8.20.4 Therapie

- Je nach Urs.
- Bei Adipositas u. Hirsutismus → Gewicht ↓
- **Kombinierte orale Kontrazeptiva** (KOK) mit EE (SHBG-Induktion) u. ggf. mit antiandrogener Gestagenkomponente:
  - 1. Wahl: Drospirenon (z. B. Yasmin®, Yaz®, Yasminelle®, auch als Drospirenon-Only-Pille insb. bei Risikofaktoren wie > 35. Lj., Adipositas od. Nikotinabusus: z. B. Lyzbet®, Slinda®), Dienogest (z. B. Larissa®, Velbienne®)
  - 2. Wahl: Chlormadinonacetat 2 mg (z. B. Belara®, Delia®, Madienette®) (**Cave**: Rote-Hand-Brief-Meningeome)
  - 3. Wahl: Cyproteronacetat (CPA) 2 mg (z. B. in Diane® mite, Diane®-35, Cyproderm®), falls nicht ausreichend → CPA auf 10 mg, 50 mg od. 100 mg ↑ (z. B. Androcur®) zusätzlich an den ersten 10–15 Einnahmetagen des CPA-haltigen Kombinationspräparates (**Cave**: Rote-Hand-Brief-Meningeome) (cyproteronhaltige Präparate sind nicht für Kontrazeption zugelassen, sondern nur zur antiandrogenen Therapie – 2 mg Cyproteronacetat ≙ aber doppelten Ovulationshemmdosis → Ovulationsschutz sicher gegeben)
  - Akne u. Seborrhö: meist nach 1–2 Mon. deutlich besser
  - Hirsutismus: ↓ meist erst nach 6–12 Mon. (Ludwig 2015)
- **Spironolacton** (z. B. Aldactone®):
  - Alternativ zu Antiandrogenen, Beginn mit 50 mg 2 x tgl., ggf. bis 100 mg 2 x tgl.; NW: Hyperkaliämie; KI: Niereninsuffizienz
- **Flutamid**: 62,5–375 mg/d, **Cave**: sichere Kontrazeption, LFP
- **Finasterid**: 1–5 mg/d, **Cave**: sichere Kontrazeption
- **Lokaltherapie**: Lasertherapie, Wachstherapie, Eflornithincreme (z. B. Vaniqa®): 2 x tgl. auf betroffene Stellen, nur im Gesicht zugelassen, zuvor mechanische Entfernung der Haare
- S. auch Abschn. 16.4 u. 8.1

8.21 Hypercholesterinämie, Hyperlipidämie (Schwangerschaft u. Stillzeit)

8.21.1 Therapie

- Medikamentös in Schwangerschaft nicht behandelbar
- Wenn mgl., **Statin 3 Mon. präkonzeptionell absetzen**, nach Stillzeit wieder beginnen, falls unumgänglich, dann Simvastatin (erprobt), insgesamt schlechte Datenlage, ↑ Abortrisiko nicht gänzlich ausgeschlossen (https://www.embryotox.de/arzneimittel/details/ansicht/medikament/simvastatin o. J.)
- Alternativen wie **Gallensäurebinder** (Colestyramin: z. B. Quantalan®) ↓ LDL-Cholesterolspiegel nur geringfügig, ↓ Resorption fettlöslicher Vitamine (A, D, E, K)

8.22 Hyperemesis gravidarum

Schwangerschaftsbedingte Übelkeit u. Erbrechen (Emesis gravidarum) sehr häufig; **Inzidenz** der schweren Form (Hyperemesis gravidarum) ≈ 1 %; **Verlauf**: Beginn meist zwischen 4.–7. SSW, max. Ausprägung ≈ 9. SSW, Symptome sistieren in 60 % bis Ende 1. Trim., in 90 % bis 20. SSW

8.22.1 Risikofaktoren

- U. a. junges Alter, St. p. Hyperemesis, Mehrlingsschwangerschaften, Nullipara, Trophoblastenstörung, psychiatrische Erkrankungen, Adipositas, Migrationshintergrund, psychosoziale Probleme

8.22.2 Symptome

- Übelkeit
- Übermäßiges, ganztägiges Erbrechen (> 5 x tgl.)
- Gewichtsverlust (> 5 %)
- Dehydratation – Kreislaufprobleme
- Ausgeprägtes Krankheitsgefühl

8.22.3 Diagnostik

- Klinisch: AZ (Dehydratation?), KG
- Labor: BB, Elektrolyte, TSH, LFP, NFP

- Urinstreifentest (z. B. Combur®): Ketonurie
- Geburtshilflicher US
- Ggf. PUQE-Score: Beurteilung Schweregrad

8.22.4 DD

- Gastrointestinal: z. B. Gastroenteritis, Appendizitis, Cholezystitis, Hepatitis
- Urogenital: z. B. Pyelonephritis
- Endokrin/metabolisch: z. B. Hyperthyreose
- Neurologisch: z. B. Migräne
- Schwangerschaftsassoziiert: z. B. Schwangerschaftsfettleber, Präeklampsie (> 24. SSW)
- Psychiatrisch: z. B. Essstörungen
- Weitere Urs.: Medikamenten-NW, OHSS

8.22.5 Therapie

- **Konservativ**:
  - Kleine, häufige Mahlzeiten: alle 1–2 h
  - Grundsätzlich: Essen, worauf Schwangere Lust hat
  - Wenn mgl., Pausieren oraler Eisenpräparate
  - Kohlenhydrat- u. proteinreiches Essen
  - Vermeiden scharfen Essens
  - Elektrolytreiche Flüssigkeiten zwischen Mahlzeiten
  - Ruhe gönnen, Spaziergänge frische Luft
  - Ingwerprodukte: z. B. Ginger-Ale, Ingwer-Tee, Zintona®-Kps.
  - Akupunktur u. Akupressur: P 6 = 3 QF proximal der Handgelenksfurche
  - Kompressionsstrümpfe Klasse II: laut (kleiner) Studie ähnlich wirksam wie medikamentöse Therapie
  - Psychosomatische Exploration u. Behandlung (Durchleuchtung soziales Umfeld – Mobbing am Arbeitsplatz, Partnerprobleme, Schwangerschaftskonflikte) (Franz et al. 2024)
- **Medikamentös**:
  - 1. Wahl: H1-Antihistaminikum + Pyridoxin (Vit. B6)
    - Doxylamin + Pyridoxin: z. B. Nuperal®, Cariban®-10-mg/10-mg-Tbl. 0-0-0-2 p.o., Dosissteigerung bis Symptomkontrolle (z. B. morgens, nachmittags, vor dem Schlafen), max. 4 Tbl. tgl.; Xonvea® 20 mg/20 mg 1 x tgl. p.o. (ggf. 2 x tgl. ab d 3)
    - Dimenhydrinat + Pyridoxin: z. B. Vertirosan-Vit-B6®-Drg. od. -Supp. 1–2 bis 4 x tgl.
  - 2. Wahl: Metoclopramid (z. B. Paspertin®) 10 mg bis 3 x tgl. p.o (max. 5 d)
  - 3. Wahl: Ondansetron (z. B. Zofran zydis®)-4-mg-Tbl. s.l. (max. 16 mg tgl., theoretisch sehr gering ↑ Risiko für Gaumenspalten)

- **Schwere Fälle**: i.v. Flüssigkeits- u. Elektrolytsubstitution (z. B. Ringer-Laktat, Plasmalyte, 0,9-%-NaCl, ggf. + Kalium) u. Substitution B-Vitamine (z. B. B1, B6), ggf. Thromboseprophylaxe
- **Therapierefraktäre Fälle**: evtl. Methylprednisolon (z. B. Urbason®-Tbl.) od. Prednisolon (z. B. Aprednisolon®-Tbl.) (https://www.embryotox.de/erkrankungen/details/ansicht/erkrankung/emesis-gravidarum-hyperemesis-gravidarum o. J.)

8.23 Hyperprolaktinämie

8.23.1 Ätiologie

- **Physiologisch**: Stress, Hypoglykämie, Koitus, Reizung Mamillen (z. B. Mammapalpation), Laktation, Schlaf, körperliche Arbeit/Sport, Schwangerschaft u. Stillen
- **Weitere Urs.**: Hypophysentumoren (**Mikroprolaktinom**: ≤10 mm, **Makroprolaktinom**: >10 mm), hypothalamische, selläre od. paraselläre Prozesse, Medikamente (z. B. Neuroleptika, Antidepressiva, Opiate, Antihypertensiva, Antiemetika, Östrogen), prim. Hypothyreose, PCOS, Drogen, Nieren- u. Leberinsuffizienz

8.23.2 Symptome/Risiko

- Zumeist Prolaktinspiegel nur diskret ↑, Zyklus nicht gestört u. Pat. asymptomatisch
- Leitsymptom: Galaktorrhö (50–70 %, meist bds.)
- Ggf. Kopfschmerzen u. Gesichtsfeldausfälle (Makroprolaktinom)
- Langfristig: hypogonadotroper Hypogonadismus mit Ovulationsstörungen (Anovulation) u. sek. Oligo- bzw. Amenorrhö, Sterilität, Libido ↓, vag. Atrophie, Osteoporose (Prolaktin stört pulsatile GnRH-Freisetzung → LH, FSH ↓ → Östrogenmangel)

8.23.3 Diagnostik

- Anamnese: exakte Zyklusanamnese, Galaktorrhö? Androgenisierung? mgl. Urs.?
- Klinische Untersuchung: Hirsutismus-Score, Brustuntersuchung (**Cave**: erst NACH Blutabnahme)
- **Labor**:
  - **Prolaktin**: > 25 µg/l = Hyperprolaktinämie
    - Prolaktinbestimmung: idealerweise Follikelphase u. vormittags, ≈ 4 h nach dem Aufstehen; V. a. medikamenteninduzierte Hyperprolaktinämie → Absetzen/Pausieren für ≥ 3 d, **Cave**: keine Mammapalpation vor Blutabnahme!
    - Prolaktin 50–200 µg/l: evtl. medikamentös bedingt
    - Prolaktin > 200 µg/l: meist Hypophysenadenom

- ↑ Prolaktin zunächst kontrollieren (diskrete Hyperprolaktinämie (<40 µg/l) bereits durch Stress einer Venenpunktion)
  - **TSH**: Hypothyreose kann Prolaktinom vortäuschen → Ausschluss Hypothyreose notwendig
  - Weitere hormonelle Diagnostik: LH, FSH, Estradiol (hypogonadotroper Hypogonadismus?)
- Ausschluss Schwangerschaft (= mgl. Urs. für Hyperprolaktinämie)
- **MRT der Hypophysenregion**: ab Prolaktin 50 µg/l
- **Perimetrie (Gesichtsfelduntersuchung)**: bei Makroadenomen bzw. Prolaktinomen mit Sehstörungen od. Kopfschmerzen obligat, besonders wichtig in Schwangerschaft bei symptomatischen Frauen mit Prolaktinom zur Überwachung
- **Knochendichtemessung**: DXA, bei langjährig bekanntem Östrogenmangel

8.23.4 Therapie

- Asymptomatisch → grundsätzlich keine Therapie notwendig (Ludwig 2019)
- Je nach Urs.:
  - **Medikamenteninduziert**: Absetzen, Dosis ↓ od. Ersatz (Rücksprache mit behandelndem Neurologen, Psychiater od. Kardiologen), erneute Prolaktinbestimmung ≥ 3 d nach Umstellung
  - **Kausale Grunderkrankung** (z. B. Niereninsuffizienz, Hypothyreose): Behandlung der Urs. im Vordergrund

8.23.4.1 Konservative Therapie (Dopaminagonisten)
- 1. Wahl bei funktioneller, idiopathischer u. tumoröser Hyperprolaktinämie
- Ind.: symptomatische Hyperprolaktinämie
- 1. Wahl: Cabergolin (z. B. Dostinex® 0,5 mg): am effektivsten, Einnahme am besten abends vor Schlafengehen im Rahmen kleiner Mahlzeit
  - Einschleichend dosieren, z. B. Beginn mit 0,25 mg 2 x pro Wo, Kontrolle nach 3–4 Wo, ggf. Steigerung bis 3 mg/Wo in 2 Einzeldosen
- Bromocriptin (z. B. Parlodel®, Pravidel®): initial 1,25 mg abends, im Verlauf bis 7,5 mg tgl., vergleichsweise schlechtere Verträglichkeit (Kreislaufdysregulation → abendliche Einnahme)
- Quinagolid (z. B. Norprolac®): einschleichend: 3 d 25 µg tgl., weitere 3 d 50 µg tgl., ab 7. d 75 µg tgl., danach ggf. langsame ↑ bis 300 µg tgl.
- Östrogenmangel ohne Konzeptionswunsch → Östrogentherapie

8.23.4.2 Operative Therapie des Prolaktinoms
- **Ind.:**
  - Sehfeldeinschränkungen ohne Ansprechen auf medikamentöse Therapie
  - Makroadenome ohne Ansprechen auf medikamentöse Therapie
  - Dopaminagonisten-Unverträglichkeit
  - Hypophyseninfarkt

8.23.4.3 Schwangerschaft u. Stillzeit
- **Mikroprolaktinom:**
  - Absetzen Dopaminagonistentherapie
  - Neurologische od. ophthalmologische Symptome → MRT (ohne Gadolinium) u. Perimetrie
  - Tumorwachstum → Bromocriptin, bei Erfolglosigkeit Hypophysenchirurgie
- **Makroprolaktinom**:
  - Absetzen Dopaminagonistentherapie
  - Neurologische od. ophthalmologische Symptome → MRT (ohne Gadolinium) u. Perimetrie
  - Tumorwachstum → Hypophysenchirurgie
- **Makroprolaktinom ohne vorherige operative od. strahlentherapeutische Therapie**:
  - Wiederholt Perimetrie u. MRT (ohne Gadolinium)
  - Evtl.: Fortführung Dopaminagonisten, ggf. Umstellung auf Bromocriptin
  - Tumorwachstum → Hypophysenchirurgie
- **Prolaktinbestimmungen in Schwangerschaft**: nicht sinnvoll (nicht sicher interpretierbar) (Strowitzki und Ortmann 2024)
- **Stillen:** mgl. bei Mikro- u. Makroprolaktinom
- **Prolaktinkontrolle p.p.**: nach dem Abstillen

8.23.4.4 Verlaufskontrollen/weiteres Vorgehen:
- **Laborkontrollen**: nach Therapiebeginn mit Dopaminagonisten nach 3–4 Wo; nach Erreichen Zieldosis u. klinischem Behandlungserfolg langfristige Kontrollen alle 3–12 Mon.; wenn klinische Symptome verschwunden sind (z. B. Zyklusstörungen, Galaktorrhö) → Orientierung an klinischen Symptomen anstelle an Messwerten mgl.
- **Echokardiografie**: nur bei hohen Dosierungen von Cabergolin (insb. bei Parkinsonpatienten)
- **MRT-Kontrollen**: je nach initialem MRT-Befund, ggf. bei Auftreten neuer Symptome u. Prolaktinanstieg trotz Therapie
- **Perimetriekontrollen**: regelmäßig bei Makroprolaktinom mit Risiko für Chiasma-Syndrom
- **Knochendichtemessung**: bei Risiko für Komorbidität
- **Auslassversuch**: nach 2 a mgl.; danach Prolaktinbestimmung alle 3 Mon. im ersten a, danach jährlich

8.24 Hypertensive Erkrankungen in der Schwangerschaft (HES: chronische Hypertonie, Gestationshypertonie, Präeklampsie, HELLP, Eklampsie)

Inzidenz: ≈ 10 % aller Schwangeren; erhebliches Risiko für maternale u. fetale Morbidität u. Mortalität; ↑ langfristig Risiko für kardiovaskuläre Erkrankungen, Typ-2-Diabetes u. Nierenerkrankungen bei betroffenen Frauen

8.24.1 Def.

- **Vorbestehende (chronische) Hypertonie**: präkonzeptionell od. < 20. SSW diagnostiziert u./od. persistierend > 42 d p.p.:
  - **Essenziell**: ohne sek. Urs.
  - **Sek**: bek. Urs. (z. B. endokrinologisch, renal)
  - **Weißkittelhypertonie**: RR in Praxis ≥ 140/≥ 90 mmHg bei häuslichen Messungen od. 24 h-RR-Werten < 135/85 mmHg
  - **Maskierte Hypertonie**: RR in Praxis < 140/90 mmHg bei häuslichen Messungen od. 24 h-RR-Werten > 135/85 mmHg
- **Gestationshypertonie**: im Verlauf der Schwangerschaft (≥ 20. SSW) neu auftretende Hypertonie (≥140/≥90 mmHg) ohne zusätzliche Kriterien einer Präeklampsie
- **Präeklampsie**: Gestationshypertonie + ≥ 1 neu auftretende Organmanifestation ≥ 20. SSW:
  - **Proteinurie**: > 300 mg Albumin/24-h-Sammelurie od. Albumin-/Kreatinin-Ratio im Spontanharn ≥ 30 mg/mmol
  - **Weitere maternale Organdysfunktionen**:
    - Akutes Nierenversagen
    - Lungenödem
    - Leberbeteiligung
    - Neurologische Komplikationen: z. B. Eklampsie, Sehstörungen, Insult, Kopfschmerzen
    - Hämatologische Komplikationen: Thrombopenie < 150 G/l, DIC, Hämolyse
    - Uteroplazentare Dysfunktion: IUGR, IUFT, pathologische Dopplerflussmessungen A. umbilicalis, Dysbalance der pro- u. antiangiogenetischen Faktoren
  - **Zeitpunkt**: Early-onset (< 34 + 0 SSW), Late-onset (≥ 34 + 0 SSW)
- **Vorbestehende chronische Hypertonie u. superimponierte Präeklampsie**: vorbestehende Hypertonie assoziiert mit Präeklampsie od. weiterer RR-Anstieg mit Proteinurie
- **HELLP**: Laborkonstellation aus Hämolyse, Transaminasen ↑, Thrombozytopenie (<100 G/l), als schwere Sonderform der Präeklampsie mit hoher Mortalität gewertet
- **Eklampsie**: tonisch-klonische Krampfanfälle im Rahmen der Schwangerschaft ohne andere neurologische Urs., häufig assoziiert mit Präeklampsie

8.24.2 Symptome

- **Präeklampsie**:
  - RR ↑
  - Ödeme
  - Neurologisch: Schwindel, Kopfschmerzen, Benommenheit, Sehstörungen
  - Gastrointestinal: Übelkeit, Erbrechen, rechtsseitige Oberbauchschmerzen

- **HELLP**:
  - Leitsymptom: Schmerzen rechter Oberbauch
  - Übelkeit, Erbrechen
  - Sehstörungen
  - Ödeme
  - Kopfschmerzen
  - ± RR ↑

8.24.3 Prädiktion, Screening

- **Risikofaktoren für Auftreten einer Präeklampsie**:
  - **Hohes Risiko**:
    - St. p. HES in früherer Schwangerschaft, chron. Hypertonie, chron. Nierenerkrankung, DM I u. II, Autoimmunerkrankungen wie SLE od. APS, ART in aktueller Schwangerschaft
  - **Moderates Risiko**:
    - Nulliparität, > 40. Lj., Schwangerschaftsintervall ≥ 10 a, BMI ≥ 35 kg/m², pos. Familienanamnese, Mehrlingsschwangerschaft
- **Wiederholungsrisiko**:
  - **Präeklampsie**: nach 1: 12–27 %, nach 2: 32 %
  - **Gestationshypertonie**: 16–47 %
  - **HELLP**: 12 %
  - **Eklampsie**: 2–16 %

Alle Schwangeren sollten im 1. Trim. über **Möglichkeit eines Präeklampsiescreenings aufgeklärt** werden:

- **1. Trim. (11.–13. SSW)**: FMF (Fetal-Medicine-Foundation)-Algorithmus (maternale Risikofaktoren, mittlerer arterieller Druck, PI A. uterina, PlGF): FMF-Algorithmus als Tool kostenfrei auf der Webseite der FMF: https://fetalmedicine.org/research/assess/preeclampsia/first-trimester
- **2. Trim. (19 + 0–24 + 6 SSW)**: Dopplersonografie Aa. uterinae (bester Marker: mittlerer Pulsatilitätsindex (PI))
- **Rolle pro- u. antiangiogener Biomarker** (sFlt-1/PlGF-Quotient): s. u. (Diagnostik)

8.24.4 Prävention

- **Anamnestisches Risiko u./od. hoher Risikowert im Präeklampsiescreening** (≥ 1:100): ASS (z. B. Thrombo ASS®, ASS 100 mg HEXAL®, Aspirin® Cardio 100 1,5 Tbl.) 150 mg tgl. p.o. abends ab Frühschwangerschaft (spätestens vor 16 + 0 SSW) bis 34.–36. SSW (Gnirs et al. 2024)
  - ↓ Auftreten einer Präeklampsie < 34. SSW um 80 % u. < 36. SSW um 63 %

- **Absetzen von ASS mgl.**: bei Präeklampsie (Wirkung verfehlt) od. wenn zwischen 24.–28. SSW keine Anzeichen einer Präeklampsie u. sFlt-1/PIGF Quotient < 38
- **Körperliche Betätigung u. Sport**: anaerobes Training, Krafttraining od. Yoga effektiver als aerobes Training (Hypertensive Disorders in Pregnancy 2024)

8.24.5 Diagnostik

- Wiederholte **RR-Werte** ≥ 140/90 mmHg
- **Labor: erkrankungstypische Veränderungen**:
  - Hb > 13 g/dl, Hk > 38 %
  - Thrombozyten < 100 G/l
  - GPT, GOT, LDH: Anstieg ≥ 2-Fache des Referenzbereichs
  - Bilirubin (indirekt) > 1,2 mg/dl
  - Harnsäure > 5,9 mg/dl
  - Kreatinin ≥ 0,9 mg/dl
  - Proteinurie ≥ 300 mg/d
  - Haptoglobin: Abfall unter Referenzbereich (= Nachweis Hämolyse)
  - **sFlt-1/PIGF-Quotient**:
    - Bei hohem Risiko für Präeklampsie
    - Ziel: Präeklampsie ausschließen od. Entwicklung frühzeitig erkennen
    - Ersetzt nicht Präeklampsiebasisdiagnostik
    - Sinnvoll > 20. SSW bis 37. SSW
    - ≤ 38 → Kontrolle in 4 Wo
    - > 38 → Messungen engmaschiger (z. B. 1 Wo)
    - ≥ 85 → diagnostisches Kriterium für Vorliegen Präeklampsie (ab 34 + 0 SSW: Grenzwert ≥ 110), Vorstellung Perinatalzentrum, ggf. stationäre Aufnahme in Abhängigkeit weiterer Befunde (Verlohren 2019)
- **Proteinurie**: ≥ 1 + Eiweiß im Urinstreifentest → Quantifizieren mit Protein-Kreatinin-Quotient (aus Spontanurin): ≥ 30 mg/mmol (≙ ≈ ≥ 300 mg/d) = signifikante Proteinurie (Schlembach et al. 2024)

8.24.6 DD

- **HELLP**: typische Trias, Oberbauchschmerzen, Präeklampsiekonstellation, ggf. mit Gerinnungsstörung (DIC)
- **Thrombotisch-thrombozytopenische Purpura (TTP)**: schwere Thrombozytopenie, neurologische Symptomatik
- **Atypisches hämolytisch-urämisches Syndrom (aHUS)**: Niereninsuffizienz, Hämolyse, Thrombozytopenie
- **Akute Schwangerschaftsfettleber**: Unwohlsein, LFP ↑, Hypoglykämie, DIC
- **Intrahepatische Schwangerschaftscholestase**: Pruritus, Transaminasen ↑, Gallensäurekonzentration ↑

8.24.7 Therapie

8.24.7.1 Antihypertensiva in der Schwangerschaft
- **Ind. medikamentöse Therapie**: wiederholte RR-Werte ≥ 140/90 mmHg, (**stationär-hypertensiver Notfall**: > 160/> 110 mmHg)
- **Ziel**: RR ≤ 135/≤ 85 mmHg
- Start low, go slow (**Cave**: plazentare Minderperfusion bei drastischer RR-Senkung)
- **KiWu u. chronische Hypertonie**: Medikation, die mit Schwangerschaft vereinbar ist
- **Medikamente bei milder Hypertonie**:
  - **α-Methyldopa**:
    - Dosierung: Startdosis: 250 mg 3–4 x tgl. p.o., mittlere Dosis: 500 mg 3–4 x tgl. p.o., hohe Dosis: 750 mg 3 x tgl. p.o., max. 2,5 g tgl.,
    - Längste klinische Erfahrung
    - Risiko: maternale peripartale Depression
  - **Nifedipin retard**:
    - Dosierung: Startdosis: 20 mg 2 x tgl. p.o., mittlere Dosis: 200 mg 3 x tgl. p.o., hohe Dosis: 40 mg 3 x tgl. p.o., max. 120 (160) mg tgl.
    - KI: maternale Aortenstenose
    - Mögliche Alternative aus der Gruppe der Kalziumkanalantagonisten: Amlodipin 5 mg 1–2 x tgl. p.o.
  - **Labetalol** (AT, CH):
    - **Dosierung**: Startdosis: 100 mg 3–4 x tgl. p.o., mittlere Dosis: 200 mg 3–4 x tgl. p.o., hohe Dosis: 300 mg 3–4 x tgl. p.o., max. 1200 mg tgl.
    - KI: schlecht eingestelltes Asthma bronchiale, AV-Block II u. III
    - NW: ↑ Risiko neonataler Bradykardien u. Hypoglykämien, SGA
  - **Metoprolol**:
    - Dosierung: Startdosis: 25 mg 2 x tgl. p.o., mittlere Dosis: 50 mg 2 x tgl. p.o., hohe Dosis: 100 mg 2 x tgl. p.o., max. 200 mg tgl.
    - KI: schlecht eingestelltes Asthma bronchiale
    - NW: ↑ Risiko neonataler Bradykardien u. Hypoglykämien, SGA
- **Ziel-RR mittels Monotherapie nicht erreicht** → Erweiterung der antihypertensiven Therapie, wenn Dosis bis zum mittleren Dosisbereich gesteigert wurde
- **Medikamente bei schwerer Hypertonie**:
  - **Urapidil**: initial 6,25 mg langsam i.v., danach 3–24 mg/h über Perfusor
  - **Labetalol** (AUT, CH): initial 50 mg (20–80 mg) langsam i.v., evtl. Wiederholung nach 10–30 min, Perfusor 120 mg/h
  - **Nifedipin**: initial 5 mg p.o., ggf. Wiederholung nach 20 min
  - **Dihydralazin**: initial 5 mg langsam i.v., danach 2–20 mg/h über Perfusor od. 5 mg alle 20 min, **Cave**: zunächst 500 ml i.v. Elektrolytlösung zur Risikoreduzierung eines plötzlichen schweren RR-Abfalls (in der Praxis eher parallel unter engem Monitoring)! (Pfaller-Eiwegger et al. 2024)

8.24.7.2 Peripartale Betreuung
- Ambulante Betreuung bei HES prinzipiell mgl., Patientin über mgl. Symptome aufklären, Anleitung zur häuslichen Blutdruckmessung
- Bei RR ≥ 160/110 od. Symptomen wie Kopfschmerzen, Flimmersehen od. Oberbauchschmerzen → umgehend Klinikeinweisung

8.24.7.3 Stationäre Überwachung
- **Schwangere (unter Magnesiumtherapie)**: Kontrollen des Reflexstatus, Atemfrequenz u. Nierenfunktion
- **HELLP**: laborchemische Kontrollen initial alle 6–8 h

8.24.7.4 Prophylaxe u. Therapie der Eklampsie
- 1. Wahl: Magnesiumsulfat (MgSO4) 4–6 g (z. B. 1 A Cormagnesin® od. 2 A Magnesiumsulfat „Bichsel" 20 %) i.v. über 15–20 min gefolgt von 1–2 g/h; Antidot: Calciumgluconat, *s. auch Abschn. 14.8.1*

8.24.7.5 Entbindung
- **Beendigung Schwangerschaft** = einzige kausale Therapie bei Gestationshypertonie, Präeklampsie u. HELLP
- **Ind. zur Entbindung**: abhängig von maternalen Symptomen, fetalem Zustand u. SSW
- **Gestationshypertonie**: von Terminüberschreitung sollte abgeraten werden
- **Chronische Hypertonie**: von Terminüberschreitung sollte abgeraten werden, Prolongation nach 38 + 0 SSW, falls RR kontrolliert, fetale Wohlbefinden sichergestellt u. Präeklampsie ausgeschlossen
- **Präeklampsie**:
    - **≥ 37 + 0 SSW**: Prolongation nicht sinnvoll → Geburtseinleitung indiziert
    - **≥ 34 + 0 SSW**: in Bezug auf Ind. zur Schwangerschaftsbeendigung auch ↑ neonatale Morbidität berücksichtigen (Nutzen-Risiko-Abwägung hinsichtlich optimalen Entbindungszeitpunktes), bei schwerer Verlaufsform → entbinden
    - **≥ 24 + 0 SSW**: prim. konservativ, ähnlich bei HELLP
    - **< 24 + 0 SSW**: maternale Situation im Vordergrund
- **Geburtsmodus**: bei stabilem maternalen u. fetalen Zustand prinzipiell vag. mgl.

8.24.8 Postpartales Management von Frauen mit HES

- Bei allen Frauen mit HES: **Exazerbation** bis 7 d p.p. mgl.
- Hypertonie u. Präeklampsie können auch erstmals p.p. auftreten (bis 25 % aller HES)
- **Regelmäßige Kontrollen:** RR, Puls, Temperatur, Flüssigkeitsbilanzierung, Atmung, Sauerstoffsättigung, Labor
- Postpartal für mind. 12 Wo RR-Überwachung: Zielwert: 120/80 mmHg

- **Mgl. Antihypertensiva im Wochenbett**: Amlodipin, Captopril, Enalapril, Labetalol, Methyldopa, Metoprolol, Nifedipin:
  - Wenn p.p. erstmals antihypertensive Medikation nötig → nicht mit Methyldopa beginnen
- Falls 6–12 Wo p.p. weiterhin ↑ RR-Werte od. Proteinurie → weiterführende internistische Untersuchung
- **Antikonvulsive Therapie p.p.**:
  - Präpartal begonnene i.v. Magnesiumsulfatgabe p.p. bis 48 h weiterführen
  - Bei p.p. Präeklampsie/Eklampsietherapie mit Magnesiumsulfat i.v. zur Eklampsieprophylaxe bzw. Rezidivprophylaxe beginnen (s. o.)
- **Antikoagulation**: individualisiert, bei zusätzlichen Risikofaktoren, keine klare Empfehlung, ob u. wie lange

8.24.9 Neuerliche Schwangerschaft

- **ASS** (z. B. Thrombo ASS®, ASS 100 mg HEXAL®, Aspirin® Cardio 100 1,5 Tbl.) 100–150 mg 1 x tgl. abends von 12.–36. SSW
- **Screening**: im Rahmen des Ersttrimesterscreenings (ETS)→ Präeklampsiescreening empfohlen

8.25 Hyperthyreose (Schwangerschaft)

s. Schilddrüsenerkrankungen

8.26 Hyperurikämie, Gicht (Arthritis urica), akuter Gichtanfall (Schwangerschaft u. Stillzeit)

Cave: Serum-Harnsäure kann im akuten Gichtanfall normal sein (< 6,5 mg/dl), Gicht in Schwangerschaft eher selten

8.26.1 Therapie

- **Nicht medikamentöse Maßnahmen**:
  - Ernährungsumstellung:
    - Alkoholkarenz
    - Ausreichende Flüssigkeitszufuhr
    - Meiden fruktosehaltiger Getränke
    - Purinarme Kost: Meiden von Fleisch, Wurst, Fisch, Innereien, Hülsenfrüchte, Kohl, Spargel
  - Gewicht ↓ bei Übergewicht
  - Regelmäßige Bewegung
  - Vitamin C 500 mg tgl. p.o.

- **Therapie des akuten Gichtanfalls**:
  - Therapiedauer bis Ende der Symptomatik, max. allerdings 2 Wo
  - **NSAR** (1. Wahl Ibuprofen (z. B. Nurofen®, Aktren®, Brufen®, Irfen®)) meist 2–5 d; **Cave**: bis max. 28. SSW, ab 20. SSW nur Einzeldosen NSAR, sonst Risiko für vorzeitigen Verschluss des Ductus arteriosus Botalli u. fetale Nierenschädigung
  - **Glukokortikosteroide**: z. B. initial Prednisolon 50 mg p.o., dann Prednisolon 25–40 mg tgl. p.o. für 3–5 d; kein Ausschleichen notwendig
  - **Colchizin**, z. B. Colctab® 1 mg:
    - Vor allem, wenn NSAR u. Glukokortikoide KI
    - Besonders wirksam in ersten 24 h des Anfalls (z. B. 0,5 mg 2–4 x tgl.)
    - **Cave**: Höchstdosis pro Gichtanfall 6 mg; Therapiebeendigung bei Auftreten von GI-Symptomen!
  - Zusätzlich: lokale Kühlung, Hochlagerung, Diclofenacsalbe lokal
- **Dauertherapie**:
  - Nur ind. bei manifester Gicht (≥ 1 Gichtanfälle/a, Tophi, Uratnephrolithiasis), nicht bei asymptomatischer Hyperurikämie
  - **Cave**: langsame Dosissteigerung u. Kombination mit Anfallsprophylaxe zu Beginn
  - 1. Wahl in Schwangerschaft u. Stillzeit: **Probenecid**: 1. Wo 2 x 250 mg tgl., ab 2. Wo 2 x 500 mg tgl.
  - (Allopurinol: rel. KI)

8.27 Hypothyreose (Schwangerschaft)

s. Schilddrüsenerkrankungen

Literatur

Boonen H (2024) Alopecia androgenetica der Frau. In: Moll I (Hrsg) Duale Reihe Dermatologie, 9., vollst. überarb. u. erw. Aufl. Thieme, Stuttgart. https://doi.org/10.1055/b000000638

Deutsche Gesellschaft für Urologie e. V (Hrsg) (2024) S3-Leitlinie „Epidemiologie, Diagnostik, Therapie, Prävention und Management unkomplizierter, bakterieller, ambulant erworbener Harnwegsinfektionen bei Erwachsenen". 2024. SWMF-Registernummer: 043–044

Female Urinary Incontinence (2021) Guideline of the DGGG, OEGGG and SGGG (S2k-Level, AWMF Registry No. 015–091. December 2021). https://www.awmf.org/leitlinien/detail/ll/015-091.html. Zugegriffen am 20.02.2025

Franz M, Kainer F, Husslein P, Girard T (2024) Physiologie des mütterlichen Organismus. In: von Kaisenberg C, Klaritsch P, Hösli-Krais I (Hrsg) Die Geburtshilfe. Springer Reference Medizin, 6. Aufl. Springer, Berlin/Heidelberg. https://doi.org/10.1007/978-3-662-63506-3_14

Gnirs JL, Schneider KT, Schiermeir S, Kehl S, Kaisenberg C (2024) Fetales Monitoring (Indikation und Methodik zur fetalen Zustandsdiagnostik in der Schwangerschaft: CTG und Doppler). In: von Kaisenberg C, Klaritsch P, Hösli-Krais I (Hrsg) Die Geburtshilfe. Springer Reference Medizin, 6. Aufl. Springer, Berlin/Heidelberg. https://doi.org/10.1007/978-3-662-63506-3_14

Literatur

https://www.embryotox.de/arzneimittel/details/ansicht/medikament/simvastatin (o.J.). Zugegriffen am 31.03.2025

https://www.embryotox.de/erkrankungen/details/ansicht/erkrankung/emesis-gravidarum-hyperemesis-gravidarum (o.J.). Zugegriffen am 29.12.2024

Hypertensive Disorders in Pregnancy (2024) Diagnosis and Therapy. Guideline of the German Society of Gynecology and Obstetrics (S2k-Level, AWMF Registry No. 015/018, June 2024). https://register.awmf.org/de/leitlinien/detail/015-018. Zugegriffen am 20.10.2024

Kostner D, Egg M, Handisurya A (2025) Sexuell übertragbare Krankheiten. Österreich Ärzteztg 1(2):21–26

Kranz J, Schneidewind L, Stangl F, Wagenlehner F (2025) Harnwegsinfekte in der Schwangerschaft – die wesentlichen Punkte der aktualisierten S3-Leitlinie zu unkomplizierten Harnwegsinfektionen bei Schwangeren im Überblick. gynäkologie + geburtshilfe 2. https://doi.org/10.1007/s15013-025-6033-z

Kübel-Heising CL, Dimpfl T (2025) Harninkontinenz in Klinik und Praxis. Die Gynäkologie:3/2025. https://doi.org/10.1007/s00129-025-05333-2

Kulacoglu H (2018) Umbilical hernia repair and pregnancy: before, during, after pregnancy. Front Surg 5:1

Lessiak V (2025) Basisdiagnostik in der Urogynäkologie. Gynäkol Prax 35:14–20. https://doi.org/10.1007.s41974-024-00350-w

Ludwig M (2015) Hormonelle Kontrazeption – Ein Handbuch für die Praxis, 2., akt. Aufl. optimist Fachbuchverlag, Hamburg

Ludwig M (2019) Gynäkologische Endokrinologie – Ein Handbuch für die Praxis, 3., erw. Aufl. optimist Fachbuchverlag, Hamburg

Ludwig M (2022) Sinnvolles tun – Unsinniges lassen. Über das primum nil nocere in der gynäkologischen Endokrinologie. optimist Fachbuchverlag, Hamburg

Lutz G (2018) Ein Haarausfall mit vielen Facetten – Alopecia androgenetica der Frau. ästhetische dermatol & kosmetol 5. https://doi.org/10.1007/s12634-018-5562-z

Mylonas I (2024) Infektion in Gynäkologie und Geburtshilfe, 2. Aufl. Elsevier, München

Patel R, Kennedy OJ, Clarke E et al (2017) European guidelines for the management of genital herpes. Int J STD AIDS 28:1366–1379. https://doi.org/10.1177/0956462417727194. Zugegriffen am 20.02.2025

Pfaller-Eiwegger B, Halmer S, Pichler G, Enengl S, Fohleitner S, Wichert-Schmitt B (2024) Hypertensive Erkrankungen in der Schwangerschaft (HES): Diagnose und Management/ Hypertensive disorders in pregnancy – diagnosis and management. Journal für Hypertonie – Austrian. J Hypert 28(2):35–43

Schell J, Molnar P, Hübner M (2025) (20259) Von Inkontinenz bis Obstipation – medikamentöse Aspekte in der Urogynäkologie. Die Gynäkologie 3/2025. https://doi.org/10.1007/s00129-024-05328-5

Schlembach D, Baumann M, Kehl S, Klaritsch P, Lobmaier SM (2024) Abnormale Plazentation: Hypertensive Schwangerschaftserkrankungen. In: von Kaisenberg C, Klaritsch P, Hösli-Krais I (Hrsg) Die Geburtshilfe. Springer Reference Medizin, 6. Aufl. Springer, Berlin/Heidelberg. https://doi.org/10.1007/978-3-662-63506-3_18

Schüler-Toprak S, Bausewein L, Ortmann O (2025) Einfluss endogener und exogener Hormone in der Peri- und Postmenopause auf das Krebsrisiko. Die Gynäkologie:4/2025. https://doi.org/10.1007/s00129-025-05345-y

Seibold A, Beckmann MN (2025) Benigne Veränderungen der Vulva. Frauenheilkunde up2date 19:21–39

Strowitzki T, Ortmann O (2024) Klinische Endokrinologie für Frauenärzte, 6. Aufl. Springer, Berlin/Heidelberg. https://doi.org/10.1007/978-3-662-65517-7

Verlohren S (2019) Präklampsierisiko – was ist zur Überwachung in der Gravidität sinnvoll? Gynäkologe 52:845–850. https://doi.org/10.1007/s00129-019-04513-1

Zouboulis CC, Bechara G et al (2024) AWMF S2k-Leitlinie zur Therapie der Hidradenitis suppurativa/Acne inversa. AWMFRegisternr.: 013-012. Aktuelle Dermatol 50:30–83. https://doi.org/10.1055/a-2225-7983. Zugegriffen am 19.01.2025

Buchstabe I

9.1 Iatrogene Läsionen der ableitenden Harnwege der Frau

9.1.1 Ureterläsion

9.1.1.1 Symptome
- Postoperative Flankenschmerzen
- Fieber
- Ileus
- Wässriger vag. Ausfluss (ureterovag. Fistel)
- Anurie (bds. Läsion)

9.1.1.2 Diagnostik
- **Intraoperativ**:
  - Retrograde Ureteropyelografie
  - Antegrade (i.v.) Applikation von Methylenblau u. Lasix
- **Postoperativ**:
  - Krea u. Harnstoff im Serum u. Wunddrainagesekret
  - Kontrastmittel-CT
  - i.v.-Urogramm
  - V. a. uretero-/vesikovag. Fistel: Instillation von Methylenblau über Blasenkatheter → Verfärbung von vag. Tampon

9.1.1.3 Therapie intraoperativ
- **Kleine penetrierende Läsion od. kurzstreckige Ischämie**:
  - Ureterschienung mittels Doppel-J-Katheter: 6 Wo
- **Läsion bis ≈ 2 cm**:
  - Resektion des Defekts mit End-zu-End-Anastomose: Naht: 5-0 resorbierbar
  - + Doppel-J-Katheter

- Wunddrainage
- Alternativ: perkutane Nephrostomie
• **Blasennahe Läsion:**
- Ureterneuinsertion mit Psoas-Hitch od. Boari-Plastik
- Wunddrainage
- Zystogramm nach 7–10 d
- Harnleiterschiene: 14 d (Heers und Olbert 2015)

9.1.1.4 Therapie postoperativ
• Bei V. a. Ureterkinking (z. B. im Rahmen einer vag. Senkungsoperation mit Kuldoplastik nach McCall) → Revision durch Nahtentfernung
• Bei Persistenz od. anderer Urs. → Überweisung an urologische Abteilung

9.1.1.5 Prävention bei gynäkologischen OPs
• Ovarielle u. uterine Gefäße möglichst organnah ligieren
• Im Bereich der sakrouterinen u. kardinalen Bänder möglichst auf Diathermie verzichten
• Ureter stets frühzeitig identifizieren u. darstellen (bei Unsicherheit → ggf. Punktion mit dünner Nadel: Aspiration von Blut od. Urin?)
• Ggf. präoperative Ureterschienung: bei Eingriffen mit ↑ Risiko, senkt nicht Verletzungsrisiko, ermöglicht aber leichteres Auffinden u. verbesserte Behandlung von Läsionen

9.1.2 Blasenläsion

9.1.2.1 Verletzungen der Blase im Rahmen offener od. laparoskopischer OPs

9.1.2.1.1 Klinik/Diagnostik
• Genaue Inspektion: Austritt von Urin, Freiliegen des Katheters, gasgefüllter Urinbeutel während LSK
• Bei Unsicherheit (z. B. intraoperative Blutbeimengung im Urinbeutel): intravesikale Gabe von Methylenblau über liegenden Katheter → Diagnosesicherung, Lokalisation

9.1.2.1.2 Therapie
• **Intraperitoneale Läsion:**
- **Naht:** üblicherweise 2-schichtig fortlaufend (lt. Expertenmeinung reicht auch 1-schichtig), monofil, resorbierbar, Stärke z. B. 3/0, extramukosal
  • **Fundus:** kein Problem
  • **Trigonum:** komplizierter → ggf. Ureterschienung mit Doppel-J-Katheter
- **Dichtigkeitsprüfung:** mit 300 ml NaCl
- **Dauerkatheter:** 7–10 d
- **Antibiose:** z. B. Cephalosporine 2. (z. B. Cefuroxim) od. 3. Gen. (z. B. Cefotaxim) für 5–7 d
- **Zystogramm:** nach 7–10 d vor Entfernen des DKs (Blasendichtigkeitsprüfung)

- **Extraperitoneale Läsion**:
  - I. d. R. reicht Urinableitung mittels DK bei kleinem Defekt, Zystogramm vor Entfernung zur Heilungskontrolle

9.1.2.2 Verletzung der Blase bei Einlage von Inkontinenzbändern (Tension-free Vaginal Tape (TVT), Blasenläsion, Trans-Obturator Tape (TOT), Blasenläsion)

9.1.2.2.1 Klinik/Diagnostik
- Urinabgang von vag. u./od. abdominal (Ein- u./od. Ausstichstellen)
- Urethrozystoskopie nach Einbringen der Schlinge

9.1.2.2.2 Therapie
- Falls Perforation noch vor Entfernen der Schutzhüllen erkannt → Band zurückziehen, in neuem Anlauf korrekt neben Blase positionieren
- Dauerkatheter für 3 d (Bader 2022)

9.1.2.3 Primär intraoperativ nicht erkannte Blasenläsion

9.1.2.3.1 Klinik/Diagnostik
- Hämaturie, Unterbauchschmerzen, gespanntes Abdomen, Peritonealreizung, intraperitoneale Flüssigkeit, paralytischer Ileus, Krea ↑, Infektparameter ↑, Flüssigkeitsaustritt über Wunde, Urinausscheidung ↓ ohne ↑ NFP
- Zystogramm
- Kontrastmittel-CT
- Ggf. Punktion bei unklarer Flüssigkeit im Abdomen (Kreagehalt?): Urinleckage, wenn Krea deutlich über Serumwert → Zystogramm u./od. i.v.-Pyelogramm od. CT-Urogramm

9.1.2.3.2 Therapie
- Analog zur Primärversorgung in Abhängigkeit von Größe u. Lokalisation
- Ausnahme: bei sehr kleinen Blasenläsion u. elastischer Blasenwand evtl. konservativer Therapieversuch vertretbar

9.1.2.4 Prävention von iatrogenen Blasenverletzungen
- Vor OP-Beginn: Blase komplett entleeren od. transurethraler Katheter

9.2 Impfung, Abklärung Impfstatus (Schwangerschaft u. Stillzeit)

9.2.1 Wichtig vor Schwangerschaft

- Abklärung Immunität gegen MMR u. Varizellen
- Ggf. Impfung bei fehlender Immunität
- Empfohlener Mindestimpfabstand zu Schwangerschaft (Lebendimpfstoffe): 1 Mon.

9.2.2 Empfohlen in Schwangerschaft

- **Influenzaimpfung**: ab 2. Trim. (14 + 0 SSW), bei Risikopatientinnen schon im 1. Trim.
- **Pertussisimpfung**: empfohlen für alle Schwangeren: Beginn 3. Trim. (ab 28. SSW); bei drohender Frühgeburt schon früher; unabhängig von früheren Pertussisimpfungen
- **RSV-Impfung** (z. B. Abrysvo®): 24.–36. SSW (idealerweise 4–6 Wo vor Geburt), alternativ passive Immunisierung des Neugeborenen in 1. LW: Palivizumab (z. B. Synagis®)
- **1. Trim.**: nur dringend notwendige Impfungen (in dieser Schwangerschaftsphase häufiger Aborte, Patientin könnte dies ggf. mit Impfung in Zusammenhang bringen) (http://www.sozialministerium.at/Themen/Gesundheit/Impfen/Nationales-Impfgremium.html o. J.)

9.2.3 Erlaubt in Schwangerschaft

- **Totvakzine**: z. B. Influenza, Tetanus, Diphtherie, Pertussis, Hep. A u. B, FSME, Meningokokken, Pneumokokken

9.2.4 KI in Schwangerschaft

- **Lebendimpfstoffe**:
  - Cholera, MMR, Gelbfieber, Varizellen
  - HPV: wenn Immunisierung bereits begonnen → nach Schwangerschaft fortsetzen
  - Versehentliche Impfung kein Grund für Interruptio

9.2.5 Stillen

- Jede Impfung erlaubt, einzige Ausnahme: Gelbfieber (Mylonas 2024)

9.2.6 Weiterführende Informationen

- Ggf. nationale Unterschiede in Empfehlungen
- **Österreich**:
  - https://www.sozialministerium.at/Themen/Gesundheit/Impfen/Impfplan-Österreich.html
- **Deutschland**:
  - https://www.bundesgesundheitsministerium.de/themen/praevention/impfungen/schutzimpfungen/

- **Schweiz**:
  - https://www.bag.admin.ch/bag/de/home/gesund-leben/gesundheitsfoerderung-und-praevention/impfungen-prophylaxe/schweizerischer-impfplan.html

9.3 Incontinentia alvi

s. Stuhlinkontinenz

9.4 Infektiöse Mononukleose (Pfeiffer-Drüsenfieber, Kissing Disease) (Schwangerschaft)

Virale Angina tonsillaris durch Epstein-Barr-Virus (EBV), **IKZ:** 1–3 Wo

9.4.1 Symptome

- Pharyngitis, Angina tonsillaris: weiß-graue Beläge
- Fieber, Abgeschlagenheit (häufig Fatigue über mehrere Mon.)
- Generalisierte Lymphadenopathie
- Ggf. Splenomegalie ($\approx 50\,\%$)

9.4.2 Risiko (Schwangerschaft)

- I. d. R. komplikationslos

9.4.3 Diagnostik

- I. d. R. klinisch
- Labor: BB, Serologie
- Sonografie: Hepato-/Splenomegalie

9.4.4 Therapie

- Symptomatisch: s. Abschn. 13.11.1 u. 16.12
- Körperliche Schonung
- Flüssigkeitszufuhr
- **Cave**: Arzneimittelexanthem bei Gabe von Aminopenicillinen

9.5 Infertilität

s. Unerfüllter Kinderwunsch

9.6 Influenza (Grippe) (Schwangerschaft u. Stillzeit)

Influenzaviren A, B (u. C); Epidemien meist Oktober bis April; **Transmission**: Tröpfchen- u. Schmierinfektion; **Infektiosität**: ≈ 24 h vor bis 5 d nach Auftreten klinischer Symptome; **IKZ**: wenige h bis 2 d; **Krankheitsdauer**: ≈ 5–7 d

9.6.1 Symptome

- 1/3 asymptomatisch
- 1/3 milder Verlauf
- 1/3 plötzlicher Beginn mit hohem Fieber u. starkem subjektiven Krankheitsgefühl, Schüttelfrost, Husten, Halsschmerzen, Kopf- u. Gliederschmerzen, ggf. auch Übelkeit/Erbrechen u. Diarrhö

9.6.2 Risiko (Schwangerschaft)

- Komplikationsrisiko ↑: Pneumonie, Früh- od. Fehlgeburt

9.6.3 Diagnostik

- I. d. R. klinisch
- **Labordiagnostik**:
  - **Influenzaschnelltest**: Nasen- u. Rachenabstrich, hohe Spezifität, geringe Sensitivität
  - **Influenzavirus-RT-PCR**: Nasen- u. Rachenabstrich, hohe Spezifität u. Sensitivität
  - Entzündungszeichen oft im Normbereich (ggf. bakterielle Superinfektion bei deutlich ↑ Werten)

9.6.4 DD

- U. a. Rhinoviren, RSV, Mykoplasmen, COVID

9.6.5 Therapie

- Körperliche Schonung, ausreichend Schlaf
- Ausreichende Flüssigkeitszufuhr: z. B. heißer Tee
- **Antipyretisch/analgetische Medikamente**:
  - **Paracetamol**: z. B. Mexalen®, Dafalgan®, Paracetamol-ratiopharm®, 500 mg bis 4 x tgl., 1. Wahl, in jeder Phase der Schwangerschaft, Stillen erlaubt
  - **NSAR**:
    - **Ibuprofen**: z. B. Nurofen®, Aktren®, Brufen®, Irfen®, 400 mg bis 3 x tgl., 1. Wahl
    - **Diclofenac**: z. B. Voltaren®, 50 mg bis 3 x tgl.
    - **ASS**: z. B. Aspirin®, 500–1000 mg bis 3 x tgl., 2. Wahl,
    - **Cave**: bis max. 28. SSW, ab 20. SSW nur Einzeldosen NSAR, sonst Risiko für vorzeitigen Verschluss des Ductus arteriosus Botalli u. fetale Nierenschädigung
    - **Stillzeit**: erlaubt
- **Antivirale Therapie**:
  - **Oseltamivir**: z. B. Tamiflu® 75 mg p.o. 2 x tgl. für 5 d
    - In Schwangerschaft u. Stillzeit mgl. (1. Trim. strenge Indikationsstellung)
    - Therapieziel: Symptomatik ↓, Krankheitsdauer ↓, Komplikationsrisiko ↓
    - Therapiebeginn innerhalb von 48 h nach Symptombeginn
- **Abschwellende Nasentropfen**: nur bei starker Behinderung der Nasenatmung, Oxymetazolin (z. B. Nasivin®) od. Xylometazol (z. B. Otrivin®), max. 7–10 d (**cave**: arzneimittelinduzierte Schädigung der Nasenschleimhaut)
- **Antibiotikatherapie**: nur bei V. a. bakterielle Superinfektion
- S. auch Abschn. 13.11, 2.14 u. 16.12
- **Schwere Verläufe**: stationäre Aufnahme u. Isolierung (mind. 7 d)
- **Stillen**: auch bei Erkrankung mgl. u. empfohlen

9.6.6 Prävention

- **Influenzaimpfung**: ab 2. Trim. (14 + 0 SSW), bei Risikopatientinnen schon im 1. Trim.
- **Hygienemaßnahmen**

9.7 Insertio velamentosa

Nabelschnurinsertion außerhalb Plazenta (zwischen Eihäuten)

9.7.1 Risiko

- Blutung bei Blasensprung od. Amniotomie
- Fetale Fehlbildungsrate ↑

9.7.2 Symptome

- Ggf. akute Blutung bei Blasensprung (AZ der Mutter unbeeinträchtigt – ausschließlich fetales Blut)

9.7.3 Diagnostik

- **Präpartal**: Darstellung Nabelschnuransatz bereits im 1. Trim.
- **Subpartal**:
  - Spekulumeinstellung: starke Blutung ex utero
  - Unauffälliger äußerer Tast- u. Sonografiebefund
  - CTG: ggf. schwere variable Dezelerationen

9.7.4 Therapie

- Keine einheitlichen Empfehlungen
- Geburt in Perinatalzentrum (Risiko ↑ für fetale Azidose, Blutungen etc.)
- Prim. Sectio nicht zwingend indiziert
- **Blutung subpartal**:
  - Lebendes Kind, vollständig eröffneter MM → rasche Entbindung (prinzipiell vag. mgl. – Vakuum-Forzepsextraktion)
  - Totes Kind → vag. Entbindung anstreben

9.8 Insomnie (Schwangerschaft)

s. Schlafstörung

9.9 Interruptio im 1. Trimenon (Schwangerschaftsabbruch)

9.9.1 Gesetzliche Regelungen

9.9.1.1 Österreich
- Erlaubt bis 16. SSW
- Vorheriges ärztliches Beratungsgespräch verpflichtend

- Kosten i. d. R. selbst zu tragen (außer medizinische Ind.)
- Bei medizinischer Ind. (z. B. schwerwiegende Fehlbildung) Abbruch auch darüber hinaus mgl.

9.9.1.2 Deutschland
- Erlaubt bis 14. SSW
- Verpflichtende Beratung bei anerkannter Stelle mind. 3 d vor Eingriff
- Kosten i. d. R. selbst zu tragen (außer bei medizinischer od. kriminologischer Ind. od. ↓ Einkommen)
- Bei medizinischer Ind. (z. B. schwerwiegende Fehlbildung) Abbruch auch darüber hinaus mgl.

9.9.1.3 Schweiz
- Erlaubt bis 12. SSW
- Frau muss Abbruch schriftlich einfordern u. Notlage erklären
- Ärztliches Beratungsgespräch verpflichtend
- Krankenkasse übernimmt Großteil od. gesamte Kosten
- Bei medizinischer Ind. (z. B. schwerwiegende Fehlbildung) Abbruch auch darüber hinaus mgl.

9.9.2 Datierung des Gestationsalters

- **Rechnerisch**: 1. d der letzten normal starken Periodenblutung (nur bei regelmäßigem 28 ± 4–6-tägigen Zyklus verwendbar)
- **Sonografisch**: bei unregelmäßigem Menstruationszyklus, 1. d der letzten Regel nicht sicher bekannt; Scheitel-Steiß-Länge (SSL); nach 10 + 0 SSW alternativ biparietaler Durchmesser (BPD)
- **Korrektur des Gestationsalters**: bei Diskrepanz von ≥ 7 d im Vgl. zur Regelanamnese (in Schweiz ≥ 5 d)

9.9.3 Maßnahmen vor Interruptio

- **Hb-Bestimmung**: je nach Anamnese
- **Screening auf Chlamydieninfektion**: kann gemacht werden (insb. bei Risiko od. V. a. STI)
- **Schwangerschaftskonflikt**:
  – Frau ergebnisoffen u. wertfrei beraten → Ziel: Frau zu begleiten u. unterstützen, sodass sie eine informierte, reflektierte u. selbstbestimmte Entscheidung im Hinblick auf Austragen der Schwangerschaft od. Interruptio treffen kann (Tschudin 2024)

9.9.4 Möglichkeiten

9.9.4.1 Medikamentös
- **Erfolgsrate**: 95–98 %
- **Schema 1. Trim.**:
  - **Mifepriston** (z. B. Mifegyne®) 200 mg p.o.: zugelassen bis 9. SSW (AUT u. D, CH bis 7. SSW), danach Off-Label-Use (https://www.mifegyne.info o. J.)
  - **Misoprostol** (z. B. Cyprostol®, Cytotec®): nach 24–48 h 800 μg vag. (besser verträglich, Wirkung gleich wie buccal, s.l.); ≤ 7. SSW: 400 μg p.o. empfohlen
  - 2. Misoprostolgabe frühestens 3 h nach Erstgabe, wenn kein ausreichender Gewebsabgang (Tageshöchstdosis: 1200 μg)
- **Adäquate Analgesie**: z. B. Ibuprofen (z. B. Nurofen®, Aktren®, Brufen®, Irfen®), Paracetamol (z. B. Mexalen®, Dafalgan®, Paracetamol-ratiopharm®), Metamizol (z. B. Novalgin®, Analgin®, Berlosin®), Codein
- **Ggf. Antiemese**: z. B. Dimenhydrinat (z. B. Vertirosan®, Vomex A®), Metoclopramid (z. B. Paspertin®) 10 mg bis 3 x tgl. p.o. od. Ondansetron (z. B. Zofran zydis®) 4 mg s.l.
- **Vorteile**: nichtinvasiv, keine Anästhesie
- **Nachteile**: unsichere zeitliche Planbarkeit, Erfolg etwas ↓ im Vgl. zu OP, Blutung ↑, Nachsorge erforderlich (Ausschluss inkompletter Abort), mehrzeitiges Vorgehen
- **NW**: Übelkeit, Erbrechen, krampfartige Unterbauchschmerzen, Diarrhö, Fieber
- **Rhesusprophylaxe**: wenn Mutter Rh-neg. (u. Partner Rh-pos.):
  - **Medikamentös**: ab 9 + 0 SSW, innerhalb von 72 h nach Misoprostol
- **Sonografische Kontrolle**: 2 Wo nach Blutungsinduktion
- Bei **telemedizinischer Nachkontrolle**: 2 Wo nach Blutungsinduktion Schwangerschaftstest → falls pos. od. persistierende subjektive Schwangerschaftssymptome → Sonografie od. serielle ß-hCG-Bestimmungen
- **Spezielle Situationen**:
  - **Blutungsneigung** (z. B. Antikoagulation): eher medikamentös (Blutverlust ↓)
  - **Liegendes IUD**: vor Misoprostolanwendung entfernen
  - **Starke Blutung** im Verlauf eines medikamentösen Abbruchs → Vakuumaspiration
  - **Hinweis auf Infektion** → Antibiose
  - **Intrauterine Gewebereste** → exspektativ, Prostaglandingabe od. Vakuumaspiration
  - **Weiterbestehende Gravidität** → Prostaglandingabe od. Vakuumaspiration
  - **V. a. ektope Gravidität** → weitere diagnostische Maßnahmen

9.9.4.2 Operativ
- **Erfolgsrate**: ≈ 99 %
- Bis max. 14. SSW mgl.
- Saugkürette/Vakuumaspiration (keine Metallkürette, auch keine stumpfe)

- **Präoperatives Zervixpriming**:
  - Jedenfalls ab 10. SSW
  - Misoprostol (z. B. Cyprostol®, Cytotec®): 400 µg. 1 h s.l. od. 3 h vag. vor Eingriff od.
  - Mifepriston (z. B. Mifegyne®): 200 mg p.o. 24–48 h vor Eingriff
- **Intraoperative Sonografiekontrolle**: kann, bei V. a. Komplikationen sollte sie erfolgen
- **Intraoperative Gabe von Oxytocin** (z. B. Syntocinon®, Oxytocin 5 IE HEXAL®): z. B. 5–10 IE bei Blutung
- **Adäquate Analgesie**: z. B. Ibuprofen (z. B. Nurofen®, Aktren®, Brufen®, Irfen®), Paracetamol (z. B. Mexalen®, Dafalgan®, Paracetamol-ratiopharm®), Metamizol (z. B. Novalgin®, Analgin®, Berlosin®), Codein
- **Vorteile**: planbar, Erfolg ≈ 99 %, Blutung ↓, häufig keine Nachsorge erforderlich, einzeitig
- **Nachteile**: invasiv, Anästhesie erforderlich
- **Komplikationen**:
  - Perforation, schwere Blutung, Narkosezwischenfälle: 0,1 %
  - Asherman-Syndrom, Plazentationsstörungen in Folgeschwangerschaften
- **Rhesusprophylaxe**: wenn Mutter Rh-neg. (u. Partner Rh-pos.)
  - **Operativ**: unabhängig vom Schwangerschaftsalter (Abortion in the first Trimester 2022)

9.9.5 Verhütungsberatung nach Schwangerschaftsabbruch

- **Initiierung von Verhütung**: unmittelbar nach operativem Schwangerschaftsabbruch; bei medikamentösem Abbruch am d der Gabe von Mifepriston
- **Intrauterindevice (IUD)**: direkt nach operativem Schwangerschaftsabbruch od. bei medikamentösem Vorgehen nach Feststellung des vollständigen Schwangerschaftsabbruchs

9.10 Intrahepatische Schwangerschaftscholestase

s. Lebererkrankungen (Schwangerschaft)

9.11 Intrauterine Wachstumsrestriktion (IUGR)

s. Fetale Wachstumsrestriktion

9.12 Inversio uteri

Dramatischer geburtshilflicher Notfall i. d. R. infolge forcierten Zuges an Nabelschnur bei nicht kontrahiertem Uterus u. adhärenter Plazenta

9.12.1 Symptome

- Sehr schmerzhaft
- Blutverlust → Schock

9.12.2 Diagnostik

- Vollständige Inversio = offensichtliche Diagnose
- Inkomplette Inversio: Uterus kann in Scheide liegen u. als diffuse blutige Wundfläche sichtbar sein, ggf. Sonografie

9.12.3 Therapie

- Rasche, möglichst vollständige Reposition, ggf. zuerst Plazenta lösen
- Absetzen Uterotonika u. ggf. Akuttokolyse (s. Abschn. 6.12.3.1) zur Uterusrelaxation
- Nach erfolgreicher Reposition → Uterotonika (Prostaglandininfusion)
- Falls Reposition nicht gelingt → operative Verfahren, z. B. Spaltung des Inversionsrings per Laparotomie (Schlembach et al. 2024)

9.13 Isthmozele

s Uterusnische

9.14 IUFT (intrauteriner Fruchttod)

s. Geburtseinleitung

Literatur

Abortion in the first Trimester (2022) Guideline of the DGGG (S2k-Level, AWMF registry no. 015/094, May). http://www.awmf.org/leitlinien/detail/ll/015-094.html, Zugegriffen am 20.12.2024

Bader P (2022) Harnblasentraumatologie, Beckentraumatologie und Urethratraumatologie. In: Michel MS, Thüroff JW, Janetschek G, Wirth MP (Hrsg) Die Urologie, Springer Reference Medizin. Springer, Berlin/Heidelberg. https://doi.org/10.1007/978-3-642-41168-7_95-2

Heers H, Olbert P (2015) Iatrogene Läsionen der ableitenden Harnwege der Frau. In: Michel M, Thüroff J, Janetschek G, Wirth M (Hrsg) Die Urologie, Springer Reference Medizin. Springer, Berlin/Heidelberg. https://doi.org/10.1007/978-3-642-41168-7_81-1

http://www.sozialministerium.at/Themen/Gesundheit/Impfen/Nationales-Impfgremium.html (o.J.). Zugegriffen am 22.11.2024

https://www.mifegyne.info (o.J.). Zugegriffen am 31.03.2025

Literatur

Mylonas I (2024) Infektion in Gynäkologie und Geburtshilfe, 2. Aufl. Elsevier, München

Schlembach D, Mortl MG, Brezinka C, Henrich W (2024) Pathologie der Plazentarperiode: Antepartuale und Peripartuale Hämorrhagie. In: von Kaisenberg C, Klaritsch P, Hösli-Krais I (Hrsg) Die Geburtshilfe, Springer Reference Medizin, 6. Aufl. Springer, Berlin/Heidelberg. https://doi.org/10.1007/978-3-662-63506-3_40

Tschudin S (2024) Psychosomatik in der Geburtshilfe. In: von Kaisenberg C, Klaritsch P, Hösli-Krais I (Hrsg) Die Geburtshilfe, Springer Reference Medizin, 6. Aufl. Springer, Berlin/Heidelberg. https://doi.org/10.1007/978-3-662-63506-3_49

Buchstabe J

10.1 Juckreiz genital

s. Vulvitis

Buchstabe K 11

11.1 Kaiserschnitt

s. Sectio caesarea

11.2 Karbunkel

s. Follikulitis

11.3 Kardiotokografie

s. CTG

11.4 Karpalkanalsyndrom (Karpaltunnelsyndrom, CTS) (Schwangerschaft)

Häufig, v. a. im letzten Trim.

11.4.1 Ätiologie

- Hormonell bedingte Wassereinlagerungen im Bindegewebe mit Kompression N. medianus unter Retinaculum flexorum im Karpaltunnel

11.4.2 Symptome

- Nächtliche Schmerzen u. Parästhesien der volaren Hand u. Finger I–IV
- Ausstrahlung der Beschwerdesymptomatik im Arm
- (Spät: Thenarmuskelatrophie)

11.4.3 Diagnostik

- In der Schwangerschaft i. d. R. klinisch (typ. Beschwerden, pos. Hoffmann-Tinel-Zeichen, pos. Phalen-Zeichen, pos. Karpalkompressionstest etc.)
- (Elektroneurografie/Elektromyografie)

11.4.4 Therapie

- **Vermeiden**: starke Beugungen u. Streckungen des Handgelenks
- **Reduzieren**: Tätigkeiten, die Beschwerden ↑
- **Palmare Handgelenkschiene**: v. a. nachts
- Kühlen
- Evtl. **Infiltration**: Kortikosteroid + Lokalanästhetikum, z. B. Volon A® 40 mg (eine Spur davon) + Xylocain®-2-%-Ampulle proximal des Karpaltunnels
- Ggf. kurzzeitig **analgetische Therapie**: s. Abschn. 13.11.1
- (OP: in der Schwangerschaft i. d. R. nicht notwendig)

11.4.5 Prognose

- Meist selbstlimitierend p.p.

11.5 Keuchhusten (Schwangerschaft)

s. Pertussis

11.6 Kinderwunsch (unerfüllt)

s. Unerfüllter Kinderwunsch

11.7 Klimakterium

s. Peri- u. Postmenopause

11.8 Klimakterium praecox

s. Prämature Ovarialinsuffizienz (POI)

11.9 Klitorishypertrophie, Pseudoklitorishypertrophie

11.9.1 Symptome/DD

- **Echte Klitorishypertrophie**: Normvariante od. im Rahmen AGS
- **Pseudoklitorishypertrophie**: Vergrößerung Präputium, innere Schamlippen od. transiente Schwellung durch mechanische Reizung

11.9.2 Diagnostik

- **Klinische Hinweise auf Hyperandrogenämie** → Labor (Testosteron, DHEAS, Androstendion, SHBG, weiterführend ggf. 17-OHP, Kortisol), ACTH-Kurztest, Dexamethasonhemmtest

11.9.3 Therapie

- Je nach Urs.
- Ggf. hormonell: z. B. Hyperandrogenämie
- Ggf. operativ: Klitorisplastik
- Ggf. Therapie zugrunde liegender Erkrankung: z. B. AGS, PCOS
- S. auch Abschn. 8.20, 16.4 und 21.4.3.7

11.10 Kolpitis

Verursacht durch Bakterien, Protozoen od. verschiedene Candidaarten (infektiös) od. nicht infektiös durch Reizstoffe, Allergie od. Hormonmangel

11.10.1 Symptome, Diagnostik, DD u. Therapie

→ s. entsprechende Verdachtsdiagnosen:

- Aminkolpitis (bakterielle Vaginose) → s. Abschn. 2.2
- Vulvovaginalkandidose (Soorkolpitis) → s. Abschn. 22.25
- Trichomonadenkolpitis → s. Abschn. 20.6
- Chlamydienkolpitis → s. Abschn. 3.4
- Vulvovaginitis infantum → s. Abschn. 22.26

- Kolpitis senilis (atrophische Kolpitis) → s. Abschn. 19.5
- Kolpitis plasmacellularis → s. Abschn. 16.14
- **Weitere DD**: intensive Intimhygiene, Enterobiasis, DM, internistische Erkrankungen mit Pruritus als Leitsymptom

11.11 Kolpitis senilis

s. Scheidentrockenheit

11.12 Kolposkopie

s. Prävention des Zervixkarzinoms

11.13 Komplizierter Harnwegsinfekt

s. Harnwegsinfekt

11.14 Kondylome

s. Condylomata acuminata

11.15 Kontrazeption (nicht hormonell)

11.15.1 Natürliche Familienplanung (NFP)

- Durch Beobachtung u. Interpretation von hormonabhängigen Zyklusparametern Bestimmung des fertilen Fensters
- Kalendermethoden (z. B. nach Knaus/Ogino) od. Temperaturmethoden als alleinige Methoden heute weitestgehend obsolet bzw. wegen geringer Sicherheit zur Verhütung nicht empfohlen
- Dzt. nur symptothermale Methoden mit hoher Effektivität empfohlen: zu Beginn einführender Schulungsprozess/Beratung empfohlen (Netzwerk zertifizierter Berater)
- **Sensiplan®**: am meisten untersuchte u. validierte **symptothermale Methode**:
  - Kontrazeptive Sicherheit: Schwangerschaftsrate 1,8 %/a (sehr sicher) (**Pearl-Index**: Zahl ungewollter Schwangerschaften pro 100 Frauenjahre bei Anwendung einer spezifischen Form der Kontrazeption)
- **Basaltemperaturkurve (BTK): morgendliche Aufwachtemperatur**: rektal, vag. od. oral, 6 Messwerte in der Temperaturtieflage u. 3 Werte in der Hochlage für Auswertung nötig

11.15 Kontrazeption (nicht hormonell)

- **Zervixschleimbeobachtung:** zyklische Schleimveränderungen äußerlich an Vulva beobachtet; Höhepunkt der Zervixschleimbeobachtung = letzter d mit dem individuell besten Schleim
- **Festlegung fertiles Fenster:**
  – **Postovulatorisch infertile Phase**: unfruchtbare Zeit nach Eisprung beginnt entweder am Abend des 3. d nach Höhepunkt des Schleimsymptoms od. am Abend der abgeschlossenen Temperaturauswertung (je nachdem, welches von beiden später kommt)
  – **Präovulatorisch infertile Phase**: letzter unfruchtbarer d am Zyklusanfang ist der d der frühesten ersten höheren Messung aus mind. 12 Temperaturzyklen minus 8 d; falls bereits früher Zervixschleim beobachtet → beginnt ab diesem Zeitpunkt die fruchtbare Zeit
- **Billings-Methode**: Einzeichenmethode (Zervixschleim), unsicher
- **Rötzer-Methode, CLER-Methode**: symptothermale NFP-Methoden, komplizierte Regeln
- **Prognose-Apps, Zykluscomputer**: nicht zuverlässig, nicht zur sicheren Kontrazeption empfohlen
- **NFP-Apps**: zur Unterstützung der Dokumentation bei effektiven Varianten der symptothermalen Methoden
- **Benefits**: Zyklusaufzeichnung: diagnostisches Tool, Information, ob Zyklus ovulatorisch, Hinweise auf Lutealphaseninsuffizienz (hypertherme Phase < 10 d, prämenstruelle Schmierblutungen) od. Anovulation; bei KiWu Erkennen des Fertilitätsoptimums (spinnbarer Zervixschleim)
- **Einschränkungen**: Amenorrhö, Oligomenorrhö, Medikamente (Neuroleptika, Psychopharmaka), kognitive Einschränkungen, St. p. Konisation (evtl. Zervixschleimbeobachtung eingeschränkt)

11.15.2 Laktationsamenorrhö

- Als kontrazeptive Maßnahme mgl. bei:
  – Amenorrhö
  – ≤ 6 Mon. p.p.
  – Volles Stillen
- **Kontrazeptive Sicherheit**: Schwangerschaftsrate < 2 %/a

11.15.3 Barrieremethoden

- **Kondom**:
  – **Kontrazeptive Sicherheit**: stark abhängig von konsequenter u. korrekter Anwendung, perfect use: Schwangerschaftsrate: 2 %/a, typical use: bis 13 %/a
  – **Wichtig**: passende Größe, CE-Prüfzeichen, Haltbarkeitsdatum, korrekte Aufbewahrung, keine Beschichtung mit Nonoxynol-9
  – **Latexallergie**: Non-Latexkondome als Alternative

- Wirkungsvolle Prävention gegen Transmission von HIV u. meisten anderen STI (kein 100-prozentiger Schutz, insb. gegen HPV nur ≈ 60 % Schutz – Transmission über ungeschützte Genitalbereiche) (Gallwas 2023)
- **Diaphragma:**
  - **Kontrazeptive Sicherheit:** typical use: Schwangerschaftsrate 12–18 %/a, perfect use: 4–14 %/a
  - Nach GV mind. 6 h in Vagina belassen, insgesamt max. 30 h
  - **Voraussetzung:** Bereitschaft zur vag. Selbstuntersuchung u. Fähigkeit, Zervix zu ertasten
  - Anwendung zusammen mit Verhütungsgel auf Milchsäurebasis
  - **Nicht geeignet bei:** Deszensus, rezidivierenden Harnwegsinfekten, St. p. Toxic-Shock-Syndrom (TSS)
  - Keine ausreichenden Belege für Schutz vor STI
  - Nach Geburt, Fehl- od. Totgeburt in 2. od. 3. Trim. → Neuanpassung frühestens nach 6 Wo
- **Portiokappe:**
  - **Kontrazeptive Sicherheit:** ↓ als bei Diaphragma, insb. bei St. p. Spontanpartus: Schwangerschaftsrate bis 29 %/a
  - Nach GV mind. 6 h in Vagina belassen, insgesamt max. 48 h
  - **Voraussetzung:** Bereitschaft zur vag. Selbstuntersuchung u. Fähigkeit, Zervix zu ertasten
  - Anwendung zusammen mit Verhütungsgel auf Milchsäurebasis
  - **Nicht geeignet bei:** Deszensus, rezidivierenden Harnwegsinfekten, St. p. Toxic-Shock-Syndrom (TSS)
  - Keine ausreichenden Belege für Schutz vor STI
  - Nach Geburt, Fehl- od. Totgeburt in 2. od. 3. Trim.: frühestens nach 6 Wo Neuanpassung
- **Frauenkondom:**
  - **Kontrazeptive Sicherheit:** perfect use: Schwangerschaftsrate 5 %/a, typical use: 21 %/a
  - Bis 8 h vor GV einlegen
  - 1 x verwendbar
  - Bei Bedarf zusätzliches Gleitgel (**Cave:** fettfrei bei Latexkondom)
  - Keine gleichzeitige Verwendung von Männerkondom
  - Auch während Menstruation u. im Wochenbett mgl.
  - **Schutz vor STI:** ja, aber unklar wie hoch

11.15.4 Coitus interruptus

- **Kontrazeptive Sicherheit:** Schwangerschaftsrate: 20 %/a
- Als Verhütungsmethode nicht empfohlen

11.15.5 Intrauterine Pessare (IUP, Intrauterine Device, IUD)

- Kupfer-IUP, Kupferspirale, Kupferkette, Kupferball
- Silber- u. Gold-IUD: kontrazeptive Wirksamkeit auch hier durch Kupfer
- **Kontrazeptive Sicherheit**: sehr hoch (Schwangerschaftsrate 0,011 %/a (bei Kupferoberfläche ≥ 300 mm^2))
- **Wirkung**: sofort nach Insertion
- **Vorangehende Untersuchungen**:
  - gynäkologische Untersuchung + TVUS
  - Nativabstrich
  - PAP-Abstrich
  - Bei ↑ Risiko für STI od. Symptomatik → Screening auf STI u. ggf. Therapie

- **Zeitpunkt Einlage**:
  - Am besten perimenstruell
  - Nach Interruptio od. Abort: sofort mgl. (jedoch etwas ↑ Expulsionsrate)
  - Postpartal: erst nach 4 Wo (sonst Expulsionsrate ↑)
  - Notfallkontrazeption: bis 5 d nach ungeschütztem GV mgl.
    - S. Abschn. 11.16.8
- **Kontrolle**: nach 6 Wo, dann alle 12 Mon.
- **Wirkung**: Inaktivierung von Spermien – spermizid
- **Handelspräparate**: z. B. Nova T®, TCu-380A®, Multiload-375®, Gynefix® (Kupferkette)
- **Nachteile**:
  - Risiko ↑ für aszendierende genitale Infektionen (PID) u. STI
  - Leicht ↑ Risiko für bakterielle Vaginose od. Candidose
  - Schmerzen ↑ → Therapie: NSAR, z. B. Naproxen (z. B. Profen®, Naproxen-ratiopharm®)
  - Hypermenorrhö ↑ → mgl. Therapie: Mefenaminsäure (z. B. Parkemed®, Mefenam®, Spiralgin®), Tranexamsäure
- **Vorteile**:
  - Risiko Zervixkarzinom ↓
  - Auch mgl. bei metabolischen od. malignen Erkrankungen (Ausnahme: uterine Karzinome), jungen Frauen, Nulliparae
  - Auch mgl. als Notfallkontrazeption bis 120 h (5 d) danach (einzig wirksame Notfallkontrazeption bei peri-/postovulatorisch ungeschütztem GV, Off-Label-Use)
- **KI**: Uterus bicornis, höhergradiger Uterus subseptus/septus, M. Wilson, pathologischer PAP-Abstrich, ungeklärte vag. Blutung
- **(Mgl.) Begleitmedikation bei Einlage**:
  - Analgetika wie Naproxen (z. B. Profen®, Naproxen-ratiopharm®; 250–500 mg), Ibuprofen (z. B. Nurofen®, Aktren®, Brufen®, Irfen®; 400–600 mg), Metamizol (z. B. Novalgin®, Analgin®, Berlosin®; Tbl. od. Tropfen) od. Tramadol (z. B. Tramal®)

- 60 min vor Insertion
  – Lokalanästhetikum (Lidocain: z. B. Xylocain®-10-%-Spray, -Gel od. -Lösung)
- Zur Voruntersuchung: Gel auf Sonde od. Lösung auf Tampon
  – Butylscopolamin, z. B. Buscopan®-Drg. od. -Supp. 10–20 mg, p.o. od. rektal
- Direkt vor Insertion
  – Midazolam 5 mg od. 7,5 mg, Tbl. od. Tropfen
- 30 min vor Insertion
  – Misoprostol (Cyprostol®, Cytotec®): 2 Tbl. à 200 µg vag. od. p.o. morgens bzw. 3–4 h vor Eingriff, alternativ 1 h davor s.l.; nur bei St. p. frustraner Insertion
- **Korrekte Lage**:
  – **Position zum inneren MM**: IUP-Ende sollte kranial des inneren MM liegen
  – **Abstand zum Endometrium**: Abstand zwischen kranialem Ende des vertikalen Teils u. basalem Endometrium ≤ 5 mm
  – **Abstand zum Fundus uteri**: Abstand zwischen Fundus u. kranialem Ende des vertikalen Teils ≤ 20 mm (keine Berücksichtigung dieser Messung bei individuellen Abweichungen der Myometriumdicke im Fundusbereich (z. B. Myome) (Sohn et al. 2003)
- **Dislokation**: mgl.: exspektativ (positioniert sich im Verlauf evtl. korrekt), „Hochschieben", Entfernen u. Neueinlage, ggf. auch HSK bei liegendem IUS
- **Blutungsstörungen unter Kupfer-IUD**:
  – Endometrium ≤ 6 mm: Kombinationspräparat für 1 Zyklus
  – Endometrium > 6 mm: Dydrogesteron (z. B. Duphaston®) 10 mg 1-0-1 p.o. für 10 d zusätzlich
- **Aszendierender Infekt/PID bei IUP** → Entfernung erst notwendig, wenn durch Antibiose keine Besserung nach 72 h
- **Expulsionsrisiko**: Risiko ↑: v. a. ersten 12 Mon., ersten Wo p.p., bei Hypermenorrhö/Menorrhagie; Wiederholungsrisiko: bis 40 %
- **Schwangerschaft bei liegendem IUD**: selten, häufiger ektop; Spontanabort unter IUD: 50–60 %, Entfernung zum frühestmgl. Zeitpunkt u. nur wenn IUD kaudaler liegt als Gestationssack u. Fäden sichtbar; bei fortgesetzter Schwangerschaft mit liegendem IUD: Infektrisiko ↑, Frühgeburtlichkeitsrisiko ↑
- **MRT**: bei in Europa hergestellten Spiralen mit CE-Siegel kein Problem mit 1,5–3,0 T-MRT, keine Lagekontrolle notwendig (Brezinka 2019)
- **Menstruationstassen**: evtl. ↑ Expulsionsrate bei Entfernung
- **Entfernung**:
  – Kontrolle auf Vollständigkeit: bei V. a. unvollständige Spirale → sonografische Kontrolle nach nächster Menstruation
  – IUD-Neueinlage sofort mgl.

11.15.6 Sterilisation

- Wenn mgl. in Follikelphase od. p.p. (Vermeidung Lutealphasengravidität)
- **Kontrazeptive Sicherheit**: Schwangerschaftsrate 0,5 %/a (sehr sicher)
- **Salpingektomie bds.**: Risiko ↓ für Ovarial-, Tuben- od. Peritonealkarzinom
- Keine Veränderungen der Menstruationsblutung od. hormonell (evtl. subjektive Hypermenorrhö durch Absetzen hormoneller Verhütungsmittel)
- **Cave**: ↑ Rate an sek. KiWu nach Sterilisation peripartal
- **Gesetzliche Lage**:
  - **Österreich**: vor Abschluss des 25. Lj. verboten
  - **Deutschland, Schweiz**: vor Abschluss des 18. Lj. verboten (Non-hormonal Contraception 2023)

11.16 Kontrazeption (hormonell)

11.16.1 Orale Ovulationshemmer (kombinierte orale Kontrazeptiva, KOK, Pille)

11.16.1.1 Maßnahmen vor Pillenverordnung
- Anamnese: Alter, BMI, Medikamente, Rauchen, Vorerkrankungen (insb. VTE), Immobilität, Familienanamnese (Herz-Kreislauf-Erkrankungen, DM, Gerinnungsstörungen, Thrombosen)
- RR-Kontrolle
- (Thrombophiliescreening vor Verordnung: nur bei auffälliger Eigen- od. Familienanamnese empfohlen)

11.16.1.2 KI
- ≥ 35 a u. ≥ 15 Zigaretten/d
- Arterielle Hypertonie (≥ 160/≥ 100 mmHg)
- Nachgewiesene vaskuläre Veränderungen bei arterieller Hypertonie
- Kumulation mehrerer Risikofaktoren für kardiovaskuläre Erkrankungen (z. B. höheres Alter, Rauchen, DM, arterieller Hypertonus)
- (St. p.) VTE
- Bekannte thrombophile Veränderungen (z. B. Faktor-V-Leiden-Mutation, Prothrombin-Polymorphismus G20210A, Mangel an Protein C, S, Antithrombin)
- Große operative Eingriffe mit langfristiger Immobilisation
- (St. p.) Angina pectoris
- St. p. Insult
- Komplizierte Herzklappenerkrankungen
- Migräne mit Aura
- Migräne ohne Aura ≥ 35. Lj.
- Hormonabhängige Karzinome: z. B. Mammakarzinom

- DM kompliziert durch Nephropathie, Retinopathie od. Neuropathie od. > 20 a bestehend
- Lebererkrankungen: aktive virale Hepatitis, Leberzirrhose, Leberadenome, Leberzellkarzinom (Ludwig 2015)

11.16.1.3 NW/Risiken
- Übelkeit, Brustspannen, Kopfschmerzen, psychische Verstimmungen, Libidoprobleme
- Hypertonie
- Venöse thromboembolische Ereignisse (VTE): 2–3-fache Risikoerhöhung (20–40/100.000/a, im Vgl. Schwangere: 60/100.000/a, Hintergrundrisiko: 5–10/100.000/a): bei ↓ Östrogengehalt (< 50 µg EE) heute üblicher KOK VTE-Risiko v. a. durch Gestagenbestandteil beeinflusst:
  - VTE-Risiko ↑: Drospirenon, Gestoden, Desogestrel, Cyproteronacetat (CPA)
  - VTE-Risiko ↓: Präparate der 2. Gen.: LNG (z. B. Selina®, Selly®, Madonella®, Loette®), Norethisteron, Norgestimat → sollten bevorzugt verwendet werden (v. a. bei Erstanwenderinnen), diese haben aber auch ↓ antiandrogenes Potenzial (gewisses antiandrogenes Potenzial trotzdem durch ↓ ovarieller Androgene u. SHBG-Induktion durch EE, jedoch insgesamt weniger hilfreich bei Androgenisierungserscheinungen)
  - (noch) unklar: Chlormadinon, Dienogest, Estradiol/Nomegaestrolacetat (Zoely®), Estradiolvalerat/Dienogest (Qlaira®)
  - Hauptrisikofaktoren: Nikotinabusus, BMI
- Insult, Myokardinfarkt: Risikoerhöhung 2-fach; Hauptrisikofaktoren: arterieller Hypertonus, BMI (Insult) bzw. Nikotinabusus u. Dyslipidämie (Myoardinfarkt); dosisabhängig vom Estrogenanteil
- **Karzinomrisiko:**
  - Mammakarzinom: geringgradige Risikoerhöhung (1,2-fach), hormonelle Kontrazeptiva KI bei St. p. Mammakarzinom
  - Zervixkarzinom: Risiko ↑ durch kombinierte Kontrazeptiva
- Hautreaktionen: z. B. Chloasma
- Gewicht ↑: heterogene Datenlage, wissenschaftlich nicht belegt, einige Quellen: 1–3 kg
- NICHT: Infertilität („Post-Pill-Amenorrhö": 1–1,5 %, nur temporär)

11.16.1.4 Unerwünschte Wirkungen u. Gegenmaßnahmen
- **Zwischenblutungen** → s. Abschn. 11.16.11
- **Chloasma** → abendliche Pilleneinnahme, Sonnencreme, auf östrogenfreie Verhütungsmethoden (z. B. Gestagenpräparate od. nicht hormonelle Verhütungsmethoden) od. Pille mit möglichst ↓ Östrogenanteil umsteigen; s. Abschn. 3.5
- **Übelkeit** → Pille abends postprandial einnehmen
- **Libidoverlust:**
  - Meist keine Libidoveränderungen durch orale Kontrazeptiva, andere Faktoren wie Alter, Nulliparität od. Partnerschaftsprobleme wesentlich größeren Einfluss (Römer und Göretzlehner 2017)

11.16 Kontrazeption (hormonell)

- Falls Libidomangel erstmalig unter oralen Kontrazeptiva → evtl. Androgenwirkung ↑ (→ Levonorgestrel, Norethisteron bevorzugen, möglichst niedrige EE-Dosis, Vermeiden von antiandrogen wirksamen Gestagenen (Cyproteronacetat, Chlormadinonacetat, Dienogest, Drospirenon)) (Ludwig 2015)
- Ggf. Wechsel auf nicht hormonelle Verhütungsmethode
- **Brustspannen** → Wechsel auf gestagenbetonte Pille (z. B. EE (30 μg) + Desogestrel (150 μg), z. B. Marvelon®)
- **Ausbleiben Abbruchblutung trotz regelmäßiger Pilleneinnahme** → Ausschluss Gravidität, evtl. Wechsel auf östrogenreichere Pille

11.16.1.5 Nicht kontrazeptive Vorteile hormoneller Kontrazeptiva, insb. kombinierter Kontrazeptiva

- Stabile Zyklen, weniger Follikelpersistenzen (u. a. in Adoleszenz u. Perimenopause)
- Knochengesundheit ↑
- Dysmenorrhö ↓
- Hypermenorrhö ↓
- Haut u. Haar: Alopezie ↓, Hirsutismus ↓, Akne ↓
- PCOS: regelmäßige Endometriumtransformation, ggf. Verbesserung Glukose-Insulin-Stoffwechsels
- Endometriose: Prävention Progression, Dysmenorrhö ↓
- Prämenstruelle Beschwerden ↓
- Ovarial- u. Endometriumkarzinomrisiko (ggf. auch Kolonkarzinomrisiko) ↓ (Ludwig 2019)

11.16.1.6 Kontrollen unter Pilleneinnahme

- Anfangs halbjährliche Kontrolle (+ RR) empfohlen
- Danach jährlich im Rahmen der Vorsorgeuntersuchung
- (Beurteilung der Schilddrüsen- u. NNR-Funktion unter Pilleneinnahme nur eingeschränkt mgl.: neben SHBG wird auch thyroxinbindendes u. cortisolbindendes Globulin ↑)

11.16.1.7 Präparate

- **Einphasenpräparate**:
  - 1. Wahl (wenn EE u. Estradiol nicht KI)
  - Meist 21/7 Schema
  - Vorteil: einfache Handhabung, hohe kontrazeptive Sicherheit, gut geeignet für Langzyklus u. Zyklusverschiebungen, tendenziell ↓ Östrogendosis bei guter Zyklusstabilität
  - Beispiele:
    - EE (30 μg) + Chlormadinonacetat (2 mg): Belara®, Bellissima®, Balanca®, Delia®, Madinette®, Bilinda Gynial®
    - EE (35 μg) + Cyproteronacetat (2 mg): Diane®-35, Diane® mite, Cyproderm® (nur bei Androgenisierungserscheinungen)

- EE (20 µg) + Desogestrel (0,15 mg): Liberel® mite; od. EE (30 µg): Liberel®
- EE (20 µg) + Dienogest (3 mg): Dienorette®, Dienovel®, Larissa®, Mayra®, Sibilla®; od. EE (30 µg): Motion®
- EE (20 µg) + Drospirenon (3 mg): Aliane®, Danselle®, Daylina®, Drospifem®, Eloine®, Yasminelle®, Yaz® od. EE (30 µg): Danseo®, Drospifem®, Yasmin®, Yirala®
- EE (20 µg) + Gestoden (0,075 mg): Harmonette®, Lenea®, Yris® mite; EE (30 µg): Yris®, Minulet®; EE (15 µg) + Gestoden (0,060 mg): Minesse®, Mirelle®, Varianta®
- EE (30 µg) + LNG (0,1–0,15 mg): Madonella®, Melleva®, Selina®; EE (20 µg): Madonelle® mite, Selina® mite
- Estradiol (1,5 mg) + Nomogestrolacetat (2,5 mg): Zoely®
- **Zweiphasenpräparate**:
  - 7 d nur Östrogen, 15 d zusätzlich Gestagene
  - Heute selten eingesetzt
- **Zweistufenpräparate**:
  - Östrogen- u. Gestagenkomponente über gesamte Einnahmezeit, aber unterschiedliche Dosen in Stufe 1 u. 2, kein evidenzbasierter Zusatznutzen, höhere EE-Dosis → VTE-Risiko ↑
  - Z. B.: EE (30/40 µg) + Desogestrel (0,025/0,125 mg): Biviol®, Gracial®
- **Dreistufenpräparate**:
  - Sollen natürlichen Zyklus nachahmen
  - Vorteil: evtl. bessere Zyklusstabilität (nicht evidenzbasiert)
  - Nachteil: kompliziertere Anwendung, höhere EE-Dosis → VTE-Risiko ↑
  - Z. B.: EE (30/40/30 µg) + LNG (0,05/0,075/0,125 mg): Trisiston®, Triquilar®, Trigoa®, Nova Step®
- **Vierphasenpräparate**:
  - Sollen weiblichen Zyklus möglichst genau nachahmen
  - Natürliches Estradiol statt Ethinylestradiol (EE)
  - 26/2-Schema
  - Vorteile: potenziell verbessertes NW-Profil, stabilere Zyklusregulation
  - Nachteil: komplexe Einnahme (Einnahmereihenfolge)
  - Z. B.: Estradiolvalerat (3/2/2/1 mg) + Dienogest (0/2/2/0 mg): Qlaira®

11.16.1.8 Spezielle Fragen zur Pilleneinnahme
- **Beginn von hormonellen Kontrazeptiva**:
  - Klassische Anwendung ab 1. ZT (bei Start bis 5. ZT → Schutz sofort, keine zusätzliche Barrieremethode notwendig)
  - Alternativ Quickstart:
    - Beginn zu jedem beliebigen Zeitpunkt
    - Zuvor sollte Schwangerschaft ausgeschlossen sein
    - 1 Wo zusätzliche Barrieremethode

- **Langzyklus (monophasische Präparate) vs. konventioneller Einnahmezyklus:**
  - 90 d (z. B. 3–4 Blister, Pause für 7 d) bis ununterbrochene kontinuierliche Einnahme (= **Langzeiteinnahme**) → kein Hinweis auf unterschiedliche Gesundheitsrisiken (gibt keinen medizinischen Grund, Einnahme überhaupt zu unterbrechen)
  - **Flexibler Langzyklus:** Langzeiteinnahme, bei der Einnahme für 4 d unterbrochen wird, wenn Blutung für > 3 d eintritt
  - Prinzipiell alle Einphasenpräparate geeignet, je ↑ EE-Dosis, desto ↑ Risiko von Zwischenblutungen → EE-Dosis 20–30 µg vorziehen
  - **Vorteile:**
    - Kontrazeptive Sicherheit ↑
    - Zyklusabhängige Beschwerden ↓ (Dysmenorrhö, katameniale Kopfschmerzen, Menorrhagie, PMS etc.)
    - Je länger im Langzyklus therapiert → desto ↓ Zwischenblutungen
- **Ovarialzysten:**
  - Funktionelle Zysten seltener unter KOK
  - **Keine** Therapie mit KOK
  - Präventive Wirkung von KOK: Datenlage widersprüchlich
- **Pilleneinnahme vergessen:** 7-d-Regel (gilt nur für 21/7 „Standardpillen"):
  - Vergessene Pille so schnell wie mgl. einnehmen
  - < 12 h seit letzter Pille → vergessene Pille sofort einnehmen, Schutz gegeben
  - Vergessen in ersten 7 d u. Differenz > 12 h → Packung weiternehmen + Barrieremethode (z. B. Kondom) in diesem Zyklus, ggf. Pille danach
  - Vergessen einer od. zwei von mittleren 7 Pillen → gewohntes Einnahmeschema weiter + Barrieremethode für 7 d
  - Vergessen in letzten 7 d des Zyklus u. Differenz > 12 h → wenig Einfluss auf Sicherheit, angebrochene Packung verwerfen, nächste Packung sofort ohne Pause anschließen
- **Erbrechen nach Pilleneinnahme:**
  - Falls innerhalb von 4 h danach → innerhalb von 6–12 h weitere Pille einnehmen
- **Menstruation verschieben::**
  - Laufende Einnahme von KOK (Einphasenpräparaten):
    - Vorverlegen: Pille max. 7 d vor Beginn der Pillenpause absetzen → 2–3 d später Entzugsblutung
    - Hinausschieben: Weiternehmen, 2–3 d vor gewünschter Menstruation absetzen
  - Falls keine Pille eingenommen wird:
    - Vorverlegen: KOK (Einphasenpräparate): Beginn 3.–5. ZT, Beenden 2–3 d vor gewünschtem Blutungsbeginn (mind. 14 d einnehmen); od. z. B. Lynestrenol (z. B. Orgametril®) 3 Tbl. tgl. ab 5. ZT für mind. 8 d → Abbruchblutung 2–3 d nach letzter Tbl.

- Hinausschieben: KOK (Einphasenpräparate): Beginn 3.–5. ZT od. 2–3 d vor antizipierten Menstruationsblutung, Beenden 2–3 d vor gewünschtem Blutungsbeginn; od. z. B. Lynestrenol (z. B. Orgametril®): 3 Tbl. tgl. u. max. 10–14 d, beginnend ab 3 d vor erwarteter Menstruation → Abbruchblutung 2–3 d nach letzter Tbl.

11.16.2 Vaginalring

- Östrogen (EE 15 µg/d) + Gestagen (Etonogestrel 120 µg/d)
- **Präparate**: z. B. NuvaRing®, Circlet®
- **Anwendung**:
  - 3 Wo Anwendung, 1 Wo Pause (Abbruchblutung)
  - Alternativ: Langzyklus mit sofortiger Anwendung des nächsten Ringes
  - Entfernung für max. 3 h ohne Wirkungsverlust mgl.
- **Vorteil**: sehr zuverlässig, unabhängig von Erbrechen u. Durchfall, keine Gewichtszunahme, kein Nachteil für Knochengesundheit
- **KI u. NW**:
  - Wie bei KOK
  - VTE-Risiko ↑
- **Kontrazeptive Sicherheit**: hoch (Schwangerschaftsrate 0,4–0,65 %/a)

11.16.3 Hormonpflaster/transdermale Kontrazeption

- Östrogen (EE 600 µg) + Gestagen (Norelgestromin 6 mg)
- **Präparate**: z. B. Evra®-Pflaster
- **Anwendung**: 1. Pflaster mit Beginn Menstruation kleben (Arm, Gesäß od. Oberkörper), nach 1 Wo u. nach 2 Wo wechseln, dann 1 Wo Pause mit Abbruchblutung; ggf. Langzyklus (z. B. 84-tägig)
- **Vorteil**: sehr zuverlässig, unabhängig von Erbrechen u. Durchfall, nur alle 7 d wechseln, keine Änderung des Knochenmetabolismus, keine Gewichtszunahme, Anwenderfehler seltener als bei OK
- **KI u. NW**:
  - Wie bei KOK
  - VTE-Risiko ↑
  - > 90 kg: Wirksamkeit ↓
- **Kontrazeptive Sicherheit**: hoch (Schwangerschaftsrate 0,9 %/a)

11.16.4 Minipille (Gestagen-Only-Pille)

- = Gestagenmonopräparat
- **Wirkung**: Veränderung Zervixschleim u. Endometrium (→ Hemmung Spermienaszension), Ovulationshemmung max. 50 %

11.16 Kontrazeption (hormonell)

- **Präparate**:
  - Desogestrel 0,075 mg (z. B. Cerazette®, Moniq®, Desirett®): 1. Wahl
  - LNG 0,03 mg (z. B. Microlut®)
  - Drospirenon 4 mg (z. B. Lyzbet®, Slinda®)
- **Anwendung**: keine Einnahmepause, wichtig: zur gleichen Uhrzeit einnehmen (max. 3 h Zeitfenster, außer Cerazette®: da 12 h)
- **Vorteil**: kein kardiovaskuläres Risiko, geht fast immer
- **Nachteile**: tgl. Einnahme mit max. 3 h Zeitfenster (s. o.), ungünstige Blutungsstabilität
- **KI**: Leberkrankheiten, hormonabhängige Tumore
- **NW**: Zyklusunregelmäßigkeiten bei 30–60 % (meist Schmierblutungen), Ovarialzysten, Kopfschmerzen, Libidoverlust, Stimmungs- u. Gewichtsschwankungen
- **Kontrazeptive Sicherheit**: Schwangerschaftsrate 3 %/a

11.16.5 Depotgestagene – Langzeit-Gestagenstäbchen (Implanon®)

- = Gestagenmonopräparat (Etonogestrel 68 mg)
- **Wirkung**: Ovulationshemmung, Transformation Endometrium, Veränderung Zervixschleim
- **Anwendung**: alle 3 a, z. B. nicht dominanter Oberarm (8–10 cm kranial des Epicondylus medialis humeri) in LA, zuvor evtl. Testung der Verträglichkeit mit Desogestrel (Cerazette®); Implantation bis 5. ZT → keine zusätzliche Barrieremethode; Implantation > 5. ZT → zusätzliche Barrieremethode für 7 d
- **Vorteil**: mgl. bei KI für KOK (z. B. VTE-Risiko ↑), hohe Verlässlichkeit, unabhängig von Erbrechen u. Durchfall, Adnexitiden ↓, Dysmenorrhö ↓, Hypermenorrhö ↓ (Amenorrhö: 70 %), kein Einfluss auf Knochengesundheit
- **KI**: Leberkrankheiten, Insult, Myokardinfarkt, hormonabhängige Tumore, ungeklärte vag. Blutung, akute Thrombose
- **NW/Komplikationen**: oft erhebliche Zyklusunregelmäßigkeiten über 24 Mon. (Schmierblutungen), Gewicht ↑, Kopfschmerzen, Libido ↓, Knochendichte ↓, Depression, Akne, Seborrhö, verzögertes Einsetzen der Fertilität bis zu 1–2 a nach Absetzen; bei Einlage: Allergie, Schmerzen, Infektion, Blutung, Hämatom
- **Entfernung Implanon®**: in LA, Neuanlage sofort mgl.
- **Kontrazeptive Sicherheit**: Schwangerschaftsrate Implanon®: 0 %/a

11.16.6 Depotgestagene – Dreimonatsspritze

- = Gestagenmonopräparat
- **Wirkung**: Ovulationshemmung, Transformation Endometrium, Veränderung Zervixschleim

- **Präparate**:
  - Medroxyprogesteronacetat (MPA): Depo-Clinovir® (150 mg, i.m.), Sayana® (104 mg, s.c.)
  - Norethisteronenantat: Noristerat® (200 mg, i.m.)
- **Anwendung**: während ersten 5 ZT in 3-mtl. Abständen i.m.; Start bis 5. ZT → keine zusätzliche Barrieremethode; Start > 5. ZT → zusätzliche Barrieremethode für 7 d
- **Vorteil**: hohe Verlässlichkeit, unabhängig von Erbrechen u. Durchfall, Adnexitiden ↓, Dysmenorrhö ↓, Hypermenorrhö ↓, Amenorrhö (80 % nach 1–2 a bei MPA, bei Norethisteronenantat weniger)
- **KI**: Leberkrankheiten, Insult, Myokardinfarkt, hormonabhängige Tumore, ungeklärte vag. Blutung, akute Thrombose, VTE-Risiko ↑ (bzgl. VTE-Risiko bei Depot-MPA schwache bzw. heterogene Datenlage – lt. anderen Quellen Depotgestagene bei KI für Östrogene mgl.) (Strowitzki und Ortmann 2024)
- **NW**: oft erhebliche Zyklusunregelmäßigkeiten über langen Zeitraum (Schmierblutungen), Gewicht ↑ (≈ 6 kg), Kopfschmerzen, Libido ↓, Depression, Akne, Seborrhö, verzögertes Einsetzen der Fertilität bis zu 1–2 a nach Absetzen, Knochendichte ↓ (nicht bei Norethisteronenantat), neg. Effekt auf Lipidprofil u. Insulinresistenz, VTE-Risiko ↑
- **Kontrazeptive Sicherheit**: MPA: 0,3–1,2 %/a; Norethisteronacetat: bis 3,6 %/a

11.16.7 Hormonspirale ((LNG-IUS), IUD, IUP, Gestagenspirale)

- = Gestagenmonopräparat (LNG in unterschiedlicher Dosierung)
- Z. B.: Mirena®, Kyleena®, Jaydess®, Levosert®
- **Zeitpunkt Einlage**:
  - Am besten perimenstruell
  - Nach Interruptio od. Abort: 1. Trim. → sofort mgl. (jedoch etwas ↑ Expulsionsrate); 2. u. 3. Trim. → nach ≥ 12 Wo
  - Postpartal: erst nach mind. 4 Wo (idealerweise ≥ 6 Wo nach Spontangeburt u. ≥ 12 Wo nach Sectio) (sonst Expulsionsrate ↑)
- **Vorangehende Untersuchungen**:
  - Gynäkologische Untersuchung + TVUS (Mirena® mgl. ab Uteruslänge von 6 cm)
  - Nativabstrich
  - PAP-Abstrich
  - Bei ↑ Risiko für STI od. Symptomatik → Screening auf STI u. ggf. Therapie
- **Kontrolle** nach 6 (4–12) Wo, dann alle 12 Mon.
- **Wirkung:** lokale Uteruswirkung, Nidationshemmung, Spermienhemmung
- **Liegedauer:** Mirena®: 8 a (Kontrazeption; 5 a wirksam bei Ind. Hypermenorrhö), Kyleena®: 5 a, Jaydess®: 3 a, Levosert®: 8 a

11.16 Kontrazeption (hormonell)

- **Schutz: ab 1. d**
- **Vorteile:**
  - Kontrazeptive Sicherheit: sehr hoch (Schwangerschaftsrate 0,1 %/a)
  - Blutungsstärke ↓: Amenorrhöraten: Jaydess®: 12,7 %, Kyleena®: 18,9 %, Mirena®: 23,6 %
  - Aszendierende Infekte ↓ (im Vgl. zu Kupfer-IUP)
  - Keine Steigerung VTE-Risiko
  - Kein Einfluss auf Knochengesundheit
- **KI:** Uterus bicornis, höhergradiger Uterus subseptus/septus, Infektionen, Tumore (z. B. Mammakarzinom), Lebererkrankungen
- **NW/Komplikationen:**
  - Schmier- u. Zwischenblutungen (ersten 3–6 Mon.), Kopf-, Bauch- u. Beckenschmerzen, Vulvovaginitis, Fluor, Ovarialzysten, Migräne, Nausea, Akne, Hirsutismus, Rückenschmerzen, Gewicht ↑, Depression, Nervosität, Libido ↓, EUG (Inzidenz deutlich ↓ als bei Kupfer-IUP)
- **(Mgl.) Begleitmedikation bei Einlage:**
  - Analgetika wie Naproxen (z. B. Profen®, Naproxen-ratiopharm®; 250–500 mg), Ibuprofen (z. B. Nurofen®, Aktren®, Brufen®, Irfen®; 400–600 mg), Metamizol (z. B. Novalgin®, Analgin®, Berlosin®; Tbl. od. Tropfen) od. Tramadol (z. B. Tramal®)
    - 60 min vor Insertion
  - Lokalanästhetikum (Lidocain: z. B. Xylocain®-10-%-Spray, -Gel od. -Lösung)
    - Zur Voruntersuchung: Gel auf Sonde od. Lösung auf Tampon
  - Butylscopolamin, z. B. Buscopan®-Drg. od. Supp. 10–20 mg, p.o. od. rektal
    - Direkt vor Insertion
  - Midazolam 5 mg od. 7,5 mg, Tbl. od. Tropfen
    - 30 min vor Insertion
  - Misoprostol (Cyprostol®, Cytotec®): 2 Tbl. à 200 µg vag. od. p.o. morgens bzw. 3–4 h vor Eingriff, alternativ 1 h davor s.l.; nur bei St. p. frustraner Insertion
- **Korrekte Lage:**
  - **Position zum inneren MM**: IUP-Ende sollte kranial des inneren MM liegen
  - **Abstand zum Endometrium**: Abstand zwischen kranialem Ende des vertikalen Teils u. basalem Endometrium ≤ 5 mm
  - **Abstand zum Fundus uteri**: Abstand zwischen Fundus u. kranialem Ende des vertikalen Teils ≤ 20 mm (keine Berücksichtigung dieser Messung bei individuellen Abweichungen der Myometriumdicke im Fundusbereich (z. B. Myome)) (Sohn et al. 2003)
- **Dislokation**: mgl.: exspektativ (positioniert sich im Verlauf evtl. korrekt), „Hochschieben", Entfernen u. Neueinlage, ggf. auch HSK bei liegendem IUS
- **Aszendierender Infekt/PID bei IUP** → Entfernung erst notwendig, wenn durch Antibiose keine Besserung nach 72 h
- **Expulsionsrisiko**: Risiko ↑: v. a. in ersten 12 Mon., ersten Wo p.p., bei Hypermenorrhö/Menorrhagie; neuerliche Expulsion bis 40 %

- **Schwangerschaft bei liegendem IUD**: selten, häufiger ektop; Spontanabort unter IUD: 50–60 %, Entfernung zum frühestmgl. Zeitpunkt u. nur wenn IUD kaudaler liegt als Gestationssack u. Fäden sichtbar; bei fortgesetzter Schwangerschaft mit liegendem IUD: Infektrisiko ↑, Frühgeburtlichkeitsrisiko ↑
- **Falls zusätzlich Östrogensubstitution erforderlich** (zunehmend vag. Blutungen, Migräne blutungsassoziiert): z. B. Estradiol + Nomegestrolacetat (Zoely®) od. Estradiolvalerat + Dienogest (Qlaira®) für 12–18 Mon. zusätzlich, um die endogene Schwankung zu unterdrücken u. ausgeglichen zu östrogenisieren
- **Menstruationstassen**: evtl. Expulsionsrate ↑ bei Entfernung
- **Entfernung**:
  - Kontrolle auf Vollständigkeit: bei V. a. unvollständige Spirale → sonografische Kontrolle nach nächster Menstruation
  - IUD-Neuinsertion in gleicher Sitzung mgl.

11.16.8 Postkoitale Kontrazeption (Pille danach, Notfallkontrazeption)

- **Prinzip**: Verschieben Ovulationszeitpunkt
- **Untersuchung**:
  - Schwangerschaftstest
  - Evtl. TVUS: Ovulation bereits stattgefunden (Follikel vs. Corpus luteum)?
  - **Cave**: falls ungeschützter GV peri-/postovulatorisch (innerhalb 24 h postovulatorisch) → einzig wirksame Notfallkontrazeption = Kupfer-IUP!
- **KI**: Schwangerschaft, schwere thromboembolische Prozesse, schwere Lebererkrankung
- **NW/Komplikationen**: Allergie, Übelkeit, Brustspannen, Menstruationsvorverlegung od. -verzögerung (bis 7 d später), Schwindel, Kopf- u. Bauchschmerzen
- **Zuverlässigkeit**: 98 % bei rechtzeitiger Anwendung, Wirkung umso besser, je früher Einnahme
- Auch in Stillzeit mgl.
- Falls Erbrechen ≤ 4 h nach Pilleneinnahme → nochmals einnehmen (evtl. + Antiemetika)
- **Präparate**:
  - **Levonorgestrel (LNG) 1,5 mg** (z. B. Vikela®, Postinor®, NorLevo®):
    - Bis 72 h (3 d) danach, je früher, desto besser
    - **BMI > 25 kg/m²** od. **> 75 kg**: Sicherheit ↓ → Ulipristalacetat besser
    - **BMI > 35 kg/m²** → Kupfer-IUP
    - **Cave**: CYP3A4-Inhibitoren (z. B. Antiepileptika wie Barbiturate, Phenytoin, Carbamazepin, Tuberkulostatika, HIV-Therapeutika, Antimykotika, Johanniskraut) bis 4 Wo davor → Wirksamkeit von LNG ↓ → doppelte Dosis od. Kupfer-IUP

11.16 Kontrazeption (hormonell)

- LNG hat keine WW mit hormoneller Kontrazeption → diese kann spätestens nach 24 h begonnen werden, dann noch 7 d zusätzlich Kondom (falls Pille vergessen als Grund für Notfallkontrazeption → vergessene Pille sobald als mgl. einnehmen, dann wie gewohnt weiter u. 7 d zusätzlich Barrieremethode)
- **Ulipristalacetat 30 mg** (UPA, z. B. ellaOne®, Lencya®):
  - Bis 120 h (5 d) nach GV, je früher desto besser
  - Wirksamkeit scheint über Zeitraum nicht abzunehmen, auch bei > 75 kg mgl.
  - Hormonelle Kontrazeption nach 5 d beginnen u. 19 d zusätzliche Barrieremethode
  - **Cave**: CYP3A4-Inhibitoren (z. B. Antiepileptika wie Barbiturate, Phenytoin, Carbamazepin, Tuberkulostatika, HIV-Therapeutika, Antimykotika, Johanniskraut) bis 4 Wo davor → Ulipristalacetat nicht empfohlen
  - **Cave**: WW mit hormoneller Kontrazeption (Wirkungsverlust Pille danach) → nach UPA-Einnahme → hormonelle Kontrazeptiva erst nach 5 d (wieder) beginnen, zusätzlich Barrieremethode während dieser 5 d u. 14 d nach Start der hormonellen Kontrazeption

11.16.9 Interaktionen hormoneller Kontrazeptiva mit anderen Medikamenten

- **Enzyminduzierende Medikamente** (z. B. Rifampicin, Rifabutin, Antiepileptika, Johanniskraut, antiretrovirale Medikamente):
  - Wirksamkeit KOK ↓ → zusätzlich Barrieremethode od. EE-Dosis ↑ auf bis zu 70 µg (bis 28 d nach Absetzen der enzyminduzierenden Medikamente) od. Wechsel auf Depotspritze mit DMPA od. LNG-IUS (damit keine Interaktionen)
  - Gestagenmonokontrazeptiva (oral od. Implantat, z. B. Implanon®) → zusätzlich Barrieremethode bis 28 d nach Absetzen der enzyminduzierenden Medikamente
  - Notfallkontrazeption:
    - Wirksamkeitsverlust → Kupfer-IUP anbieten od. doppelte Dosis LNG (3 mg)
    - Ulipristalacetat nicht empfohlen (auch bis 28 d nach Absetzen nicht)
- **Lamotrigin**: unter KOK ↑ Anfallsrisiko u. Toxizitätsrisiko in pillenfreier Phase
- **Antibiotika** (nicht enzyminduzierend):
  - Keine zusätzliche Verhütungsmethode notwendig, nur bei Erbrechen u. Diarrhö
- **Antihypertensiva, Antidiabetika, Diuretika, Schilddrüsenhormone**: Wirkeffekt der jeweiligen Medikamente ↓
- **Dopaminergika**: keine gemeinsame Einnahme mit KOK (Toxizitätsrisiko ↑)
- **Retinoide**: nachteiliger Effekt von KOK auf Lipide durch Isotretinoin zusätzlich ↑ (Hormonal Contraception 2019)

11.16.10 Verhütung bei Grunderkrankungen/in besonderen Situationen

11.16.10.1 Adenomyosis uteri
- 1. Wahl: orale Kontrazeptiva im Langzyklus (s. Abschn. 11.16.1.8) od. LNG-IUS (z. B. Mirena®)

11.16.10.2 Adipositas
- **BMI ≥ 35 kg/m²** → IUS od. nicht hormonelle Kontrazeptiva empfohlen (Wirksamkeit KOK ↓)
- **Nach Maßnahmen, die die Magenkapazität ↓** (z. B. Magenband, sleeve gastrectomy) → KOK mgl.
- **Nach Maßnahmen mit malabsorptiver Komponente** (z. B. Roux-Y-Magenbypass) → Effektivität KOK ↓ → transdermal, Vaginalring, IUS mgl.
- **Notfallkontrazeption**:
  - BMI ≥ 25 kg/m² → Ulipristalacetat 30 mg, z. B. ellaOne®, Lencya® empfohlen (Wirkung LNG ↓)
  - BMI ≥ 30 kg/m² → Kupfer-IUP empfohlen
  - S. auch Abschn. 11.16.8

11.16.10.3 Adoleszente Frauen, sehr junge Frauen (< 16. Lj.)
- 30 μg (20 μg) EE sowie estradiolbasierte Ovulationshemmer bevorzugen: keine Wirkung auf Erreichen der Peak-Bone-Mass
- Bevorzugt Präparate mit ↓ VTE-Risiko: Präparate der 2. Gen.: LNG (z. B. Selina®, Selly®, Madonella®, Loette®), Norethisteron, Norgestimat – diese haben aber auch ↓ antiandrogenes Potenzial (gewisses antiandrogenes Potenzial trotzdem durch ↓ ovarieller Androgene u. SHBG-Induktion durch EE, jedoch insgesamt weniger hilfreich bei Androgenisierungserscheinungen → trotzdem auch in diesen Fällen bei Erstverordnung LNG-haltiges Präparat wählen) (Ludwig 2019)
- Keine altersspezifische KI für Einnahme von hormonellen Kontrazeptiva bei Jugendlichen

11.16.10.4 Alkoholabusus
- 1. Wahl: LNG-IUS (z. B. Mirena®) od. Depotgestagene

11.16.10.5 Androgenisierungserscheinungen (Akne, Hirsutismus, Effluvium, Seborrhö), PCOS
- Kombinierte orale Kontrazeptiva mit EE (SHBG-Induktion) u. ggf. mit antiandrogener Gestagenkomponente, ggf. im Langzyklus (s. Abschn. 11.16.1.8)
- 1. Wahl: Drospirenon (z. B. Yasmin®, Yaz®, Yasminelle®, auch als Drospirenon-Only-Pille insb. bei Risikofaktoren wie > 35. Lj., Adipositas od. Nikotinabusus: z. B. Lyzbet®, Slinda®), Dienogest (z. B. Larissa®, Velbienne®)
- 2. Wahl: Chlormadinonacetat 2 mg (z. B. Belara®, Delia®, Madienette®) (**Cave**: Rote-Hand-Brief-Meningeome)

- 3. Wahl: Cyproteronacetat (CPA) 2 mg (z. B. in Diane® mite, Diane®-35, Cyproderm®), falls nicht ausreichend → CPA auf 10 mg, 50 mg od. 100 mg ↑ (z. B. Androcur® zusätzlich an den ersten 10–15 Einnahmetagen des CPA-haltigen Kombinationspräparates (**Cave**: Rote-Hand-Brief-Meningeome)) (cyproteronhaltige Präparate sind nicht für Kontrazeption zugelassen, sondern nur zur antiandrogenen Therapie – 2 mg Cyproteronacetat ≙ aber doppelten Ovulationshemmdosis → Ovulationsschutz sicher gegeben)
- Akne u. Seborrhö: meist nach 1–2 Mon. deutlich besser
- Hirsutismus: ↓ meist erst nach 6–12 Mon. (Ludwig 2015)
- NICHT antiandrogen (sondern leicht androgen): LNG, Norethisteron, Gestoden, Desogestrel, Norgestimat (in Kombination mit EE in Summe trotzdem leicht antiandrogen durch ↓ ovarieller Androgene u. SHBG-Induktion)
- S. auch Abschn. 8.20, 16.4 u. 8.1

11.16.10.6 Anorexia nervosa
- Kombinierte orale Kontrazeptiva zur ↑ der Knochendichte nicht effektiv
- Mgl.: Kupfer-IUP, LNG-IUS, Minipille
- S. auch Abschn. 1.26

11.16.10.7 Antikoagulation
- First Line: Gestagen mono, aber auch KOK mgl., insb. bei abnormen uterinen Blutungen/Ovulationsblutung, spätestens 6 Wo vor Absetzen der Antikoagulation Umstellung auf reine Gestagenpräparate

11.16.10.8 APC-Resistenz (aktivierte Protein-C-Resistenz, Faktor-V-Leiden-Mutation)
- Homozygot: absolute KI für kombinierte Kontrazeptiva
- Heterozygot: relative KI
- Mgl.: z. B. LNG-IUS, Minipille, Gestagenimplantat

11.16.10.9 Depression
- Hormonelle Kontrazeptiva → Stimmungsschwankungen mgl.
- Präexistente Depression → keine Verschlechterung durch hormonelle Kontrazeptiva, evtl. sogar Besserung mgl.

11.16.10.10 Diabetes mellitus (DM) Typ I u. II
- Kombinierte orale Kontrazeptiva mgl., wenn sek. Gefäßschäden ausgeschlossen
- Bei zusätzlichen Risikofaktoren (z. B. Hypertonus, Rauchen): KI für KOK → Gestagenpräparate

11.16.10.11 Dysmenorrhö
- Linderung durch sämtliche hormonelle Kontrazeptiva: kombinierte hormonelle Kontrazeptiva, Gestagenmonopräparate (Minipille, Gestagenimplantat, Dreimonatsspritze, LNG-IUS)
- S. auch Abschn. 4.7

11.16.10.12 Eisenmangelanämie
- LNG-IUS (z. B. Mirena®), monophasische orale Kontrazeptiva (Langzyklus)

11.16.10.13 Epilepsie
- Prinzipiell alles mgl.
- Bei Einnahme enzyminduzierender Antiepileptika → LNG-IUS mgl., WW mit hormonellen Kontrazeptiva beachten
- Notfallverhütung bei Einnahme enzyminduzierender Antiepileptika: Kupfer-IUP od. doppelte Dosis LNG (3 mg)

11.16.10.14 Fokal noduläre Hyperplasie (FNH)
- Kombinierte orale Kontrazeptiva u. Gestagenmonopräparate mgl.

11.16.10.15 Gastrointestinale Erkrankungen
- **Chronische Malabsorption**: Empfehlung: orale Kontrazeptiva im Langzyklus, parenteral, LNG-IUS, Gestagenmethoden
- **Chronisch-entzündliche Darmerkrankungen (CED)**: orale Kontrazeptiva absetzen, wenn Manifestation unter Einnahme → LNG-IUS, keine Minipille
- **Zöliakie**: Empfehlung: parenteral, LNG-IUS, Depotgestagene
- **Laktoseintoleranz**: KOK kein Problem (Laktosemenge in Pille zu ↓, um Diarrhö auszulösen)

11.16.10.16 Häufiger Zeitzonenwechsel
- Mgl.: LNG-IUS (z. B. Mirena®), Hormonpflaster, Vaginalring, Depotgestagene

11.16.10.17 Hepatozelluläres Leberadenom, maligne Lebertumore
- KI: KOK u. Gestagenmonopräparate

11.16.10.18 Hypermenorrhö
- Mgl.: hormonelle Kontrazeptiva (orale u. Intrauterinsysteme), LNG-IUS (20 µg LNG/d – z. B. Mirena®), zyklische Gabe von Gestagenen, NSAR, Tranexamsäure
- S. auch Abschn. 1.2

11.16.10.19 Immobilisation
- Kombinierte orale Kontrazeptiva mind. 4 Wo zuvor bis 2 Wo danach absetzen
- Minipille egal

11.16.10.20 Kardiovaskuläre Risikofaktoren: Hypertonie (RR ≥ 140/≥ 90 mmHg), Hyperlipidämie u. Nikotinkonsum bei > 35. Lj.
- Mgl.: Gestagenmonopräparate (z. B. Minipille, LNG-IUS)
- KI: östrogenhaltige Kontrazeptiva, Dreimonatsspritze

11.16 Kontrazeption (hormonell)

11.16.10.21 Lebererkrankungen
- Mgl.: Gestagenmonopräparate (z. B. Minipille, LNG-IUS)
- Absolute KI für kombinierte hormonelle Kontrazeptiva (ausgenommen: Morbus Meulengracht)

11.16.10.22 Mammakarzinom
- Empfohlen: nicht hormonelle Verhütung

11.16.10.23 Migräne
- **Mit Aura** → keine KOK, Gestagenmonopräparate mgl. (falls darunter Neuauftreten von Migräne mit Aura → absetzen), Notfallkontrazeption unbedenklich
- **Ohne Aura** → < 35. Lj. KOK mgl.

11.16.10.24 Multiple Sklerose (MS)
- Prinzipiell alles mgl.

11.16.10.25 Perimenopause
- **Fragen vor Verordnung eines Kontrazeptivums**: klimakterische Beschwerden? Zyklen anovulatorisch – Gestagengabe erforderlich? Blutungsmuster? Risikofaktoren? Sterilisation erwünscht? Barrieremethoden akzeptabel?
- **Wie lange verhüten**:
  - **Beratung**: 50. Lj. → Wahrscheinlichkeit für Schwangerschaft < 1 %
  - Hormonelle Diagnostik, um Zeitpunkt der Menopause u. damit nicht mehr notwendige Kontrazeption schon vor Ablauf der 12 Mon. zu bestimmen, nicht mgl. (Menopause = retrospektiv klinisch durch 1 a Amenorrhö festgelegt) (Ludwig 2022)
  - Dennoch oftmals praktiziert: 2 × FSH > 30 IU/l (zusätzlich LH u. Estradiol bestimmen, hormonelle Kontrazeption 4 Wo zuvor absetzen, LNG-IUS egal) im Abstand von 6 Wo u. anschließender Amenorrhö → Kontrazeption kann 1 a später beendet werden
  - **Faustregel**: Verhütung notwendig bis 1 a nach Menopause, falls < 50. Lj. → noch 2 a verhüten
- **Methoden**: LNG-IUS (52 mg, Mirena®, Levosert®), Kupfer-IUP, Minipille (75 µg Desogestrel), Barrieremethoden, Kombipräparate (bei Frauen ohne zusätzliche Risikofaktoren bis 51. Lj. mgl., falls unter kombiniertem EE-haltigem Kontrazeptivum Östrogenmangelerscheinungen bzw. vasomotorische Symptome → ggf. Umstellung auf östradiolhaltiges Präparat (z. B. Qlaira®, Zoely®))
- Falls mit 52 a Kontrazeptivum abgesetzt u. noch ± regelmäßige Zyklen ohne sonstige Beschwerden → ggf. Minipille (75 µg Desoestrel) od. bei klimakterischen Beschwerden östradiolhaltiges Präparat, z. B. Qlaira®, Zoely® (Ludwig 2019)

11.16.10.26 Prämenstruelles Syndrom (PMS), prämenstruelle dysphorische Störung (PMDS)
- Evtl. KOK: drospirenon- od. desogestrelhaltig, z. B. Yasmin®, Yasminelle® (wenn Beschwerden unter Pille → evtl. Langzyklus: s. Abschn. 11.16.1.8)
- S. auch Abschn. 16.28

11.16.10.27 Psychische Krankheit
- Depotgestagene, LNG-IUS (z. B. Mirena®)

11.16.10.28 Rheumatoide Arthritis (RA)
- Monophasische orale Kontrazeptiva → deutliche Besserung der Beschwerden
- S. auch Abschn. 18.11

11.16.10.29 SLE (systemischer Lupus erythematodes)
- Stabil, inaktiv, keine Antiphospholipid-Ak: alles mgl.
- Antiphospholipid-Ak: Gestagenmonopräparate (z. B. Minipille, LNG-IUS)

11.16.10.30 St. p. GDM
- Keine KI für KOK
- Reine Gestagene mit Vorsicht (Risiko DM ↑)

11.16.10.31 Stillen/Wochenbett
- Stillen als kontrazeptive Maßnahme ausreichend unter folgenden Voraussetzungen: Amenorrhö, ≤ 6 Mon. p.p., volles Stillen
- Gestagenmonopräparate: z. B. Minipille, LNG-IUS – Minipille nach 6–8 Wo p.p., IUD erst nach Beendigung Wochenfluss u. Rückbildungsvorgänge (andere Quellen: 4 Wo p.p. nach Vaginalgeburt, 10–12 Wo p.p. nach Sectio)
- Während Stillen keine KOK für 6 Mon., danach mgl. (prinzipiell aber nicht KI u. gemäß anderen Quellen bei Nichtstillenden (ohne zusätzliche Thromboserisiken) ab 3 Wo p.p. u. bei Stillenden ab 6 Wo p.p. mgl.)

11.16.10.32 VTE-Risiko ↑ (z. B. hereditäre Thrombophilie, St. p. VTE, Immobilisation)
- Gestagenmonopräparate (z. B. Minipille, LNG-IUS, Hormonstäbchen)
- Kupfer-IUP
- KI: kombinierte hormonelle Kontrazeptiva od. DMPA (Dreimonatsspritze – diesbzgl. heterogene Datenlage)

11.16.11 Blutungsstörungen unter hormonellen Kontrazeptiva

- **Allgemein**: häufig Schmierblutungen innerhalb der ersten 3 Anwendungsmon. → Aufklärung, Präparatwechsel erst nach 3 Mon. andenken
- **Diagnostik/DD**:

11.16 Kontrazeption (hormonell)

- **Ausführliche Anamnese**: Einnahmefehler? Hinweise auf gestörte Aufnahme wie Diarrhö, Erbrechen? Stress? Medikamenteninteraktionen (z. B. Psychostimulanzien, Antiepileptika, Tuberkulostatika, Antimykotika, Virostatika, Johanniskraut)? Gerinnungsstörung?
- **Gynäkologische Untersuchung + TVUS**: bei persistierenden, starken od. wiederholten Zwischenblutungen:
  - Uterine Pathologien: z. B. Myome, Polypen?
  - IUD-Dislokation?
  - Infektion, Zervizitis? → ggf. Chlamydienabstrich
  - Schwangerschaft?
- **Kombinierte hormonelle Kontrazeptiva (KOK, Ring, Pflaster)**:
  - **Durchbruchsblutung** außerhalb Pillenpause häufig (gerade bei Neubeginn bis 30 % in ersten 3 Mon.)
  - **Am blutungsstabilsten**: Pille mit 30 μg EE (15–20 μg EE → Zwischenblutungen ↑); Gestagenpillen der 3. Gen., Vaginalring
  - **Zunächst 3 Mon. abwarten, ohne am initiierten Schema etwas zu ändern** (meisten Metrorrhagien unter kombinierten Kontrazeptiva zeitlich begrenzt)
  - Individuelle Patientinnen sprechen oft nicht ausreichend gut an auf üblicherweise ausreichende EE-Dosen bzw. Gestagendosen
  - **Wiederholte Blutungsproblematik unter KOK** → therapeutisch mehrere Therapieansätze mit heterogener Datenlage:
    - Bei 20 μg EE → ↑ 30 μg
    - Bei > 30 μg EE (ggf. Durchbruchsblutung) → ↓ auf 30 μg
    - Bei 30 μg EE → Gestagendosis ↑ (z. B. LNG 100 → 125 → 150 μg) od. Gestagenwechsel (z. B. Dienogest (z. B. Valette®), Desogestrel (z. B. Marvelon®), Nomegestrolacetat (z. B. Zoely®), Cyproteronacetat (z. B. Diane®-35, Diane® mite, Cyproderm®), Chlormadinonacetat (z. B. Belara®, Delia®, Madienette®), Drospirenon (z. B. Yasmin®, Yaz®, Yasminelle®), Norgestimat od. andere gestagenbetonte KOK) od. einnahmefreies Intervall verkürzen auf 4 d u. ggf. 24 d einnehmen od. EE-Dosis ↑ (z. B. Zweiphasenpräparat wie Biviol®) od. absenken auf 20 μg bzw. Vaginalring
    - Bei sonografischem/endokrinologischem Nachweis einer Ovaraktivität → Absetzen u. Gabe von z. B. MPA 10 mg od. Chlormadinonacetat 4 mg für 14 d, Neustart mit Abbruchblutung
    - Endometrium > 6 mm: Progesteron (z. B. Utrogestan®) 100 mg 1 × 1 Tbl. vag. in 2. Zyklushälfte
    - Postmenstruelle Zwischenblutungen → Sequenzpräparate
    - Prämenstruelle Zwischenblutungen → Östrogenanteil ↑ (s. o.)
    - Mittzyklische Zwischenblutungen → EE 25–50 μg/d p.o. zusätzlich für 4–6 d beginnend 2 d vor dem ZT, an dem normalerweise die Zwischenblutungen auftreten
  - **Blutungsstörungen unter Vaginalring**:
    - → Ggf. Umstellung auf KOK
    - → Ggf. Langzyklus (Ludwig 2015)

- **Blutungsstörungen unter Gestagenmonopräparaten (Minipille, Implantat, Depot-MPA, LNG-IUS)**:
  - **Minipille**: Amenorrhö, leichtes Spotting, anhaltende Menorrhagien mgl., Blutungstage nehmen mit Dauer der Anwendung ab
  - **Implantat** (Etonogestrel, Implanon®): starke u. lange Blutungen in ersten 6 Mon. am häufigsten, Blutungsmuster ändert sich dann nicht mehr wesentlich
  - **Depot-MPA**: Amenorrhörate steigt mit jeder Applikation weiter
  - **LNG-IUS**: durch ovarielle Follikelzysten (endogene Östrogenproduktion) → Blutungen mgl., ↓ mit längerer Anwendungsdauer
  - **Evtl. abwarten bzw. aufklären** → gerade bei Neubeginn Besserung der Symptomatik wahrscheinlich (vorab informieren!)
  - **Störende u. anhaltende Menometrorrhagien** → einige Therapieansätze:
    - **Endometrium ≤ 6 mm**:
      - Kurzzeitig Östrogene: Estradiol, z. B. Estrofem® 1–2 mg p.o. für 7–21 d
      - Bei Minipille ggf. Wechsel auf Drospirenon-Only-Pille (z. B. Lyzbet®, Slinda®) od. auf desogestrelhaltiges Kombipräparat (z. B. Liberel®)
      - Tranexamsäure: z. B. Cyklokapron® 500 mg 2–3 × tgl. p.o. für 5 d
      - NSAR: z. B. Mefenaminsäure (z. B. Parkemed®, Mefenam®, Spiralgin®) 500 mg 2 × tgl. p.o. für 5 d, Naproxen (z. B. Profen®, Naproxen-ratiopharm®) 500 mg 1–2 × tgl. p.o., Diclofenac (z. B. Voltaren®) 50 mg 2–3 × tgl. p.o., Ibuprofen (z. B. Nurofen®, Aktren®, Brufen®, Irfen®) 400 mg 2–3 × tgl. p.o.
    - **Endometrium > 6 mm**:
      - Lynestrenol (z. B. Orgametril®) 1 × tgl. p.o. für 10 d zusätzlich
      - Desogestrel (z. B. Cerazette®) 2 × tgl. p.o. für 28 d zusätzlich
      - Ggf. Intervallverkürzung der Depot-MPA-Injektionen
  - **Blutungsprobleme unter LNG-IUS**:
    - Tranexamsäure: z. B. Cyklokapron® 500 mg 2–3 × tgl. p.o. für 5 d
    - NSAR: z. B. Mefenaminsäure (z. B. Parkemed®, Mefenam®, Spiralgin®) 500 mg 2 × tgl. p.o. für 5 d, Naproxen (z. B. Profen®, Naproxen-ratiopharm®) 500 mg 1–2 × tgl. p.o., Diclofenac (z. B. Voltaren®) 50 mg 2–3 × tgl. p.o., Ibuprofen (z. B. Nurofen®, Aktren®, Brufen®, Irfen®) 400 mg 2–3 × tgl. p.o.
    - Zusätzlich Estradiol (z. B. Estrofem®) 1–2 mg p.o. für 7–21d od. KOK für 1–3 Mon. (Niggli und Merki-Feld 2024)
    - (Doxycyclin (z. B. Doxybene®, Vibramycin®) 100 mg 2 × tgl. p.o. für 5 d)

Literatur

Brezinka C (2019) Die richtig und die falsch liegende Spirale. Gynäkologie in der Praxis 2/2019. https://doi.org/10.1007/s41974-019-0094-8

Gallwas J (2023) Zervixkarzinom – Risikofaktoren, Früherkennung und primäre Prävention. gynäkologie + geburtshilfe 6/2023. https://doi.org/10.1007/s15013-023-5355-y

Literatur

Hormonal Contraception (2019) Guideline of the DGGG, SGGG and OEGGG (S3-Level, AWMF Registry No. 015/015, November 2019). http://www.awmf.org/leitlinien/detail/ll/015-015.html. Zugegriffen am 19.11.2024

Ludwig M (2015) Hormonelle Kontrazeption – Ein Handbuch für die Praxis, 2., akt. Aufl. optimist Fachbuchverlag, Hamburg

Ludwig M (2019) Gynäkologische Endokrinologie – Ein Handbuch für die Praxis, 3., erw. Aufl. optimist Fachbuchverlag, Hamburg

Ludwig M (2022) Sinnvolles tun – Unsinniges lassen. Über das primum nil nocere in der gynäkologischen Endokrinologie. optimist Fachbuchverlag, Hamburg

Niggli A, Merki-Feld GS (2024) Blutungsstörungen unter hormonellen Kontrazeptiva. Gynäkol Endokrinol 22:259–267. https://doi.org/10.1007/s10304-024-00597-8

Non-hormonal Contraception (2023) Guideline of the German Society of Gynecology and Obstetrics (S2k-Level, AWMF Registry No. 015/095, Dezember 2023). http://www.awmf.org/leitlinien/detail/ll/015-095.html. Zugegriffen am 29.11.2024

Römer T, Göretzlehner G (2017) Kontrazeption mit OC – Orale Kontrazeptiva in 238 Problemsituationen, 3. Aufl. De Gruyter, Berlin/Boston

Sohn C et al (2003) Ultraschall in Gynäkologie und Geburtshilfe. Thieme, Stuttgart/New York

Strowitzki T, Ortmann O (2024) Klinische Endokrinologie für Frauenärzte, 6. Aufl. Springer, Berlin/Heidelberg. https://doi.org/10.1007/978-3-662-65517-7

Buchstabe L 12

12.1 Labiensynechie, Vulvasynechie, Synechie der Vulvaränder

Verklebung Labia minora bzw. der Vulva, meist in hormonellen Ruheperiode u. Postmenopause

12.1.1 Ätiologie

- Östrogenmangel, Vulvitiden, Hautreizungen (z. B. Feuchttücher), Hygienemangel

12.1.2 Symptome

- Meist asymptomatisch
- Nachträufeln von Urin
- Bauchpresse bei Miktion
- Vulvitis, Urethritis
- Sehr selten Zystitis, Pyelonephritis, (Hydronephrose)

12.1.3 Diagnostik

- Inspektion äußeres Genitale durch Separation u. Traktion

12.1.4 Therapie

- **Basistherapie:**
  - Konsequente Hygiene, Reinigung des Genitals nur mit warmem Wasser, Weglassen reizender Externa, lipidhaltige neutrale Pflege 2 × tgl. (Günther et al. 2023)
- **Hormonelle Ruheperiode:**
  - **Symptomfreie Mädchen:** zunächst keine Therapie notwendig (löst sich bei Kindern zu 80 % spontan mit Beginn der Pubertät mit steigendem Östrogenspiegel)
  - **Symptomatisch** (z. B. Miktionsprobleme) od. **Persistenz bis präpubertär** → lokal östrogenhaltige Salbe: Estriol, z. B. Ovestin®-Salbe 2 × tgl. für mind. 6 Wo (mit Wattestäbchen) mit zartem Druck auf verbindende Gewebe auftragen (Schmidl-Amann 2025)
  - (Ggf. chirurgische Lösung: nur in absoluten Ausnahmefällen postpubertär – bei Kindern obsolet)
- **Postmenopause:**
  - Tgl. lokale Östrogenisierung für 3–4 Wo (s. o.)
  - Langfristige Fortsetzung der Therapie im Intervall

12.1.5 Prognose

- Hohes Rezidivrisiko bis Pubertät → Aufklärung Eltern!

12.2 Lageanomalien

12.2.1 Beckenendlage (BEL)

- **Formen:** reine Steißlage, Steiß-Fußlage, Fuß- od. Knielage

12.2.1.1 Risiken (geburtshilflich)
- Möglicher Sauerstoffmangel bei protrahierter Entwicklung des kindlichen Kopfes (> 60 s)
- Erhebliche Druck- u. Zugbelastung auf kindlichen Kopf, Wirbelsäule u. Hals
- Kurzzeitiges neonatales Outcome nach spontaner BEL-Geburt schlechter als bei prim. Sectio, langfristiges Outcome vergleichbar

12.2.1.2 Diagnostik
- Sonografie
- (Leopold-Handgriffe (s. Abschn. 12.4), Auskultation, vag. Untersuchung)

12.2.1.3 Therapie/geburtshilfliches Management
- Frühgeburt u. BEL → Sectio zu empfehlen

12.2 Lageanomalien

- Ggf. äußerer Wendungsversuch ab 36 + 0 SSW: s. Abschn. 1.40
- In der Praxis heutzutage meist prim. Sectio (≈ 39 + 0 SSW)
- In allen gültigen Leitlinien aber vag. angestrebte Geburt bei gründlicher Risikoselektion des Kollektivs als sichere Option angesehen:
  - **KI für vag. BEL-Geburt**: IUGR, fetales Schätzgewicht > 3800–4000 g, Fußlage, maternale Beckenverengung, „fetal distress", fetale Fehlbildungen, die nicht mit vag. Geburt vereinbar sind, sonografisch überstreckter fetaler Kopf, Nabelschnurvorliegen, -vorfall
  - **Weitere ungünstige Faktoren**: Primipara, St. p. Sectio, Frühgeburt < 37. SSW, ungünstiges Kopf-/Bauch-Verhältnis
  - **Geburtsleitung**:
    - Sonografische Kontrolle → KI für vag. BEL-Geburt (s. o.)
    - Blasenentleerung
    - Ausreichende Analgesie: z. B. PDA
    - „Vierfüßlerstand" od. Steinschnittlage in Austreibungsphase empfohlen
    - Überwachung Geburtsfortschritt: Fetaler Steiß sollte bis MM-Eröffnung 6 cm Interspinalebene erreicht haben u. bei vollständiger MM-Eröffnung auf Beckenboden stehen; bei BEL häufig sinnvoll, erst bis zu 90 min nach vollständiger MM-Eröffnung mit aktiven Austreibung zu beginnen; falls innerhalb 60 min durch aktive maternale Mitarbeit Geburt nicht erfolgt → evtl. sek. Sectio (Leichtl et al. 2024)
    - Zurückhalten des Steißes, bis Kind in einer Wehe entwickelt werden kann
    - Ggf. Episiotomie (nur wenn notwendig) (s. Abschn. 5.19)
    - Entwicklung des Kindes nach Bracht
    - Ggf. Armlösung od. Kopfentwicklung nach Veit-Smellie
    - Großzügige Ind. zur sek. Sectio

12.2.2 Querlage

12.2.2.1 Ätiologie
- Abnorm große fetale Bewegungsmöglichkeit: u. a. SGA, Frühgeburt, Polyhydramnion, Multiparae, Fehlbildungen, Myome, Plazenta praevia

12.2.2.2 Risiken (geburtshilflich)
- Nabelschnurvorfall bei vorzeitigem Blasensprung mit fetaler Asphyxie
- Nach Blasensprung: Armvorfall, Einkeilen der Schulter, Geburtsstillstand
- Uterusruptur

12.2.2.3 Diagnostik
- Sonografie
- (Klinische Untersuchung, Leopoldhandgriffe, Auskultation, vag. Untersuchung)

12.2.2.4 Therapie/geburtshilfliches Management
- Ggf. äußerer Wendungsversuch ab 36 + 0 SSW: s. Abschn. 1.40

- Blasensprung → liegende Position in linker Seitenlage mit Beckenhochlagerung u. sofort in Klinik (Gefahr Nabelschnurvorfall!)
- Falls nicht ind., frustran od. nicht gewünscht → absolute prim. Sectio-Ind. (nach vollendeter 37.–38. SSW)!
- **Cave**: bei verschleppter Querlage jeglicher Wendungsversuch schwerer Kunstfehler (Uterusruptur!)

12.2.3 Regelwidrige Schädellagen

Flexion des kindlichen Kopfes bleibt aus (= **Haltungsanomalie**), alle Deflexionslagen mit nach hinten gerichtetem Rücken (= **Stellungsanomalie**) können zu protrahiertem Geburtsverlauf führen → s. auch Abschn. 7.7

12.2.3.1 Vorderhauptslage (VHL)
- Geringster Grad einer Streckhaltung des Kopfes, protrahierter Geburtsverlauf (Durchtrittsplanum 34 cm statt 32 cm bei regelrechter Hinterhauptslage)

12.2.3.1.1 Diagnostik
- Vag. Untersuchung: große Fontanelle in Führungslinie

12.2.3.1.2 Therapie
- Konservativ: Lagerung auf Seite des Hinterhaupts (bei ausbleibender Drehung des Hinterhauptes nach vorn → Lagerung auf kontralaterale Seite)
- Großzügige Episiotomie (s. Abschn. 5.19)
- Ggf. Vakuumextraktion (bei dringlicher Ind. am Ende der AP)

12.2.3.2 Stirnlage
Nach VHL nächsthöherer Grad der Streckhaltung, größtes Durchtrittsplanum (35–36 cm)

12.2.3.2.1 Diagnostik
- Vag. Untersuchung: Leitstelle Stirn

12.2.3.2.2 Therapie
- I. d. R. Sectio
- Spontangeburt nur bei sehr kleinem Kopf od. großem maternalen Becken (**Cave**: nasoposteriore Stirnlage = geburtsunmgl.)

12.2.3.3 Gesichtslage
- Stärkster Grad der Streckhaltung, Durchtrittsplanum 34 cm

12.2.3.3.1 Diagnostik
- Vag. Untersuchung: kindliches Kinn erreichbar

12.2 Lageanomalien

12.2.3.3.2 Therapie
- **Mentoanteriore Gesichtslage**: Spontanpartus prinzipiell mgl., Lagerung auf Seite des Kinns, großzügige Episiotomie (s. Abschn. 5.19)
- **Mentoposteriore Gesichtslage**: sek. Sectio (**Cave**: geburtsunmgl.)

12.2.4 Einstellungsanomalien

- Fehlende Anpassung des kindlichen Kopfes an Geburtskanal, können zu protrahiertem Geburtsverlauf führen → s. auch Abschn. 7.7

12.2.4.1 Hoher Geradstand

12.2.4.1.1 Diagnostik
- Gerade Pfeilnaht über Beckeneingang, kleine Fontanelle häufig hinten zu tasten
- Von außen Kopf auffallend schmal tastbar
- Ggf. 5. Leopold-Handgriff (Zangemeister) pos., s. auch Abschn. 12.4

12.2.4.1.2 Therapie
- Wechsellagerung
- Wenn Befund persistiert → sek. Sectio

12.2.4.2 Tiefer Querstand

12.2.4.2.1 Diagnostik
- Querstehende Pfeilnaht im Beckenausgang bei protrahierter Geburt

12.2.4.2.2 Therapie
- Lagerung auf Seite des Hinterhaupts
- Ggf. Wehenunterstützung (Oxytocin)
- Ggf. vag.-operative Entbindung, s. Abschn. 22.4

12.2.4.3 Dorsoposteriore Einstellung („Sternengucker")
- Kindlicher Rücken nach hinten gerichtet, kleine Fontanelle hinten, häufig in Kombination mit Haltungsanomalie (Vorderhauptslage, Stirnlage, Gesichtslage, s. o.)
- Charakteristisch: früher Pressdrang, Rückenschmerzen; protrahierte AP
- **Therapie**:
  – Vierfüßlerstand, Beckenkreisen, Seitenlage auf Seite des kindlichen Rückens
  – PDA, ggf. Wehenunterstützung (Oxytocin)
  – Ggf. vag.-operative Geburt od. sek. Sectio

12.2.4.3.1 Hintere Hinterhauptslage
- Protrahierte AP (wegen ↑ Reibung Geburtskanal – kindlicher Kopf)

- **Therapie**:
  - Lagerung Richtung Hinterhaupt, bei Erfolglosigkeit Lagerung auf kontralaterale Seite
  - Ggf. Wehenunterstützung (Oxytocin)
  - Ggf. vag.-operative Geburt od. sek. Sectio

12.2.4.3.2 Hintere Vorderhauptslage
- Protrahierte AP (Durchtrittsplanum ↑)
- **Therapie**:
  - S. O. oben

12.2.4.4 Hintere Scheitelbeineinstellung (Litzmann-Obliquität, hinterer Asynklitismus)
- Pfeilnaht des kindlichen Kopfes weicht im Beckeneingang nach vorne ab, hinteres Scheitelbein übernimmt Führung

12.2.4.4.1 Diagnostik
- Protrahierte Geburt/Geburtsstillstand bei nach vorne abgewichener Pfeilnaht
- In Führung gegangenes hinteres Scheitelbein zu tasten
- Kopf weicht nach vorne ab u. überragt Symphyse (5. Leopold-Handgriff (Zangemeister) pos. – s. auch Abschn. 12.4)

12.2.4.4.2 Therapie
- Sek. Sectio (geburtsunmögl. Einstellung – „Hintere = hinderlich = gebärunfähig", im Vgl. dazu „Vordere = förderlich = geburtsmgl. Einstellung")

12.3 Lebererkrankungen (Schwangerschaft), intrahepatische Schwangerschaftscholestase (ICP), akute Schwangerschaftsfettleber, Pruritus gravidarum

12.3.1 Intrahepatische Schwangerschaftscholestase (ICP)

Akute intrahepatische Cholestase, selten, potenziell gefährlich, meist 2. od. 3. Trim.

12.3.1.1 Symptome
- Leitsymptom: starker Juckreiz (Beginn oft an Handflächen u. Fußsohlen, kann sich auf gesamten Körper ausbreiten), ggf. mit Kratzexkoriationen
- Später evtl. Prurigoknoten
- Ikterus (25 %)

12.3.1.2 Diagnostik
- Diagnose erfolgt durch Kombination aus Klinik, Laborbefunden u. Ausschluss anderer Urs.

- Labor:
  - Gallensäurekonzentration im Serum (= sensitivster Parameter, Konzentration > 10 µmol/l im Nüchternblut = diagnostisch)
  - GGT, ALAT, AP ↑ (in Schwangerschaft immer ↑, daher allein nicht aussagekräftig), direktes Bilirubin
  - Hepatitisserologie (neg.)

12.3.1.3 DD
- Hepatitiden
- Arzneimittelschäden der Leber
- Andere Cholestasen

12.3.1.4 Therapie
- 1. Wahl: Ursodesoxycholsäure 15 mg/kg KG/d p.o. ab 2. Trim. (z. B. Ursofalk® 500 mg 2 × tgl. p.o., Maximaldosis: 2 g tgl.)
  - Bereits bei klinischem Verdacht beginnen (Ziel: Linderung maternaler Symptomatik), Dosisanpassung anhand maternaler Symptomatik
  - 1. Trim.: meiden
  - Im Vgl. zu Colestyramin: Wirksamkeit ↑, fehlende fetale NW, Juckreiz ↓, LFP ↓, Schwangerschaftskomplikationen ↓
- 2. Wahl: Colestyramin 1–2 × 4 g tgl. p.o. (z. B. Quantalan® Btl. 1–2 × tgl.)
- **Symptomatische Therapie Juckreiz (Pruritus gravidarum):**
  - **Antihistaminika**: Loratadin (z. B. Lorano®, Claritine®) 10 mg 1 × tgl. p.o., Cetirizin (z. B. Zyrtec®) 10 mg 1 × tgl. p.o., Clemastin (z. B. Tavegyl®) 1 mg 2–3 × tgl. p.o.
  - **Topische Maßnahmen**:
    - Hydratisierende u. rückfettende Cremes mit 1–2 % Menthol
    - Antihistamingel: Dimetindenmaleat (z. B. Fenistil®-Gel), Bamipin (z. B. Soventol®-Gel)
    - Kühlende Lotion: z. B. Polidocanol (z. B. Thesit®-Gel) od. 2%ige Mentholcreme (z. B. Diana® mit Menthol)
    - Kaltes Abduschen: evtl. mehrmals tgl.
    - Polidocanolhaltige Schüttelmixturen od. Polyacrylgele
    - Niedrig dosierte (0,5 %) Hydrocortison-Emulsionen (Methylprednisolonaceponat: z. B. Advantan®-Creme 1–2 × tgl.)
  - **UVB-Therapie**: kann zu Besserung der Beschwerden führen (Bohne et al. 2024)
  - **Ultima Ratio** (nach 1. Trim.): Benzodiazepine, z. B. Diazepam (z. B. Valium®) 5–10 mg tgl. p.o., nur kurzzeitig!
- **Kausale Therapie: Entbindung**
  - Geburtseinleitung: ab 37 + 0 SSW empfohlen
  - Gallensäurekonzentration > 100 µmol/l → Geburtseinleitung bereits ab 34 + 0 SSW empfohlen

12.3.1.5 Komplikationen
- Vorzeitige Wehen ↑
- IUFT ↑

12.3.1.6 Prognose
- Sistieren des Pruritus einige d p.p.
- Rezidivrisiko (nächste Schwangerschaft): 45–70 %
- Risiko Cholelithiasis ↑

12.3.2 Akute Schwangerschaftsfettleber

Selten, lebensbedrohlich, meist 3. Trim.

12.3.2.1 Symptome
- Übelkeit, Erbrechen
- Oberbauchschmerzen
- Allgemeines Unwohlsein
- Ikterus (85 %)
- Später Nierenversagen, DIC, Leberversagen, Koma

12.3.2.2 Diagnostik
- Labor:
  - Bilirubin, AP u. Transaminasen mäßig ↑
  - Thrombozyten ↓
  - PTT verlängert
  - Leukozytose
  - Hepatitisserologie (neg.)
- Abdomensonografie
- Ggf. CT Abdomen
- Ggf. Leberbiopsie

12.3.2.3 DD
- Schwere Gestose mit Leberbeteiligung
- HELLP-Syndrom
- Fulminant verlaufende Virushepatitis

12.3.2.4 Therapie
- I. d. R. sofortige Entbindung
- Intensivmedizinische Betreuung

12.3.2.5 Prognose
- Bei rechtzeitiger Diagnose u. Therapie vollständige Erholung mgl.
- Wiederholungsrisiko sehr gering, sofern keine genetische Prädisposition (z. B. bei LCHAD-Defekt bis 25 %) (Schlembach et al. 2024)

12.4 Leopold-Handgriffe

Klassische Untersuchungstechniken in Geburtshilfe, dienen Feststellung der kindlichen Lage im Uterus

- **1. Leopold-Handgriff**:
  - Bestimmung Fundusstand
  - Mit beiden Händen Fundusstand ertasten
- **2. Leopold-Handgriff**:
  - Lage Rücken u. kleiner Teile
  - Hände links u. rechts des Uterus anlegen
- **3. Leopold-Handgriff**:
  - Bestimmung vorangehenden Teils
  - Hand oberhalb Symphyse auflegen, mit Daumen u. Zeigefinger versuchen, den kindlichen Schädel zu „ballotieren"
- **4. Leopold-Handgriff**:
  - Bestimmung Einstellung
  - Fingerspitzen gleiten langsam von lateral oben parallel zur Leiste über der Bauchdecke ins Becken
- **5. Leopold-Handgriff (Zangemeister-Handgriff)**:
  - Dient Ausschluss Schädel-Becken-Missverhältnis (SBMV)
  - Eine Hand auf Oberrand Symphyse, andere auf kindlichen Kopf legen

12.5 Libidostörung

s. Sexuelle Dysfunktion

12.6 Lichen sclerosus et atrophicus vulvae (LSA)

Chronische inflammatorische schubhafte autoimmune Dermatose; nicht kontagiös; 10–15 % präpuberal; **Präkanzerose**: 3–5 % → Vulva- u. Vaginalkarzinom

12.6.1 Symptome

- Sehr variable Veränderungen der Vulvahaut: Haut dünn u. verletzlich, weißlich, Pigmentunregelmäßigkeiten, Rhagaden, Petechien, Kratzläsionen, Fusion der Labien
- Pruritus, Brennen, Dysurie, leichte Blutungen durch Kratzen
- Dyspareunie, Libidoverlust, Stenosen u. Narbenbildung
- Lokalisation: Vulva, Perineum, Analgegend

12.6.2 Diagnostik

- I. d. R. klinisch (Blickdiagnose)
- Biopsie: jeder unklare Befund od. V. a. Malignität; bei Kindern nie! (Günther et al. 2023)

12.6.3 DD

- Senile Atrophie: kein Pruritus, kleine u. große Labien gut differenzierbar
- Vulvovaginitis
- Vulvatumore: z. B. M. Paget
- Radiodermatitis
- Vitiligo
- Lichen planus, simplex

12.6.4 Therapie

- Je jünger, desto besser greift Therapie
- **Asymptomatisch**: auch behandeln → bewahrt normale Vulvaanatomie, ↓ Malignitätsrisiko unklar
- **Basismaßnahmen**: Vermeidung von lokalen Irritationen (z. B. enge, kunstfaserhaltige Unterwäsche), gute Genitalhygiene, Verwendung von parfüm- u. konservierungsmittelfreiem Waschmittel, Reinigung nur mit klarem Wasser
- **First Line**: Clobetasol, z. B. Dermovate®-Salbe 1 × tgl. od. insb. < 12. Lj: Mometason, z. B. Elocon®-Salbe 1 × tgl. für 1 Mon., danach jeden 2. d für 2 Mon., dann Kontrolle
- Danach **Erhaltungstherapie**: 1–2 × wöchentlich; je nach Verlauf, lebenslang, Pausen mgl., niedrigstmgl. Dosierung, individuell anpassen
- **Zusätzlich Fettsalbe**: z. B. Deumavan®-Intimpflegesalbe 2–3 × tgl., evtl. auch Oliven- od. Mandelöl, Melkfett od. Vaseline
- **Alternative zu Kortison, Therapieversager, Rezidive**: Calcineurininhibitoren: Tacrolimus, z. B. Protopic®-Salbe 0,1 % 2 × tgl. bis 3 Wo, dann 0,03 % bis 6 Mon.; Pimecrolimus: z. B. Elidel® 10 mg/g; Off-Label-Use; NW: Jucken, Brennen (Aufkärung!)
- Milde Waschlotionen bzw. Seifen ohne Parfümstoffe od. klares Wasser
- Weiche Seidenunterwäsche (↓ Reizungen)
- **Beschwerdepersistenz**: Compliance (Kortisonangst)?, Laser, operative Denervierung der Vulva, Ultima Ratio: Skinning-Vulvektomie
- **Kontrollen**: je nach Krankheitsverlauf, bei stabilem Befund 1 x/a (Seibold und Beckmann 2025)
- **Schwangerschaft u. Stillzeit**:
  - Niedrigstmögliche Dosierung, topische Therapie auch in Schwangerschaft empfohlen

- **Topische Glukokortikosteroide**: Klasse II (Methylprednisolonaceponat 0,1 %: z. B. Advantan®-Creme, -Salbe) od. III (z. B. Mometasonfuorat: z. B. Elocon®-Creme, -Salbe) u. **lokale Calcineurininhibitoren** mgl. in Schwangerschaft u. Stillzeit
- Basistherapie mit Fettsalbe: s. o.

12.6.5 Prognose

- Gut, aber langjährige Therapie erforderlich
- Kinder: 22 % dauerhafte Komplettremission (Funaro 2004)
- Pubertät: 2/3 spontane Besserung, evtl. auch Spontanheilung

12.6.6 Weiterführende Informationen für Ärzte, Patienten, Angehörige

- https://www.lichensclerosus.de/lichen_sclerosus/pflegende_angehoerige

12.7 Lipschütz-Ulkus

s. Ulcus acutum Lipschütz

12.8 Listeriose (Schwangerschaft)

Infektionsrisiko: v. a. durch kontaminierte Lebensmittel: Weichkäse, nicht pasteurisierte Milch, rohes Fleisch, Faschiertes, Geflügel, Pasteten, Fisch- u. Schalentiere, Gemüse (Düngung)

12.8.1 Risiko

- **Schwangere**: im Vergleich zu Nichtschwangeren 10–15-fach ↑ Erkrankungsrisiko
- **Ungeborenes**:
  - Infektion zu jedem Zeitpunkt der Schwangerschaft mgl.
  - Risiko ↑ für Abort, IUFT, Frühgeburtlichkeit
- **Neugeborenes**:
  - Neonatale Listeriose: Letalität bis 30 % trotz Therapie

12.8.2 Symptome

- > 90 % asymptomatisch

- Selten unspezifische Symptome: z. B. Fieber, Diarrhö, Kopf-, Rücken-, Bauch- u. Muskelschmerzen
- Selten: Sepsis, Meningitis, Enzephalitis

12.8.3 Diagnostik

- **Kultur**: z. B. Blut, Liquor, Vaginalsekret, Stuhl
- **NAT/PCR**: direkter Erregernachweis (z. B. aus Blut, Fruchtwasser, Zervix- u. Plazentaabstrich postnatal)
- (Serologische Untersuchungen)

12.8.4 Therapie

- Ampicillin 2 g 3 × tgl. i.v. für mind. 2–3 Wo, bei besonders schweren Erkrankungen ggf. ↑ bis 15 g tgl.
- Bei Penicillinallergie: z. B. Trimethoprim/Sulfamethoxazol (z. B. Cotrim®, Eusaprim®)

12.8.5 Prophylaxe

- **Expositionsprophylaxe**: Meiden von roher Milch u. daraus hergestellten Produkten (z. B. Camembert, Brie, Weichkäse), rohem Fleisch, rohem Fisch, Kontakt zu Kühen, Schafen u. Schweinen
- **Zubereitungshinweise**: Lebensmittel gründlich kochen, Obst u. Gemüse gründlich waschen, verpackte Produkte (z. B. Salat) frisch konsumieren

12.9 Lochialstau (Lochiometra, Wochenflussstau)

12.9.1 Ätiologie/Risikofaktoren

- Prim. Sectio mit verschlossenem MM, Verlegung durch Koagel, Plazenta- od. Eihautreste, Retroflexio uteri, ↓ Nachwehen (z. B. durch fehlendes Stillen), Immobilisation

12.9.2 Symptome

- Stark ↓ bis fehlende Lochien
- Beginn meist 4–7 d p.p. mit plötzlich hohem Fieber
- Vergrößerter, weicher, druckdolenter Uterus
- Uteruskantenschmerz

12.9.3 Komplikationen

- Hämatometra mit Pyometra
- Endo(myo)metritis puerperalis: s. Abschn. 5.10

12.9.4 Diagnostik

- Klinische Untersuchung: Inspektion, Palpation, Spekulumeinstellung
- TVUS od. Abdomensonografie
- Labor: BB, Entzündungsparameter

12.9.5 Therapie

- **Medikamentös**:
  - **Oxytocin**: z. B. Syntocinon®, Oxytocin 5 IE HEXAL®: z. B. 5–10 IE ad Kurzinfusion
  - **Misoprostol**: z. B. Cyprostol®, Cytotec®: z. B. 2 Tbl. à 200 µg p.o. od. vag.
  - **Butylscopolamin**: z. B. Buscopan®-Drg. od. -Supp. bis 6 × tgl. p.o. bzw. rektal
- Ggf. **Dilatation** (z. B. digital) des Zervikalkanals
- **Supportiv**:
  - Fundusmassage
  - Eisblase, viel aufstehen, Mobilisation, Rückbildungsgymnastik
  - Regelmäßiges Stillen

12.10 Lues

s. Syphilis

12.11 Lumbago (Rückenschmerzen, Kreuzschmerzen, Ischias-Beschwerden, Hexenschuss) (Schwangerschaft)

12.11.1 Ätiologie

- U. a. hormonelle Lockerung der Bänder u. Gelenke (Instabilität Wirbelsäule), Gewichtszunahme, veränderte Körperhaltung, Druckbelastungen, Bewegungsmangel

12.11.2 Symptome

- (Diffuse) Schmerzen im Becken u./od. Lumbalbereich paravertebral

12.11.3 Diagnostik

- Anamnese u. klinische Untersuchung i. d. R. ausreichend
- Ggf. orthopädische Untersuchung (Hüfte, Iliosakralgelenk), neurologischer Status: falls harmlose schwangerschaftsassoziierte Urs. unwahrscheinlich u./od. Red Flags (z. B. neurologische Defizite)
- Ggf. TVUS: Zervixlängenmessung (Ausschluss vorzeitiger Wehentätigkeit)
- Ggf. weiterführende Abklärung je nach Verdachtsdiagnose

12.11.4 DD

- U. a, Hydronephrose, Pyelonephritis, Urolithiasis, internistische Erkrankungen, Diskusprolaps

12.11.5 Therapie

- Physiotherapie: Schwangerschaftsgymnastik, Stärkung Rücken- u. Bauchmuskulatur, Dehnungsübungen, Mobilisation Iliosakralgelenk
- Akupunktur
- In Bewegung bleiben: z. B. Schwimmen
- Wärme: z. B. warmes Bad, Wärmeflasche, Kirschkernkissen lokal
- Entspannungstechniken: Yoga, Meditation, Atemübungen (Stress abbauen u. Muskulatur entspannen)
- Massage: z. B. mit Johanniskrautöl
- Körperhaltung: Fehlhaltungen vermeiden, Lageveränderung (z. B. auf kontralaterale Seite legen, Becken hoch lagern), evtl. Schwangerschaftsgürtel
- Ggf. **medikamentöse (symptomatische) Therapie**:
  - **Paracetamol**: z. B. Mexalen®, Dafalgan®, Paracetamol-ratiopharm®, 500 mg bis 4 × tgl., 1. Wahl, in jeder Phase der Schwangerschaft, Stillen erlaubt
  - **NSAR: Cave**: bis max. 28. SSW
    - **Ibuprofen**: z. B. Nurofen®, Aktren®, Brufen®, Irfen®, 400 mg bis 3 × tgl., 1. Wahl
    - **Diclofenac**: z. B. Voltaren® 50 mg bis 3 × tgl.
  - S. auch Abschn. 13.11.1
- Ggf. **Infiltrationen/Quaddeln**: mit Lokalanästhetika wie z. B. Lidocain (z. B. Xyloneural®, Xylesin®)

12.12 Lungenembolie (Pulmonalembolie, PE) (Schwangerschaft)

Mortalität: 20–30 %

12.12.1 Symptome

- Akute Dyspnoe, Tachypnoe
- Atemabhängige Thoraxschmerzen
- Hämoptysen
- Husten, Fieber
- Zeichen der Rechtsherzbelastung: Tachykardie, Hypotonie, Synkope, Halsvenenstauung

12.12.2 Diagnostik

- Anamnese: TBVT?
- Vitalparameter, Inspektion
- **Röntgen Thorax**: initiale Beurteilung u. Ausschluss DD
- **CT-Angiografie**: Ind. in Schwangerschaft gestellt durch **YEARS-Algorithmus** (Vermeidung unnötiger CT-Untersuchungen):
  - TBVT (durch Kompressionssonografie verifiziert)
  - Hämoptysen
  - Akute Dyspnoe/pleuraler Schmerz
  - **Falls alle 3 obigen Punkte neg.** → **CT erst ab D-Dimer > 1000 ng/ml**
  - **Falls eines der obigen 3 Punkte zutrifft** → **CT bei D-Dimer 500–1000 ng/ml** (van der Pol et al. 2019)
- **Ventilations-/Perfusionsszintigrafie**: bes. im 1. Trim., gleichwertig zu CT
- **Echokardiografie**: Rechtsherzbelastung
- **EKG**: 10–25 % unauffällig, z. B. Sinustachykardie, S1Q3-Typ, bis 25 % normal
- **Kompressions- u. Farbduplexsonografie der Beine** (u. ggf. Arme): Abklärung TVT

12.12.3 Therapie

- **Niedermolekulares Heparin (NMH)**:
  - **Akute Phase** (4 Wo): z. B. Dalteparin (z. B. Fragmin®) 100 IE/kg KG alle 12 h s.c.
  - **Kontrolle anti-Faktor Xa-Spiegel**: 2–4 h nach s.c.-Injektion, Zielwert: 0,5–1,0
  - **Fortsetzung Therapie**: bis 6–8 Wo nach Geburt
  - **Gesamtdauer Therapie**: mind. 3–6 Mon.

12.12.4 Prävention

- **St. p. TBVT od. PE**: prophylaktische Behandlung mit NMH ab Schwangerschaftsdiagnose (s. Abschn. 20.3)
- **Flugreisen**: reichlich trinken, Vermeidung von Alkohol, Nikotin, Kaffee; Kompressionsstützstrümpfe

12.13 Lyme-Borreliose (Schwangerschaft u. Stillzeit)

s. Borreliose

Literatur

Günther V, Bauer M, Maass-Poppenhusen K, Maass N, Alkatout I (2023) Kinder- und Jugendgynäkologie – eine aktuelle Übersicht. Die Gynäkologie 5/2023. https://doi.org/10.1007/s00129-023-05075-z

Schmidl-Amann S (2025) Vulvabefunde für die kindergynäkologische Praxis. Gynäkol Prax 35:21–26. https://doi.org/10.1007/s41974-025-00354-0

Leichtl S, Rathberger K, Köninger A, Reuschel E (2024) Optimales Management einer Beckenendlagengeburt. Die Gynäkologie 4/2024. https://doi.org/10.1007/s00129-024-05205-1

Bohne S, Langen KA, Gläser R (2024) „Red flags" in der Schwangerschaft – Hautsymptome und ihre Ursachen in der Schwangerschaft. Die Gynäkologie 12/2024. https://doi.org/10.1007/s00129-024-05305-y

Schlembach D, Baumann M, Kehl S, Klaritsch P, Lobmaier SM (2024) Abnormale Plazentation: Hypertensive Schwangerschaftserkrankungen. In: von Kaisenberg C, Klaritsch P, Hösli-Krais I (Hrsg) Die Geburtshilfe. Springer Reference Medizin, 6. Aufl. Springer, Berlin/Heidelberg. https://doi.org/10.1007/978-3-662-63506-3_18

Seibold A, Beckmann MN (2025) Benigne Veränderungen der Vulva. Frauenheilkunde up2date 19:21–39

Funaro D (2004) Lichen sclerosus: a review and practical approach. Dermatol Ther 17(1):28–37

van der Pol LM, Tromeur C, Bistervels IM et al (2019) Pregnancy-adapted YEARS algorithm for diagnosis of suspected pulmonary embolism. New Eng J Med 380(12):1139–1149

Buchstabe M

13.1 Mädchensprechstunde, das 1. Mal, First Love, Teenager, Beratung

Soll Ängste u. Hemmungen abbauen u. vertrauensvollen Einstieg in die gynäkologische Versorgung ermöglichen; bietet geschützten Raum, um Fragen zu stellen u. wichtige Themen (Menstruation u. Monatshygiene, Verhütung, Sexualität, STIs, Impfungen, körperliche Entwicklung) zu besprechen

13.1.1 Zyklus, interessante Fakten

- Kann Jahre dauern, bis sich der Zyklus eingependelt hat, anfangs meist in unregelmäßigen Abständen, evtl. mehrere Mon. zwischen 2 Blutungen
- **1. Regel (Menarche)**: meist 12.–13. Lj., davor kommt es zu weißlichem Fluor (Weißfluss, Fluor albus) – nicht abklärungswürdig od. therapiebedürftig (Malliou-Becher und Frank-Herrmann 2023)
- Normal 21–45 d, 85 % unregelmäßig in ersten 3 a
- **Blutungsdauer**: normal 3–7 d
- **Eizelle**: 12–24 h befruchtbar
- **Spermien**: 2–5 d (3 d) aktiv
- **1. GV**: 30 % bluten nicht (Hymen dehnbar)
- **Konzeptionswahrscheinlichkeit einmaliger GV** (Paar im 3. Lebensjahrzehnt): 3 d präovulatorisch: 15 %, 1–2 d präovulatorisch: 30 %, am Ovulationstag: 12 %, 1–2 d postovulatorisch: ≈ 0 %
- **Höchste Chance auf Konzeption**: 36–48 h vor Ovulation
- **Konzeption-Nidation**: 12 d

13.1.2 Monatshygiene

- Zu Beginn eher Binde, evtl. Minitampon, evtl. Tampon mit Applikator
- Ab 14.–15. Lj.: Tampons gute Alternative
- **Während 1. d der Regel**: alle 3–6 h wechseln, am Ende der Regel alle 6–8 h; **Binden** alle 2–3 h
- **Menstruationstasse**: nichts für junge Mädchen vor 1. GV

13.1.3 Erster Frauenarztbesuch

- Um den 15. Geburtstag (bei Schmerzen od. anderen Beschwerden früher)

13.1.4 Intimpflege

- Nur Wasser, ggf. mit milder Seife

13.1.5 Unreine Haut

- Gründliche Gesichtsreinigung
- Gute Gesichtspflege mit Produkten, die Talgproduktion regulieren bzw. antientzündlich wirken
- Fettarme Gel- od. Milchzubereitungen
- Kuhmilch ↓, Weizen ↓, Zucker ↓
- Evtl. Überweisung Dermatologe
- Pille → s. Abschn. 11.16.10
- Mit 20. Lj.: meistens keine pubertätsbedingten Pickel mehr
- S. auch Abschn. 1.9

13.1.6 Verhütung

- S. Abschn. 11.15 u. 11.16

13.1.7 Sexuell übertragbare Krankheiten

- S. Abschn. 3.4, 7.22, 7.23, 19.38 u. 20.6

13.1.8 HPV

- S. Abschn. 16.29

13.2 Madenwurminfektion (Schwangerschaft u. Stillzeit)

s. Enterobiose

13.3 Magen-Darm-Infekt (Schwangerschaft u. Stillzeit)

s. Gastroenteritis acuta

13.4 Malaria (Schwangerschaft u. Stillzeit)

13.4.1 Risiko

- Schwangere: Erkrankungsrisiko ↑, Risiko für schwere Verläufe ↑
- Abortrisiko ↑

13.4.2 Prophylaxe

- Wenn mgl. **keine Reisen** in Malariaendemiegebiete in der Schwangerschaft
- **Expositionsprophylaxe**: u. a. durch geeignete Kleidung, Mückenabwehrmittel, Moskitonetze
- **Individuelle Beratung**: z. B. Zentrum für Reise- u. Tropenmedizin
- Auch in Gebieten mit geringem Risiko → **Chemoprophylaxe** für Schwangere empfohlen
- **Mefloquin**: gesamte Schwangerschaft u. Stillzeit mgl.
- Kombination aus Atovaquon u. Proguanil: als Reservemittel
- (Chloroquin: aufgrund zunehmender Resistenzentwicklung kaum noch Bedeutung)

13.4.3 Therapie

- Umgehend u. in Rücksprache mit **tropenmedizinischer Institution**
- **Unkomplizierte Malaria tropica**:
  - 1. Trim.: Chinin + Clindamycin, Artemether + Lumefantrin
  - 2. u. 3. Trim. Artemether + Lumefantrin, alternativ Dihydroartemisinin + Piperaquin
  - Reservemittel: Atovaquon + Proguanil
- **Komplizierte Malaria tropica**:
  - 1. Trim: Artesunat + Clindamycin i. v., alternativ Chinin + Clindamycin i. v.
  - 2. u. 3. Trim.: Artesunat, gefolgt von Artemether-Lumefantrin (alternativ: Dihydroartemsninin-Piperaquin)

- **Malaria tertiana, Malaria quartana**:
  - Therapie idem, eher nicht Kombination Artemether u. Lumefantrin (https://www.embryotox.de/erkrankungen/details/ansicht/erkrankung/malaria-und-malariaprophylaxe o. J.)

13.5 Mammaabszess (Brustabszess)

Meist Folge einer Mastitis puerperalis od. Folge postoperativer Wundheilungsstörung

13.5.1 Symptome

- Rötung, Schwellung, Schmerzen
- Evtl. eitriges Sekret, Fieber

13.5.2 Diagnostik

- Klinische Untersuchung
- Ultraschall
- Labor: Entzündungsparameter
- Ggf. Abstriche
- Ggf. Mammografie: bei unklaren Befunden

13.5.3 Therapie

- Sonografisch gesteuerte Nadelpunktion (meist 1 × ausreichend), evtl. Spülen z. B. mit Povidon-Jod (z. B. Betaisodona®-Lsg., Betadine®-Lsg.)
- Ggf. Inzision mit Drainage
- Lokale Kühlung: z. B. gekühlte Salbeiteekompressen auflegen 3 × tgl.
- Pfefferminztee: 1–4 Tassen tgl. → Milchproduktion ↓
- Evtl. Antibiotika: s. Abschn. 13.8
- Weiterstillen meist mgl.

13.6 Masern (Schwangerschaft)

Immunität lebenslang, 98 % besitzen Ak; **IKZ**: 8–12 d; **Infektiosität**: 5 d vor bis 4 d nach Exanthemausbruch

13.6.1 Symptome

- **Prodromalstadium**:
  - Fieber, Schnupfen, bellender Husten, Konjunktivitis
  - Nach ≈ 3 d Enanthem der Mundhöhle mit Koplik-Flecken
- **Exanthemstadium**:
  - Meist 3–7 d später: hohes Fieber, schweres Krankheitsgefühl
  - Generalisierte Lymphadenopathie
  - Exanthem: makulopapulös, großfleckig, teils konfluierend, häufig retroaurikulärer Beginn
  - Ggf. Diarrhö

13.6.2 Diagnostik

- Typische Anamnese u. Klinik
- **Labor**: Leukopenie mit Lymphopenie u. Linksverschiebung
  - Masernspezifische IgM-Ak aus Serum od. Plasma
  - **Cave**: neg. IgM-Befund schließt Maserninfektion nicht aus
  - Nach 10–14 d häufig IgG-Anstieg (→ im Zweifel IgG-Verlaufsuntersuchung sinnvoll)
- **NAT/PCR**: z. B. Nasenrachenabstrich

13.6.3 Masernkontakt in Schwangerschaft

- Test auf IgG-Ak: falls neg. → Immunglobulin 0,2–0,4 ml/kg KG

13.6.4 Maserninfektion in Schwangerschaft

- ≈ 25 % vorzeitige Wehentätigkeit mit Fehl- od. Frühgeburten
- Kein ↑ Risiko für Fehlbildungen
- **Therapie**:
  - Immunglobulin so schnell wie mgl., innerhalb 6 d nach Exposition
  - Symptomatisch: Antipyretika; Antibiose bei bakteriellen Komplikationen → s. Abschn. 13.11
  - Ggf. Hustenstiller: s. Abschn. 2.14
  - **Infekt kurz vor od. nach Entbindung**: Neugeborenes isolieren u. mit Immunglobulin behandeln (schwere Infektion mgl.)

13.6.5 Prophylaxe

- **Aktive Immunisierung** (MMR): Lebendimpfstoff KI in Schwangerschaft, ≥ 1 Mon. davor impfen, in Stillzeit mgl.
- 2 Impfdosen im Mindestabstand von 4 Wo bedeuten lebenslange Immunität

13.7 Mastitis nonpuerperalis (Brustentzündung außerhalb des Wochenbetts)

Mastitis außerhalb der Stillzeit; rezidivierende Verläufe mgl.

13.7.1 Risikofaktoren

- Brusthautverletzungen (z. B. Piercing), Nikotin, Adipositas, Mammahypertrophie

13.7.2 Symptome

- Erythem, Überwärmung, Schwellung, Schmerzen der Brust (unilateral)
- Lymphadenopathie ipsilateral (≈ 50 %)
- Evtl. Fieber

13.7.3 Diagnostik

- I. d. R. klinisch
- Ggf. Labor: insb. Entzündungsparameter
- **Cave**: nach Abschluss der Therapie immer Mammografie u. Sonografie (insb. > 35. Lj., pos. FA → Ausschluss inflammatorisches Mammakarzinom)

13.7.4 DD

- Inflammatorisches Mammakarzinom
- Morbus Paget der Mamille

13.7.5 Komplikation

- Mammaabszess

13.7.6 Therapie

- Lokal kühlen
- **NSAR**: z. B. **Ibuprofen** (z. B. Nurofen®, Aktren®, Brufen®, Irfen®), 400 mg bis 3 × tgl. p.o., **Diclofenac** (z. B. Voltaren®) 50 mg bis 3 × tgl. p.o., **Dexibuprofen** (z. B. Seractil forte®) 400 mg bis 3 × tgl. p.o.
- **Antibiotika**:
  - **Betalaktamantibiotika**:
    - Z. B. Amoxicillin/Clavulansäure: z. B. Curam®, Co-Amoxi Mepha® 1,2 g 3 × tgl. i.v.; Augmentin®, Clavamox®, Amoxiclav®, Co-Amoxicillin® 1 g 2–3 × tgl. p.o. für 7–14 d
    - Z. B. Flucloxacillin 500 mg 3–4 × tgl. p.o. (bei schwerer Infektion: 2 g 3 × tgl. i.v.) + Metronidazol (z. B. Anaerobex®, Arilin®, Flagyl®) 500 mg 2 × tgl. p.o. für 7–10 d
    - Cephalosporine der 1. od. 2. Gen.: z. B. Cefaclor (z. B. Ceclor®) 500 mg 3 × tgl. p.o. für 7–14 d
  - **Clindamycin**: z. B. Dalacin C® 300 mg 2–3 × tgl. p.o. für 7–14 d
- **Abszedierend**: sonografisch gestützte Abszesspunktion u. Antibiose
- **Rezidivierend**: häufig Milchgangfistel mit Fistelausgang im Bereich der Areola ursächlich → Fistelgangexstirpation [(Stachs et al. 2019) (Mylonas 2024)]

13.8 Mastitis puerperalis (Brustentzündung im Wochenbett)

Während Stillzeit auftretende Entzündung der Brustdrüse häufig infolge Milchstau

13.8.1 Symptome

- Starke Schmerzen, Erythem, Überwärmung, Schwellung, Verhärtung (meist unilateral)
- Allgemeinbefinden ↓, Schüttelfrost, Fieber

13.8.2 Diagnostik

- I. d. R. klinisch
- Ggf. Labor: BB, Entzündungsparameter
- Ggf. Sonografie: Ausschluss Abszess

13.8.3 DD

- **Milchstau**: Verhärtung der Brust, kaum Rötung u. Überwärmung, kein Fieber, kein allgemeines Krankheitsgefühl
- Mammaabszess
- Mammakarzinom

13.8.4 Komplikationen

- Mammaabszess: ≈ 5–10 %

13.8.5 Therapie

- **Anfangsstadium**:
  - Regelmäßige **Brustentleerung** (Abstillen ↑ Risiko für Abszedierung!)
  - **Warme Auflagen** vor Stillen/Abpumpen, **kühle Auflagen** (Coolpacks, Topfenwickel, evtl. auch gekühlte, platt gewalzte Kohlblätter) danach
  - Brust entlasten: z. B. straffer BH
  - Stress ↓
- **Fortschreitender Befund**:
  - **Voll weiterstillen**: Kind häufig an betroffene Seite anlegen od. betroffene Brust abpumpen
  - **NSAR**: z. B. **Ibuprofen** (z. B. Nurofen®, Aktren®, Brufen®, Irfen®) 400 mg bis 3 × tgl. p.o., **Diclofenac** (z. B. Voltaren®) 50 mg bis 3 × tgl. p.o., **Dexibuprofen** (z. B. Seractil forte®) 400 mg bis 3 × tgl. p.o.
  - **Paracetamol:** z. B. Mexalen®, Dafalgan®, Paracetamol-ratiopharm®, 500 mg bis 4 × tgl. p.o.
  - **Antibiotika**: nach spätestens 48 h persistierende Therapieresistenz, Therapiedauer zumindest bis Abklingen der Symptome, zumindest 7–10 d:
    - Amoxicillin/Clavulansäure: z. B. Xiclav® Augmentin®, Clavamox®, Amoxiclav®, Co-Amoxicillin® 1 g 2–3 × tgl. p.o. für 7–14 d
    - Cefaclor: z. B. Ceclor® 500 mg 3 × tgl. p.o. für 7–14 d
    - Clindamycin: z. B. Dalacin C® 300 mg 2–3 × tgl. p.o. für 7–14 d
  - **Klinikeinweisung**: bei ↑ Fieber, Schüttelfrost

13.8.6 Prophylaxe

- Regelmäßiges Stillen, Milchstau vermeiden
- Richtige Stilltechnik, ggf. vorübergehend Stillhütchen
- Hygiene
- Stress ↓, Ruhe

- Vermeidung von Verletzungen, Rhagadenbehandlung (z. B. Bepanthen®-Salbe, Laser)
- Mamillen an Luft trocknen lassen

13.9 Mastodynie (Mastalgie, Brustschmerzen, Brustspannen)

50–70 % aller Frauen, besonders im Rahmen des prämenstruellen Syndroms (PMS) – s. auch Abschn. 16.28

13.9.1 Ätiologie/Einteilung/DD

- **Zyklisch**: zyklusabhängige hormonelle Veränderungen → periduktale Ödembildung
- **Nicht zyklisch** (zyklusunabhängig):
  - Mammahyperplasie
  - Brustzysten
  - Duktektasien
  - Mastitis nonpuerperalis
  - HRT
  - Thrombophlebitis der Brust
  - Schwangerschaft
  - Mammakarzinom: okkultes Mammakarzinom in 7 % bei nicht zyklischen Beschwerden (insb. wenn unilateral)
  - Extramammäre Urs.: muskuloskeletale Beschwerden wie Interkostalneuralgien, Tietze-Syndrom, Zervikalneuralgien, rheumatologische Grunderkrankungen, kardiologische Urs.

13.9.2 Symptome

- Spannungsgefühl, Schwellungen, Berührungsempfindlichkeit i. d. R. beider Mammae, Punctum maximum im oberen äußeren Quadranten
- 2/3 zyklisch mit Schwerpunkt eine Wo prä- u. perimenstruell
- 1/3 nicht zyklisch

13.9.3 Diagnostik

- Ausführliche Anamnese u. klinische Untersuchung
- **Mammografie u. Sonografie**:
  - Bei nicht zyklischer Mastodynie, insb. wenn unilateral, ≥ 40. Lj., zusätzliche Risikofaktoren (auffälliger klinischer Befund, pos. Familienanamnese)

- **Cave**: Rate an bisher unerkannten Mammakarzinomen in dieser Gruppe: 2–7 % (Strowitzki und Ortmann 2024)
  - Bei zyklischer Mastodynie ggf. bei Persistenz
  - Mgl. Abklärungsschema: < 40. Lj.: US; 40.–50. Lj.: US + ggf. Mammografie; ab 50. Lj.: immer US + Mammografie (Frauchinger und Witzel 2025)
- Ggf. Ausschluss Schwangerschaft
- Ggf. Labor:
  - Zyklisch: endokrinologische Diagnostik nicht sinnvoll
  - Nicht zyklisch: insb. Prolaktin, TSH
- Extramammäre Urs. → interdisziplinär

13.9.4 Therapie

- Je nach Urs. → ggf. Therapie der zugrunde liegenden Urs.
- Wenig Evidenz
- **Basismaßnahmen**:
  - Evtl. genügt **aufklärendes Gespräch** bzw. Malignomausschluss
  - **Schmerzkalender**
  - **Gut sitzender BH**: bei 85 % Schmerzen ↓ nach 3 Mon.
  - **Diclofenac-Gel**: 3 × tgl. lokal
  - **Wärme od. Kälte lokal**: Kompressen, je nach subjektivem Empfinden
  - Regelmäßige **sportliche Aktivitäten**: u. a. Schwimmen, Walking, Gymnastik
  - **Ernährung**: methylxanthinhaltige Lebensmittel meiden (z. B. Tee, Kaffee, Schokolade), Nahrungsfett ↓
- **Entspannungsübungen**: autogenes Training, progressive Muskelrelaxation
- **Agnus castus (Mönchspfeffer)**: z. B. Agnucaston® od. premens® 1 Tbl. tgl. od. Agnofem®-Tropfen 1 × tgl. 40 gtt. für mehrere Mon. ohne Unterbrechung
- **Homöopathisch**: z. B. Mastodynon® Tbl. 2 × 1
- **Schwarzkümmelöl (Nigella sativa)**: 2 × 600 mg/d
- **Gestagenbetonte kombinierte orale Kontrazeptiva**: z. B. EE (30 µg), LNG (150 µg): z. B. Microgynon® (**Cave**: kombinierte Kontrazeptiva u. Hormonpräparate können Mastodynie auch auslösen)
- **Gestagenhaltige Gele**: z. B. Progestogel®-Gel, lokal 16.–25. ZT
- **Dopaminagonisten**: z. B. Cabergolin (z. B. Dostinex®) od. Bromocriptin (z. B. Parlodel®, Pravidel®): sinnvoller Therapieversuch unabhängig von evtl. gemessenem Prolaktinwert (Ludwig 2019), s. Abschn. 8.23
- **Ultima Ratio**:
  - Tamoxifen 10 mg tgl. p.o. (Off-Label-Use) über 3–6 Mo, nur bei ausgeprägter Symptomatik u. Versagen alternativer Therapieversuche, (potenzielle NW: Hitzewallungen, vag. Trockenheit, Schlafstörungen, Libido ↓) (Stachs et al. 2019)
  - Interventionelle Maßnahmen: nur bei lokalisierten Beschwerden u. eindeutigem bildgebenden Korrelat (z. B. Zystenpunktion, Exzision Fibroadenom)
  - Subkutane Mastektomie

13.10 Mastopathie

Verschiedene benigne klinische u. histopathologische Veränderungen der weiblichen Brustdrüse, kausal v. a. hormonelle Ungleichgewichte; häufigste Form der benignen Brusterkrankungen (bis 60 % aller Frauen, meist 30.–50. Lj.) (Strowitzki und Ortmann 2024)

13.10.1 Einteilung, Brustkrebsrisiko

- **Nicht proliferierend**: relatives Risiko für zukünftige Brustkrebsentwicklung: 1,17
  - Einfache Zysten
  - Papilläre apokrine Metaplasie
- **Proliferierend ohne Atypien**: relatives Risiko für zukünftige Brustkrebsentwicklung: 1,76
  - Einfache Hyperplasie (UDH)
  - Kolumnarzellhyperplasie (blunt duct adenosis)
  - Sklerosierende Adenose
  - Radiäre Narbe
- **Proliferierend mit Atypie**: relatives Risiko für zukünftige Brustkrebsentwicklung: 3,93
  - Flache epitheliale Atypie (FEA)
  - Atypische duktale Hyperplasie (ADH)
  - Atypische lobuläre Hyperplasie (ALH) (Stachs et al. 2019)

13.10.2 Symptome

- Meist asymptomatisch
- Schmerzen, Tastbefund: 20 % (Makrozysten)
- Meist beide Mammae betroffen

13.10.3 Diagnostik

- Anamnese, Mammapalpation (bds.)
- Sonografie, ggf. **Mammografie** (> 40. Lj., Screening in Österreich 45.–74. Lj. (ab 40 mgl.), alle 2 a; in Deutschland 50–75. Lj.; Schweiz 50.–70. Lj. (Basismammografie 40–50. Lj.)) → **BIRADS-Bewertungskategorien**
  - **BIRADS 0**: Diagnostik nicht abgeschlossen
    - → Vgl. mit Voraufnahmen bzw. zusätzliche Diagnostik notwendig
  - **BIRADS 1**: neg.
    - → Brustkrebsfrüherkennung
  - **BIRADS 2**: benigne

- • → Brustkrebsfrüherkennung
- **BIRADS 3**: wahrscheinlich benigne
  - • → Verlaufskontrolle nach 6 Mon.
- **BIRADS 4**: suspekt
  - • → Histologische Abklärung empfohlen
- **BIRADS 5**: hochgradig malignomverdächtig
  - • → Histologische Diagnosesicherung u. Therapieeinleitung erforderlich
- Ggf. Biopsie → **Biopsatklassifikation**:
  - **B1**: nicht verwertbar bzw. Normalgewebe
  - **B2**: benigne Läsion
  - **B3**: benigne Läsionen mit unsicherem biologischen Potenzial
  - **B4**: malignitätsverdächtig
  - **B5**: Malignom

13.10.4 Therapie

- Je nach Diagnose/Klinik, s. auch Abschn. 13.9
- Ggf. chirurgische Exzision, insb. bei erhöhtem Risiko eines assoziierten DCIS od. invasiven Karzinoms (≥ B3: z. B. komplexe Zysten, atypische Hyperplasie)
- Brustgesundheitszentrum

13.11 Medikamente (Schwangerschaft u. Stillzeit)

13.11.1 Analgetika, Antiphlogistika, Antipyretika/ Schmerztherapie

13.11.1.1 Leichte Schmerzen
- **Paracetamol**: z. B. Mexalen®, Dafalgan®, Paracetamol-ratiopharm®, 500 mg bis 4 × tgl., 1. Wahl, in jeder Phase der Schwangerschaft, Stillen erlaubt
- **NSAR**:
  - **Ibuprofen**: z. B. Nurofen®, Aktren®, Brufen®, Irfen®, 400 mg bis 3 × tgl., 1. Wahl
  - **Diclofenac**: z. B. Voltaren® 50 mg bis 3 × tgl.
  - **ASS**: z. B. Aspirin®, 500–1000 mg bis 3 × tgl., 2. Wahl, Low-Dose-Behandlung mit ASS bei entsprechender Ind. uneingeschränkt mgl., Stillen erlaubt
  - **Cave**: bis max. 28. SSW, ab 20. SSW nur Einzeldosen NSAR, sonst Risiko für vorzeitigen Verschluss des Ductus arteriosus Botalli u. fetale Nierenschädigung
  - **Stillzeit**: erlaubt

13.11.1.2 Mittelstarke bis starke Schmerzen
- **Paracetamol in Kombination mit NSAR** (s. o.) u./od.
- **Opiate**:
  - **Codein, Morphin**: z. B. Vendal® ret., Capros®, MSI®, MSR®, MST®, Oramorph®
  - **Tramadol**: z. B. Tramabene®, Tramal®
  - **Buprenorphin**: z. B. Temgesic®, Norspan®, Subutex®, Transtec®
  - **Fentanyl**: z. B. Durogesic®, Instanyl®
  - **Schwangerschaft**: strenge Indikationsstellung, **Cave**: Atemdepression bzw. Anpassungsstörung bei Verabreichung kurz vor Entbindung
  - **Stillzeit**: nur kurzzeitig geben, gute Beobachtung des Säuglings, Einzeldosen → weiterstillen mgl.
- (**Metamizol** (z. B. Novalgin®, Analgin®, Berlosin®): in Schwangerschaft meiden (mangelnde Erfahrung, widersprüchliche Ergebnisse), in Stillzeit einzelne Dosen erlaubt)
- (**Mischpräparate, COX-2-Inhibitoren**: Schwangerschaft u. Stillzeit meiden (mangelnde Erfahrung))

13.11.2 Antibiotika

- **1. Wahl**:
  - **Betalaktamantibiotika:**
    - **Penicilline ± Betalaktamaseinhibitoren** (BLI, z. B. Clavulansäure): z. B. Augmentin®, Clavamox®, Amoxiclav®, Co-Amoxicillin®
    - **Cephalosporine**: bevorzugt länger bekannte Substanzen, z. B. Cefalexin (z. B. Keflex®, Ospexin®, Cephalobene®), Cefuroxim (z. B. Zinnat®, Cefuroxim Sandoz®)
  - **Makrolide**: z. B. Azithromycin (z. B. Zithromax®), Clarithromycin (z. B. Klacid®), Erythromycin (z. B. Erythrocin®, Infectomycin®)
  - **Auch erlaubt** (bei kritisch geprüfter Ind.) in Schwangerschaft u. Stillzeit: **Metronidazol** (z. B. Anaerobex®, Arilin®, Flagyl®), **Nitrofurantoin** (z. B. Furadantin® retard); Nitrofurantoin gegen Ende der Schwangerschaft meiden (leicht ↑ Risiko für Neugeborenenikterus)
- **2. Wahl**:
  - **Trimethoprim** (z. B. Motrim®, Bactrim®) u. **Trimethoprim + Sulfamethoxazol** (= Co-Trimoxazol: z. B. Cotrim®, Eusaprim®): 2. Wahl während gesamter Schwangerschaft, Stillen mgl. (falls Keimspektrum erfordert), strenge Indikationsstellung
  - **Gyrasehemmstoffe** (z. B. Ciprofloxacin) 2. Wahl; lokale Therapie (z. B. Augentropfen) kein Problem; Stillen mgl.
  - **Vancomycin**: nur bei vital bedrohlicher Infektion (Reservemittel); Stillen mgl.
  - **Sulfonamide** (z. B. Sulfadiazin): 2. Wahl; falls Keimspektrum erfordert → Stillen mgl., strenge Indikationsstellung

- **Aminoglykoside** (z. B. Gentamicin): parenteral nur bei vital bedrohlichen Infektionen mit gramneg. Problemkeimen u. bei Versagen prim. empfohlener Antibiotika, Kontrolle Serumkonzentration, Hörleistung des Kindes frühzeitig kontrollieren; LOKAL (z. B. Augentropfen) immer erlaubt, Stillen mgl., Neugeborenenperiode: sehr strenge Indikationsstellung
- **KI**:
  - **Tetracycline** (z. B. Doxycyclin) ab 16. SSW KI (**Cave**: Verfärbung Zähne), davor Antibiotikum der 2. Wahl; Stillen mgl.
  - **Chloramphenicol** (z. B. Posifenicol) KI in Schwangerschaft u. Stillzeit

13.11.3 Antiemetika

- **1. Wahl**: **H1-Antihistaminikum + Pyridoxin (Vit. B6)**:
  - Doxylamin + Pyridoxin: z. B. Nuperal® 10 mg/10 mg, Xonvea® 20 mg/20 mg, Cariban® 10 mg/10 mg
  - Meclozin: z. B. Postadoxin N®, Agyrax®
  - Dimenhydrinat: z. B. Vertirosan®, Vomex A®
  - Dimenhydrinat + Pyridoxin: z. B. Vertirosan-Vit-B6®-Drg. od. -Supp. 1–2 bis 4 × tgl.
- **2. Wahl**: **Metoclopramid** (z. B. Paspertin®) 10 mg bis 3 × tgl. p.o (max. 5 d)
- **3. Wahl**: **Ondansetron** (z. B. Zofran zydis®) 4 mg Tbl. s.l. (theoretisch sehr gering ↑ Risiko für Gaumenspalten)

13.11.4 Antimykotika

- **Clotrimazol**: z. B. Canesten®-Creme od. Vaginaltbl., Candibene®-Creme od. Vaginaltbl., Gyno-Canesten®-Vaginalcreme od. Vaginaltbl., 1. Wahl in Schwangerschaft u. Stillzeit
- **Miconazol**: z. B. Daktarin®2 % orales Gel od. Creme, 1. Wahl in Schwangerschaft u. Stillzeit
- **Nystatin**: z. B. Candio-Hermal®-Softpaste, Mycostatin®-Salbe u. -Suspension, Nystatin-acis®-Salbe u. -Suspension, Mycostatin® orale Susp., Adiclair®, Biofanal®, Moronal®, lokales Antimykotikum der Wahl in Schwangerschaft u. Stillzeit, für oberflächliche Mykosen im Bereich von Mund, Darm u. Vagina
- **Fluconazol**: z. B. Diflucan®, Fungata®, Schwangerschaft: strenge Indikationsstellung, 1.Trim.: KI; Stillen bei zwingender Ind. mgl.

13.11.5 Antihistaminika

- **Antihistaminika der Wahl**: Loratadin (z. B. Lorano®, Claritine®) 10 mg 1 × tgl. p.o., Desloratadin (z. B. Aerius®) 5 mg 1 × tgl. p.o. od. Cetirizin (z. B. Zyrtec®) 10 mg 1 × tgl. p.o.

- **Topische Antihistaminika**: Azelastin (z. B. Allergodil® Augentropfen od. Nasenspray), Levocabastin (z. B. Livostin® Augentropfen od. Nasenspray), Dimetinden (z. B. Fenistil®-Gel), Bamipin (z. B. Soventol®-Gel)
- **Intravenös**: Clemastin, z. B. Tavegil®

13.11.6 Glukokortikoide, Calcineurininhibitoren, Emollienzien

- **Glukokortikoide**:
  - **Topisch**: Klasse II (Methylprednisolonaceponat 0,1 %: z. B. Advantan®-Creme, -Salbe) od. III (z. B. Mometasonfuorat: z. B. Elocon®-Creme, -Salbe): mgl. in Schwangerschaft u. Stillzeit
  - **Inhalativ**: Budesonid, z. B. Aquacort®, Entocort®, Novopulmon®, Pulmicort®
  - **Systemisch**: Prednisolon, z. B. Solu-Decortin H®, Solu-Dacortin®
- **Calcineurininhibitoren** (topisch, z. B. Pimecrolimus: z. B. Elidel® 10 mg/g): v. a. in sensitiven Arealen: Gesicht, Intertrigines, Bauch-, Brust- u. Oberschenkelhaut; mgl. in Schwangerschaft u. Stillzeit (Mamillenbereich aussparen)
- **Emollienzien**: z. B. Ultrabas®-Ultrasicc® 50:50 Salbe, tgl. Basistherapie mgl. in Schwangerschaft u. Stillzeit

13.11.7 Antihelmintika (Wurmmittel)

- **Mebendazol**: z. B. Pantelmin®, Vermox®, ganze Schwangerschaft u. Stillzeit mgl.
- **Albendazol**: z. B. Eskazole®, bei dringend zu behandelnder Echinokokkose gesamte Schwangerschaft u. Stillzeit erlaubt, für alle anderen Ind. besser erprobte Antihelmintika verfügbar
- **Ivermectin**: nur bei zwingender Ind.
- (**Pyrantel**: z. B. Combantrin®, KI in Schwangerschaft u. Stillzeit)

13.11.8 Virustatika

- **Aciclovir u. Valaciclovir** (z. B. Valtrex®): gesamte Schwangerschaft u. Stillzeit mgl. (lokal u. systemisch)

13.11.9 Antihypertensiva

- Siehe Abschn. 8.24.7.1

13.11.10 PPI (Protonenpumpeninhibitor)

- 1. Wahl: Omeprazol (z. B. Omec Hexal®)

- Auch mgl.: Pantoprazol (z. B. Pantoloc®) (https://www.embryotox.de/arzneimittel o. J.)

13.11.11 Weiterführende Informationen

- https://www.embryotox.de/arzneimittel

13.12 Melasma gravidarum

s. Chloasma

13.13 Menopause

s. Peri- u. Postmenopause

13.14 Meteorismus (Blähungen, Völlegefühl) (Schwangerschaft u. Stillzeit)

13.14.1 Ätiologie

- Hormonell, wachsender Uterus, Ernährungsumstellung, Stress u. Nervosität

13.14.2 Therapie

- **Allgemeinmaßnahmen**:
  - **Ernährungsmaßnahmen**:
    - Mehrere kleine Mahlzeiten, langsam essen, nicht sprechen beim Essen
    - Keine blähenden Speisen: z. B. Zwiebel, Lauch, Hülsenfrüchte, Kohl, Knoblauch, Sellerie, Pilze, unreifes Obst, Nüsse, Rosinen, Kaffee, Alkohol, frisches Brot
    - Keine künstlichen Süßstoffe
    - Kein Kaugummikauen
    - Keine kohlensäurehaltigen Getränke
    - Ausreichend trinken: evtl. Fenchel-, Anis-, Kümmel-, Ingwertee
  - Bewegung ↑
  - Stress ↓
  - Bauchmassage im Uhrzeigersinn
  - Wärme lokal
- **Medikamentös**:
  - Simeticon: z. B. Antiflat®-Kautbl., Flatulex®-Kautbl. od. gtt., Sab-Simplex®-Tropfen, immer erlaubt

13.15 Migräne (Schwangerschaft u. Stillzeit)

13.15.1 Allgemeines/Beratung

- Durch Schwangerschaft oft günstig beeinflusst (insb. im 2. u. 3. Trim. oft starke Besserung)
- Nicht mit neg. Schwangerschaftsverlauf u. ↑ Fehlbildungsraten assoziiert

13.15.2 Risiko

- Risiko ↑ für hypertensive u. vaskuläre Erkrankungen, Übelkeit, Erbrechen, Depression

13.15.3 Prophylaxe

- Vermeidung auslösender Trigger, ausreichend Schlaf
- Ausreichend Flüssigkeit u. regelmäßige Mahlzeiten
- Entspannungsverfahren, Biofeedback, Akupunktur
- Ausdauersport
- Verhaltenstherapie
- Medikamentös: selten notwendig, bei besonderes hohem Leidensdruck → ß-Blocker (z. B. Metoprolol) od. trizyklische Antidepressiva (z. B. Amitriptylin)

13.15.4 Therapie

- **Paracetamol**: z. B. Mexalen®, Dafalgan®, Paracetamol-ratiopharm®, 500 mg bis 4 × tgl., immer mgl.
- **NSAR** (bis max. 28. SSW): z. B. Ibuprofen (z. B. Nurofen®, Aktren®, Brufen®, Irfen®) 400 mg bis 3 × tgl., Naproxen (z. B. Profen®, Naproxen-ratiopharm®) 500 mg bis 3 × tgl.
- **Sumatriptan**: z. B. Imigran® 6 mg/0,5 ml Spritzampullen bis 2 × tgl. s.c.
- **Metoclopramid**: z. B. Paspertin® 10 mg bis 3 × tgl. p.o (bei begleitender Übelkeit) (https://www.embryotox.de/erkrankungen/details/ansicht/erkrankung/migraene o. J.)

13.16 Mikroblutanalyse

s. CTG

13.17 Mischinkontinenz

s. Harninkontinenz

13.18 Morbus Behçet

Seltene entzündliche schubweise verlaufende Vaskulitis mit Organbeteiligung

13.18.1 Symptome

- Orale Aphten mit ≥ 3 Rezidiven innerhalb 12 Mon.
- Augenbeteiligung: Uveitis, Retinitis
- Genitale Ulzera
- Hautläsionen
- Weitere mgl. Manifestationen: u. a. ZNS, Niere, Arthralgien, Thrombose

13.18.2 Diagnostik

- Obligat rezidivierende orale Aphten + 2 der folgenden 4:
  - Genitale Ulzera, Uveitis, Hautveränderungen (Erythema nodosum, Pusteln), pos. Pathergie-Test (Auftreten von papulöser Hautreaktion nach Nadelstich)
- Labor: Entzündungsparameter

13.18.3 DD

- Syphilis
- Ulcus molle
- Herpes genitalis
- Ulcus vulvae acutum Lipschütz

13.18.4 Therapie

- **Lokal schmerzstillend**: z. B. Lidocain-Salbe (z. B. Xylocain®-Salbe, Xylocain®-10%-Spray), Mundspülungen
- **NSAR**: z. B. Ibuprofen (z. B. Nurofen®, Aktren®, Brufen®, Irfen®) 400 mg bis 3 × tgl. p.o., Diclofenac (z. B. Voltaren®) 50 mg bis 3 × tgl. p.o., Dexibuprofen (z. B. Seractil forte®) 400 mg bis 3 × tgl. p.o.
- **Kortikosteroide lokal**: Läsionen im Genitalbereich
- **Colchicin**: Prävention von Rezidiven
- **Immunmodulatoren u. Immunsuppressiva**: z. B. Azathioprin (Kiafar et al. 2021)

13.19 Morbus Crohn (Schwangerschaft u. Stillzeit)

s. Chronisch entzündliche Darmerkrankungen

13.20 Müdigkeit (Schwangerschaft)

Sehr häufige u. normale Begleiterscheinung, besonders 1. Trim., meist Besserung ab 12. SSW, oft erneute ↑ gegen Ende Schwangerschaft

13.20.1 Tipps gegen Schwangerschaftsmüdigkeit

- Ausreichend Schlaf u. Ruhepausen
- Entspannungsübungen od. Meditation
- Bäder mit Zusätzen wie Lavendel, Rosmarin, Fichtennadel
- Himbeerblättertee
- Regelmäßige Bewegung an frischer Luft, Spaziergänge im Wald
- Ausreichend Flüssigkeit
- Wechselduschen: kalt – warm
- Mehrere kleine Mahlzeiten: Blutzuckerspiegel konstant halten
- Ggf. Labor: Eisenmangel?

13.21 Mukometra

s. Serometra

13.22 Müller-Zyste

s. Vaginalzyste

13.23 Multiple Sklerose (MS, Encephalomyelitis disseminata) (Schwangerschaft u. Stillzeit)

13.23.1 Pos. Auswirkungen

- Schubraten ↓ um bis zu 80 % (insb. im letzten Trim.)

13.23.2 Risiken

- Fertilität nicht eingeschränkt
- Kein ↑ Risiko für Schwangerschaftskomplikationen od. Komplikationen wie Aborte, Frühgeburten od. Fehlbildungen
- Schubrisiko ↑: 3 Mon. p.p., unter KiWu-Behandlung u. hormoneller Stimulation

13.23.3 Therapie

- Medikamente in Schwangerschaft u. Stillzeit nicht zugelassen
- **Cortisonstoß**: mgl. nach 1. Trim.
- **Interferon**: mgl.
- **Natalizumab** (Tysabri®): kein Hinweis auf Fehlbildungen

13.23.4 Empfehlung

- Möglichst früh Kinder kriegen (Vermeidung von später evtl. notwendigen stärkeren Medikamenten od. KiWu-Behandlung)
- Enge Zusammenarbeit mit Neurologen

13.24 Mumps (Parotitis epidemica) (Schwangerschaft)

> 95 % der Frauen im gebärfähigen Alter haben Ak (immun); IgM-Anstieg beweist Infektion

13.24.1 Risiken

- 1. Trim.: evtl. leicht ↑ Abortrisiko
- Kein ↑ Fehlbildungsrisiko

13.24.2 Therapie

- Symptomatisch: Analgetika/Antipyretika, s. Abschn. 13.11

13.25 Myom (Myoma uteri, Uterusmyom, Leiomyom), Uterus myomatosus

Benigne hormonabhängige Tumore des Myometriums; Lebenszeitrisiko: > 50 % (Ahrendt et al. 2016); Häufigkeit ↑ mit Lebensalter; postmenopausal i. d. R. Rückbildung

13.25.1 Def., Einteilung

- **Submukös** (FIGO 0–2): knapp unter Endometrium; **Sonderform: Myoma in statu nascendi**: gestieltes, submuköses Myom, das aus Zervikalkanal bis in Vagina wachsen kann

- **Intramural** (FIGO 3–4): am häufigsten, im Myometrium
- **Subserös** (FIGO 5–7): knapp unter Serosa, evtl. auch gestielt
- **Intraligamentär**: von Uterusseitenwand ausgehend in Lig. latum uteri wachsend
- **Uterus myomatosus**: durch mehrere Myome vergrößerter Uterus

13.25.2 Symptome

- Abhängig von Lage, Größe u. Anzahl oft asymptomatisch bis starke Beschwerden
- **Leitsymptome**: Blutungsstörungen (Hypermenorrhö, Menorrhagie, Metrorrhagie, Zusatzblutungen), Dysmenorrhö, Unterbauchschmerzen, Dyspareunie
- **Submukös**: Hypermenorrhö, Subfertilität, Risiko ↑ für Schwangerschaftskomplikationen
- **Intramural**: Hypermenorrhö, Dysmenorrhö, pelvines Druckgefühl, GI-Beschwerden, Poly- u. Nykturie, Dyspareunie, Einfluss auf Fertilität vermutet
- **Subserös**: Obstipation, Hydronephrose, Poly-/Nykturie, Sensibilitätsstörungen, Schmerzen, bei gestielten Myomen evtl. schmerzhafte Stieldrehung

13.25.3 Diagnostik

- Anamnese, gynäkologische Untersuchung
- TVUS/transabdominaler US
- Ggf. MRT: bei sehr großen Myomen
- Ggf. Hydrosonografie/3-D-Sonografie: zur exakteren Beurteilung des Uteruscavums sowie der Endometriumoberfläche bei submukösen Myomen

13.25.4 DD

- Adenomyome, Endometriumpolypen, Ovarialtumore, Abszesse, uterine Malformationen, Beckenendometriose
- **Maligne uterine Tumoren (insb. uterines Sarkom)**:
  - **Cave**: Präoperative Diagnostik kann Myom nicht von Sarkom differenzieren → Gefahr der Zellverschleppung mit deutlicher Prognoseverschlechterung bei intraoperativem Morcellement des Myoms
  - Mgl. Hinweise auf Sarkom:
    - > 6 cm Größe mit schneller Größenzunahme in Postmenopause, starke Vaskularisation u. inhomogenes Echoverhalten u. intraoperativ sehr weich [(Wickerham et al. 2002) (Denschlag et al. 2019)],
    - Anamnese (St. p. Tamoxifen, St. p. pelvine Radiatio, genetische Disposition), Tumorwachstum in Kindheit od. Postmenopause od. trotz Therapie; schnelles Myomwachstum ist KEIN Surrogatmarker (Uhl 2023)

13.25.5 Therapie

- **Abhängig von Symptomatik sowie individueller Lebenssituation** (Familienplanung, Alter):
  - Symptome u. rasches Wachstum od. große Befunde mit Organbeeinträchtigung (z. B. Hydronephrose durch Ureterkompression) → rasche Therapie
  - Beschwerdefrei u. abgeschlossene Familienplanung → keine Therapie ind., Sonografiekontrollen alle 6 Mon.
- **Medikamentös**:
  - **Kombinierte orale Kontrazeptiva (KOK), Gestagene**:
    - Symptomatische Therapie der Menstruationsstörung
    - Ggf. Langzyklus bei unzureichender Besserung
  - **LNG-IUS** (z. B. Mirena®):
    - Symptomatische Therapie der Menstruationsstörung
    - Problem: Wirksamkeit ↓ bei pathologisch großem Cavum, Risiko spontaner IUD-Expulsion ↑
  - **Tranexamsäure**: z. B. Cyklokapron® 500 mg 3 × 1–2 tgl. p.o. für max. 4 d (MTD 8 Tbl./4 g tgl.):
    - Symptomatische Therapie der Menstruationsstörung
    - Hormonfreie Alternative, Antifibrinolytikum
  - **GnRH-Analoga** (Relugolix) mit „Add-Back-Estradiol" u. Norethisteronacetat (z. B. Ryeqo®):
    - 1 Tbl. tgl., Beginn innerhalb 5 d nach Einsetzen der Menstruation
    - Symptomatische Therapie, keine ↓ der Myomgröße (anders als bei reinen GnRH-Analoga, dafür NW ↓)
    - Keine zusätzlichen hormonellen Kontrazeptiva
    - Nicht hormonelle Empfängnisverhütung ≥ 1 Mon., danach ausreichende Empfängnisverhütung gewährleistet
    - Nach 1 a Therapie → Osteodensitometrie empfohlen
  - **Ulipristalacetat** (UPA, Esmya®):
    - Volumen ↓ (38 %), Hypermenorrhö ↓
    - 1 Tbl. tgl., Beginn während ersten Wo der Menstruation, nach 12 Wo → Einnahmepause; falls dann keine OP, ggf. weitere 12-wöchige Behandlungszyklen (Beginn frühestens während 1. Wo der 2. Menstruation nach Abschluss des letzten Behandlungszyklus)
    - **KI**: Lebererkrankung
    - **Cave**: Labor mit LFP vor, während (innerhalb 4 Wo nach Beginn, mtl. während ersten beiden Therapiezyklen) u. nach (2–4 Wo nach Ende jedes Therapiezyklus) Therapie; Abbruch der Therapie, wenn GOT/GOT oberer Normwert um mehr als das Dreifache ↑ (Nouri 2019)
- **Interventionell-radiologisch**:
  - **Radiofrequenzablation** (transzervikal (TRFA) od. laparoskopisch):
    - Wirksamkeit ähnlich operativer Myomenukleation
    - Allgemeinnarkose od. Regionalanästhesie

- **Uterusarterienembolisation** (UAE):
  - Schrumpfungsprozess bis 6 Mon., interventionsbedingter Ischämieschmerz des Uterus
  - Wirksamkeit ähnlich operativer Myomenukleation
- **Hochenergetische fokussierte Ultraschalltherapie** (HIFU):
  - Technisch aufwendigste Methode
  - Vorheriges diagnostisches MRT erforderlich (Morgenstern 2024)
- **Operativ**:
  - **Myomenukleation**:
    - **Hysteroskopisch**: intracavitäre/submuköse Myome (FIGO 0–2), ab 3 cm → Risiko ↑ für Folge-OPs
    - **Laparoskopisch**: intramurale u. subseröse Myome (FIGO 3–7); **Cave**: deutlich ↑ Uterusrupturrisiko subpartal bei nicht optimaler laparoskopischer Nahtversorgung (wichtig: sparsame Koagulation; blutstillende, komprimierende, ggf. mehrschichtige Adaptation der Wundränder ohne Hohlräume od. Nekrosen)
    - **Abdominal** (Pfannenstiellaparotomie): bei zahlreichen (Uterus multimyomatosus) od. sehr großen Myomen (Hoellen et al. 2015)
  - **Ultima Ratio**: HE
  - **Risiko Tumorzellverschleppung** (bei okkultem Uterussarkom od. Endometriumkarzinom): < 0,3 %
    - **KI für Morcellement**: hereditäre Tumorsyndrome
    - **Bergesäcke**: über onkologische Sicherheit keine eindeutige Aussage mgl. (Willer et al. 2024)

13.25.6 Myom u. KiWu

13.25.6.1 Einfluss auf Fertilität
- Submuköse (das Cavum eindellende) u. intramurale Myome

13.25.6.2 Einfluss auf Schwangerschaft
- Risiko ↑ für Spontanaborte, vorzeitige Wehen, Frühgeburten, präpartale Blutung, vorzeitige Plazentalösung, Lageanomalien, Sectiones, p.p. Hämorrhagien

13.25.6.3 Therapie im Kinderwunschsetting
- **Therapieoptionen**:
  - Tranexamsäure während der ersten ZT (s. o.)
  - 1. Wahl: Myomenukleation (s. o.)
  - Interventionell-radiologische Eingriffe (s. o.)
- **Individuelle Therapieplanung**:
  - Asymptomatisch → keine prophylaktische Myomektomie vor Konzeptionsversuch
  - Subfertil u. submuköses bzw. das Cavum eindellendes Myom → Myomektomie

- Subfertil u. intramurales Myom > 5 cm → weiterführende Abklärung innerhalb von 3–6 Mon. → falls Subfertilität anders nicht erklärbar → Myomektomie
- Subfertil u. Symptome durch Myom → Myomektomie (Sandrieser und Küssel 2021)
- Sichere postoperative Kontrazeption: 3–6 Mon. (nach Cavumeröffnung 6 Mon.) (Agic et al. 2019)

Literatur

Agic A et al (2019) Minimal-invasive Chirurgie des Uterus myomatosus. Gynäkologe 52:258–285

Ahrendt HJ et al (2016) Prevalence of uterine myomas in women in Germany: data of an epidemiological study. Arch Gynecol Obstet 2016:293:1243–1253

Denschlag D et al (2019) Sarcoma of the Uterus. Guideline oft he DGGG and OEGGG (S2k Level, AWMF Registry Number 015/074, February 2019). Geburtshilfe Frauenheilkd 79:1043–1060

Frauchinger H, Witzel I (2025) Mastodynie – zyklusabhängige und -unabhängige Formen. Gynäkol Endokrinol 1:1610–2894. https://doi.org/10.1007/s10304-024-00601-1

Hoellen F et al (2015) Operative Optionen bei Uterus myomatosus. Gynäkol Endokrinol 15:219–225

https://www.embryotox.de/arzneimittel (o.J.). Zugegriffen am 29.12.2024

https://www.embryotox.de/erkrankungen/details/ansicht/erkrankung/malaria-und-malariaprophylaxe (o.J.). Zugegriffen am 04.01.2025

https://www.embryotox.de/erkrankungen/details/ansicht/erkrankung/migraene (o.J.). Zugegriffen am 30.03.2025

Kiafar M, Faezi ST, Kasaeian A et al (2021) Diagnosis of Behçet´s disease: clinical characteristics, diagnostic criteria, and differential diagnoses. BMC Rheumatol 5:2. https://doi.org/10.1186/s41927-020-00172-1

Ludwig M (2019) Gynäkologische Endokrinologie – Ein Handbuch für die Praxis, 3., erw. Aufl. optimist Fachbuchverlag, Hamburg

Malliou-Becher MN, Frank-Herrmann P (2023) Entwicklung und Zyklusverhalten in Pubertät und Adoleszenz – was ist normal und wann sollte man eingreifen. Gynäkol Endokrinol 1/2023. https://doi.org/10.1007/s10304-022-00493-z

Morgenstern B (2024) Nicht operative Behandlung von uterinen Myomen – Vor- und Nachteile der bestehenden Therapieoptionen. Gynäkologie + Geburtshilfe 1/2024. https://doi.org/10.1007/s15013-023-5702-z

Mylonas I (2024) Infektion in Gynäkologie und Geburtshilfe, 2. Aufl. Elsevier, München

Nouri K (2019) Medikamentöse Therapie des Uterus myomatosus mit dem Präparat Ulipristalacetat – ein Update. Gynäkologie in der Praxis 1/2019. https://doi.org/10.1007/s41974-019-0083-y

Sandrieser L, Küssel L (2021) Uterus myomatosus und Kinderwunsch – was tun? J Gynäkol Endokrinol AT 31:145–147. https://doi.org/10.1007/s41974-021-00205-8

Stachs A, Stubert J, Reimer T, Hartmann S (2019) Benigne Erkrankungen der weiblichen Brust. Dtsch Arztebl Int 116(33–34):565–573. https://doi.org/10.3238/arztebl.2019.0565

Strowitzki T, Ortmann O (2024) Klinische Endokrinologie für Frauenärzte, 6. Aufl. Springer, Berlin/Heidelberg. https://doi.org/10.1007/978-3-662-65517-7

Uhl B (2023) Gynäkologie und Geburtshilfe compact. Alles für Station, Praxis und Facharztprüfung, 7. Aufl. Thieme, Stuttgart/New York

Wickerham DL et al (2002) Association of tamoxifen and uterine sarcoma. J Clin Oncol 20:2758–2760

Willer D, Mettler L, Ackermann J, Maass N, Alkatout I (2024) Operative Behandlungsoptionen bei Myomen – Hysteroskopische Resektion, laparoskopische Myomenukleation und Hysterektomie. gynäkologie + geburtshilfe 1/2024. https://doi.org/10.1007/s15013-024-5711-6

Buchstabe N

14.1 Nabelschnurvorfall

s. Vorfälle

14.2 Nephrolithiasis

s. Urolithiasis

14.3 Neugeborenenreanimation

s. Notfälle (geburtshilflich)

14.4 Neurodermitis (Schwangerschaft u. Stillzeit)

s. Atopisches Ekzem

14.5 Niche

s. Uterusnis

14.6 Nierenbeckenentzündung

s. Pyelonephritis

14.7 Nierenkolik

s. Urolithiasis

14.8 Notfälle (geburtshilflich)

14.8.1 Eklamptischer Anfall

- Ruhe bewahren, Hilfe holen, Patientin vor Verletzungen schützen, nächsten Krampf verhindern
- i.v.-Zugang vorhanden → 4 g Magnesiumsulfat (z. B. 1 A Cormagnesin® od. 2 A Magnesiumsulfat „Bichsel" 20 %) i.v. als KI über 15–20 min
- Kein i.v.-Zugang vorhanden → 3 mg Midazolam nasal od. 10 mg Diazepam rektal
- Patientin u. Kind innerhalb von 10 min stabil (krampffrei, keine vag. Blutung, CTG nicht pathologisch):
    - Ja → abhängig von SSW u. Geburtsfortschritt: Transferierung od. Geburt anstreben
    - Nein → Notsectio
- Magnesiumsulfat (z. B. Cormagnesin® od. Magnesiumsulfat „Bichsel" 20 %) für 48 h i.v. (Erhaltungsdosis: 13 g/h) (Antidot: Calciumglukonat)

14.8.2 Schulterdystokie

14.8.2.1 Allgemeines
- **Risiko**:
    - Alle vag. Geburten: 0,2–3 %
    - 4500 bis 5000 g: 6–7 %
    - > 5000 g: 15–20 %
- **Risikofaktoren**: St. p. Dystokie (Wiederholungsrisiko 10–15 %), Makrosomie, Adipositas, DM, protrahierte Geburt, Oxytocinunterstützung, vag.-operative Geburt etc.
- 50 % ohne Risikofaktoren!

14.8.2.2 Prävention
- Adäquate Diabeteseinstellung
- **Geburtseinleitung** ab 37 + 0 SSW bei V. a. Makrosomie: individuelle Entscheidung, Einbeziehung aller geburtshilflicher Faktoren
- **Primäre Sectio**: anbieten bei Schätzgewicht 5000 g ohne Diabetes u. ≥ 4500 g mit Diabetes (Sondervotum SGGG: ≥ 4500 g empfohlen), anbieten bei St. p. Schulterdystokie mit Schätzgewicht > 4000 g
- **Abwarten physiologischer Rotation** nach Austritt des kindlichen Kopfes bis nächste Wehe

14.8 Notfälle (geburtshilflich)

14.8.2.3 Maßnahmen
- Ruhe bewahren, Hilfe holen, Geburt stoppen (Oxytocin abdrehen, nicht ziehen od. kristellern), klare Kommunikation des Notfalls
- Je Manöver max. 1 min, keine feste Reihenfolge, sondern je nach geburtshilflicher Situation
- 3 × **McRoberts-Manöver mit suprasymphysärem Druck** (falls Patientin nicht liegt → prim. Gaskin-Manöver u. im Vierfüßlerstand Lösen des hinteren Armes, erst danach McRoberts-Manöver u. innere Rotation)
- Anästhesie/ggf. Pädiatrie alarmieren
- Evtl. **mediolaterale Episiotomie**: bei unzureichenden Platzverhältnissen für innere Manöver (s. Abschn. 5.19)
- Innere Rotation des Kindes/der Schultern: **Rubin-Manöver, Woods-Manöver**
- **Gaskin-Manöver u. im Vierfüßlerstand Lösen des hinteren Armes**
- **Narkose** u. innere Rotation od. Lösen des hinteren Armes
- **Last-resort-Manöver**:
  – **Pfannenstiellaparotomie**: innere Lösung der vorderen Schulter
  – **Zavanelli-Manöver**
  – **Symphysiotomie** (Shoulderdystocia 2024)

14.8.3 Postpartale Blutung (postpartale Hämorrhagie, PPH)

14.8.3.1 Allgemeines
- **Def.**: Blutverlust ≥ 500 ml nach vag. Geburt, ≥ 1000 ml nach Sectio
- **Risikofaktoren**: BMI ↑, Alter ↑, Präeklampsie, St. p. PPH, prolongierte Plazentarperiode etc.
- Mehrzahl ohne Risikofaktoren
- **Cave**: Blutverlust oft unterschätzt

14.8.3.2 Prävention
- Aktive Leitung Plazentarperiode: prophylaktische Gabe von Uterotonika, z. B. Oxytocin (z. B. Syntocinon®, Oxytocin 5 IE HEXAL®) 3–5 IE i.v. od. Carbetocin (Pabal®) 100 µg i.v. (längere Wirksamkeit)

14.8.3.3 Maßnahmen
- Ruhe bewahren, Hilfe holen, Blutverlust messen: z. B. Tücher abwiegen
- **Sofortmaßnahmen**:
  – 2 i.v.-Zugänge (großlumig)
  – Blutabnahme: BB, Kreuzblut, evtl. Gerinnung
  – Erythrozytenkonzentrat (ggf. Notfallkonserve) bereitstellen lassen
- **Blutungsurs. abklären** (4 Ts):
  – Tonus (Atonie)
  – Trauma (Verletzung): Spekulumeinstellung
  – Tissue (Plazentareste): Plazentainspektion
  – Thrombin (Gerinnungsstörung)

- **Step 1**:
  - **Medikamentös**: Oxytocin (z. B. Syntocinon®, Oxytocin 5 IE HEXAL®) 3–5 IE als Bolus sofort, 20–40 IE in 500–1000 ml i.v. u. 1–2 g Tranexamsäure (z. B. Cyklokapron®) i.v. (je früher, desto effizienter)
  - **Nicht medikamentös**: Blase entleeren, Uteruskompression, Kryotherapie
- **Step 2**:
  - **Medikamentös**: Sulproston 500 µg (1 A Nalador®) i.v. über Infusomat/Perfusor (deeskalierende Laufgeschwindigkeit: z. B. Start mit 500 µg/h für 3 min, dann 100 µg/h für 7 min, dann weiter mit 10–20 µg/h; max. 500 µg/h, max. 1500 µg/24 h); Oxytocinrezeptoragonisten u. Prostaglandine nicht gleichzeitig!
  - (**Misoprostol**: z. B. Cyprostol®, Cytotec® 800–1000 µg rektal od. 600 µg p.o., Off-Label-use, nicht zur Therapie der anhaltenden PPH geeignet (verzögerter Wirkeintritt, bessere Alternativen))
  - **Nicht medikamentös**: Anästhesie alarmieren, Patientin monitieren, mind. 2 Erythrozytenkonzentrate bestellen, OP-Vorbereitung
  - **V. a. Plazentarest** → manuelle Nachtastung, ggf. stumpfe (!) Kürettage (s. auch Abschn. 7.7.3.1)
  - **Trauma Geburtskanal/Cervixriss** → operative Versorgung, s. Abschn. 4.1
- **Step 3**:
  - **Cavumtamponade im OP**: z. B. Bakri®-Ballon (300–500 ml) od. ChitoSAM®-Tamponade/Celox®-Tamponade + vag. Tamponade: 12–24 h mit Antibiose u. DK solange Tamponade, Uterotonika weiter, evtl. Abdomensonografie im Verlauf zum Ausschluss okkulter/retrograder Blutung kranial der Tamponade
- **Step 4**:
  - **Chirurgisch**: temporäre atraumatische Klemmen im Bereich der Aa. uterinae, Uteruskompressionsnähte, Gefäßligaturen, p.p. Uterusexstirpation (suprazervikal), radiologische Embolisation (Peripartal haemorrhage, diagnosis and therapy 2022)

14.8.4 Neugeborenenreanimation

- Uhr starten, wärmen, trocknen, Atemwege frei? Pulsoxymetrie, EKG
- → Keine Atmung od. Schnappatmung?
- → **5 initiale Beatmungen** (Inspirationszeit 2–3 s, weiter beatmen mit Inspirationszeit < 1 s, Flow: 8–10 l, PEEP: ≈ 5, Inspirationsdruck: 20):
  - → **Hf > 60** → 30 Beatmungen/min
  - → **Hf < 60** → Thoraxbewegungen unter Beatmung?
    - Ja → **15 Beatmungen** (Inspirationszeit < 1 s) → **Hf < 60** → 3:1 **Thoraxkompressionen/Beatmung**, 100 % O2 → Wiederbeurteilung alle 30 s → Hf < 60 → Reanimation fortführen, Zugang u. Medikamente sobald mgl.
    - Nein → **Optimierung der Maskenbeatmung**: Repositionierung des Kopfes, Absaugen, Leckage beseitigen, PIP ↑, Guedel-Tubus, Larynxmaske od. nasopharyngealer Tubus → weiter mit 5 Beatmungen (Inspirationszeit 2–3 s), danach wieder Beurteilung der Hf (s. o.)

Literatur

Peripartal haemorrhage, diagnosis and therapy (2022) Guideline of the DGGG, OEGGG and SGGG (S2k-Level, AWMF Registry No. 015/063, August 2022). http://www.awmf.org/leitlinien/detail/ll/015-063.html. Zugegriffen am 11.11.2024

Shoulderdystocia (2024) Guideline of the DGGG, OEGGG and SGGG (S2k-Level, AWMF Registry No. 015/098, October 2024). https://register.awmf.org/de/leitlinien/detail/015-098. Zugegriffen 09.11.2024

Buchstabe O 15

15.1 Obstipation (Schwangerschaft u. Stillzeit)

15.1.1 Ursachen

- Hormonelle Umstellung, Uteruswachstum, Eisenpräparate, auf weitere (seltenere) mgl. Urs. (wie z. B. mechanische, neurologische etc.) wird hier nicht weiters eingegangen

15.1.2 Therapie

- **Allgemeinmaßnahmen**:
  - Ballaststoffreiche Ernährung: Obst, Gemüse, Vollkornprodukte, Hülsenfrüchte ↑
  - Ausreichende Flüssigkeitszufuhr: v. a. Wasser
  - Zucker od. Süßigkeiten ↓
  - Regelmäßige Bewegung
  - Stress ↓
  - Bauchdeckenmassage
  - Quellmittel: Flohsamenschalen, Weizenkleie, Leinsamen
- **Medikamentös**:
  - Nur bei schwerer Obstipation u. wenn Allgemeinmaßnahmen nicht reichen
  - **Magnesium**: z. B. Magnosolv®-Btl. 1–2 tgl. p.o
  - **Osmotisch wirksame Laxanzien**:
    - **Lactulose**: z. B. Laevolac®, Bifinorm®, Duphalac® 1–2 EL tgl.
    - Alternativ: **Macrogol**: z. B. Movicol®- od. Molaxole®-Beutel 2 × tgl. p.o., Laxbene®-Supp. 2 × tgl.; **Natriumpicosulfat** z. B. Agaffin®-Gel abends od. Guttalax®-Tropfen 20 gtt 2 × tgl. p.o.

- **Motilitätsfördernde Laxanzien**:
    - **Bisacodyl**: z. B. Dulcolax® 1–2 Tbl. p.o., **Cave**: dadurch Koliken u. Krämpfe mgl., nur kurzfristig anwenden, KI: CED, schwere Dehydratation, Ileus
- **Klysma (Einlauf)**: z. B. Microklist® od. Microlax® 1–2 Tuben rektal
- **Cave**: KEINE langfristige Einnahme von Laxanzien (Laxanzienabhängigkeit, Hypokaliämie)

15.2 Ödeme (Schwangerschaft)

60–70 % aller Schwangeren, insb. im letzten Trim., meist harmlos u. selbstlimitierend p.p.; **Cave**: mgl. Symptom einer Präeklampsie, insb. wenn plötzlich u. stark auftretend u. mit zusätzlichen Kopfschmerzen, Sehstörungen, Oberbauchbeschwerden u. RR-Entgleisungen → s. Abschn. 8.24

15.2.1 Therapie

- Regelmäßige Bewegung: z. B. Spazieren od. Schwimmen
- Hochlagerung der Beine
- Kompressionsstrümpfe
- Vermeiden von langem Stehen od. Sitzen
- Wechselduschen: kalt-warm
- Maishaartee
- Akupunktur
- Ernährung: Salatgurken, frische Ananas, gekochte Kartoffel

15.3 Oligohydramnion

s. Fruchtwassermenge

15.4 Orgasmusstörung

s. Sexuelle Dysfunktion

15.5 Osteoporose/Osteopenie

15.5.1 Risikofaktoren

- Alter ↑, weibliches Geschlecht, Nikotin, Alkohol, BMI ↓, Immobilität
- Medikamente: z. B. Antiepileptika, Antidepressiva, Glukokortikoide, PPI, Opioide

- Grunderkrankungen: z. B. DM, Hyperthyreose, rheumatoide Erkrankungen, Niereninsuffizienz

15.5.2 Einteilung, Def.

- **T-Score**:
    - ≥ -1: normal
    - -1 bis $-2,5$: Osteopenie
    - $\leq -2,5$: Osteoporose
- **Manifeste Osteoporose**: Osteoporose, die bereits zu Frakturen geführt hat

15.5.3 Symptome

- Asymptomatisch
- Verringerung Körpergröße, Tannenbaumphänomen
- I. d. R. erst durch osteoporotische Frakturen symptomatisch

15.5.4 Diagnostik

- Anamnese u. körperliche Untersuchung
- **Labor**:
    - BB, Entzündungsparameter, Elektrolyte, Proteine, ggf. 25-Hydroxycholecalciferol
    - TSH, PTH
- **Osteodensitometrie**: Einteilung s. o.
    - Verlaufskontrollen: alle 1–2 a (Prophylaxe, Diagnostik und Therapie 2023)
- **FRAX (Fracture Risk Assessment) – Tool** der WHO (https://frax.shef.ac.uk/FRAX/tool.aspx?lang=de)
    - Berechnung Frakturrisiko nach Eingabe multipler Parameter
    - Empfohlene Therapieschwelle: 10-Jahres-Frakturrisiko > 30 %

15.5.5 Therapie

- **Basistherapie**:
    - S. o. (Prävention)
    - **Kalzium** $\geq$ 1000 mg + **Vitamin D3** 800–1000 IE, z. B. Cal-D-Vita®, Calciduran®, Maxikalz®:
        - Ausnahme für Empfehlung Kalzium u. Vitamin D3: prim. Hyperparathyreoidismus, Nierensteine, Hyperkalziurie, aktive granulomatöse Erkrankungen

- **Orale Bisphosphonate**: z. B. Alendronsäure (z. B. Alendronstad®, Fosamax®) 70 mg 1 x/Wo p.o.; morgens mind. 30 min vor dem Essen in aufrechter Körperhaltung einnehmen
- **Ibandronsäure**: z. B. Bonviva® 3 mg alle 3 Mon. i.v.
- **Zoledronsäure**: z. B. Aclasta® 5 mg 1 × jährlich i.v.
- **Denusomab**: z. B. Prolia® 60 mg alle 6 Mon. s.c.
- **HRT**:
  – S. Abschn. 16.9.5.1.1
  – Nicht 1. Wahl zur Therapie der Osteoporose bei postmenopausalen Frauen ohne klimakterische Symptome

15.5.6 Prävention

- **Bewegung**: Krafttraining, Balancetraining (z. B. Yoga, Tanzen), Laufen; Vermeidung Immobilisation
- **Ernährungs- u. Lebensstilanpassung**:
  – Gewichtsoptimierung: Ziel: BMI > 20 kg/m^2
  – Ausreichende Zufuhr von Calcium u. Vitamin D: z. B. Milch(-produkte), Gemüse wie Brokkoli, Rucola, Nüsse; ggf. zusätzliche Substitution
  – Verzicht auf Alkohol u. Nikotin
  – Sonnenlicht
- **Medikamentenüberprüfung**:
  – Vermeidung/Reduktion osteoporosebegünstigender Medikamente: z. B. Glukokortikoide
  – Nutzen-Risiko-Abwägung frakturbegünstigender Medikamente: z. B. Benzodiazepine
- Einsatz Hilfsmittel: z. B. Gehstock
- Überprüfung Sehkraft
- Ggf. Überprüfung Umgebung: z. B. Stolperfallen

15.6 Ovarialzysten, zystische od. teilzystische Ovarialbefunde

15.6.1 Allgemeines

- Jede prämenopausale Patientin mit Unterbauchbeschwerden u. unklaren Adnexbefunden → Schwangerschaft ausschließen

15.6.2 Follikelzyste/Funktionelle Zyste

15.6.2.1 Typische Anamnese
- Häufig gegen Beginn u. Ende der reproduktiven Phase (Adoleszenz, Perimenopause)
- A- bzw. oligosymptomatisch

15.6 Ovarialzysten, zystische od. teilzystische Ovarialbefunde

15.6.2.2 Diagnostik
- **Bimanuelle Untersuchung**: unauffällig, ggf. prall-elastische Zyste palpabel
- **TVUS**: echoleer, glatt begrenzt
- **Labor**: unauffällig

15.6.2.3 Therapie/weiteres Prozedere
- Symptomatisch: Analgetika (z. B. NSAR)
- > 2,5 cm → Kontrolle in 3 Mon. (2–3 Zyklen)
- Ggf. LSK: insb. persistierende Zysten (meist Zystadenome (bis 20 cm), bis 30 % funktionelle Zysten, selten maligne Zysten)

15.6.3 Hämorrhagische (eingeblutete) Zyste

15.6.3.1 Typische Anamnese
- Prämenopausal
- Plötzlicher Schmerzbeginn

15.6.3.2 Diagnostik
- **Bimanuelle Untersuchung**: unauffällig, ggf. prall-elastische Zyste palpabel
- **TVUS**: wabenartiges/schleierartiges Binnenecho
- **Labor**: unauffällig, ggf. Hb-Abfall (**Cave**: persistierende Blutung)

15.6.3.3 Therapie
- Symptomatisch: Analgetika (z. B. NSAR)
- Asymptomatisch → Kontrolle in 3 Mon. (2–3 Zyklen)
- Bei Hb-relevanter Blutung, unkontrollierbaren Schmerzen → LSK

15.6.4 Corpus-luteum-Zyste (Gelbkörperzyste)

15.6.4.1 Typische Anamnese
- Prämenopausal
- Asymptomatisch bis starke Schmerzen (falls hämorrhagisch – Corpus rubrum)

15.6.4.2 Diagnostik
- **Bimanuelle Untersuchung**: ggf. prall-elastische Zyste palpabel
- **TVUS**: wabenartig od. schleierartig (oft hämorrhagisch), Bewegung des Thrombus in Zyste mgl., zirkuläre Durchblutung in Dopplersonografie: „ring of fire" (**Cave**: auch bei Tubaria)
- **Labor**: unauffällig, ggf. Hb-Abfall (**Cave**: persistierende Blutung)

15.6.4.3 Therapie
- Symptomatisch → Analgetika (z. B. NSAR)
- Asymptomatisch → Kontrolle in 3 Mon. (2–3 Zyklen)
- Bei Hb-relevanter Blutung, unkontrollierbaren Schmerzen → LSK

15.6.5 Hydro-/Saktosalpinx

15.6.5.1 Typische Anamnese
- Asymptomatisch (oft Zufallsbefund)
- Ggf. Sterilität

15.6.5.2 Diagnostik
- **Bimanuelle Untersuchung**: meist unauffällig
- **TVUS**: längliche echoleere Struktur paraovarial
- **Labor**: unauffällig

15.6.5.3 Therapie
- Salpingektomie vor KiWu-Behandlung empfohlen: Implantations- u. Schwangerschaftsrate ↑
- Ohne KiWu: Therapie nur bei Beschwerden od. V. a. Malignität

15.6.6 Endometriom

15.6.6.1 Typische Anamnese
- Meist prämenopausal
- Häufig vorbekannte Endometriose
- Asymptomatisch od. Dysmenorrhö
- Ggf. Sterilität

15.6.6.2 Diagnostik
- **Bimanuelle Untersuchung**: ggf. prall-elastische Zyste palpabel, ggf. tief infiltrierende Endometriose (TIE) palpabel
- **TVUS**: uni- od. multilokulär, homogenes milchglasartiges Binnenecho
- **Labor**: ggf. CA-125 ↑

15.6.6.3 Therapie
- Laparoskopische Zystenbalgexstirpation
- Symptomatische Hormontherapie
- S. Abschn. 11.16 u. 5.9

15.6.7 Paraovarialzyste

15.6.7.1 Typische Anamnese
- A- bis oligosymptomatisch (oft Zufallsbefund)

15.6.7.2 Diagnostik
- **Bimanuelle Untersuchung**: meist unauffällig
- **TVUS**: unilokulär, glatt begrenzt, dünnwandig, echoleer
- **Labor**: unauffällig

15.6.7.3 Therapie
- Regelmäßige Kontrollen
- Laparoskopische Exstirpation bei Beschwerden od. suspektem Befund (z. B. papillären Strukturen)

15.6.8 Hydatide

- 2–10 mm großes, gestieltes Bläschen mit serösem Inhalt, i. d. R. Zufallsbefund intraoperativ, klinisch bedeutungslos

15.6.9 Tuboovarialabszess

15.6.9.1 Typische Anamnese
- Meist prämenopausal u. sexuell aktiv
- Häufig St. p. Adnexitis/PID
- Fieber
- Unterbauchschmerzen

15.6.9.2 Diagnostik
- **Bimanuelle Untersuchung**: schmerzhafte Adnexlogen, Portioschiebeschmerz
- **TVUS**: bei Adnexitis ggf. unscharfe Darstellung Ovarien, schmerzhafte Untersuchung bei Druck auf Ovar, freie Flüssigkeit Douglas-Raum
- **Labor**: Entzündungsparameter ↑

15.6.9.3 Therapie
- Breitbandantibiose
- Operative Sanierung
- S. Abschn. 16.7

15.6.10 Intestinaler Abszess

15.6.10.1 Typische Anamnese
- Unterbauchschmerzen
- Fieber
- GI-Beschwerden

15.6.10.2 Diagnostik
- **Bimanuelle Untersuchung**: ggf. Portioschiebeschmerz
- **TVUS**: ggf. schmerzhaft, Befund nicht auf Ovarien beschränkt, freie Flüssigkeit Douglas-Raum
- **Labor**: Entzündungsparameter ↑
- Allgemeinchirurgische/internistische Vorstellung

15.6.10.3 Therapie
- Je nach Urs.

15.6.11 Ektope Schwangerschaft (Extrauteringravidität, EUG)

15.6.11.1 Typische Anamnese
- Jung
- Risikofaktoren: St. p. Tubaria, Sterilisation, IUP, Nikotinabusus
- Asymptomatisch od. Unterbauchschmerzen
- Ggf. Schmierblutung
- Sek. Amenorrhö

15.6.11.2 Diagnostik
- **Bimanuelle Untersuchung**: ggf. Druckschmerz
- **TVUS**: kein intrauteriner Gestationssack, ggf. Pseudogestationssack, ggf. intratubar-solide Struktur (± Gestationssack od. Embryonalstruktur)
- **Labor**: ß-hCG, BB

15.6.11.3 Therapie
- Methotrexat (MTX)
- LSK: Salpingotomie, Salpingektomie, „milking-out"
- S. Abschn. 7.20.4

15.6.12 Dermoidzyste/Teratom

15.6.12.1 Typische Anamnese
- Jung
- A- bis oligosymptomatisch

15.6.12.2 Diagnostik
- **Bimanuelle Untersuchung**: meist unauffällig, ggf. tastbare Resistenz
- **TVUS**: diverse Erscheinungsbilder: hyperechogene Areale mit Schallschatten, hypoechogene Zysten mit echoreichen Wänden, stark echogene Zähne

- **Labor**: Schilddrüsendiagnostik: selten enthält Teratom hormonaktives Schilddrüsengewebe (Struma ovarii)
- Ggf. CT od. MRT
- Struma ovarii → Schilddrüsensonografie, nuklearmedizinische Vorstellung

15.6.12.3 Therapie
- LSK: Zystenentfernung in toto, ggf. Adnexektomie
  - Benign, aber Entartungsrisiko 0,2–2 % (Stany und Hamilton 2008)
  - Unvollständige Exstirpation des Zystenbalgs → Rezidivrisiko
  - Bei spontaner od. iatrogener Ruptur → ausgiebige Spülung intraoperativ (sonst Risiko chemische Peritonitis od. Rezidiv) (Templeman et al. 2000)

15.6.13 Malignome/Borderlinetumoren/komplexe Ovarialzysten

15.6.13.1 Typische Anamnese
- Jedes Alter mgl.
- Unspezifische Beschwerden: Bauchumfang ↑, Diarrhö, Meteorismus, B-Symptomatik
- Anfangs oft asymptomatisch
- Später Unterbauchschmerzen
- Ggf. pos. Familienanamnese

15.6.13.2 Diagnostik
- **Bimanuelle Untersuchung**: fortgeschrittener Befund → tastbarer Tumor, ggf. „omental cake"
- **TVUS**:
  - Ovarielle Raumforderung solid u./od. zystisch, meist gemischt
  - Unscharfe Abgrenzung
  - **Malignitätskriterien (IOTA-Kriterien)**:
    - Solide Anteile (irregulärer solider Tumor)
    - Aszites
    - ≥ 4 papilläre Strukturen
    - Septierungen (irregulärer multilokulärer solider Tumor ≥ 10 cm)
    - Durchblutung ↑ (Color score 4) (Timmerman et al. 2000)
    - (Schnelles Wachstum – kein IOTA-Kriterium, jedoch allgemeines klinisches Warnzeichen)
- **Labor**: Tumormarker: CEA, AFP u. CA-125; BB, Ferritin (Anämie?)
- CT-Thorax u. Abdomen: Staging
- Evtl. laparoskopische Sicherung

15.6.13.3 Therapie
- Je nach Tumorentitiät
- S. Leitfäden entsprechender Gesellschaften u. Arbeitsgemeinschaften: in Österreich z. B. jährlich aktualisiertes Manual der Gynäkologischen Onkologie – AGO Austria, https://www.ago-austria.at/downloads/

15.6.14 Metastasen

15.6.14.1 Typische Anamnese
- Meist älter
- Evtl. bekanntes Primum
- B-Symptomatik
- Evtl. Unterbauchschmerzen

15.6.14.2 Diagnostik
- **Bimanuelle Untersuchung**: ggf. tastbare Resistenz
- **TVUS**: s. o.
- **Labor**: ß-hCG niedrig, entsprechende Tumormarker ↑, BB, Ferritin (Anämie?)
- CT-Thorax u. Abdomen
- Evtl. diagnostische LSK

15.6.14.3 Therapie
- Je nach Diagnose

15.6.15 Ovarialtorsion, Adnextorsion

15.6.15.1 Typische Anamnese/Symptome
- Bekannte große Ovarialzyste
- Ggf. ovarielle Stimulation/IVF
- Akut auftretender stärkster Schmerz, oft nach ruckartiger Bewegung (z. B. Joggen, Treppenlaufen, GV) od. nachts
- Übelkeit, Erbrechen
- Besonderheit im Kindesalter: auch bei anatomisch normalem Ovar mgl.

15.6.15.2 Diagnostik
- **Bimanuelle Untersuchung**: stark schmerzhaft, Portioschiebeschmerz
- **TVUS**:
  - Stark vergrößertes Ovar, unscharf abgegrenzt
  - Meist sichtbare Ovarialzyste/Adnexbefund
  - Peripher verlagerte Follikel
  - Perfusion ↓ (Dopplersonografie)
  - „Whirlpool-Zeichen": Gefäße in typischer Weise, wenn Stiel quer angeschnitten
- **Labor**: Leukozytose, CRP ↑ mgl., aber unspezifisch

15.6.15.3 Therapie
- Notfalls-LSK: Detorquierung, ggf. Adnexektomie (geschädigtes Ovar, suspekter Befund), ggf. Ovariopexie (Rezidiv):
  - So schnell wie mgl., idealerweise innerhalb weniger h (Rohloff et al. 2018)

– Im Kindesalter Ovar nach Detorquierung belassen, auch wenn nekrotisch imponierend (oftmals vollständige Erholung des kompletten Gewebes) (Günther et al. 2023)

15.6.16 Ovarialzysten im Kindes- u. Jugendalter

15.6.16.1 Fetale od. neonatale Ovarialzysten
- Nicht therapiebedürftig: verschwinden mit Wegfall der maternalen Hormone p.p.
- Sonografische Kontrolle alle 4 Wo
- Keine Rückbildung, >5 cm, Größenprogredienz → OP

15.6.16.2 Zysten in ovariellen Funktionsruhe
- Spontane Regression innerhalb 4–8 Wo
- Kurzfristige sonografische Kontrolle
- Falls innerhalb 3 Mon. keine spontane Rückbildung → weitere Abklärung (**Cave**: jeder Adnexprozess in hormoneller Ruheperiode = malignitätsverdächtig)
- **Labor**:
  – Bei Östrogenisierung → LH, FSH, Estradiol
  – Bei Androgenisierung → Testosteron, DHEAS, Androstendion, SHBG
  – Bei komplexen Zysten → AFP, ß-hCG, CA125, CA19-9, Inhibin B, AMH

15.6.16.3 Ovarialzysten in Pubertät u. Adoleszenz
- Meist funktionell (ungehemmte Entwicklung aus Follikel- od. Corpusluteum-Zysten)
- Evtl. akute Schmerzen bei Einblutung, Ruptur od. Torsion
- Spontane Regression innerhalb 4–8 Wo
- Sonografie alle 4 Wo über 3 Mon. (bei benigner, glatt begrenzter Ovarialzyste < 6 cm)
- Prophylaxe weiterer Ovarialzysten durch monophasisches orales Kontrazeptivum
- Ggf. LSK: z. B. bei Persistenz, > 6 cm, therapierefraktären Schmerzen

15.6.17 Ovarialzysten in Schwangerschaft

- Analoge Beurteilung (Sonografie, ggf. MRT) wie außerhalb der Schwangerschaft
- Zumeist funktionell → bilden sich bis 16. SSW wieder zurück
- **Therapie**:
  – Strenge Indikationsstellung für operative Therapie
  – Ind. für chirurgisches Vorgehen: große Raumforderung, symptomatisch, Malignitätsverdacht
  – Bester Zeitpunkt für elektive Eingriffe: 2. Trim.
  – Vermutlich benigner Prozess → LSK
  – Malignomverdacht → Längslaparotomie, Vermeidung Manipulation am schwangeren Uterus (Ball et al. 2019)

15.6.18 Ovarialzysten in Perimenopause/Postmenopause

- Zumeist benigne Tumoren: Zystadenom, Teratom
- 20–30 % Malignome od. Borderlinetumoren (**Cave**: Malignitätskriterien, s. o.)
- **DD**: Divertikultitis
- **Therapie**:
  - **Perimenopause**: einkämmrige, glatte Zyste bis 6 cm, Beschwerdefreiheit → Verlaufskontrolle über 2–3 Mon. gerechtfertigt; falls Zyste ↑ od. Beschwerden → LSK (Leitlinienprogramm Onkologie (Deutsche Krebsgesellschaft, Deutsche Krebshilfe, AWMF) o. J.)
  - I. d. R. Adnexektomie statt Zystenexstirpation (Ziel: Bergung in toto ohne intraabdominale Zellverschleppung)
  - > 65. Lj. → meist bds. Adnexektomie empfohlen (Expertenmeinung)

15.7 Ovarielles Überstimulationssyndrom (ovarielles Hyperstimulationssyndrom, OHSS)

15.7.1 Hauptrisikofaktoren

- < 35. Lj., BMI ↓, PCOS bzw. AFC ↑ (>20) od. AMH ↑ (>4 ng/ml), St. p. OHSS

15.7.2 Einteilung (nach Golan)/Klinik

- **Grad I**: keine od. leichte abdominelle Beschwerden, Völle- u. Spannungsgefühl, Ovargröße bis 10 cm
- **Grad II**: + Übelkeit, Erbrechen, Diarrhö
- **Grad III**: + Aszites, Ovargröße > 10 cm
- **Grad IV**: Pleuraerguss (Dyspnoe), Ovargröße > 12 cm
- **Grad V**: + Hämokonzentration, Gerinnungsstörungen, Nierenfunktionseinschränkung, Ovargröße > 12 cm

15.7.3 Komplikationen

- Massive Ovarvergrößerung mit Stieldrehung
- Thromboembolie
- Nierenversagen
- ARDS

15.7.4 Diagnostik

- Anamnese u. klinische Untersuchung (+ Gewicht, Bauchumfang)
- **Labor**: BB, CRP, Protein, Elektrolyte, LFP, NFP, Gerinnung, Gesamteiweiß, Albumin, ß-hCG
  - tgl. Kontrollen
- **TVUS, Abdomensonografie, Pleurasonografie**: Größe Ovarien, (perihepatischer) Aszites, Pleuraergüsse
- **Flüssigkeitsbilanzierung**: bei stationärer Aufnahme

15.7.5 Therapie

- **Grad I**:
  - Oft selbstlimitierend, ambulant, ausreichend Flüssigkeitszufuhr 1–2 l tgl., proteinreiche Kost, milde Bewegung, kein Sport/GV (Torsionsgefahr), Thromboseprophylaxe (NMH: Enoxaparin (z. B. Lovenox®, Inhixa®, Clexane®) 40 mg, Dalteparin (z. B. Fragmin®) 5000 IE), ggf. Kompressionsstrümpfe (Kompressionsklasse II) bis zum Oberschenkel, Beenden evtl. bestehender Hormontherapie (Info bzgl. Abbruchblutung), klinische Kontrolle alle 2–3 d
- **Grad II**:
  - S. Grad I, zusätzlich großzügige stationäre Aufnahme, Antiemetika, Analgetika (keine NSAR!), tgl. Gewichtskontrolle, Bauchumfang, TVUS u. Laborkontrolle alle 1–2 d
- **Grad III**:
  - S. Grad I–II, NaCl-Infusionen, Bilanzierung, Albumin 20 % i.v. (je nach Labor 1–2 × tgl.), Furosemid 10–20 mg i.v. (für Diurese, **Cave**: Hämatokrit ↑), ggf. Aszitespunktionen
- **Grad IV**:
  - S. Grad I–III, ggf. Pleurapunktionen
- **Grad V**:
  - S. Grad I–IV, intensivmedizinische Betreuung, Ultima Ratio: Schwangerschaftsabbruch

15.7.6 Prävention

- „Low-dose-Stimulation" mit reinem, rekombinanten FSH bei Risikopatientinnen
- Antagonistenprotokoll, Auslösen mit Triptorelinacetat, z. B. Decapeptyl® 0,2 mg, großzügige Kryokonservierung aller Embryonen

15.8 Oxyuriasis (Schwangerschaft u. Stillzeit)

s. Enterobiose

Literatur

Ball E, Waters N, Cooper N (2019) Evidence-based guideline on laparoscopy in pregnancy. Commissioned by the British Society for Gynaecological Endoscopy (BSGE), Endorsed by the Royal College of Obstetricians & Gynaecologists (RCOG). Facts Views Vis Obgyn 11:5–25

Günther V, Bauer M, Maass-Poppenhusen K, Maass N, Alkatout I (2023) Kinder- und Jugendgynäkologie – eine aktuelle Übersicht. Die Gynäkologie 5/2023. https://doi.org/10.1007/s00129-023-05075-z

Leitlinienprogramm Onkologie (Deutsche Krebsgesellschaft, Deutsche Krebshilfe, AWMF) (o.J.) S3-Leitlinie Diagnostik, Therapie und Nachsorge maligner Ovarialtumoren, Langversion 6.0, 2024, AWMF-Registernummer: 032-035OL. https://www.leitlinienprogramm-onkologie.de/leitlinien/ovarialkarzinom/. Zugegriffen am 17.04.2025

Prophylaxe, Diagnostik und Therapie (2023) der Osteoporose bei postmenopausalen Frauen und bei Männern ab dem 50. Lebensjahr. Leitlinie des Dachverbands der Deutschsprachigen Wissenschaftlichen Osteologischen Gesellschaften e.V. (S3-Level, AWMF Registry No. 183/001, Juni 2023). http://register.awmf.org/de/leitlinien/detail/183-001. Zugegriffen am 21.12.2024

Rohloff N, Schäfer SD, Kiesel L (2018) Ovarialzysten. Gynäkologische. Endokrinologie 16:29–49. https://doi.org/10.1007/s10304-017-0175-6

Stany MP, Hamilton CA (2008) Benign disorders of the ovary. Obstet Gynecol Clin North Am 35:271–284

Templeman CL, Fallat ME, Lam AM (2000) Managing matur cystic teratomas of the ovary. Obstet Gynecol Surv 55:738–745

Timmerman D, Valentin L, Bourne TH, Collins WP, Verrelst H, Vergote I (2000) International Ovarian Tumor Analysis (IOTA) Group. Terms, definitions and measurements to describe the sonographic features of adnexal tumors: a consensus opinion from the International Ovarian Tumor Analysis (IOTA) Group. Ultrasound Obstet Gynecol 16(5):500–505. https://doi.org/10.1046/j.1469-0705.2000.00287.x. PMID: 11169340

Buchstabe P 16

16.1 p.s.-Heilung

s. Wundinfekt postoperativ

16.2 Palmer's Point (Palmer-Punkt)

Alternativer Zugang für Veress-Nadel zur Anlage des Pneumoperitoneums bei LSK

16.2.1 Lage

- Medioklavikularlinie, ≈ 2 Querfinger unterhalb linker Rippenbogen

16.2.2 Vorteile

- Besonders bei BMI < 18 kg/m^2
- Bei V. a. Verwachsungen im Bereich des Nabels: z. B. multiplen Vor-OPs

16.3 PAP-Abstrich

s. Prävention des Zervixkarzinoms

16.4 PCO-Syndrom (PCOS, Polyzystisches Ovarialsyndrom)

Häufigste Endokrinopathie der Frau, chronische Erkrankung mit Langzeitfolgen für Reproduktion, Metabolismus u. kardiovaskuläre Gesundheit

16.4.1 Symptome

- Zyklusstörungen: Oligomenorrhö, Amenorrhö
- Androgenisierung: u. a. Hirsutismus, Effluvium, Akne, androgenetische Alopezie, Stimmveränderung
- Infertilität/Sterilität: unerfüllter KiWu
- Metabolisches Syndrom: Übergewicht mit Insulinresistenz, arterieller Hypertonie, Dyslipidämie
- Psychische Probleme: Depression, Angstzustände

16.4.2 Diagnostik

- **Diagnosekriterien Erwachsene: Rotterdam-Kriterien zum PCO-Syndrom: 2 von 3 Kriterien:**
  - Klinisch: Oligo- od. Anovulation (irreguläre Zyklen (< 21 d od. > 35 d od. < 8 Zyklen/a))
  - Hyperandrogenismus/Hyperandrogenämie (starker Hinweis: Hirsutismus)
  - Sonografie: ≥ 12 antrale Follikel < 10 mm pro Ovar od. AMH ↑
- **Diagnosekriterien Adoleszentinnen:**
  - Klinisch: Oligo- od. Anovulation
    - Zyklusanamnese in Korrelation mit Menarchealter: irreguläre Zyklen anfangs sehr häufig physiologisch → erst wenn > 3 a nach Menarche weiterhin Zyklen < 21 d od. > 35 d od. < 8 Zyklen/a → Diagnosekriterium erfüllt
  - Hyperandrogenismus/Hyperandrogenämie
  - (Sonografie sollte erst > 8 a nach Menarche als Kriterium verwendet werden)
  - Ggf. als Patientinnen mit „erhöhtem Risiko" für PCOS betrachten → Reevaluierung spätestens 8 a nach Menarche, bei Übergewicht bzw. Zeichen eines metabolischen Syndroms → ggf. Überweisung Kinder-FA od. Internist
- PCOS = **Ausschlussdiagnose** (andere androgenisierende Erkrankungen müssen ausgeschlossen werden → s. auch Abschn. 8.20)
- **Labor:**
  - **Grenzwerte** für jede Methode u. jedes Labor unterschiedlich
  - **Hormonbasisdiagnostik/basaler Hormonstatus:** LH, FSH, TSH, Estradiol, Prolaktin, Testosteron, Androstendion, DHEAS, SHBG, (LH-/FSH-Quotient, freier Androgenindex (FAI), AMH)
    - Ggf. + Dihydrotestosteron
    - d 3–5 (7) des Zyklus (bzw. Fehlen eines Follikels > 10 mm), bei Amenorrhö unabhängig vom ZT

16.4 PCO-Syndrom (PCOS, Polyzystisches Ovarialsyndrom)

- Einnahme oraler Kontrazeptiva → ≥ 3 Mon. zuvor absetzen für valide Werte
- **Falls DHEAS > 7 µg/ml, Testosteron > 1,5 ng/ml od. Androstendion ↑↑** → + Kortisol u. 17-OHP bestimmen (wenn beides normal u. radiologischer Tumorausschluss Ovarien u. ggf. NNR = PCOS, sonst s. u.)
  - Glukosestoffwechsel, ggf. Lipidstatus
  - **Typische Laborkonstellation bei PCOS:**
    - Testosteron (freies Testosteron u./od. Gesamttestosteron) ↑, SHBG ↓, FAI ↑
    - LH/FSH-Quotient > 2 (differenzialdiagnostisch unbedeutend) (Ludwig 2019)
    - DHEAS normal od. ↑
    - AMH ↑ (> 7 ng/ml)
  - **Ausschluss Insulinresistenz:**
    - oGTT mit 75 g Glukose
    - Alternativ: Nüchternglukose u./od. HbA1c u./od. HOMA-Index (< 2,0: Insulinresistenz unwahrscheinlich; 2,0–2,5: mgl. Insulinresistenz; 2,5–5,0: Insulinresistenz wahrscheinlich; > 5,0: Durchschnittswert bei Typ-2-Diabetespatienten)
  - Ggf. **weiterführende Untersuchungen** durch spezialisierte Zentren der gynäkologischen od. internistischen Endokrinologie:
    - Falls **Kortisol ↑** (auch nur grenzwertig) → **Dexamethason-Kurztest**: Kortisol < 18 ng/ml (= PCOS), keine adäquate Suppression (= Cushing-Syndrom)
    - Falls **17-OHP > 2,0 ng/ml** → **ACTH-Test**: Ausschluss heterozygotes adrenogenitales Syndrom (AGS)
    - Genetische Abklärung (21-Hydroxylase-Mangel?)
- **Tumorausschluss** bei: kurzer Anamnese, hohem Androgenspiegel (Testosteron > 1,5 ng/ml, DHEAS > 7 µg/ml, Androstendion ↑↑), fehlender Supprimierbarkeit der Androgenspiegel
  - **TVUS bzw. Abdomensonografie**: V. a. (androgenproduzierenden) Ovarialtumor (z. B. bei Testosteron > 1,5–2,0 ng/ml)
  - **CT/MRT Becken/Abdomen**: bei V. a. NNR-Tumor (z. B. bei DHEAS > 7 µg/ml)
  - Ggf. MRT Cerebrum: bei V. a. Hypophysentumor
- **Falls PCOS bekannt:**
  - RR, Gewicht (BMI), Taillenumfang (metabolisches Syndrom?)
  - Jährlich: RR u. Lipidprofil (Cholesterin, Triglyceride, HDL, LDL)
  - Alle 3 a: oGTT od. Nüchternglukose, HbA1c

16.4.3 DD

- Androgenbildende Tumore: z. B. Ovar, NNR → Testosteron- u. DHEAS-Werte ↑↑
- Late-onset-AGS
- Morbus Cushing

- Medikamentös bedingt: z. B. Phenytoin, Minoxidil, Cyclosporin A, Anabolika, Androgene
- Hyperprolaktinämie/Prolaktinom
- Hypothyreose
- Prämature Ovarialinsuffizienz (POI)
- Gonadotrope Hypophysenfunktionsstörung

16.4.4 Langzeitfolgen

- Kardiovaskuläre Morbidität u. Mortalität ↑
- DM Typ II ↑
- Endometriumkarzinom ↑

16.4.5 Therapie

- **Lebensstiländerung**: Ernährungsumstellung, Bewegung (150–300 min moderate od. 75–150 min intensive körperliche Aktivität/Wo), Gewichtsabnahme bei BMI ↑ (Ernährungsberatung; Ziel: 5–10 % des Ausgangsgewichtes → regelmäßigere Zyklen bzw. Ovulation) – minimales Ziel: Blutungen alle 3 Mon. (Endometriumprotektion)
- **Kein KiWu**:
  - **Ziele**: Normalisierung Zyklus, Stigmata der Hyperandrogenisierung ↓, Normalisierung metabolischer Veränderungen
  - **Kombinierte orale Kontrazeptiva** (KOK) mit EE (SHBG-Induktion) u. ggf. mit antiandrogener Gestagenkomponente:
    - = 1. Wahl zur Behandlung Hyperandrogenismus u. irregulärer Zyklen
    - Möglichst ↓ EE-Dosierungen (20–30 μg) od. natürliche Östrogene (↑ EE-Dosierungen können Insulinempfindlichkeit verschlechtern)
    - Evtl. Langzyklus bei Zeichen einer Hyperandrogenämie (s. Abschn. 11.16.1.8)
    - 1. Wahl: Drospirenon (z. B. Yasmin®, Yaz®, Yasminelle®, auch als Drospirenon-Only-Pille insb. bei Risikofaktoren wie > 35. Lj., Adipositas od. Nikotinabusus: z. B. Lyzbet®, Slinda®), Dienogest (z. B. Larissa®, Velbienne®)
    - 2. Wahl: Chlormadinonacetat 2 mg (z. B. Belara®, Delia®, Madienette®) (**Cave**: Rote-Hand-Brief-Meningeome)
    - 3. Wahl: Cyproteronacetat (CPA) 2 mg (z. B. in Diane® mite, Diane®-35, Cyproderm®), falls nicht ausreichend → CPA auf 10 mg, 50 mg od. 100 mg ↑ (z. B. Androcur® zusätzlich an den ersten 10–15 Einnahmetagen des CPA-haltigen Kombinationspräparates (**Cave**: Rote-Hand-Brief-Meningeome) (cyproteronhaltige Präparate sind nicht für Kontrazeption zugelassen, sondern nur zur antiandrogenen Therapie – 2 mg Cyproteronacetat ≙ aber doppelten Ovulationshemmdosis → Ovulationsschutz sicher gegeben))

16.4 PCO-Syndrom (PCOS, Polyzystisches Ovarialsyndrom)

- Akne u. Seborrhö: meist nach 1–2 Mon. deutlich besser
- Hirsutismus: ↓ meist erst nach 6–12 Mon.
– Bei **Risikofaktoren**: auch Gestagenmonopräparate (z. B. Minipille, LNG-IUS, Implanon®; **Cave**: kein pos. Effekt auf SHBG → evtl. Verschlechterung Hirsutismus u. Akne) od. zyklische Gestagene für 12–14 d zur Endometriumprotektion (z. B. Progesteron (z. B. Arefam®, Utrogestan®) 200 mg 0-0-1 p.o., Dydrogesteron (z. B. Duphaston®) 10 mg 0-0-1 p.o. für 12–14 d)
– **Metformin** (Insulinsensitizer – Off-Label-Use):
  - Beginn mit 500 mg 0-0-1, ↑ alle 7–10 d; Ziel: 1500 mg tgl. (500-500-500 od. 850-0-850 mg tgl.)
  - NW: Meteorismus, Diarrhö (→ einschleichende Therapie)
  - Bei PCOS u. BMI > 25 kg/m² → Verbesserung BMI u. weiterer metabolischer Parameter (Insulinresistenz, Glukose, Lipide)
  - BMI < 25 kg/m² u. bei Adoleszentinnen mit PCOS (Einsatz zur Zyklusregulation): Datenlage schlechter, aber prinzipiell mgl. bei ausgeprägter Insulinresistenz (HOMA > 5)
  - Schlechter als KOK zur Therapie der Androgenisierungserscheinungen u. Zyklusregulierung
  - Kombinierte orale Kontrazeptiva + Metformin bei BMI ≤ 30 kg/m² wenig zusätzlicher Nutzen im Vgl. zur Monotherapie (KOK od. Metformin alleine)
– **Myo-Inositol** (z. B. Gesdine®, z. B. 2 g tgl.):
  - Potenzieller Nutzen hinsichtlich Verbesserung Hyperandrogenämie u. metabolischer Parameter
  - Klinischer Nutzen hinsichtlich Ovulation, ↓ Hirsutismus od. Gewicht limitiert
  - ↓ wirksam als Metformin
– **Pharmakologische Maßnahmen zur Gewichtsreduktion**:
  - Orlistat
  - GLP-1-Rezeptoragonisten, z. B. Liraglutid, Semaglutid
– **Operative Maßnahmen zur Gewichtsreduktion (bariatrische Chirurgie)**:
  - Ind.: BMI > 35 kg/² od. BMI > 30 kg/m² + zusätzliche Risikofaktoren
– **Therapie Hirsutismus**:
  - Lasertherapie
  - Eflornithincreme: z. B. Vaniqa®
    – 2 x tgl. auf betroffene Stellen, nur im Gesicht zugelassen
  - Spironolacton: z. B. Aldactone®
    – Alternativ zu Antiandrogenen, Beginn mit 50 mg 2 x tgl., ggf. bis 100 mg 2 x tgl.; NW: Hyperkaliämie; KI: Niereninsuffizienz
  - S. auch Abschn. 8.20
- **KiWu**:
  – BMI > 30 kg/m² → prim. Metformin + Gewichtsabnahme → Wahrscheinlichkeit ovulatorischer Zyklen u. damit Schwangerschaft ↑
  – **BMI < 30 kg/m²: First Line**:

- **Ind für Letrozol u. Clomifen**: anovulatorischer Zyklus bzw. Follikelreifungsstörung mit Lutealinsuffizienz, bei ovulatorischem Zyklus keine Verbesserung der Schwangerschaftschancen (jedoch ↑ Mehrlingsrisiko!)
- **Aromatasehemmer Letrozol**: ggf. in ansteigender Dosierung, Off-Label-Use, ↑ Lebendgeburtenrate als Clomifen; 2,5 mg 1-0-0 für 5 d, bei fehlendem Ansprechen evtl. Verlängerung auf 7–10 d, alternativ ↑ Dosis auf 5 bzw. 7,5 mg tgl.; **Cave**: sonografisches Zyklusmonitoring (Mehrlingsrisiko, Beratung Konzeptionsoptimum; erstes Zyklusmonitorung: 10. d (9–11), danach weiter je nach Follikelgröße (bei >10 mm u. flachem Endometrium z. B. nach 7 d, falls Follikel 11–13 mm → nächstes Monitoring 2–3 d später; ab Follikelgröße 17–18 mm → Ovulation kann ausgelöst werden (hCG-Präparate, z. B. Predalon®, Brevactid® od. Ovitrelle®) u. GV od. statt Ovulationsauslösung ab jetzt GV jeden 2. d für 6 d)
- **Clomifen mono**: 50 mg 1 × tgl. für 5 d, Beginn d 3–5 des Zyklus; bei fehlendem Ansprechen → ↑ Dosis auf 100 (bis max. 150) mg 1 × tgl. im nächsten Zyklus (insg. zunächst über 6 Zyklen anwenden, kumulative Schwangerschaftswahrscheinlichkeit = 50 %); bei Amenorrhö → Versuch aus der Amenorrhö heraus; **Cave**: sonografisches Zyklusmonitoring (Mehrlingsrisiko, Beratung Konzeptionsoptimum, s. o.)
- **Metformin**: Kosten ↓, kein Monitoring notwendig, Effektivität ↓, sinnvoll bei Insulinresistenz, prinzipiell kann auch bei BMI < 30 kg/m^2 auf Wunsch der Patientin Metformin only über 6 Mon. versucht werden (wenn sie möglichst spontane Konzeption ohne ovarielle Stimulation u. ohne Mehrlingsrisiko wünscht); in Schwangerschaft absetzen, wenn keine zwingenden Gründe für Einnahme (Ludwig 2019)
- **Clomifen u. Metformin**: effektiver als Clomifen mono (z. B. Meformin gewichtsabhängig für 6–8 Wo → danach noch einmal mit Clomifen versuchen) (Segerer und Sonntag 2024)
– **Second Line**:
  - **Gonadotropine**: Monitoring, ggf. Dosisanpassung; sonografisch > 2 Follikel 14 mm → ungeschützten GV vermeiden
  - **Alternativ: laparoskopische Ovarstichelung** (laparoscopic ovarian drilling): Effekt vergleichbar zu medikamentösen Maßnahmen, jedoch ovarielle Reserve ↓
– **Third Line**:
  - IVF
– **(Myo-Inositol** (z. B. Gesdine®): Datenlage reicht dzt. für Empfehlung nicht aus, fehlende Datenlage zur Sicherheit u. Effektivität bei KiWu)

16.5 Pediculosis pubis (Phthiriasis pubis, Filzläuse, Schamläuse)

IKZ: 3–6 Wo; **Transmission**: meist GV, aber auch durch Wäsche u. Matratzen

16.5 Pediculosis pubis (Phthiriasis pubis, Filzläuse, Schamläuse)

16.5.1 Risikofaktoren

- Starke Körperbehaarung, wechselnde Sexualpartner

16.5.2 Symptome

- Starker Pruritus: Genital- u. Analbereich, oft nachts ↑
- Sichtbare Läuse u. Nissen
- Bläulich-graue od. rote Hautflecken: im befallenen Bereich
- Prädilektionsstellen: Schamhaare, aber auch Achselbehaarung, Körperhaar, bei Kindern auch Augenbrauen u. Wimpern

16.5.3 Diagnostik

- I. d. R. klinisch (Blickdiagnose)

16.5.4 Therapie

- Kombination medikamentöse Therapie u. mechanische Entfernung
- Alle betroffenen Personen im selben Haushalt am selben d behandeln, ggf. nach 8–10 d wiederholen
- **Dimeticon**: z. B. NYDA® Läusespray, Jacutin Pedicul Fluid®, Hedrin® Xpress Gel, in trockenes Haar einmassieren u. nach 10–30 min auskämmen, danach Haarwäsche
- **Permethrin**: z. B. Infectopedicul®-Lsg., Infectoscab® 5 %, Scabi-med® 5 %, in nasses Haar einmassieren, 30–45 min belassen, auswaschen, weitere 3 d keine Haarwäsche
- Rasur: kann Behandlung unterstützen, ist aber nicht zwingend notwendig
- Geschlechtspartner: ggf. mitbehandeln
- Tgl. Wechseln der Kleidung u. Bettwäsche sowie Waschen > 60 °C für mehrere d
- Engen Körperkontakt u. GV vermeiden, bis Behandlung abgeschlossen
- Dimeticon u. Permethrin ab Säuglingsalter geeignet

16.5.4.1 Schwangerschaft u. Stillzeit
- 1. Wahl: Dimeticon
- 2. Wahl: Permethrin

16.5.5 Komplikationen

- Kratzexkoriationen
- Impetiginisierung

16.5.6 Prävention

- Körperhygiene
- Intimrasur

16.6 Pelvic Congestion Syndrom

s. Varikosis pelvis

16.7 Pelvic inflammatory disease (PID = Endomyometritis u./od. Salpingitis u./od. Adnexitis u./od. Tuboovarialabszess u./od. pelvine Peritonitis)

Pathogenese: meist aszendierende Infektion, seltener: deszendierend (z. B. von Appendizitis, Peritonitis, CED), postoperativ, hämatogen (selten); **Erreger**: häufig Mischinfektion, Streptokokken, Staphylokokken, E. coli, Gardnerella vag., Chlamydia trachomatis (Europa: ≈ 10 %), N. gonorrhoeae (< 1 %) u. verschiedene Anaerobier (Mylonas 2024); **Anm.**: Endo(myo)metritis → s. Abschn. 5.10

16.7.1 Def.

- **Pelvic inflammatory disease (PID)** = Endomyometritis u./od. Salpingitis u./od. Adnexitis u./od. Tuboovarialabszess u./od. pelvine Peritonitis; Begriffe in Literatur synonym verwendet

16.7.2 Risikofaktoren

- **Sexuelle Aktivität**: junges Alter, neuer Partner, häufig wechselnde Geschlechtspartner, St. p. PID
- **Iatrogen**: St. p. IUP-Einlage ≤ 6 Wo, IVF, gynäkologisch-endoskopische Eingriffe
- **Allgemein**: Menstruation, bakterielle Vaginose, Zervizitis, Geburt

16.7.3 Symptome

- Symptomatisch od. asymptomatisch, oft unspezifisch
- Unterbauchschmerz: häufig postmenstruell akut einsetzend, oft seitenbetont, Dyspareunie
- Übelkeit u. Erbrechen: Begleitperitonitis
- Übelriechender, eitriger Fluor

- Fieber > 38 °C
- Bei **Chlamydien**: zusätzlich Schmierblutungen, Zervizitis, Sterilität, evtl. Zeichen der Perihepatitis
- Weitere mgl. Symptome: Dysurie, Meno- u. Metrorrhagien, Obstipation, Diarrhö
- **Verlaufsformen**: akut, subakut, chronisch

16.7.4 Diagnostik

- Klinische Diagnose, Ansprechen auf Antibiose wegweisend
- **Gynäkologische Anamnese u. Untersuchung**: schmerzhafte Palpation u./od. palpable Resistenz Adnexbereich, Portioschiebeschmerz; ggf. Abwehrspannung (Peritonitis), ggf. übelriechender u. purulenter Fluor, vag. pH-Wert > 4,5
- **Nativpräparat**: Leukozyten, Erythrozyten; fehlende Leukozytose → Infektion unwahrscheinlich (guter NPV (≈ 95 %)); ggf. Erregernachweis
- **Zervixabstrich**: vor Antibiose; Chlamydien? Gonokokken? → falls pos. → Kontrollabstrich nach 2–3 Mon.; fehlender Keimnachweis schließt Infektion nicht aus
- **Labor**: BB, Entzündungsparameter (oft normal)
  - bei **Nachweis einer STI** → immer auch HIV- u. Lues-Serologie sowie Überprüfung Hepatitis-B-Impfstatus empfohlen
- **Urinstreifentest** (z. B. Combur®): Ausschluss Harnwegsinfekt
- **Schwangerschaftstest**: Ausschluss EUG
- **TVUS**: nur ≈ 50 % auffällige Befunde (freie Flüssigkeit Douglas-Raum, unscharf abgegrenztes od. vergrößertes Ovar, Hydro-/Pyo- od. Saktosalpinx, Tuboovarialabszess)
- **MRT**: in Einzelfällen sinnvoll
- **LSK**: Ultima Ratio, v. a. bei Komplikationen wie Tuboovarial- od. Douglas-Abszess
  - Abstrichentnahme aus Tuben
  - Bei Tuboovarialabszess: Entlastung u. Spülung, s. u.

16.7.5 DD

- **Chirurgisch**: Appendizitis, CED, Divertikulitis, Adhäsionen, Hernien
- **Gynäkologisch**: EUG, Endometriose, Ovarialzyste (Ruptur, Torsion)
- **Urologisch**: Zystitis, Urolithiasis, Pyelonephritis
- **Sonstiges**: Gastroenteritis, Koprostase, Reizdarm

16.7.6 Therapie

- **Cave**: rasche empirische Breitspektrumantibiose wichtig (bereits bei Verdacht bei sexuell aktiven jungen Frauen, soll insb. wirksam sein gegen Chlamydien, Gonokokken u. Anaerobier) → um mgl. Krankheitsfolgen (s. u.) zu vermeiden

16.7.6.1 Ambulant
- **Kriterien**: milde bis moderate Klinik
- **Mgl. Regimes**:
  - **1. Wahl**:
    - **Ceftriaxon** (z. B. Rocephin®) 1 g i.m. od. i.v. (Einmaldosis) + **Doxycyclin** (z. B. Doxybene®, Vibramycin®) 100 mg 2 x tgl. p.o. für 14 d + **Metronidazol** (z. B. Anaerobex®, Arilin®, Flagyl®) 500 mg 2 x tgl. p.o. für 10–14 d
  - **2. Wahl**:
    - **Amoxicillin/Clavulansäure** (z. B. Augmentin®, Clavamox®, Amoxiclav®, Co-Amoxicillin®) 1 g 2–3 x tgl. p.o. für 7–14 d + **Doxycyclin** (z. B. Doxybene®, Vibramycin®) 100 mg 2 x tgl. p.o. für 14 d ± **Metronidazol** (z. B. Anaerobex®, Arilin®, Flagyl®) 500 mg 2 x tgl. p.o. für 10–14 d
  - **Alternative Schemata**:
    - Cephalosporin 3. Gen., z. B. **Cefixim** (z. B. Tricef®, Cefixim STADA®) 200 mg 2 x tgl. p.o. für 7–10 d + **Doxycyclin** (z. B. Doxybene®, Vibramycin®) 100 mg 2 x tgl. p.o. für 7–14 d + **Metronidazol** (z. B. Anaerobex®, Arilin®, Flagyl®) 500 mg 2 x tgl. p.o. für 7–14 d
    - **Azithromycin** (z. B. Zithromax®) 500 mg d 1 i.v. od. p.o. gefolgt von 250 mg p.o. d 2–7 ± **Metronidazol** (z. B. Anaerobex®, Arilin®, Flagyl®) 500 mg 2 x tgl. p.o. für 10–14 d
    - Fluorchinolone, z. B. **Levofloxacin** 500 mg 1 x tgl. p.o. für 14 d od. **Moxifloxacin** 400 mg 1 x tgl. p.o. für 14 d + **Metronidazol** (z. B. Anaerobex®, Arilin®, Flagyl®) 500 mg 2 x tgl. p.o. für 14 d
    - **Levofloxacin** 500 mg p.o. 1 x tgl. für 14 d + **Clindamycin** (z. B. Dalacin C®) 300 mg 3 x tgl. p.o. für 14 d
    - **Moxifloxacin** 400 mg 1 x tgl. p.o. für 14 d (Fluorchinolone wegen potenzieller NW nur bei KI für andere Regimes)
    - **Clindamycin** (z. B. Dalacin C®) 300 mg 3 x tgl. p.o. + **Doxycyclin** (z. B. Doxybene®, Vibramycin®) 100 mg 2 x tgl. p.o. für 14 d

16.7.6.2 Stationär
- **Kriterien**: kein sicherer Ausschluss chirurgischer Notfälle (z. B. Appendizitis), Tuboovarialabszess, Schwangerschaft, schweres Krankheitsgefühl mit Übelkeit, Erbrechen u. Fieber, mangelnde Compliance, Beschwerdepersistenz unter ambulanter Therapie
- Nach 24–48 h kann bei klinischer Besserung auf orales Therapieregime umgestellt werden
- **Mgl. Regimes**:
  - **1. Wahl**:
    - **Ceftriaxon** (z. B. Rocephin®) 1 g 1 x tgl. i.v. für 3–5 d bzw. bis klinische Besserung + **Doxycyclin** 100 mg 2 x tgl. i.v. für 3–5 d bzw. bis klinische Besserung; danach **Doxycyclin** (z. B. Doxybene®, Vibramycin®) 100 mg 2 x tgl. p.o. (insg. 14 d) + **Metronidazol** (z. B. Anaerobex®, Arilin®, Flagyl®) 500 mg 2 x tgl. p.o. für 14 d
  - **2. Wahl**:

- **Piperacillin/Tazobactam** 4 g/0,5 g 3 x tgl. i.v. für 7–14 d + Doxycyclin (z. B. Doxybene®, Vibramycin®) 100 mg 2 x tgl. p.o. für 14 d
– **Alternative Schemata**:
  - **Cefoxitin** 2 g 4 x tgl. i.v. + **Doxycyclin** (z. B. Doxybene®, Vibramycin®) 100 mg 2 x tgl. p.o. od. i.v. für 14 d (Cephalosporin kann nach klinischer Besserung abgesetzt werden, Doxycyclin aber 14 d!)
  - **Ampicillin/Sulbactam** (z. B. Unasyn®) 3 g 4 x tgl. i.v. + **Doxycyclin** (z. B. Doxybene®, Vibramycin®) 100 mg 2 x tgl. p.o. od. i.v. für 14 d (initial i.v. bis ≈ 48 h afebril)
  - **Clindamycin** (z. B. Dalacin C®) 900 mg 3 x tgl. i.v. für 14 d + **Doxycyclin** (z. B. Doxybene®, Vibramycin®) 100 mg 2 x tgl. p.o. od. i.v. für 14 d
  - **Clindamycin** (z. B. Dalacin C®) 900 mg 3 x tgl. i.v. für 14 d + **Gentamicin** loading dose 2 mg/kg KG, gefolgt von 1,5 mg/kg KG 3 x tgl. (od. 3–5 mg/kg KG 1 x tgl.) i.v. bis 24 h nach klinischem Ansprechen
– **Insb. beim Tuboovarialabszess** → s. u.

16.7.6.3 Gezielte antibiotische Therapie nach Erhalt der Abstrichresultate
- **Chlamydia trachomatis**:
  – 1. Wahl: Doxycyclin (z. B. Doxybene®, Vibramycin®) 100 mg 2 x tgl. p.o. (asymptomatisch: 7 d, PID: 14 d)
  – Alternativ: Azithromycin (z. B. Zithromax®) 1 x 1 g p.o.
  – S. auch Abschn. 3.4
- **Neisseria gonorrhoeae od. gleichzeitige Infektion Chlamydia trachomatis + Neisseria gonorrhoeae**:
  – 1. Wahl: Ceftriaxon 1 g i.m./i.v. (z. B. Rocephin®) + Azithromycin (z. B. Zithromax®) 1,5 g p.o. einmalig (Kombinationstherapie wegen zunehmender Resistenzentwicklung)
- **M. genitalium**:
  – 1. Wahl: Azithromycin (z. B. Zithromax®) 500 mg d 1 u. 250 mg d 2–5 p.o.
  – Alternativ: Moxifloxacin 400 mg p.o. für 7–10 d
- **U. urealyticum, U. parvum, M. hominis**:
  – 1. Wahl: Doxycyclin (z. B. Doxybene®, Vibramycin®) 100 mg 2 x tgl. p.o. für 7 d
  – Alternativ: Clarithromycin (z. B. Klacid®) 500 mg 2 x tgl. p.o. für 7 d; Azithromycin (z. B. Zithromax®) 1500 mg p.o. als Einmaldosis (Schwangerschaft)

16.7.6.4 Allgemeine Maßnahmen
- Bettruhe, lokales Kühlen (Eisblase)
- Antiphlogistische Therapie: NSAR: z. B. Ibuprofen (z. B. Nurofen®, Aktren®, Brufen®, Irfen®) 400 mg bis 3 x tgl. p.o., Diclofenac (z. B. Voltaren®) 50 mg bis 3 x tgl. p.o., Dexibuprofen (z. B. Seractil forte®) 400 mg bis 3 x tgl. p.o.
- Ggf. Spasmolytika: Butylscopolamin (z. B. Buscopan®-Drg.) 10 mg bis 6 x tgl. p.o.
- Ggf. Antiemetika: z. B. Metoclopramid (z. B. Paspertin®) 10 mg bis 3 x tgl. p.o
- Kondome bis Ende Antibiose

16.7.6.5 Schwangerschaft
- Immer parenteral
- **Amoxicillin/Clavulansäure** (z. B. Curam®, Co-Amoxi Mepha®) 2,2 g 3 x tgl. i.v. + **Azithromycin** (z. B. Zithromax®) 500 mg 1 x tgl. i.v. für 3 d

16.7.6.6 Partnerbehandlung
- Bei N. gonorrhoeae, C. trachomatis od. M. genitalium → alle Sexualpartner der letzten 3 Mon. untersuchen u. prophylaktische Therapie; kein GV bis Abschluss eigener Therapie u. Mitbehandlung Partners:
    - **N. gonorrhoeae**: z. B. Ceftriaxon 1000 mg i.v. (z. B. Rocephin®)
    - **C. trachomatis**: z. B. Doxycyclin 100 mg 2 x tgl. p.o. für 14 d od. Azithromycin (z. B. Zithromax®) 1 g Einmaldosis p.o.
    - **M. genitalium**: z. B. Moxifloxacin 400 mg tgl. p.o. für 14 d

16.7.6.7 Intrauterinpessar (IUP)
- Risiko 3 Wo nach Einlage am höchsten; Entfernung erst notwendig, wenn durch Antibiose keine Besserung nach 72 h (Runkel et al. 2023)

16.7.6.8 Tuboovarialabszess
- **Triple-Antibiose**: mgl. Schemata
    - **Ceftriaxon** (z. B. Rocephin®) 1 g als Einmaldosis i.v., ggf. längere Therapiedauer (1 x tgl.) bei schwerem Verlauf) + **Doxycyclin** (z. B. Doxybene®, Vibramycin®) 100 mg 2 x tgl. p.o. (besser als i.v. wegen lokaler Schmerzen u. hohem Risiko für Thrombophlebitis) für 14 d + **Metronidazol** (z. B. Anaerobex®, Arilin®, Flagyl®) 500 mg 3 x tgl. p.o. od. i.v. für 14 d
    - **Ampicillin** 4 g 3 x tgl. i.v. + **Clindamycin** (z. B. Dalacin C®) 1200 mg 2 x tgl. i.v. + **Fosfomycin** 8 g 2 x tgl. i.v.
    - **Clindamycin** + **Gentamicin** + **Ampicillin**
    - **Imipenem** 4 x 1 g i.v., **Meropenem** 3 x 2 g i.v.
    - **Schwangerschaft**: **Ampicillin** 4 g 3 x tgl. i.v. + **Clindamycin** 1200 mg 2 x tgl. i.v.
- **Alleinige Antibiose**: mgl. bei
    - Hämodynamisch stabil
    - Kein Anhalt für rupturierten Abszess (insb. kein akutes Abdomen, keine Sepsiszeichen)
    - < 9 cm
    - Prämenopausal
    - Gutes Ansprechen auf Antibiose
- **Transvaginale Punktion**:
    - Keine Limitation bezüglich Größe
    - KI: V. a. Ruptur
    - Zuvor mind. 24 h (besser 48 h) antibiotisch anbehandeln
    - 30 % wiederholte Punktionen notwendig

- **Operation (LSK):**
  - **Ind.:** V. a. Ruptur (akutes Abdomen), Sepsiszeichen, > 9 cm, kein Ansprechen auf Antibiose, postmenopausal
  - Wenn mgl., zuvor mind. 24 h (besser 48 h) antibiotisch anbehandeln
  - Abszesseröffnung, Abstrichentnahme, ausgiebiges Spülen (mehrere l, Keimreduktion!)
  - Douglas-Drainage: z. B. Easy-Flow-Drainage

16.7.7 Komplikationen

- Tubare Sterilität (20 %, bei 3 Episoden: ≈ 40 %)
- EUG (≈ 5 %)
- Fitz-Hugh-Curtis-Syndrom (Perihepatitis)
- Tuboovarialabszess, Douglas-Abszess
- (Chronische) Hydro-, Pyo- u./od. Hämatosalpinx
- Verwachsungen
- Chronische UB-Schmerzen

16.7.8 Prävention

- Sexualedukation, Kondome
- Mitbehandlung Sexualpartner

16.8 Pemphigoid gestationis

Seltene, autoimmune, selbstlimitierend verlaufende Schwangerschaftsdermatose, ähnlich dem bullösen Pemphigoid; meist 2. u./od. 3. Trim.

16.8.1 Symptome

- Juckende, papulose u. bullöse Hautveränderungen, beginnend oft periumbilikal, Ausbreitung auf Bauch u. Extremitäten
- Kein Schleimhautbefall (Abgrenzung zu anderen blasenbildenden DD)

16.8.2 Diagnostik

- Klinische (dermatologische) Untersuchung
- Labor: Nachweis Pemphigoid-Ak
- Ggf. Histologie: Hautbiopsie

16.8.3 Risiko

- Risiko ↑ für Frühgeburten, SGA

16.8.4 Therapie

- **Antihistamingel**: Dimetindenmaleat (z. B. Fenistil®-Gel), Bamipin (z. B. Soventol®-Gel)
- **Kühlende Lotion**: z. B. Polidocanol (z. B. Thesit®-Gel) od. 2%ige Mentholcreme (z. B. Diana® mit Menthol)
- **Topische Kortikosteroide** (leichte Fälle): z. B. Methylprednisolonaceponat (z. B. Advantan®-Creme, -Salbe)
- **Orale Kortikosteroide** (moderate bis schwere Fälle): z. B. Prednisolon bzw. Prednison
- **Antihistaminika** (bei starkem Juckreiz): Loratadin (z. B. Lorano®, Claritine®) 10 mg 1 x tgl. p.o. od. Cetirizin (z. B. Zyrtec®) 10 mg 1 x tgl. p.o.
- S. auch Abschn. 12.3

16.8.5 Prognose

- Narbenfreies Abheilen p.p. innerhalb von Wo bis Mon.
- Übergang in bullöses Pemphigoid mgl.
- Postpartal orale Kontrazeptiva meiden → können zu neuem Erkrankungsschub führen (Bohne et al. 2024)

16.9 Peri- u. Postmenopause, Klimakterium, Menopause, Senium

16.9.1 Def.

- **Klimakterium**: Übergangsphase aus fertilem Alter in Phase der Erschöpfung der generativen Funktion u. Östrogensekretion der Ovarien
- **Menopause**: Zeitpunkt der letzten funktionellen Blutung, Ausbleiben der Periodenblutung für ≥ 12 Mon.; Zeitpunkt lediglich retrospektiv beurteilbar; physiologisch: ab 40. Lj.
- **Perimenopause**: 1 a vor u. nach Menopause, gekennzeichnet durch unregelmäßige Blutungen u. ggf. vasomotorische Symptome
- **Postmenopause**: Zeitraum nach Menopause
- **Senium**: ab 65. Lj.

16.9.2 Symptome

- Vasomotorische Symptome: z. B. Hitzewallungen u. Schweißausbrüche
- Schlafstörungen
- Stimmungstief, Reizbarkeit, Ängstlichkeit, Erschöpfung
- Herzbeschwerden, Gelenk- u. Muskelbeschwerden
- Urogenitale Symptome: z. B. vag. Trockenheit
- Sexuelle Probleme: z. B. Libido ↓

16.9.3 Diagnostik

- Anamnese: Menopausenalter Verwandte? Letzte Krebsvorsorge? Mammografie? Osteodensitometrie? Risikofaktoren (z. B. Thrombose, Karzinom, Hypertonie, Adipositas, Nikotinabusus)?
- Gynäkologische Untersuchung + TVUS
- RR, Gewicht
- \> 45. Lj.: klinisch (s. Def. Menopause oben → hormonelle Diagnostik, um Zeitpunkt der Menopause schon vor Ablauf der 12 Mon. zu bestimmen, nicht mgl.)
- 40.–45. Lj.: bei klimakterischen Symptomen → FSH
- < 40. Lj.: komplette Abklärung bei Hinweisen auf vorzeitige Ovarialinsuffizienz: s. Abschn. 16.26
- Osteodensitometrie: alle 1–3 a

16.9.4 Verhütung (Kontrazeption) Perimenopause

- **Fragen vor Verordnung Kontrazeptivum**: klimakterische Beschwerden? Zyklen anovulatorisch – Gestagengabe erforderlich? Blutungsmuster? Risikofaktoren? Sterilisation erwünscht? Barrieremethoden akzeptabel?
- **Wie lange verhüten**:
    - **Beratung**: 50. Lj. → Wahrscheinlichkeit für Schwangerschaft < 1 %
    - Hormonelle Diagnostik, um Zeitpunkt der Menopause u. damit nicht mehr notwendige Kontrazeption schon vor Ablauf der 12 Mon. zu bestimmen, nicht mgl. (Menopause = retrospektiv klinisch durch 1 a Amenorrhö festgelegt) (Ludwig 2022)
    - Dennoch oftmals praktiziert: 2 x FSH > 30 IU/l (zusätzlich LH u. Estradiol bestimmen, hormonelle Kontrazeption 4 Wo zuvor absetzen, LNG-IUS egal) im Abstand von 6 Wo u. anschließender Amenorrhö → Kontrazeption kann 1 a später beendet werden
    - **Faustregel**: Verhütung notwendig bis 1 a nach Menopause, falls < 50. Lj. → noch 2 a verhüten
- **Methoden**: LNG-IUS (52 mg, Mirena®, Levosert®), Kupfer-IUP, Minipille (75 µg Desogestrel), Barrieremethoden, Kombipräparate (bei Frauen ohne zusätzliche Risikofaktoren bis 51. Lj. mgl., falls unter kombiniertem EE-haltigem

Kontrazeptivum Östrogenmangelerscheinungen bzw. vasomotorische Symptome → ggf. Umstellung auf estradiolhaltiges Präparat (z. B. Qlaira®, Zoely®))
- Falls mit 52 a Kontrazeptivum abgesetzt u. noch ± regelmäßige Zyklen ohne sonstige Beschwerden → ggf. Minipille (75 μg Desoestrel) od. bei klimakterischen Beschwerden estradiolhaltiges Präparat, z. B. Qlaira®, Zoely® (Ludwig 2019)

16.9.5 Therapie

16.9.5.1 Vasomotorische Beschwerden (Hitzewallungen)

16.9.5.1.1 Hormonersatztherapie (HRT)
- Effektivste Behandlung von klimakterischen Beschwerden, Frequenz der Hitzewallung ↓ 75 %
- **Grundregeln der HRT**:
  - Bis max. 10 a nach Menopause bzw. 60. Lj. beginnen (window of opportunity: 5–10 a nach Menopause)
  - Niedrigste wirksame Dosis
  - Wenn mgl. transdermal (günstigeres Nutzen-Risiko-Verhältnis, Thromboembolierisiko ↓); falls keine Besserung → Dosisanpassung, orale Therapie
  - Kontinuierlich kombiniert meist besser als sequenziell (insb. ↓ Inzidenz von Endometriumhyperplasien u. -karzinomen)
- **Nicht hysterektomiert**:
  - Östrogen-/Gestagentherapie
  - Mindestanwendungsdauer potentes Gestagen: 12–14 d/Behandlungsmonat (je nach Transformationsdosis), oral, vag. (nur Progesteron) od. als LNG-IUD (20 μg LNG/24 h – z. B. Mirena®); **Cave**: transdermal kein ausreichender Endometriumschutz
  - Zugabe von Gestagenen außerdem indiziert bei: Endometriose in der Vorgeschichte, St. p. suprazervikaler HE
  - **Noch vorhandene (unregelmäßige) Menstruation** mit Polymenorrhö, Hypermenorrhö, Menorrhagie, Metrorrhagie; **Prämenopause, (frühe) Perimenopause**:
    - **Zyklische (synthetische) Gestagenmonotherapie** ab 10. ZT für 14 d (nicht nur volle Transformationsdosis, sondern in Suppressionsdosis)
    - Z. B. Medroxyprogesteronacetat (z. B. MPA Gyn® 5 mg) 5 mg 1 x tgl. p.o. für 14 d (bei Follikelpersistenzen 10 mg für 14 d)
    - Z. B. Lynestrenol (z. B. Orgametril®) 5 mg 1 x tgl. p.o. für 12 d (bei Follikelpersistenzen 10 mg tgl. für 10 d)
    - Z. B. Dydrogesteron (z. B. Duphaston®) 10 mg 1 x tgl. p.o. für 14 d
    - Z. B. (mikronisiertes) Progesteron (z. B. Arefam®, Utrogestan®) 200 mg 0-0-1 p.o./vag. für 14 d
    - Dydrogesteron u. (mikronisiertes) Progesteron bei Follikelpersistenzen aufgrund schlechter hypophysärer Rückkopplung weniger geeignet

- Beginnende klimakterische Beschwerden + zusätzliche **Schlafstörung** → am besten (mikronisiertes) Progesteron **oral** (200–300 mg, z. B. Arefam®, Utrogestan®) vor dem Zubettgehen
- Falls sich **Zyklen weiter verkürzen** → Start nach vorne verschieben od. Umstieg auf kombinierte Therapie (s. u.) (Ludwig 2016)
− **Perimenopause, kein Auslangen mehr mit zyklischer Gestagentherapie**:
  - **1. Wahl: kombinierte Hormontherapie: transdermales Estradiol (+ Gestagen** – am besten mikronisiertes Progesteron)
  - Estradiol transdermal niedrig dosiert: z. B. Estrogel®-Gel, Oestrogel®-Gel, Gynokadin-Gel®, 1–2 Hübe à 1,5 mg 1 x tgl., max. 4 Hübe tgl., kontinuierlich
  - + Gestagen (1. Wahl: mikronisiertes Progesteron, z. B. Arefam® 200 mg 0-0-1 p.o. (od. vag. – Off-Label-Use), Utrogestan® 200 mg 0-0-1 p.o. (od. vag. – Off-Label-Use), 2. Wahl: Dydrogesteron: z. B. Duphaston® 10 mg 1–2 x tgl. p.o. 12–14 d pro Mon. (Dydrogesteron mind. 14 d)
  - Falls damit keine ausreichende Besserung → Estradiol transdermal niedrig dosiert (z. B. Estrogel®-Gel, Oestrogel®-Gel, Gynokadin-Gel®) 1–2 Hübe à 1,5 mg 1 x tgl., max. 4 Hübe tgl., kontinuierlich + Minipille (z. B. Dienogest 2 mg (z. B. Metrissa®) od. Drospirenon 4 mg (z. B. Lyzbet®, Slinda®)
  - Auch mgl., insb. wenn Östrogenmangel mit wachsender Einschränkung der Ovarialreserve zunimmt: **kombinierte, estradiolhaltige Kontrazeptiva** (ovarielle Suppression, gewährleisten ausgeglichene Östrogenisierung; bei Blutungsstörungen u. Hitzewallungen, sofern nicht KI, z. B. Zoely®, Qlaira®) od. **EE-haltige Präparate** (wenn Blutungsstörungen im Vordergrund)
  - **2. Wahl: orales Estradiol (Cave:** oral → VTE-Risiko ↑**) + Gestagen**
  - Zyklische Sequenzialpräparate (kontinuierlich sequenziell: Estradiol über die ganze Zeit, Gestagen letzten 14 d):
  - Z. B. Estradiol + Dydrogesteron: z. B. Femoston® od. Femoston® mite, p.o., Behandlung mit Femoston® mite beginnen
  - Z. B. Estradiol + Norethistheronacetat: z. B. Trisequens®, p.o.
− **Amenorrhö, Postmenopause**:
  - Kontinuierlich kombiniert (Estradiol u. Gestagen über die ganze Zeit):
  - **1. Wahl: transdermales Estradiol (+ Gestagen:** am besten mikronisiertes Progesteron)
  - Estradiol transdermal: z. B. Estrogel®-Gel, Oestrogel®-Gel, Gynokadin-Gel®, 1–2 Hübe à 1,5 mg 1 x tgl., max. 4 Hübe tgl. + Gestagene kontinuierlich (1. Wahl: mikronisiertes Progesteron, z. B. Arefam®, Utrogestan® 200 mg 0-0-1 p.o. (od. vag. – Off-Label-Use), 2. Wahl: Dydrogesteron: z. B. Duphaston® 10 mg 1–2 x tgl. p.o.) od. sequenziell in 2. Zyklushälfte für 12–14 d (1. Wahl: mikronisiertes Progesteron, z. B. Arefam® 200 mg 0-0-1 p.o. (od. vag. – Off-Label-Use), Utrogestan® 200 mg 0-0-1 p.o. (od. vag. – Off-Label-Use), 2. Wahl: Dydrogesteron: z. B. Duphaston® 10 mg 1–2 x tgl. p.o. für mind. 14 d)

- Z. B. Estradiol + Norethisteronacetat: z. B. Sequidot®, transdermal
- **2. Wahl: orales Estradiol** (**Cave**: oral → VTE-Risiko ↑) **+ Gestagen**
  - Z. B. Estradiol + Norethisteronacetat: z. B. Activelle®
  - Z. B. Estradiol + Dydrogesteron: z. B. Femoston conti®
- **Hysterektomiert**:
  - **Monotherapie mit Östrogenen**:
    - **1. Wahl**: transdermales Estradiol (z. B. Estrogel®-Gel, Oestrogel®-Gel, Gynokadin-Gel®) 1–2 Hübe à 1,5 mg 1 x tgl., max. 4 Hübe tgl.
    - **2. Wahl**: orales Estradiol: z. B. Estrofem® 1–2 mg p.o., 1. Wo: 3 x tgl., 2 Wo: 2 x tgl., ab 3. Wo 1 x tgl. (**Cave**: oral → VTE-Risiko ↑)
- **Vorteil oral**:
  - Besser für Blutfette u. Androgenisierung (z. B. bei Haarausfall), evtl. angenehmer, gut kombinierbar mit Progesteron
- **Vorteil transdermal**:
  - Thromboembolierisiko ↓, Triglyceridspiegel ↓ → besser bei: Hypertriglyzeridämie, Migräne (ohne Aura), Nikotin (ohne zusätzliche Risiken), Schilddrüsenerkrankungen, Hypertonie (gut eingestellt), Lebererkrankungen, Nierenerkrankungen, GI-Probleme (Magen, Darm, Crohn), Adipositas, metabolisches Syndrom
- **Pos. Aspekte HRT im Allgemeinen**:
  - U. a. effektive Behandlung von Hitzewallungen u. Schweißausbrüchen, Linderung von Schlafstörungen, depressiven Verstimmungen u. Leistungsminderung, pos. Wirkung auf Knochenstoffwechsel, Verbesserung Glukosetoleranz, Schutz vor Darmkrebs, bei frühzeitigem Beginn (u. bei gesunden Frauen) auch Schutz für Herz-Kreislauf-System
- **NW**:
  - Brustspannen, Ödeme, Gelenkschmerzen, psychische Symptome, thromboembolische Ereignisse (unter Einnahme von mikronisiertem Progesteron u. Dydrogesteron Risiko vernachlässigbar), evtl. Verschlechterung Harninkontinenz (nur bei systemischer Therapie), Keratokonjunktivitis sicca, Gallenwegserkrankungen; Beeinflussung Demenzrisiko unklar, Blutungsstörungen (zu Beginn – meist harmlos)
- **Risiko**:
  - **Estrogen + Gestagen**: Mammakarzinom ↑ (≈ 30 % Steigerung nach 5 a!), Thromboembolie ↑ (nicht bei transdermaler Gabe → bevorzugen insb. bei BMI > 30 kg/m², familiäre Thromboseneigung, > 60. Lj., thrombogene Mutationen), Ovarialkarzinom ↑, Endometriumkarzinom ↑ (bei Langzeitanwendung > 6 a, sonst sicher diesbezüglich), KHK ↑, Insult ↑
  - **Östrogen mono**: Ovarialkarzinom ↑, Endometriumkarzinom ↑ (bei Uterus in situ → deshalb unbedingt + Gestagen in ausreichender Dosierung), Thromboembolie ↑, Insult ↑
- **KI**:
  - > 60. Lj. (ggf. individuelle Abwägung von Risiken u. Benefit), St. p. thromboembolisches Ereignis, hormonabhängige Tumoren (z. B. Mamma, Endometrium), APS, unklare Blutungen, instabile Angina pectoris, instabile Hypertonie, höhergradige Leberfunktionsstörungen

16.9 Peri- u. Postmenopause, Klimakterium, Menopause, Senium

- **Kontrolle**: nach 3 Mon., danach jährliche Kontrollen
- **Auslassversuch**: heterogene Datenlage: evtl. nach 6–12 Mon. (andere Quellen 3–5 a), volle Wirksamkeit frühestens nach 2–3 Mon.
- **Absetzen**: heterogene Datenlage: Ausschleichen evtl. besser als sofortiges Absetzen
- **HRT nach Karzinom**:
  - **Mammakarzinom**: keine HRT; vag. Östrogentherapie, insb. mit ultraniedrigdosiertem Östriol, mgl.
  - **Ovarialkarzinom, Zervixkarzinom**: HRT mgl., junge Frauen → HRT präventiv für Osteoporose u. Myokardinfarkt
  - **Endometriumkarzinom**: HRT nach Versagen nicht hormoneller Alternativen erwägen (Schüler et al. 2025)
- **HRT bei Endometriose**: im Rahmen der Östrogen-/Gestagentherapie → Estradiol + als Gestagenkomponente Dienogest (z. B. Velbienne®) od. Norethisteronacetat (z. B. Activelle®) kontinuierlich
- **HRT bei DM**: keine KI, kann Glukosestoffwechsel verbessern
- **HRT u. Lipidstoffwechsel**: günstiger Effekt (v. a. bei oraler HRT)
- **HRT u. Effekt auf Haut u. Haare**: günstige Effekte auf Haut, Haarverlust ↓
- **Therapieüberwachung**: Hormonanalytik bei Beschwerdefreiheit nicht hilfreich („Wir behandeln Frauen, keine Laborbefunde"), aber wenn Beschwerden nach 2–3 Mon. anhaltend → ggf. Labor mit Estradiol u. FSH: wenn Estradiol < 30 pg/ml → Östrogenkomponente ↑ dosieren; falls > 70 pg/ml → ↓ dosieren; FSH hilft, langfristige Östrogenisierung zu beurteilen (FSH ↓ spricht eher für chronische Überdosierung; FSH ↑ eher für chronische Unterdosierung)

16.9.5.1.2 Cimicifugata racemosa
- Homöopathisch, z. B. Pascofemin®-Tropfen, Remifemin®-Tbl. 5–6,5 mg tgl.
- Frequenz von Hitzewallungen ↓

16.9.5.1.3 Phytoöstrogene (Isoflavone)
- Z. B. Menogynial®
- Dosierung: mind. 50 mg tgl. über 8–12 Wo probieren, kein Erfolg → Absetzen mgl.
- Frequenz von Hitzewallungen ↓; KI: St. p. Mamma-Ca

16.9.5.1.4 Johanniskraut (Hypericum perforatum)
- 300 mg tgl.
- Beste Option gegen Hitzewallungen nach Brustkrebs, gefolgt von Gabapentin

16.9.5.1.5 Akupunktur
- Wirkung belegt

16.9.5.1.6 Tibolon
- Z. B. Liviel®, Tiloria®
- ↓ wirksam als HRT, bei Unverträglichkeit von Östrogenen, evtl. bei Libidoverlust

16.9.5.1.7 Bioidente Hormone (bioidentische Hormone)
- „Bioident" = gleiche chemische Formel wie körpereigen hergestellte Hormone
- Befürworter heben besonders die „Natürlichkeit" u. „Individualisierung" hervor
- Grundsätzlich ist vernünftig dosierte bioidentische Hormontherapie mit verlässlicher Applikationsform gute Alternative zu jeder anderen Hormontherapie (Ludwig 2016)
- Können nicht in jeder Situation helfen: gerade in Zeiten ausgeprägter ovarieller u. hormoneller Schwankungen (Perimenopause) bedarf es oft synthetischer (zyklischer) Gestagene, um die Follikelreifung zu durchbrechen (Ludwig 2022)
- **Kritik der Endocrine Society, FDA u. führender deutscher Hormonexperten**:
  - **Begriff „bioidente Hormone"** = Marketingstrategie (Santoro et al. 2016)
    - Auch das bei konventioneller HRT (als Kassenleistung) verwendete transdermale 17ß-Estradiol (z. B. Estrogel® Gel) u. mikronisiertes (vag.) Progesteron (z. B. Utrogestan®, Arefam®) ist „bioident" u. nicht „weniger natürlich"
    - Auch bei konventioneller HRT ist eine individualisierte Therapie mgl. (Dosierung, Applikationsform etc.) (Ludwig 2016)
  - **Magistralrezepturen: mangelnde wissenschaftliche Evidenz** bzgl. Überlegenheit gegenüber FDA-zugelassenen Hormontherapien in Hinblick auf Sicherheit u. Wirksamkeit, zudem teuer u. i. d. R. nicht von Krankenkassen bezahlt (Mühlhauser und Beckermann 2022)
  - **Risiken bei Hormontherapien ähnlich**: gibt kein wirksames Hormon ohne unerwünschte Wirkungen; alle Arten der Estrogene (in Kombination mit Gestagenen) ↑ Brustkrebsrisiko (Ausnahme: niedrig dosierte vag. Östrioltherapie) → bei langfristiger Anwendung auch bei bioidenten Hormonen leicht ↑ Brustkrebsrisiko anzunehmen, fehlende Langzeitstudien, bezüglich anderer Risiken s. auch Abschn. 16.9.5.1.1 → Einsatz HRT allein aus Lifestyle-Gründen keinesfalls zu befürworten! (Beckermann 2021)
  - **Cave**: (ausschließlich) transdermales mikronisiertes Progesteron bietet keinen ausreichenden Endometriumschutz bei laufender systemischer Östrogentherapie (Stute et al. 2016)
  - **Regelmäßige Blut- u. Speicheltests**: meist nicht nötig, „Wir behandeln Frauen u. nicht Laborwerte!" – Ausnahme: Patientinnen mit prämaturer ovarieller Insuffizienz (POI); Speicheltests zudem unsinnig (keine validen Werte) (Schaudig und Schwenkhagen 2024; Schwenkhagen 2024)

16.9.5.1.8 Psychopharmaka
- ↓ wirksam als HRT
- Gabapentin: Dosissteigerung: d 1: 300 mg, d 2: 600 mg, ab d 3: 900 mg tgl.

16.9 Peri- u. Postmenopause, Klimakterium, Menopause, Senium

- SSRI/SNRI: Off-Label-Use bei Hitzewallungen, niedrigste Dosierung beginnen, z. B. Fluoxetin 20 mg tgl., Paroxetin 10–20 mg tgl., Venlafaxin 37,5–150 mg tgl., Sertralin 50 mg tgl. Option bei KI für Hormone (z. B. Mammakarzinom, Alter ≥ 60. Lj., Menopause seit > 10 a)

16.9.5.1.9 Agnus castus (Mönchspfeffer)
- Z. B. Agnucaston® od. premens® für 3–6 Mon.
- Zyklusregulierend → somit auch in Perimenopause bei Zyklusinstabilität

16.9.5.1.10 Kognitive Verhaltenstherapie
- Effekt nachgewiesen, gute Effekte auf Stimmung u. Schlaf, hoher Zeitaufwand, Kosten

16.9.5.1.11 Sportliche Aktivität, regelmäßiger Ausdauersport
- Verbessert Gesamtsituation, kein direkter Effekt auf Hitzewallungen, langfristige Präventionsstrategie, deutlicher Gesamtgewinn für Lebensqualität, kardiovaskuläres Risiko u. Knochengesundheit (Ludwig 2016)

16.9.5.1.12 Ernährungsumstellung/Lifestyle
- Fett ↓, davon viele ungesättigte Fettsäuren, Glukose ↓, Obst, Gemüse, ausreichende Folsäure, Vitamine, Mineralstoffe, Alkohol u. Kaffee ↓
- Verzicht auf Nikotin

16.9.5.1.13 Yoga
- Einzelne Patientinnen können profitieren

16.9.5.1.14 Hypnose
- Wirkt gut

16.9.5.2 Sexuelle Probleme
- Nach psychosexueller Exploration ggf. Testosterontherapie (transdermal 5 mg tgl., magistrale Rezeptur), wenn HRT nicht wirksam

16.9.5.3 Urogenitale Atrophie
- Befeuchtungs-, Gleitmittel (z. B. Remifemin® Feuchtcreme) alleine od. zusammen mit
- Lokale Hormontherapie: Estriol (z. B. Ovestin®-0,5-mg-Ovula, Ovestin®-1-mg-Creme): 10–14 d 1 x tgl. abends, dann 1–2 x/Wo, lokale Östrogentherapie hat überwiegend lokale Wirkung am Scheidenepithel → systemische Wirkung sehr gering, sodass auf zusätzliche Anwendung von Gestagenen verzichtet werden kann, Ovula wirken v. a. in oberen ⅔ der Scheide, falls Problem distal (z. B. bei Sex) → dann eher Creme od. Gleitgel
- Ultraniedrig dosierte Lokaltherapie (Estriol 0,03 mg, z. B. OeKolp®-Ovula) auch bei (St. p.) Mammakarzinom mgl. (Schüler et al. 2025; Strowitzki und Ortmann 2024)
- Therapie, solange erforderlich (Peri- and Postmenopause – Diagnosis and Interventions 2020)

16.10 Pertussis (Keuchhusten) (Schwangerschaft)

Infektiosität: unbehandelt: 4–6 Wo, mit Antibiose: ≈ 5 d; **IKZ**: 5–20 d, **Immunität**: 2–12 a nach Erkrankung od. Impfung

16.10.1 Symptome

- Unspezifische Erkältungssymptomatik für 1–2 Wo
- Danach häufig nächtliche Hustenanfälle für 4–6 Wo
- Typischerweise kein Fieber
- Ggf. Persistenz Hustenanfälle über mehrere Mon.
- Säuglinge: Gefahr von Apnoephasen

16.10.2 Diagnostik

- **NAT/PCR od. Kultur**: Nasopharyngealabstrich (erste 2–3 Wo)
- **Serologie**: ELISA: IgG (ab 3 Wo)

16.10.3 Risiko

- Keine Gefahr für Ungeborene
- Risiko ↑ für Säuglinge u. Kleinkinder

16.10.4 Therapie (Schwangerschaft)

- **Makrolidantibiotika**:
  - Azithromycin (z. B. Zithromax®) 500 mg/d p.o. 1 x d 1, 250 mg/d p.o. 1 x tgl. d 2–5
  - Erythromycin 1 g 2 x tgl. für 14 d
- **Symptomatisch**:
  - **Inhalatives kurz wirksames β2-Sympathomimetikum** als Bedarfsmedikation: Salbutamol (z. B. Sultanol®, Salamol®)
  - Z. B. auch **niedrig dosierte inhalative Kortikosteroide**: Budesonid, z. B. Pulmicort®
  - In Kombination Formoterol + Budesonid: z. B. Seretide®, Symbicort®
  - **Systemisch** (schwere Verläufe): Prednisolon (z. B. Soludacortin®, Solu-Decortin H®)
- **Infektion kurz präpartal**: Kind p.p. Erythromycin, Mundschutz u. Händedesinfektion

16.10.5 Prophylaxe

- Schwangere unabhängig vom Impfschutz zu Beginn des 3. Trim. (28.–32. SSW) Impfung (z. B. Repevax®) empfohlen

16.11 Pfeiffer-Drüsenfieber (Schwangerschaft)

s. Infektiöse Mononukleose

16.12 Pharyngitis (Rachenentzündung, Halsschmerzen) (Schwangerschaft u. Stillzeit)

Meist viral, Verlauf meist selbstlimitierend, Dauer ≈ 1 Wo

16.12.1 Therapie

- **Allgemeinmaßnahmen**:
  - Gurgeln mit Salzwasser, Kamillen- od. Salbeitee
  - Viel trinken: warme Getränke wie Ingwer- od. Kamillentee mit Honig, (Salbeitee in Schwangerschaft eher meiden)
  - Körperliche Schonung
- **Medikamentöse Therapie**:
  - **Paracetamol**: z. B. Mexalen®, Dafalgan®, Paracetamol-ratiopharm®, 500 mg bis 4 x tgl., 1. Wahl, in jeder Phase der Schwangerschaft, Stillen erlaubt
  - **NSAR**: **Cave**: bis max. 28. SSW
    - **Ibuprofen**: z. B. Nurofen®, Aktren®, Brufen®, Irfen®, 400 mg bis 3 x tgl., 1. Wahl
    - **Diclofenac**: z. B. Voltaren® 50 mg bis 3 x tgl.
- **Lokaltherapie**: z. B. Betaisodona® Mundantiseptikum, Tantum-Verde®-Ltbl. od. -Spray, Hexoral®-Lsg. z. Gurgeln
- **Antibiose**:
  - Meist nicht notwendig (meist viral)
  - 1. Wahl: Penicillin (z. B. Penbene® 1 Mio IE 3 x tgl.), bei Allergie: z. B. Clarithromycin (z. B. Klazid®) 250 mg 2 x tgl.
- S. auch Abschn. 13.11

16.13 Phthiriasis pubis

s. Pediculosis pubis

16.14 Plasmazellvulvitis (Vulvitis plasmacellularis, Zoon's vulvitis)

Seltene, benigne Entzündung der Vulva, v. a. bei älteren Frauen; **Ätiologie:** unbekannt, evtl. unspezifische Reaktion auf chronische Irritation; kein prämalignes Potenzial

16.14.1 Symptome

- Umschriebene od. diffuse, bräunlich-rote brennend schmerzende Läsionen vulvär
- Pruritus
- Dyspareunie
- Ggf. auch Befall der Vaginalschleimhaut (= Kolpitis plasmacellularis)

16.14.2 Diagnostik

- I. d. R. klinisch
- Histologie
- Ausschlussdiagnose

16.14.3 DD

- U. a. allergisches Kontaktekzem, Herpes simplex, Kandidose, Lichen sclerosus, Pemphigus vulgaris, VIN

16.14.4 Therapie

- Auslösende Urs. (chronische Entzündung, Traumen, mechanische Irritation) meiden
- Optimierung der hygienischen Maßnahmen u. Trockenhalten
- **Potente topische Glukokortikoide**: z. B. Clobetasol (z. B. Dermovate®-Salbe) 1–2 x tgl. od. Mometason (z. B. Elocon®-Salbe) 1 x tgl.
- **Hautpflegesalben**: z. B. Deumavan®, Excipial® U10 Lipolotio
- Alternativ zu Kortison (Therapieversager bzw. Rezidive): **Tacrolimus**, z. B. Protopic®-Salbe 0,1 % 2 x tgl.
- Intraläsionale Glukokortikoide
- Lidocain (z. B. Xylocain®-5-%-Salbe, Emla®-Creme 5 %) lokal
- **Sitzbäder** mit Zusatz von Kaliumpermanganat od. synthetischen Gerbstoffen: z. B. Tannosynt®
- Evtl. Clindamycin (z. B. Dalacin C®) 4 x 300 mg tgl. p.o. für 10 d
- Evtl. Laser, Kryochirurgie od. Elektrokoagulation

16.15 Plazentainsuffizienz

16.15.1 Symptome

- U. a. IUGR

16.15.2 Diagnostik

- Stufenkonzept zur Erfassung u. Überwachung der Plazentainsuffizienz
  - Allgemeines Screening im Rahmen der Schwangerenvorsorge: Erfassung anamnestische Risiken u. Befundrisiken
  - Biometrisches Screening: IUGR?
  - Dopplersonografie bei Risikofällen: Aa. uterinae, A. umbilicalis, A. cerebri media (Zentralisierung des arteriellen Kreislaufs: „brain sparing effect", diastolischer Nullfluss bzw. Flussumkehr A. umbilicalis bzw. fetale Aorta?)
  - Spätestens ab diesem Zeitpunkt → CTG-basierte Verfahren (Risiko akuter fetaler Dekompensation)
- S. auch Abschn. 6.5

16.15.3 Therapie

- Rechtzeitige Beendigung der Schwangerschaft bei zunehmender Beeinträchtigung der fetalen Versorgung
- < 32. SSW: Diagnostik des Ductus venosus u. kurzfristige CTG-Kontrollen als Entscheidungskriterium miteinbeziehen
- ≥ 32. SSW: Entbindung nach abgeschlossener Lungenreifung im Perinatalzentrum

16.16 Plazentaresiduum

16.16.1 Symptome

- Oft asymptomatisch
- Blutungsstörungen
- Ggf. Infektion

16.16.2 Diagnostik

- Gynäkologische Untersuchung
- (Doppler-)Sonografie
- Ggf. Labor: Entzündungszeichen?

16.16.3 Therapie

- **Konservativ**:
  - Zuwarten zunächst 1. Wahl, insb. wenn a- bzw. oligosymptomatisch
  - Misoprostol: z. B. Cyprostol®, Cytotec®, z. B. 2 Tbl. à 200 µg 3 x tgl. p.o. im Abstand von 3 h od. 2 x 1 s.l. für 3 d
  - Ggf. Antibiose → s. Abschn. 5.10
- **Operativ**:
  - Kürettage, operative HSK
  - Bei schweren Symptomen (z. B. Blutungen) bzw. frustraner konservativer Therapie
  - Wenn mgl., nicht zu früh p.p. (**Cave**: Perforation, Asherman-Syndrom)

16.17 Plazentationsstörung, Plazentaimplantationsstörung, abnorm invasive Plazenta (Placenta-accreta-Spektrum, PAS)

16.17.1 Placenta praevia

16.17.1.1 Risikofaktoren
- St. p. Sectio (Risiko ↑ mit Anzahl), St. p. Kürettagen, Gemini, IVF, Nikotinabusus
- Wiederholungsrisiko: 4–8 %

16.17.1.2 Einteilung
- **Tiefsitzende Plazenta**: Plazentarand ≤ 2 cm vom inneren MM entfernt
- **Placenta praevia marginalis**: Plazentarand reicht bis inneren MM
- **Placenta praevia partialis**: Plazenta überdeckt inneren MM teilweise
- **Placenta praevia totalis**: Plazenta komplett vor innerem MM

16.17.1.3 Risiken
- Schwere Blutung, fetale Asphyxie, Frühgeburtlichkeit (aufgrund vielfach notwendiger vorzeitiger Entbindung)

16.17.1.4 Symptome
- Leitsymptom: geringe bis starke hellrote Blutung bei völligem Wohlbefinden der Schwangeren, meist diskontinuierlich – immer wieder bei geringer bis fehlender Wehentätigkeit u. weichem Uterustonus

16.17.1.5 Diagnostik
- Tiefsitzende Plazenta od. Placenta praevia im Ultraschall im II. Trim. → Kontrolle mit ≈ 28 + 0 u. ggf. 32 + 0 SSW (bis zu 90 % Revision der Diagnose durch plazentare „Migration" bis 3. Trim., bei St. p. Sectio weniger)
- Goldstandard: TVUS u. Ausschluss Vasa praevia mittels Dopplersonografie
- Möglichst keine digitale vag. Untersuchung!

16.17.1.6 Therapie
- **Stationäre Aufnahme ab 24 + 0 SSW erwägen**:
  - Geringe Blutung, Frühgeburtlichkeit → prim. abwartendes Vorgehen (Tokolyse, Lungenreifung), ggf. wieder ambulante Betreuung nach Sistieren der Blutung über mehrere d u. Entfernung zur Klinik max. 15–30 min (bei Placenta praevia totalis → stationäre Betreuung bis Geburt empfohlen)
- **Sectio**:
  - Erfahrenes Team in **Perinatalzentrum** mit leistungsfähiger Blutbank
  - Sofort bei lebensbedrohlicher Blutung unabhängig vom Gestationsalter
  - Bei reifem Kind u. Placenta praevia totalis od. partialis auch bei geringer Blutung
  - **34 + 0 bis 36 + 6 SSW**: bei St. p. vag. Blutung od. sonstigen Risikofaktoren für Frühgeburt
  - **36 + 0 bis 37 + 0 SSW**: Placenta praevia ohne bisherige Komplikationen
    - **Cave**: ↑ peri-/postoperatives Blutungsrisiko wegen mangelnder Kontraktionseigenschaften des unteren Uterinsegmentes
    - Ggf. prä-/intraoperative sonografische Lokalisation der Plazenta u. Inzisionsstelle
    - Ggf. Längslaparotomie/vertikale Uterusinzision bei extremer Frühgeburtlichkeit u. Querlage
    - Ggf. hohes Eingehen in Uterus
    - Ggf. Umstechung der blutenden Gefäße, Kompressionsnähte, Tamponade, Ultima Ratio: HE, s. Abschn. 14.8.3
- **Vag. Entbindung**:
  - Tiefsitzende Plazenta: mit Tiefertreten des Kopfes nach Amniotomie u. Oxytocin kann Blutung sistieren u. vag. Entbindung kann angestrebt werden; Ind. zur sek. Sectio großzügig (Schlembach und Kainer 2023)

16.17.2 Placenta accreta Spektrum (PAS, Placenta accreta, Placenta increta, Placenta percreta)

16.17.2.1 Def.
- **Placenta accreta**: Plazenta wächst bis an Myometrium heran
- **Placenta increta**: Plazenta wächst tief in Myometrium ein
- **Placenta percreta**: Plazenta durchdringt gesamte Uteruswand u. kann sogar in benachbarte Organe einwachsen

16.17.2.2 Risikofaktoren
- St. p. PAS, St. p. Sectio (Risiko ↑ mit Anzahl) od. anderer Uterus-OPs (z. B. transmurale Myomektomie), Placenta praevia, St. p. p.p. Endometritis, Uteruspathologie, maternales Alter ↑, IVF

16.17.2.3 Diagnostik
- Bei Risikofaktoren (insb. bei tiefsitzender (anteriorer) Plazenta, Placenta praevia, St. p. uterinen Voroperationen) daran denken → differenzierte Sonografieuntersuchung (+ Dopplersonografie), ggf. MRT
- Bereits im 1. Trim. mgl. (Knochenhauser und Schmitz 2023)

16.17.2.4 Therapie
- Frühzeitig in **Perinatalzentrum** mit entsprechender interdisziplinärer Expertise im Management der PAS vorstellen, Betreuung durch multidisziplinäres Team (konstanter u. kurzfristiger Zugang zu Blutprodukten, Möglichkeit komplexer Beckenchirurgie etc.)
- Keine einheitliche Empfehlung bzgl. Entbindungszeitpunkt
- **Möglichst elektive Sectio zw. 34 + 0 u. 36 + 6 SSW:**
  - **Ausgedehnter Befund**: Sectio-HE, möglichst ohne vorherigen Versuch der Plazentalösung, in Einzelfällen im Intervall od. Belassen der Plazenta in utero
  - **Fokaler Befund**: partielle Uteruswandresektion, ggf. interventionelle Radiologie
- Ggf. bereits ab 32 + 0 SSW (in bestimmten Risikokonstellationen)
- Ausreichend Blutprodukte, Gerinnungsfaktoren, Gerät zur maschinellen Autotransfusion (MAT) bereitstellen
- Bei **intraoperativer (unerwarteter) Diagnose** → bei stabiler maternaler u. kindlicher Situation notfallmäßige Verlegung in Zentrum mit entsprechender Expertise erwägen, keine Manipulation an Plazenta od. Versuch der manuellen Lösung! Sectio-HE od. alternativ Belassen der Plazenta in situ (Peripartal haemorrhage, diagnosis and therapy 2022)
- S. auch Abschn. 7.7.3.1

16.18 Polyhydramnion

s. Fruchtwassermenge

16.19 Polymorphe Schwangerschaftsdermatose (polymorphes Exanthem der Schwangerschaft)

Meist im letzten Trim. od. unmittelbar p.p.; **Inzidenz**: häufig (1 von 160 Schwangerschaften); **Ätiologie**: unklar

16.19.1 Symptome

- Ausgeprägter Pruritus
- Exanthem: Beginn abdominal, evtl. Ausbreitung auf Oberschenkel, Gesäß u. Arme
- Polymorphe Läsionen wie Papeln, Plaques u. kleine Bläschen
- Nabelregion, palmoplantare Areale u. Gesicht meist ausgespart (Bohne et al. 2024)

16.19.2 Diagnostik

- I. d. R. klinisch

16.19.3 Therapie

- Kühlendes Abduschen
- **Topisch**:
    - **Antihistamingel**: Dimetindenmaleat (z. B. Fenistil®-Gel), Bamipin (z. B. Soventol®-Gel)
    - **Kühlende Lotion**: z. B. Polidocanol (z. B. Thesit®-Gel) od. 2%ige Mentholcreme (z. B. Diana® mit Menthol)
    - **Topische Kortikosteroide**: z. B. Methylprednisolonaceponat (z. B. Advantan®-Creme, -Salbe)
- **Systemisch**:
    - **Antihistaminika**: Loratadin (z. B. Lorano®, Claritine®) 10 mg 1 x tgl. p.o., Cetirizin (z. B. Zyrtec®) 10 mg 1 x tgl. p.o., Clemastin (z. B. Tavegyl®) 1 mg 2–3 x tgl. p.o.
    - (Ggf. Prednisolon (20–40 mg/d) p.o.)
- S. auch Abschn. 12.3

16.19.4 Prognose

- Selbstlimitierend 4–6 Wo p.p.

16.20 Postmenopausale Blutung (PMP-Blutung)

16.20.1 Ätiologie

- Atrophie (bis 40 %), Polypen, HRT, Endometriumhyperplasie, Endometriumkarzinom (≈ 10 %)

16.20.2 Algorithmus/Diagnostik

- Klinische Untersuchung, TVUS, Zytologie
- **Endometrium ≤ 3 mm, glatt, homogen**: Pathologie zu 98 % ausgeschlossen
    - **Kontrolle nach 3 Mon.**:
        - Falls unauffällig → normale Vorsorge
        - Rezidivierende PMP-Blutung, Endometrium ≥ 3 mm → HSK/Kürettage
    - **Od. Tao Brush bzw. Pipelle**:
        - Falls gutartig → Kontrolle nach 3 Mon.
        - Falls maligne → leitliniengerechte Diagnostik u. Therapie
        - Falls nicht auswertbar → HSK/Kürettage

- **Endometrium > 3 mm ≤ 5 mm:**
  - Nicht fokal → Tao Brush bzw. Pipelle
  - Fokal → HSK/Kürettage
- **Endometrium > 3 mm (od. > 5 mm nach HRT) od. nicht abgrenzbar, inhomogen od. unscharf begrenzt** → HSK/Kürettage

16.20.3 PMP-Blutung unter postmenopausaler Hormonersatztherapie (HRT)

- Endometrium in 1. Zyklushälfte messen bei zyklischer Gabe, sonst Vorgehen idem zu PMP-Blutung ohne Hormontherapie
- **Irreguläre Blutung, unauffälliges, homogenes Endometrium ≤ 5 mm:** evtl. HRT-Umstellung (z. B. Umstellen von Sequenzpräparat auf Kombinationspräparat od. Östrogendosis ↓) → falls Blutung nicht sistiert → HSK/Kürettage
- **Endometrium > 5 mm od. nicht abgrenzbar, inhomogen od. unscharf begrenzt** → HSK/Kürettage (Endometriumkarzinom, Leitlinienprogramm Onkologie (Deutsche Krebsgesellschaft, Deutsche Krebshilfe, AWMF) (S3-level, AWMF registry no. 032-034OL) o. J.)

16.21 Postpartale Blutung

s. Notfälle (geburtshilflich)

16.22 Postpartale Depression

s. Wochenbettdepression

16.23 Postpartale Psychose (Wochenbettpsychose, Puerperalpsychose)

3 d – 1 Mon. p.p., selten, schwerste u. bedrohlichste Form aller postpartalen Störungen, oftmals im Rahmen bipolarer affektiven Störung od. schizoaffektiven Störung

16.23.1 Symptome

- Oft akuter Beginn mit psychotischen Symptomen: z. B. Halluzinationen, Wahn, Affektlabilität
- Persönlichkeitsveränderung u. Realitätsverlust
- Stimmungsschwankungen
- Schlafstörungen

16.23.2 Komplikationen

- **Cave**: Suizidrisiko (5 %) u. Infantizidrisiko (4 %)! (Rodriguez-Cabezas und Clark 2018)

16.23.3 Therapie

- Überweisung **psychiatrische Klinik**: medizinischer Notfall, ggf. Unterbringung erwägen
- **Neuroleptika**: z. B. Risperidon (z. B. Risperdal® 2 mg 1–2 x tgl. p.o.), Olanzapin (z. B. Zyprexa velotab® 5 mg 1–2 x tgl. p.o.), Haloperidol (z. B. Haldol® 10 mg 1/2–1 x tgl. p.o.)
- **Benzodiazepine**: z. B. Lorazepam, z. B. Temesta® 1–3 mg tgl. p.o. (https://www.embryotox.de/erkrankungen/details/ansicht/erkrankung/psychosen o. J.-a)
- Schutz von Mutter u. Kind, oft durch Trennung in Akutphase
- Psychotherapie
- Soziale Unterstützung

16.24 PPROM (preterm premature rupture of membranes)

s. Früher vorzeitiger Blasensprung

16.25 Präeklampsie

s. Hypertensive Erkrankungen in der Schwangerschaft

16.26 Prämature Ovarialinsuffizienz (POI, Klimakterium praecox, prämature Menopause, primäre Ovarialinsuffizienz, premature ovarian failure, POF)

16.26.1 Def.

- Verlust Ovarfunktion < 40. Lj. (→ Menopause ab 40. Lj. = physiologisch!)
- Es sollte nur mehr der Begriff „prämature Ovarialinsuffizienz (POI)" verwendet werden

16.26.2 Ätiologie

- Idiopathisch (50–90 %), genetisch (≈ 10 %), autoimmun, iatrogen (St. p. OP, Chemotherapie, Radiatio), Infektionen, metabolische Erkrankungen, toxisch usw.

16.26.3 Risiko, mgl. Folgen

- Östrogenmangel → kardiovaskuläres Risiko ↑, Osteoporose- u. Demenzrisiko ↑
- Nur mehr kurzes Zeitfenster für Erfüllung eines möglicherweise noch bestehenden KiWu
- Häufig Begleitendokrinopathien (z. B. Hashimoto Thyreoiditis, SLE)
- Hohe psychosoziale Belastung (Theis et al. 2025)

16.26.4 Symptome

- Zyklusstörungen: Oligo- od. Amenorrhö
- Symptome des klimakterischen Syndroms: Ausprägung äußerst variabel, oft fluktuierend, oft nicht vorhanden

16.26.5 Diagnostik

- **Ind.**: < 40. Lj., Zeichen des Östrogenmangels u. Oligo-/Amenorrhö
- Ausführliche Eigen- u. Familienanamnese (Radiatio? Chemotherapie? Familiär gehäufte Fälle?)
- **Labor**:
  - Endokrine Basisdiagnostik:
    - FSH: 2 x > 2 mIU/ml im Abstand von ≥ 4 Wo (ESHRE-Guidelines)
    - Estradiol, TSH, TPO-Ak
  - (AMH: für Diagnostik ungeeignet – keine Aussage über weiteren Verlauf evtl. noch ovulatorischer Zyklen)
  - Fakultativ: Kortisoltagesprofil, morgendlicher Kortisolnüchternblutspiegel, ACTH-Test, Kalzium, Phosphat, Nüchternblutzucker, Gesamteiweiß, BB, Hk, oGTT od. Nüchternblutzucker u. HbA1c
- **Genetische Diagnostik**:
  - Chromosomenanalyse (≈ 10 % auffällig)
  - Weiterführende molekulargenetische Diagnostik (Rehnitz und Strowitzki 2019)

16.26.6 Therapie

- Dzt. keine kausale Behandlung mgl.
- **HRT od. KOK bis zum natürlichen Menopausenalter** (51./52. Lj.): gleichwertig bzgl. Knochenschutz, HRT evtl. pos. Langzeitauswirkungen (z. B. RR), jedoch keine kontrazeptive Sicherheit:
  - Z. B. transdermales (1. Wahl: thromboembolisches Risiko ↓ im Vgl. zu oral) Estradiol: z. B. Estrogel®-Gel, Oestrogel®-Gel, Gynokadin-Gel®: 1–2 Hübe tgl. (max. 4 Hübe tgl.), Pflaster (z. B. Estramon®): Beginn mit 50 µg, oral

(z. B. Estrofem®) 2–4 mg tgl.; Zielplasmaspiegel (2 h nach Einnahme od. Applikation): 50–100 ng/l – Zieldosis bei jüngeren Frauen eher im oberen Bereich
- Bei intaktem Uterus → zusätzlich Gestagene (s. Abschn. 16.9.5.1.1)
- Bei urogenitalen Symptomen trotz adäquater systemischer HRT → zusätzlich lokale Hormontherapie (Estriol) mit Salben, Vaginalsupp., z. B. Ovestin®-Creme od. Ovestin®-Ovula 10–14 d 1 x tgl. abends, dann 2–3 Mon. 1–2 x/Wo
  • Anfangs oft lokale Reizung durch Estriol, Besserung nach Aufbau Vaginalepithels (→ Beratung!)
- Kombinierte orale Kontrazeptiva (KOK): alternativ zu HRT bei Kontrazeptionsbedarf (Wahrscheinlichkeit Schwangerschaft bis 5 % – s. u.), Präparate mit Estradiol, langfristig Umstellung auf HRT anstreben
• Magnesium, Phosphat, Vitamin D bestimmen, ggf. Substitution
• Ggf. Testosteron 5 mg/d: insb. bei Libidostörung, Off-Label-Use
• **Follow-up**:
  - Osteodensitometrie bei Diagnose
  - Bei Osteoporose → Wiederholung nach 2–3 a
  - Wenn prim. unauffällig → Wiederholung nach 5 a
  - Evaluation u. jährliche Reevaluation kardiovaskuläres Risiko (RR, BMI, Nikotinabusus, Lipidstatus, Nüchternglukose, HbA1c) + TSH
  - Risiko ↑ für Depression u. sexuelle Störungen
• **KiWu**:
  - Chance spontane Schwangerschaft: bis 5 % (Strowitzki und Ortmann 2024)
  - Ggf. HRT zur Unterdrückung des FSH mit anschließender Stimulation: z. B. Clomifen®, Letrozol®
  - Ggf. Eizellspende, Leihmutterschaft, Adoption (in D u. CH nur Adoption erlaubt, in AUT Eizellspende u. Adoption)
• XY-Gonadendysgenesie, Turner-Syndrom mit vorhandenem Y-Chromosom-Anteil → Ind. zur Gonadektomie (Risiko ↑ für maligne Entartung)
• Großzügig an **spezialisierte endokrinologische Zentren** überweisen (Panay et al. 2024)
• Ggf. begleitende Psychotherapie

16.27 Prämature Pubarche, Adrenarche, Thelarche

s. Pubertätsstörung

16.28 Prämenstruelles Syndrom (PMS), Prämenstruelle dysphorische Störung (PMDS)

Ätiologie: unklar, evtl. Zusammenwirken hormoneller Dysbalancen u. psychischer/psychosozialer Faktoren; **Prävalenz**: PMS: ≈ 20–25 %, PMDS: 2–5 %

16.28.1 Def.

- **Prämenstruelles Syndrom**: in jedem Monatszyklus auftretendes komplexes Beschwerdebild, 4 d bis 2 Wo prämenstruell
- **Prämenstruelle dysphorische Störung**: besonders starke Form mit Behinderungen von Arbeitsumfeld u. sozialen Kontakten

16.28.2 Symptome

- **Somatisch**: u. a. Unterbauch-, Kopf- u. Rückenschmerzen, Mastodynie, Blutungsstörungen, Hautveränderungen, Akne, Appetitveränderungen, Meteorismus, Diarrhö, Dyspareunie
- **Psychisch**: u. a. Reizbarkeit, Stimmungsschwankungen, depressive Verstimmungen, Müdigkeit, Abgeschlagenheit, Konzentrationsschwierigkeiten, Angst, Aggressivität, Selbstwertgefühl ↓, innere Unruhe

16.28.3 Diagnostik

- I. d. R. klinisch
- Beschwerdetagebuch: 2 Zyklen, erforderlich zur Diagnosestellung einer PMDS (Hocke 2023)
- Labor:
    - Zyklusstörungen → Abklärung sinnvoll (s. Abschn. 1.2)
    - Wenn Zyklus stabil, regelmäßig u. unauffällig (Eumenorrhö, s. Abschn. 1.2.1) → Hormonanalytik überflüssig u. ggf. irreführend (Ludwig 2022)

16.28.4 Therapie

- **Basismaßnahmen**:
    - Bewegung: z. B. Ausdauersport mind. 20–30 min 3 x/Wo
    - Stress ↓
    - Ausreichend Schlaf
    - **Vermeiden individueller Triggersubstanzen**: z. B. Alkohol, Nikotin, Koffein
    - **Ernährungsumstellung**: ausgewogene Ernährung mit Fokus auf Obst, Gemüse, Vollkornprodukten, hochwertigen Fetten u. Eiweiß, Salz ↓
    - **Vitamin B6**: z. B. in Neurobion-forte®-Drg. 1 x tgl., **Cave**: Überdosierung (Risiko für periphere Neuropathien)
- **Multimodaler u. supportiver Behandlungsansatz**: Entspannungsübungen, Achtsamkeitsübungen, Yoga, QiGong, kognitive Verhaltenstherapie (zur Stärkung der Selbstfürsorge)
- **Beschwerden ohne kombiniertes Kontrazeptivum** → Versuch kombiniertes Kontrazeptivum (drospirenon- od. desogestrelhaltig, z. B. Yasmin®, Yasmi-

nelle®) im (flexiblen) Langzyklus (s. Abschn. 11.16.1.8) od. verkürztes einnahmefreies Intervall (4 d)
- **Beschwerden unter zyklischem kombiniertem Kontrazeptivum** → (flexibler) Langzyklus od. zumindest Verkürzung einnahmefreies Intervall (4 d)
- **Mastodynie im Vordergrund** → Bromocriptin (z. B. Parlodel®, Pravidel®) 1,25–2,5 mg abends, Mönchspfeffer (Agnus castus, z. B. Agnucaston®, premens®: 1 Tbl. tgl. für ≥ 3 Zyklen durchgehend
- **Unspezifische Beschwerden, v. a. nach frustraner hormoneller Therapie** →
  - SSRI od. SNRI:
    - Sertralin (z. B. Tresleen®): 25–150 mg/d
    - Fluoxetin: 10–40 mg/d, ggf. mit 5 mg beginnen
    - Paroxetin: 10–30 mg/d
    - Citalopram: 10–40 mg/d
    - Venlafaxin: 50–200 mg/d
    - Niedrigstmgl. Dosierung (insb. am Beginn), kontinuierlich über 4–6 Mon., dann evtl. Auslassversuch (ausschleichen), effektiv u. evidenzbasiert
    - Auch mgl.: Einnahme nur in 2. Zyklushälfte (Rohde 2019)
- Psychotherapie: effektiv bei schweren Verläufen
- Akupunktur/TCM
- **Ultima Ratio**: GnRH-Agonisten, ggf. Depot-MPA-Präparate (Depo-Clinovir®, Sayana®), beide Therapien optimal mit Östradiol-Add-back

16.29 Prävention des Zervixkarzinoms, HPV-Impfung, PAP-Abstrich, Zytologie, HPV-Screening, Kolposkopie, Zervixdysplasie

Anm.: Während in Deutschland u. der Schweiz die München-III-Nomenklatur (detailliertere Einteilung mit jeweils mehreren Untergruppen) verwendet wird, hat Österreich eine eigene Nomenklatur für die gynäkologische Zytologie entwickelt, bei der die bewährte PAP-Klassifikation beibehalten wird u. die verbale Formulierung weitgehend an das internationale Bethesda-System angepasst ist. Der folgende Inhalt orientiert sich an den österreichischen Empfehlungen, da diese aus Sicht des Autors durch klare klinische Implikationen in der Praxis einfacher anzuwenden sind. Für detaillierte Empfehlungen aus Deutschland s. aktuelle S3-Leitlinie Diagnostik, Therapie und Nachsorge der Patientin mit Zervixkarzinom, AWMF-Registernummer: 032/033OL, https://www.leitlinienprogramm-onkologie.de/leitlinien/zervixkarzinom/.

16.29.1 Nomenklatur u. zytologische Befundwiedergabe

16.29.1.1 Österreichische Gynäkologische-Zytologie-Nomenklatur 2018 mit Bethesda-Äquivalent

- **PAP 0**:
  - Nicht beurteilbar; *Unsatisfactory for evaluation*

- **PAP I:**
  - Normales, altersentsprechendes Zellbild; *Negative for intraepithelial lesion or malignancy (NILM)*
- **PAP II:**
  - Anormale u. entzündliche, aber nicht schwerwiegend veränderte Zellen; *Negative for intraepithelial lesion or malignancy/other (NILM)*
- **PAP III:**
  - Stärker ausgeprägte entzündlich-regenerative u./od. degenerative u./od. atrophe Veränderungen mit nicht sicher beurteilbarer Dignität (SIL od. invasives Karzinom nicht auszuschließen); *Atypical squamous cells – undetermined significance (ASC-US)*
  - Stärker ausgeprägte entzündlich-regenerative u./od. degenerative u./od. atrophe Veränderungen mit nicht sicher beurteilbarer Dignität (atypische unreife Metaplasie, SIL od. invasives Karzinom nicht auszuschließen); *Atypical squamous cells – cannot exclude a high-grade squamous intraepithelial lesion (ASC-H)*
- **PAP IIID:**
  - HPV-assoziierte Zellveränderungen, Zellen einer niedriggradigen squamösen intraepithelialen Läsion/Neoplasie (LSIL); *Low grade squamous intraepithelial lesion (LSIL)*
- **PAP IIIG:**
  - Atypische glanduläre Zellen, eher proliferativ, reaktiv; *Atypical endocervical or endometrial or glandular cells (AGC)*
  - Atypische glanduläre Zellen mit V. a. neoplastische Veränderungen; *Atypical endocervical or endometrial or glandular cells (AGC)*
- **PAP IV:**
  - Zellen einer hochgradigen squamösen intraepithelialen Läsion/Neoplasie (HSIL); *High grade squamous intraepithelial lesion (HSIL)*
  - Zellen eines endozervikalen Adenocarcinoma in situ (AIS); *Endocervical adenocarcinoma in situ (AIS)*
- **PAP V:**
  - Zellen eines (vermutlich) invasiven Plattenepithelkarzinoms; *Endocervical adenocarcinoma in situ (AIS)*
  - Zellen eines Adenokarzinoms; *Adenocarcinoma*
  - Zellen anderer maligner Tumoren; *Other malignant neoplasms*
- **Beurteilung Abstrichqualität:**
  - A: gut beurteilbar u. repräsentativ
  - B: eingeschränkt, aufgrund von …
  - C: nicht beurteilbar (= PAP 0, s. o.)

16.29.2 Zervixkarzinomscreening

16.29.2.1 Allgemeines
- **Zytologischer Abstrich (PAP-Abstrich)**: Spezifität ca 98 %, Sensitivität 37–66 % (Koliopoulos et al. 2017)
- **HPV-Testung**: schlechte Spezifität, hohe Sensitivität, langfristig hoher neg. prädiktiver Wert
- **< 25. Lj.**: keine Hinweise, dass Nutzen den Schaden eines organisierten Zervixkarzinomscreenings überwiegt (WHO rät von Screeningbeginn vor 30. Lj. ab)
- **< 30. Lj.**: organisiertes HPV-basiertes Screening soll NICHT durchgeführt werden
- **Geimpfte Frauen > 30. Lj.**: HPV-Testung 1. Wahl
- **> 30. Lj.**: bei Ko-Testung aus Zytologie u. HPV-Test od. alleiniger HPV-Testung Screeningintervall ≥ 3 a
- **> 65. Lj. mit mehrfach neg. Ergebnissen in HPV-PAP-Kotestung**: evtl. Beendigung der Zervixkarzinomfrüherkennung
- Keine einheitlichen Empfehlungen

16.29.2.2 Ländervergleich
- **Deutschland**:
  - PAP-Abstrich mgl. jährlich ab 20. Lj.
  - HPV-Ko-Testung: ab 35. Lj. alle 3 a (Leitlinienprogramm Onkologie (Deutsche Krebsgesellschaft, Deutsche Krebshilfe, AWMF) 2022)
- **Österreich**:
  - Zytologisches Screening: PAP-Abstrich mgl. jährlich ab 18. Lj.
  - HPV-basiertes Screening: ab 30. Lj.: alle 3 a validierter HPV-Test (routinemäßige Ko-Testung vermeiden, alternierend beide Verfahren mgl.)
- **Schweiz**:
  - Zytologisches Screening (meist Dünnschichtzytologie) ab 21. Lj. alle 3 a

16.29.3 Diagnostik

16.29.3.1 Inspektion, PAP-Abstrich, HPV-Testung
- **Abstrich Transformationszone**:
  - Sofortige Fixierung nach Abstrich u. Ausstreichen auf Objektträger (Fixationsspray od. 10 min 96%iger Alkohol)
  - Alternativ Dünnschichtzytologie
- **Evtl. Abstrich zur HPV-Testung**: Untersuchung nur auf High-Risk HPV (neg. Test → hoher NPV); Untersuchung auf Low-Risk HPV-Stämme soll NICHT durchgeführt werden (keine Relevanz)

16.29.3.2 Kolposkopie
- Weitere Abklärung unklarer Befunde im Primärscreening, Diagnosesicherung bei V. a. Vorliegen höhergradiger Dysplasien

- **Kolposkopische Befunde:**
  - **Transformationszone:**
    - T1: vollständig einsehbar
    - T2: nach Spreizung vollständig einsehbar
    - T3: nicht vollständig einsehbar
  - **Befunde nativ:**
    - Gefäßmuster: z. B. atypische Gefäße?
    - Interkapilläre Distanz: regulär vs. irregulär
  - **Essigprobe (3–5 %):**
    - Je schneller u. intensiver die Verfärbung → desto höhergradiger die Läsion
  - **Schiller'sche Jodprobe:**
    - Pos. (braun bis schwarz): gesundes Gewebe, keine Dysplasie
  - **Normale kolposkopische Befunde:**
    - Originäres Plattenepithel, Zylinderepithel, Transformationszone, Ovulum Nabothi, deziduale Umwandlung in Schwangerschaft
  - **Leichte Veränderungen (CIN I):**
    - Semitransparentes essigweißes Epithel, zartes Mosaik, zarte Punktierung, gleiche interkapilläre Abstände, jodgelbe Reaktion
  - **Schwere Veränderungen (CIN II, III):**
    - Intensive Essigreaktion, erhaben, grobes Mosaik, grobe Punktierung, jodneg. Reaktion, atypische Gefäße; scharf abgegrenzt, Ridge Sign (Bergrücken) vorhanden, unterschiedliche interkapilläre Abstände, Inner Border Sign (stärkere zentrale Veränderung innerhalb der Veränderung)
  - **Auf invasives Karzinom verdächtig:**
    - Irreguläre Oberfläche, Erosion, Ulzeration; intensiv essigweiße Veränderungen, irreguläre Punktierung u. Mosaik, atypische Gefäße
  - **Sonstige Befunde:**
    - Kondylome, Keratose, Erosion, Entzündung, Atrophie, deziduale Ektopie, Polypen
  - **Kolposkopie unzureichend:**
    - T3, schwere Entzündung, Atrophie od. Trauma, Zervix nicht einstellbar

16.29.3.3 Gewinnung Histologie
- Knipsbiopsie unter kolposkopischer Sicht am Punctum maximum
- Endozervikale Kürettage (ECC): ausgenommen Schwangere

16.29.4 Management PAP II (NILM) mit Qualitätseinschränkungen

- ≤ 30. Lj.: PAP-Wiederholung in 6–12 Mon.
- > 30. Lj.: HPV- u. PAP-Wiederholung innerhalb 6–12 Mon.:
  - High-Risk HPV pos. → Kolposkopie (evtl. PE/ECC)
  - High-Risk HPV neg. → Routinekontrolle

16.29.5 Management auffälliger zytologischer Befunde u. pos. HPV-Test

16.29.5.1 Management bei pos. HPV-Test
- **HPV-Test pos.** → kolposkopische u. zytologische Kontrolle innerhalb 6 Mon.

16.29.5.2 Management bei PAP III (ASCUS, ASC-H)
- **PAP III** (ASCUS, ASC-H) → HPV-, PAP-Wiederholung, Kolposkopie (PE/ECC) innerhalb 3 Mon.:
  - **High-Risk HPV pos.** → Kolposkopie (PE, ECC):
    - **CIN/SIL, AIS, Karzinom** → Therapie entsprechend Leitlinie
    - **Histologie der PE/ECC neg.** → Wiederholung PAP u. HPV, Kolposkopie (PE/ECC) in 3–6 Mon.
  - **High-Risk HPV neg.** → andere Urs. bedenken: Entzündung? Atrophie? Ggf. Wiederholung Zytologie nach Östrogenaufhellung u./od. Kolpitistherapie:
    - **Östrogenaufhellung**: z. B. Estriol: z. B. Ovestin®-Creme 1 x tgl. vag. für 1–2 Wo vor Abstrich

16.29.5.3 Management bei PAP IIID (LSIL)
- **PAP IIID** (LSIL) → HPV-, PAP-Wiederholung, Kolposkopie (PE, ECC) in 3–6 Mon.:
  - **CIN/SIL, AIS, Karzinom** → Therapie entsprechend Leitlinie
  - **High-Risk HPV pos.** (bei neg. Histologie od. Kolposkopie ohne PE/ECC) → Wiederholung PAP, HPV, Kolposkopie (PE/ECC) in 6–12 Mon.
  - **High-Risk HPV neg.** (bei neg. Histologie od. Kolposkopie ohne PE/ECC) → Routinekontrolle in 1 a

16.29.5.4 Management bei PAP IIIG (AGC-NOS, AGC)
- **PAP IIIG** (AGC-NOS, AGC) → HPV-, PAP-Wiederholung, Kolposkopie, ECC (evtl. PE), TVUS innerhalb 3 Mon.:
  - **Histologie neg., High-Risk HPV neg., Sonografie neg.**:
    - **Postmenopause** → HSK, fraktionierte Kürettage, (evtl. diagnostische Konisation)
    - **Prämenopause** → Kontrolle in 6 u. 12 Mon. PAP, HPV, Kolposkopie (PE/ECC)
  - **Histologie neg., High-Risk HPV pos.**:
    - **Postmenopause** → HSK, fraktionierte Kürettage, (evtl. diagnostische Konisation)
    - **Prämenopause** → Kolposkopie (PE/ECC), HPV in 6 Mon. od. diagnostische Konisation
  - **Histologie pos.** → Therapie entsprechend Leitlinie

16.29.5.5 Management bei PAP IV (HSIL, AIS)
- **PAP IV** (HSIL, AIS) → Kolposkopie (PE/ECC):
  - **CIN/SIL, AIS, Karzinom** → Therapie entsprechend Leitlinie
  - **Histologie der PE bzw. ECC neg. od. keine Histologie** → PAP Wiederholung in 3 Mon.:
    - **PAP IV** → LLETZ u. ECC
    - **PAP < IV** → Neuevaluierung der Ausgangszytologie → PAP IV bestätigt? → LLETZ u. ECC

16.29.5.6 Management bei PAP V (SCC, Adeno-Ca)
- **PAP V** (SCC, Adeno-Ca) → Kolposkopie u. PE/ECC:
  - **Invasion histologisch nachweisbar** → weitere Abklärung nach Befunden
  - **Invasion histologisch nicht nachweisbar** → diagnostische Konisation

16.29.5.7 Management auffälliger PAP-Befunde Schwangerschaft
- PAP-Abklärung wie außerhalb Schwangerschaft, jedoch KEINE ECC bei Schwangeren
- Biopsie ohne Gefahr mgl.

16.29.6 Management histologisch verifizierter LSIL (CIN I), HSIL (CIN II u. III), AIS

- **Individuell angepasste Behandlung** mit Begründung immer mgl.
- **Regelmäßige Kontrolluntersuchungen** = Voraussetzung für exspektatives Management od. Einsatz konservativ ablativer Verfahren

16.29.6.1 Management CIN I (LSIL)
- **CIN I (LSIL)** → Kolposkopie, PE/ECC im Abstand 6–12 Mon.
- **Persistierende CIN I (LSIL) über 2 a** → LLETZ + ECC

16.29.6.2 Management CIN II (HSIL)
- **CIN II (HSIL)** → Kolposkopie, PE/ECC im Abstand max. 6 Mon., Beobachtungszeitraum max. 1 a → LLETZ u. ECC

16.29.6.3 Management CIN III (HSIL), AIS
- **CIN III (HSIL)** → LLETZ u. ECC
- **AIS** → immer LLETZ u. ECC
- **CIN III (HSIL) < 25. Lj.**: 6-mtl. Kontrollen bis 2 a mgl., wenn Läsion vollständig einsehbar u. kein kolposkopischer V. a. Invasion

16.29.6.4 Resektion (Konisation, LLETZ)
- **Ind.**:
  - Persistierende CIN I (LSIL) über 2 a
  - Persistierende High-Risk HPV-Infektion über 2 a mit Zusatzind. (divergierende Befunde)

- HSIL (CIN II, III)
- Rezidivierende pathologische Zytologie ohne histologisches Korrelat
- V. a. auf Frühinvasion
- V. a. auf AIS
- **Techniken**:
  - 1. Wahl: LLETZ: ↓ Komplikationen wie Blutungen, Zervixinsuffizienz u. Frühgeburt (↓ Gewebe entfernt)
  - 2. Wahl: Messerkonisation
- **IUD (z. B. Mirena®) in situ**:
  - Idealerweise vor Eingriff entfernen u. in Desinfektionslösung einlegen
  - Kann unmittelbar danach wieder eingesetzt werden
  - Sonografische Lagekontrolle u. ggf. neuerliche Lagekontrolle in 6 Wo
  - Alternativ: in situ belassen (**Cave**: mgl. spätere Probleme beim Entfernen durch abgeschnittenen Rückholfaden)

16.29.6.5 Oberflächendestruktion
- **Mgl. Ind.**:
  - LSIL (Kondylome, CIN I)
- **Voraussetzungen**:
  - Läsion ektozervikal
  - Transformationszone vollständig einsehbar
  - Zuerst Biopsie
  - Kolposkopische u. zytologische Kontrolle in 6 Mon. gesichert
- **Medikamente**:
  - Imiquimod (z. B. Aldara®): für 16 Wo
  - Trichloressigsäure 85 %: 1–2 min applizieren, evtl. Wiederholung nach 4–6 Wo

16.29.6.6 Weiteres Vorgehen nach Konisation
- **HSIL, CIN II-III → HPV-Impfung nach Konisation** (altersunabhängig 3 Impfungen lt. Standard-Impfschema) → Rezidivrate ↓ (um 65 %)
- **HPV-Test**: frühestens 6 Mon. nach Therapie
- **HSIL (CIN II, III) im Gesunden entfernt**:
  - Gynäkologische Kontrollen (Kolposkopie, Zytologie) in Routineintervallen
  - HPV-Test 6 Mon. nach Therapie
    - Pos. → neuerlicher HPV-Test nach 6 Mon.
    - Neg. → Kontrollen in Routineintervallen
- **HSIL (CIN II, III) nicht im Gesunden (non in sano) entfernt**:
  - Kolposkopische, zytologische u. histologische Kontrolle in 3–6 Mon.
  - HPV-Test erst nach 6 Mon. (falls neg. → CIN-2+-Rezidivrisiko nur 0,8 % (im Vgl. bei freien Resektionsrändern bei 3,7 %) (Hoffmann et al. 2017)
  - Persistenz HSIL → Rekonisation/HE
- **AIS nicht im Gesunden (non in sano) entfernt** → Nachresektion od. HE

16.29.6.7 CIN (SIL) in Schwangerschaft
- CIN I (LSIL) → Kontrolle 6–8 Wo p.p.
- CIN II, III (HSIL), AIS → Kolposkopie u. PAP in 12-wöchigen Abständen bis Geburt → Kontrolle 6–8 Wo p.p.
- Histologie Invasion → individuelles Vorgehen je nach perinatologisch-onkologischem Konsil (Reich et al. 2018)

16.29.7 HPV-Impfung

- **Allgemeines**:
  - **Wirkung**:
    - Persistierende HPV-Infektionen in 95–100 % der Fälle verhindert
    - Verhinderung von Präkanzerosen + HPV-induzierten Kondylomen
    - Kein therapeutischer Effekt auf aktuelle Läsion (z. B. CIN II)
  - **Zielpopulation**:
    - Mädchen u. Jungen 9.–14. Lj., idealerweise vor 1. Sexualkontakt (2 Dosen)
    - Junge Frauen u. Männer bis 26. Lj.: 3 Dosen
    - Sexuell aktive Erwachsene bis 45. Lj.: Entscheidung individuell
    - St. p. LLETZ: HPV-Impfung möglichst zeitnah während od. nach Konisation
  - **Schwangerschaft**: Impfung nicht empfohlen
  - **Stillzeit**: Impfung mgl.
  - **Nach HPV-Impfung**: Krebsfrüherkennungsuntersuchungen weiterhin empfohlen
- **Ländervergleich**:
  - **Deutschland**:
    - Empfehlung für Mädchen u. Jungen 9–14. Lj.: 2 Dosen im Abstand ≥ 5 Mon., soll vor 1. GV abgeschlossen sein
    - Nachholimpfungen: bis 18. Lj.
    - Impfstoffe: Cervarix®, Gardasil 9®
  - **Österreich**:
    - Bei allen Frauen bis 45. Lj. empfohlen
    - Kostenlos für alle Personen 9.–21. Geburtstag: 2 Dosen im Abstand 6–12 Mon.
    - Ab 30. Geburtstag: 3 Dosen
    - Verwendeter Impfstoff: Gardasil® u. Gardasil 9® (schützt vor 9 HPV-Typen)
  - **Schweiz**:
    - Empfehlung für Mädchen u. Jungen 11.–14. Lj.
    - Nachholimpfungen: 15.–26. Lj. a (bis 26. Lj. kostenlos)
    - Impfschema: 9.–14. Lj.: 2 Dosen (0, 5–12 Mon.); ab 15. Lj.: 3 Dosen (0, 1–2, 6 Mon.)
    - Impfstoffe: Cervarix®, Gardasil 9®

16.30 Primäre Ovarialinsuffizienz

s. Prämature Ovarialinsuffizienz (POI)

16.31 PROM (preterm rupture of membranes)

s. Vorzeitiger Blasensprung am Termin

16.32 Protrahierte Geburt

s. Geburtsphasen

16.33 Pruritus gravidarum

s. Lebererkrankungen (Schwangerschaft)

16.34 Pruritus vulvae

s. Vulvitis

16.35 Psychose (Schwangerschaft u. Stillzeit)

16.35.1 Risiko

- Risiko ↑ für viele Schwangerschafts- u. Neugeborenenkomplikationen (z. B. GDM, Präeklampsie, Frühgeburtlichkeit, SGA) → Risikoschwangerschaft
- **Schwangerschaft**: Risiko für Rezidive od. Erstmanifestationen nicht per se ↑, schützt aber auch nicht davor
- **Postpartalzeit**: Erkrankungsrisiko für psychotische Episoden deutlich ↑, oftmals Erstmanifestation einer bipolaren Erkrankung, s. auch Abschn. 16.23

16.35.2 Beratung, Empfehlungen

- **Optimierung Lebensstil präkonzeptionell**: z. B. Verzicht auf Nikotin u. Alkohol, Normalisierung Körpergewicht, Bewegung, ausgewogene Ernährung, Folsäureprophylaxe
- Sorgfältige **gynäkologische Überwachung** u. **psychiatrische Begleitung** notwendig

- Weiterführende **Sonografieuntersuchung** zur Bestätigung einer unauffälligen fetalen Entwicklung anbieten
- **Peripartales Management**: Sicherstellung Schlaf, Reizabschirmung, Stressreduktion, Unterstützung durch Partner, Familie, Beratungsstellen etc.

16.35.3 Therapie

- 1. Wahl: Quetiapin (z. B. Seroquel®)
- Bereits bestehende Medikation nicht abrupt ↓ od. absetzen (Rezidivgefahr), auch wenn nicht 1. Wahl
- Ggf. vorübergehende Dosis-↑ der antipsychotischen Medikation p.p. (https://www.embryotox.de/erkrankungen/details/ansicht/erkrankung/psychosen o. J.-b)

16.36 Pubertas praecox/tarda

s. Pubertätsstörung

16.37 Pubertätsstörung, gestörte Pubertätsentwicklung, Entwicklungsverzögerung, Störung der Brustentwicklung

16.37.1 Allgemeines

- Normvarianten der Pubertät: ≈ 3 %
- Pathologische Störungen der Pubertät: viel seltener
- Prim. Amenorrhö (bei sonst normaler Pubertätsentwicklung u. Abschluss Thelarche) → genitale Fehlbildung od. Syndrom mit prim. Ovarialinsuffizienz ausschließen

16.37.2 Wann sollte Abklärung erfolgen

- Keine Pubertätsentwicklung bis 13. Geburtstag
- Keine Menarche 3 a nach stattgehabter Thelarche
- Pubertätsentwicklung stagniert > 18 Mon.
- Zeitintervall B2 der Brustentwicklung bis Menarche > 5 a
- Keine Menstruation bis 16. Geburtstag (= prim. Amenorrhö) od. bis 14. Geburtstag bei gleichzeitig fehlender Pubertätsentwicklung, Zeichen des Hirsutismus u. exzessiver Sport od. Essstörungen

16.37.3 Normale weibliche Pubertät

- **Adrenarche** (gradueller Anstieg adrenaler Androgene (DHEA u. DHEAS), 1. Zeichen der Pubertät): ab ≈ 7. Lj.
- **Pubarche** (Entwicklung Schambehaarung): ≈ 10,5 Lj. (8.–13. Lj.)
- **Thelarche** (Entwicklung Brustdrüse): ≈ 11. Lj. (9.–14. Lj.)
- **Menarche**: ≈ 13. Lj. (11,5–15. Lj.)
- **Pubertätswachstumsschub**: ≈ 12. Lj.

16.37.4 Pubertas praecox

Sek. Geschlechtsmerkmale/Menarche vor dem 8. Geburtstag (vollendetes 8. Lj.); (DD frühnormale Pubertät = Pubertätsbeginn im 9. Lj.)

16.37.4.1 Formen
- **Pubertas praecox vera** (zentral):
  - Vorzeitige Aktivierung der Hypothalamus-Hypophysen-Gonaden-Achse
  - **Urs.**: idiopathisch (90 %), ZNS-Läsionen (Trauma, Radiatio, Tumore, entzündliche Erkrankungen etc.), genetisch
- **Pseudopubertas praecox** (peripher):
  - Überproduktion Geschlechtshormone ohne ↑ Gonadotropin
  - **Urs.**: hormonproduzierende Tumore (adrenale, ovarielle etc.), McCune-Albright-Syndrom, Ovarialzyste, exogene Östrogenzufuhr (therapeutisch, akzidentell), schwere prim. Hypothyreose, AGS

16.37.4.2 Symptome
- Prämature Thelarche, Pubarche, Adrenarche, Menarche
- Virilisierung
- Fluor
- Mamillensekretion
- Vorzeitiger Wachstumsschub
- Hautveränderungen

16.37.4.3 Diagnostik
- Anamnese u. körperliche Untersuchung: Reifezeichen nach Tanner
- Bei Pubesbehaarung, beschleunigter Wachstumsgeschwindigkeit, pubertärem inneren Genitale (Sonografie) u. beschleunigtem Knochenalter (Röntgen linke Hand) → Diagnose Pubertas praecox
  - Weitere Differenzierung: E_2-Spiegel normal bis ↑ → GnRH-Test
    - LH- u. FSH-Spiegel pubertär → MRT Cerebrum (ZNS-Läsion – s. o.)
    - LH- u. FSH-Spiegel präpubertär supprimiert → Sonografie Ovar, Nebenniere (Tumor? Zyste?)

16.37.4.4 DD
- Prämature Thelarche
- Prämature Pubarche
- Familiärer Hochwuchs
- AGS

16.37.4.5 Therapie
- **Ind.:** Menarche vor 7. Lj., schnelles Wachstum, schnelle Zunahme der sek. Geschlechtsmerkmale innerhalb 6 Mon.
- Therapie nur durch Spezialisten – v. a. durch pädiatrische Endokrinologen
- Frühzeitiger Therapiebeginn wichtig, um Kleinwuchs (vorzeitiger Wachstumsstopp) zu verhindern – Optimierung Wachstumspotenzial im Vordergrund
- Je nach Ätiologie:
  - Pseudopubertas praecox:
    - Je nach Urs.
    - Tumore: OP, Radio- u./od. Chemotherapie
    - Therapie des AGS
  - Pubertas praecox vera: medikamentöse Therapie: GnRH-Agonisten (z. B. Leuprorelinacetat-Depot 3,75 mg od. Triptorelinacetatdepot 3,75 mg, Dosis je nach KG) (Malliou und Frank-Herrmann 2023)

16.37.5 Pubertas tarda

16.37.5.1 Def.
- Ausbleibende Thelarche: > 13,5 Lj. noch keine Brustknospung
- Prim. Amenorrhö: bis Abschluss 16. Lj. noch keine Menarche

16.37.5.2 Ätiologie
- **Hypothalamisch-hypophysäre Unterfunktion:**
  - **Transient:**
    - Am häufigsten: **konstitutionelle Entwicklungsverzögerung** (= Normvariante ohne Krankheitswert): Ausschlussdiagnose; „harmonischer" Ablauf der Pubertät, Größe aber < 3. Perzentile, Endlänge im genetischen Zielbereich, oft familiär gehäuft
    - Leistungssport, Anorexie, Unterernährung, stärkere Gewichtsabnahme, übermäßiger Stress, Drogenmissbrauch, chronische Erkrankungen wie z. B. Niereninsuffizienz, Anämien, CED, Asthma
  - **Permanent:**
    - Tumore: Kraniopharyngeom, Hypophysenadenom
    - Erworben: perinatale Asphyxie, Schädel-Hirn-Trauma, Radiatio, OP
    - Systemerkrankungen: Histiozytose, M. Wilson
    - Genetischer Defekt: z. B. Kallmann-Syndrom
- **Hypergonadotrope Ovarialinsuffizienz:** z. B. Turner-Syndrom, XY-Gonadendysgenesie, erworben: St. p. Radiatio u./od. Chemotherapie

16.37.5.3 Symptome
- Ausbleibende Brustentwicklung u. Sekundärbehaarung
- Prim. Amenorrhö

16.37.5.4 Diagnostik
- **Anamnese**: Pubertäts- u. Wachstumsverlauf der Eltern/Geschwister, genetischer Zielbereich, Kopfschmerzen, Sehstörungen, Erbrechen, Essverhalten, Riechvermögen, Sport, Vorerkrankungen, Medikamente etc.
- **Klinische Untersuchung**: Pubertätsentwicklung nach Tanner
- **Röntgen linke Hand**: Knochenalter?
- **Sonografie**: Ovarien, Uterus
- **Labor**:
  - **Hormonbasisdiagnostik/basaler Hormonstatus**: LH, FSH, TSH, Estradiol, Prolaktin, Testosteron, Androstendion, 17-OHP, DHEAS
    - Normvariante, zentrale Störung: LH u. FSH präpubertär
    - Gonadeninsuffizienz: LH u. FSH ↑
  - **GnRH-Test**: im Zentrum
    - Sekundärdiagnostik bei Abklärung eines auffällig niedrigen LH (Ausschluss organischer Urs.)
    - DD hypothalamisch-hypophysäre Urs.
- **MRT-Cerebrum**: bei hypogonadotropem Hypogonadismus
- **Chromosomenanalyse**: bei hypergonadotropem Hypogonadismus

16.37.5.5 Therapie
- **Ziel**: Behebung Östrogendefizit
- Therapie nur durch Spezialisten – i. d. R. pädiatrische Endokrinologen
- **Pubertätsinduktion bei Mädchen ab 12. Lj.**: hormonelle Ersatztherapie
  - Estradiolvalerat 0,2 mg/d für 6 Mon., anschließend
  - Estradiolvalerat 0,5 mg/d für 6–12 Mon., anschließend
  - Estradiolvalerat 1–1,5 mg/d + Chlormadinonacetat 2 mg/d 1–14 ab dem 2. a
  - Estradiolvalerat 2 mg/d + Chlormadinonacetat 2 mg/d 1–14 ab dem. 3. a (od. Dydrogesteron 10 mg (z. B. Femoston®) od. mikronisiertes Progesteron 200 mg d 1–14 abends od. Progesteron 100 mg (z. B. Utrogestan®, Arefam®) im Langzyklus)
    - Ggf. Langzeittherapie bei Ovarialinsuffizienz bis ≥ 50. Lj.
    - Ggf. auf transdermales Estradiol umstellen, immer in Kombination mit Progesteron bei Uterus in situ!
- Ggf. ursächliche Therapie: z. B. OP Hypophysentumor
- Ggf. Substitution Schilddrüsen u./od. NNR-Hormone
- Ggf. operative Entfernung rudimentärer Gonaden: **Cave**: Entartungsrisiko bei Turner-Syndrom mit Streak-Gonaden!
- **Konstitutionell verzögerte Pubertätsentwicklung**: keine Therapie erforderlich, solange keine psychische Belastung (Malliou und Frank-Herrmann 2023)

16.37.6 Prämature Pubarche/Adrenarche

16.37.6.1 Ätiologie
- Evtl. isolierte frühzeitigere Aktivierung der NNR (Normvariante)

16.37.6.2 Symptome
- Vorzeitige Schambehaarung, selten Axillarbehaarung (5.–8. Lj.)
- Keine Zeichen progredienter Pubertätsentwicklung
- Evtl. Akne
- Normale Endgröße

16.37.6.3 Diagnostik
- Keine Klitorishypertrophie, normale Wachstumsgeschwindigkeit, normales bis leicht beschleunigtes Knochenalter, DHEAS-Spiegel früh pubertär → Diagnose Prämature Adrenarche → keine weitere Diagnostik, aber Kontrolle!
- Bei Klitorishypertrophie, beschleunigter Wachstumsgeschwindigkeit u. deutlich beschleunigtem Knochenalter sowie ↑ DHEAS-Spiegel → weitere Abklärung:
  - Ausschluss Late-onset-AGS → 17-OHP, ACTH-Test
  - Ausschluss Pubertas praecox → GnRH-Test
  - Sonografie (bzw. MRT) Nebenniere u. inneres Genitale (virilisierender adrenaler od. ovarieller Tumor?) (Strowitzki und Ortmann 2024)

16.37.6.4 Therapie
- Keine erforderlich
- Regelmäßige Kontrollen: mgl. Übergang in behandlungsbedürftige zentrale Pubertas praecox ausschließen

16.37.7 Prämature Thelarche

16.37.7.1 Ätiologie
- Evtl. passagere ovarielle Follikelzysten

16.37.7.2 Symptome
- Einseitige od. bds. Vergrößerung der Brustdrüse (< 8. Lj., meist < 2. Lj.)
  - nur Brustdrüsenkörper vergrößert, Mamille unbeteiligt (DD (Pseudo-)Pubertas praecox: auch Mamillen vergrößert)
- Keine anderen Pubertätszeichen
- Keine Akzeleration von Wachstum u. Knochenreifung
- Spontane Regression od. Persistenz bis Pubertät mgl.

16.37.7.3 Diagnostik
- Bei normaler Pubesentwicklung, normaler Wachstumsgeschwindigkeit, normaler Sonografie inneres Genitale u. normalem Knochenalter → Diagnose prämature Thelarche
- Ansonsten wie Pubertas praecox, insb. auch bei rasch progredienter Brustentwicklung (Strowitzki und Ortmann 2024)

16.37.7.4 Therapie
- I. d. R. keine erforderlich
- Regelmäßige Kontrollen: weitere pubertäre Veränderungen? – mgl. Übergang in behandlungsbedürftige zentrale Pubertas praecox ausschließen
- Bei rasch progredienter Brustentwicklung

16.37.8 Prämature Menarche

16.37.8.1 Symptome
- Vorzeitige vag. Blutungen, extrem selten

16.37.8.2 Diagnostik
- Anamnese bzw. Inspektion:
  - Fremdkörper? Verletzung? Infektion? lokale Tumore?
  - Exogene Östrogene durch Medikamente?
  - Sexueller Missbrauch?
  - Zentrale u periphere Pubertas praecox ausschließen: s. Abschn. 16.37.4

16.37.8.3 Therapie
- Je nach Urs.

16.38 Puerperalpsychose

s. Postpartale Psychose

16.39 Puerperalsepsis, „Toxic-Shock-Syndrom (TSS)"

Lebensbedrohliches, septisches Krankheitsbild infolge Infektion während Schwangerschaft, Geburt, Fehlgeburt od. Wochenbett; **Letalität**: bis 50 %; **Erreger**: meist Gruppe-A-Streptokokken; **Cave**: optischer Eindruck einer Wöchnerin mit anfänglich gutem, rosigem Aussehen vertuscht oft inzipiente schwerwiegende Infektion

16.39.1 Symptome

- Unspezifisch
- Häufig inital plötzlich auftretender starker Schmerz
- Lokale Infektion mit Schwellung u. Rötung (≈ 80 %)
- Grippeähnliche Beschwerden (≈ 20 %)
- Verwirrtheit
- Innerhalb von h häufig therapierefraktärer septischer Schock mit Multiorganversagen (Donders et al. 2021)

16.39.2 Komplikationen

- Septischer Schock mit Multiorganversagen, DIC
- Ovarialvenenthrombose

16.39.3 Diagnostik

- Klinische/gynäkologische Untersuchung
- **Labor**: BB, Diff., Entzündungsparameter, Laktat, Procalcitonin, Gerinnung, LFP, NFP, Blutkulturen, Abstriche
  - Plötzlicher sehr hoher Anstieg von CRP, Procalcitonin, massive Leukozytose
  - Diff.: Linksverschiebung
- TVUS/Abdomensonografie
- Ggf. CT-Abdomen: Ausschluss Ovarialvenenthrombose od. pelviner Abszess

16.39.4 Therapie

- Intensivmedizinische Überwachung u. Therapie
- Low-Dose-Heparinisierung (NMH): Enoxaparin (z. B. Lovenox®, Inhixa®, Clexane®) 40 mg, Dalteparin (z. B. Fragmin®) 5000 IE
- **Antibiose**:
  - Bei Verdacht sofort u. hochdosiert beginnen!
  - Zweierkombination: z. B. Amoxicillin/Clavulansäure (z. B. Curam®) 2,2 g 3 x tgl. i.v. od. Ceftriaxon (z. B. Rocephin®) 1 g tgl. od. Imipenem 500 mg 4 x tgl. i.v. + Clindamycin (z. B. Dalacin C®) 300–600 mg 4 x tgl. od. 900 mg 3 x tgl. i.v.
  - Dreierkombination: z. B. Amoxicillin/Clavulansäure 2,2 g 3 x tgl. i.v. od. Ceftriaxon 1 g tgl. i.v. + Clindamycin 300–600 mg 4 x tgl. i.v. + Gentamicin 300 mg 1 x tgl. i.v. (Cave: Niereninsuffizienz)

- **Chirurgische Therapie**:
  - Débridement
  - Laparotomie mit ausgiebiger Spülung
  - Ultima Ratio: HE (Ochsenbein-Kölble et al. 2024)

16.40 Pulmonalembolie (Schwangerschaft)

s. Lungenembolie

16.41 Pyelonephritis (Nierenbeckenentzündung)

Cave: lebensbedrohlich bei obstruktiver Genese (Urosepsisgefahr); v. a. bei Kindern u. alten Patienten mit unklarem Fieber an Pyelonephritis denken! **Häufigste Fehldiagnose**: akute Lumbago

16.41.1 Symptome

- Plötzlich hohes Fieber u. Schüttelfrost
- Starke Flanken- od. Rückenschmerzen
- Übelkeit, Erbrechen
- Pollakisurie, Dysurie
- Allgemeines Krankheitsgefühl

16.41.2 Diagnostik

- Klinisch
- Urinstreifentest (z. B. Combur®): Leukozyturie, Hämaturie, Nitrit pos.
- Urinkultur obligatorisch, insb. in der Schwangerschaft auch nach Therapie zur Sicherung des Therapieerfolges (Kranz et al. 2025)
- Ggf. Labor: Entzündungswerte, BB, NFP, (Blutkulturen)
- Ggf. Sonografie Nieren u. ableitende Harnwege
- Ggf. CT

16.41.3 Therapie

- Stationär bei schlechtem AZ: z. B. Fieber, Schüttelfrost
- **Unkomplizierte Pyelonephritis (leichter Verlauf)**: nach Kultur orale Antibiose
  - Fluorchinolone: **Cave**: Rote-Hand-Briefe zu Fluorchinolonen
    - Ciprofloxacin 500–750 mg 2 x tgl. p.o. für 1 Wo
    - Levofloxacin 750 mg 1 x tgl. p.o. für 5 d

- Betalaktamantibiotika:
  - Cefpodoxim 200 mg (z. B. Biocef®, Cefpodoxim Sandoz®) 2 x tgl. p.o. für 10 d
  - Amoxicillin/Clavulansäure: z. B. Xiclav®, Augmentin®, Clavamox®, Amoxiclav®, Co-Amoxicillin® 1 g 2–3 x tgl. p.o. für 7–14 d
- Cotrimoxazol (Trimethoprim/Sulfamethoxazol): z. B. Cotrim®, Eusaprim® 960 mg 2 x tgl. p.o. für 14 d
- **Unkomplizierte Pyelonephritis (schwerer Verlauf)**:
  - Bei notwendiger stationärer Aufnahme: parenterale Antibiose, nach klinischer Besserung Umstellung auf orale Therapie
  - 1. Wahl:
    - Cephalosporine 3. Gen.: Cefotaxim, Ceftriaxon (z. B. Rocephin®)
    - Fluorchinolone (z. B. Ciprofloxacin)
  - 2. Wahl:
    - (Acyl-)Aminopenicilline mit BLI: z. B. Piperacillin/Tazobactam
    - Aminoglykoside: z. B. Gentamicin (± ß-Lactam-Antibiotikum)
- **Schwangerschaft u. Stillzeit**:
  - Amoxicillin 1 g 3 x tgl. p.o. für 7–10 d
  - Cefpodoxim (z. B. Biocef®, Cefpodoxim Sandoz®) 200 mg 2 x tgl. p.o. für 10 d
  - Initiale parenterale Antibiotikatherapie: Aminopenicilline (z. B. Amoxicillin) od. Cephalosporine Gruppe 2 (z. B. Cefuroxim – z. B. Zinnat®, Cefuroxim Sandoz®) od. 3 (z. B. Ceftriaxon – z. B. Rocephin®) (Mylonas 2024)
- **Begleitende Therapie**:
  - Analgetika: z. B. Dexibuprofen (z. B. Seractil forte®) 400 mg bis 3 x tgl. p.o.
  - Spasmolytika: Butylscopolamin (z. B. Buscopan®) 10 mg bis 6 x tgl. p.o.
  - Ausreichende Flüssigkeitszufuhr (≥ 1,5 l tgl.)
  - Bettruhe

Literatur

Beckermann M (2021) Welche Vor- und Nachteile hat die Menopausale Hormontherapie (MHT) mit „Bioidentischen" Hormonen. gyne 42:7–14

Bohne S, Langen KA, Gläser R (2024) „Red flags" in der Schwangerschaft – Hautsymptome und ihre Ursachen in der Schwangerschaft. Die Gynakol 12/2024. https://doi.org/10.1007/s00129-024-05305-y

Donders G, Greenhouse P, Donders F et al (2021) Genital tract GAS infection ISIDOG guidelines. J Clin Med 10. https://doi.org/10.3390/jcm10092043

Endometriumkarzinom, Leitlinienprogramm Onkologie (Deutsche Krebsgesellschaft, Deutsche Krebshilfe, AWMF, Leitlinienprogramm Onkologie (S3-level, AWMF registry no. 032-034OL) (o.J.). https://www.leilinienprogramm-onkologie.de/leitlinien/endometriumkarzinom/

Hocke A (2023) Psychosomatisches Handeln in Gynäkologie und Geburtshilfe – Häufige Krankheitsbilder in der Praxis. Die Gynakol 9/2023. https://doi.org/10.1007/s00129-023-05112-x

Hoffmann SR et al (2017) Patterns of persistent HPV infection after treatment for cervical intraepithelial neoplasie (CIN): a systematic review. Int J Cancer 141:8–23

https://www.embryotox.de/erkrankungen/details/ansicht/erkrankung/psychosen (o.J.-a). Zugegriffen am 02.04.2025

https://www.embryotox.de/erkrankungen/details/ansicht/erkrankung/psychosen (o.J.-b). Zugegriffen am 27.12.2024

Knochenhauser SI, Schmitz R (2023) Placenta-accreta-Spektrum-Störung (PAS) – eine wegweisende pränatale Diagnose. Die Gynakol 8/2023. https://doi.org/10.1007/s00129-023-05115-8

Koliopoulos G et al (2017) Cytology versus HPV testing for cervical cancer screening in the general population. Cochrane Database Syst Rev 8:CD8587

Kranz J, Schneidewind L, Stangl F, Wagenlehner F (2025) Harnwegsinfekte in der Schwangerschaft – die wesentlichen Punkte der aktualisierten S3-Leitlinie zu unkomplizierten Harnwegsinfektionen bei Schwangeren im Überblick. gynäkologie + geburtshilfe 2. https://doi.org/10.1007/s15013-025-6033-z

Leitlinienprogramm Onkologie (Deutsche Krebsgesellschaft, Deutsche Krebshilfe, AWMF) (2022) S3-Leitlinie Diagnostik, Therapie und Nachsorge der Patientin mit Zervixkarzinom, Langversion, 2.2, 2022, AWMF-Registernummer: 032/033OL. https://www.leitlinienprogramm-onkologie.de/leitlinien/zervixkarzinom/

Ludwig M (2016) Peri- und Postmenopause – Ein Handbuch für die Praxis. optimist Fachbuchverlag, Hamburg

Ludwig M (2019) Gynäkologische Endokrinologie – Ein Handbuch für die Praxis, 3., erw. Aufl. optimist Fachbuchverlag, Hamburg

Ludwig M (2022) Sinnvolles tun – Unsinniges lassen. Über das primum nil nocere in der gynäkologischen Endokrinologie. optimist Fachbuchverlag, Hamburg

Malliou-Becher MN, Frank-Herrmann P (2023) Entwicklung und Zyklusverhalten in Pubertät und Adoleszenz – was ist normal und wann sollte man eingreifen. Gynäkol Endokrinol 1/2023. https://doi.org/10.1007/s10304-022-00493-z

Mühlhauser I, Beckermann M (2022) Menopausale Hormontherapie: Evidenz und Eingang in die Praxis. In: Schröder H, Thürmann P, Telschow C, Schröder M, Busse R (Hrsg) Arzneimittel-Kompass. Springer, Berlin/Heidelberg. https://doi.org/10.1007/978-3-662-66041-6_7

Mylonas I (2024) Infektion in Gynäkologie und Geburtshilfe, 2. Aufl. Elsevier, München

Ochsenbein-Kölble N, Krähenmann F, Franz M, Kainer F (2024) Wochenbett, Nachuntersuchungen. In: von Kaisenberg C, Klaritsch P, Hösli-Krais I (Hrsg) Die Geburtshilfe, Springer Reference Medizin, 6. Aufl. Springer, Berlin/Heidelberg. https://doi.org/10.1007/978-3-662-63506-3_46

Panay N, Anderson RA, Bennie A et al (2024) Evidence-based guideline: premature ovarian insufficiency. Hum Reprod Open 4:hoae065. https://doi.org/10.1093/hropen/hoae065

Peri- and Postmenopause – Diagnosis and Interventions (2020) guideline of the DGGG, SGGG and OEGGG (S3 level, AWMF registry no. 015-062, January). http://www.awmf.org/leitlinien/detail/ll/015-062.html

Peripartal haemorrhage, diagnosis and therapy (2022) Guideline of the DGGG, OEGGG and SGGG (S2k-level, AWMF registry no. 015/063, August). http://www.awmf.org/leitlinien/detail/ll/015-063.html

Rehnitz J, Strowitzki T (2019) Labordiagnostik bei prämaturer Ovarialinsuffizienz (POI). Gynakologe 52:826–830. https://doi.org/10.1007/s00129-019-04514-0

Reich O, Braune G, Eppel W et al (2018) Joint guideline of the OEGGG, AGO, AGK and ÖGZ on the diagnosis and treatment of cervical intraepithelial neoplasia and appropriate procedures when cytological specimens are unsatisfactory. Geburtshilfe Frauenheilkd 78:1232–1244. https://doi.org/10.1055/a-0764-4875

Rodriguez-Cabezas L, Clark C (2018) Psychiatric emergencies in pregnancy and postpartum. Clin Obstet Gynecol 61:615–627. https://doi.org/10.1097/grf.0000000000000377

Rohde A (2019) PMS und PMDS – Behandlungsmöglichkeiten in der Frauenarztpraxis, wenn die psychischen Symptome im Vordergrund stehen. Gyne 2:30–36

Runkel A, Sparwasser A, Hasenburg A (2023) PID („pelvic inflammatory disease"): eine diagnostische Herausforderung. Gynäkologie 56:454–461. https://doi.org/10.1007/s00129-023-05086-w

Santoro N, Braunstein G, Butts C et al (2016) Compounded bioidentical hormones in endocrinology practice: an endocrine society scientific statement. J Clin Endocrinol Metab 101(4):1318–1343. https://doi.org/10.1210/jc.2016-1271

Schaudig K, Schwenkhagen A (2024) Sie fragen – Experten antworten. Bioidentische Hormone und Hormonstatus in der Perimenopause. Frauenarzt 4:274–278

Schlembach D, Kainer F (2023) Blutungen im 3. Trimenon (ante- und subpartual), Placenta und Vasa praevia, vorzeitige Plazentalösung. In: von Kaisenberg C, Klaritsch P, Hösli-Krais I (Hrsg) Die Geburtshilfe, Springer Reference Medizin. Springer, Berlin/Heidelberg. https://doi.org/10.1007/978-3-662-44369-9_20-2

Schüler-Toprak S, Bausewein L, Ortmann O (2025) Einfluss endogener und exogener Hormone in der Peri- und Postmenopause auf das Krebsrisiko. Die Gynakol 4/2025. https://doi.org/10.1007/s00129-025-05345-y

Schwenkhagen A (2024) Wechseljahre: Behandlung mit biodentischen Hormonen. In: SWR Wissen. https://www.swr.de/wissen/wechseljahre-behandlung-mit-biodentischen-hormonen-100.html

Segerer S, Sonntag B (2024) Die neue internationale PCOS-Leitlinie – welche Neuerungen bringt das erste Update? Die Gynakol 57:86–93

Strowitzki T, Ortmann O (2024) Klinische Endokrinologie für Frauenärzte, 6. Aufl. Springer, Berlin/Heidelberg. https://doi.org/10.1007/978-3-662-65517-7

Stute P, Neulen J, Wildt L (2016) The impact of micronized progesterone on the endometrium: a systematic review. Climacteric 19(4):316–328. https://doi.org/10.1080/13697137.2016.1187123

Theis S, Bachmann A, Bralo H, Freerksen-Kirschner N et al (2025) Prämature Ovarialinsuffizienz (POI) Pilotprojekt und nationales Register. Gynäkologie 58:255–261. https://doi.org/10.1007/s00129-025-05346-x

Buchstabe Q

17.1 Querlage

s. Lageanomalien

Buchstabe R

18

18.1 Randsinusblutung

Blutung in Spätschwangerschaft od. subpartal durch Zerreißen des Sinus circularis placentae

18.1.1 Symptome

- Diskontinuierliche, leichte schmerz- u. wehenfreie vag. Blutung

18.1.2 Diagnostik

- Sonografie, Spekulumuntersuchung: Ausschluss Placenta praevia, vorzeitige Plazentalösung, Insertio velamentosa bzw. sonstiger Blutungsquelle

18.1.3 Therapie

- I. d. R. abwartende Haltung mgl. – Schonung, Verzicht auf GV, regelmäßige Kontrollen
- Vag. Entbindung in Terminnähe häufig mgl.
- Schwere Fälle: Sectio, intensivmedizinische Überwachung/Therapie

18.2 Refluxösophagitis (Schwangerschaft u. Stillzeit)

s. Sodbrennen

18.3 Regelschmerzen

s. Dysmenorrhö

18.4 Regelwidrige Schädellagen

s. Lageanomalien

18.5 Reizblase

s. Harninkontinenz

18.6 Rektozele

s. Descensus genitalis

18.7 Restless-Legs-Syndrom (RLS) (Schwangerschaft)

Prävalenz (Schwangerschaft): jede 3. Schwangere (8. u. 9. Schwangerschaftsmon.)

18.7.1 Symptome

- Bewegungsdrang der Extremitäten mit Parästhesien wie Kribbeln, Schmerzen, Kälte- od. Hitzegefühl (v. a. Waden) besonders in Ruhesituationen
- Vorübergehende Erleichterung durch Bewegung
- ↑ Auftreten abends u. nachts

18.7.2 Diagnostik

- Labor: insb. Ferritin
- Ggf. neurologische Begutachtung

18.7.3 Therapie

- Typische RLS-Symptome + Ferritin < 75 µg/l → orale Eisensubstitution
- 2. u. 3. Trim. Ferritin < 30 µg/l → Eiseninfusion in Erwägung ziehen
- Ggf. neurologische Begutachtung: ab 2. Trim.: z. B. Gabapentin od. Levodopa

18.7.4 Prognose

- Sistiert meist p.p., aber Lebenszeitrisiko deutlich ↑ (Cassel und Cassel 2025)

18.8 Rezidivierender Harnwegsinfekt

s. Harnwegsinfekt

18.9 Rezidivierender Spontanabort

s. Abortus habitualis

18.10 Rhesusprophylaxe (Anti-D-Prophylaxe), Antikörpersuchtest (indirekter Coombs-Test), Alloimmunantikörper, irreguläre Antikörper, AB0-Inkompatibilität

Rhesusprophylaxe = passive Immunisierung Rh-neg. Frauen, um Antikörperbildung gegen Rh-Faktor zu verhindern (u. somit mgl. Komplikationen bei Folgeschwangerschaften mit Rh-pos. Feten)

18.10.1 Allgemeines

- **Zeitpunkt**: Gabe innerhalb 72 h (bei Vergessen → Effekt bis 14 (28) d p.p.)
- **Wirkdauer**: 12–14 Wo
- **Präparat**: 300 μg Anti-D-Ig, z. B. Rhophylac® i.m. od. i.v.
- **Blutgruppen Weak D Typ 1, 2 od. 3**: gelten als Rhesus pos. → keine Rhesusprophylaxe notwendig
- **Alternative zur ungezielten Rhesusprophylaxe**: gezielte Rhesusprophylaxe durch pränatale Bestimmung des fetalen Rhesusfaktors D aus maternalem Blut (RhD-NIPT, nichtinvasiver Pränataltest, frühestens ab 11 + 0 SSW): 40 % der Rhesusprophylaxen dadurch vermeidbar

18.10.2 Indikationen

- **Rh-neg. Schwangere** (bei Rh-pos. Partner; wenn beide Eltern Rh neg. → Kind kann nur Rh neg. sein):
  - 28.–30. SSW (nur wenn keine irregulären Ak der Spezifität Anti-D vorliegen – d. h. Antikörpersuchtest neg.!)
  - Postpartal bei Rh-pos. Kind

- Für ungeplante Anti-D-Prophylaxe (Abort) keine einheitlichen Empfehlungen (Frankreich, WHO: keine Prophylaxe < 12. SSW; AWMF: Prophylaxe > 9 + 0 SSW):
  - Exspektativ: ab 9 + 0 SSW
  - Operativ: unabhängig vom Schwangerschaftsalter
  - Medikamentös: ab 9 + 0 SSW, innerhalb von 72 h nach Misoprostol
  - Nach spontanem Abort: ab 9 + 0 SSW
- Partialmole, EUG: unabhängig von SSW
- Invasive diagnostische Eingriffe: z. B. Chorionzottenbiopsie, Amniozentese
- Vag. Blutungen
- Traumata
- Cerclage
- IUFT
- Äußere Wendung

18.10.3 Antikörpersuchtest (indirekter Coombs-Test)

Durch irreguläre Rhesus-Ak Gefahr Morbus haemolyticus fetalis et neonatorum; **Ziel der Screeninguntersuchung**: Alloimmunisierung frühzeitig erkennen

18.10.3.1 Indikationen
- 1. Trim. (möglichst früh)
- 24.–27. SSW
- Postpartal 24–48 h nach Rhesusprophylaxe: muss pos. sein, falls neg. → nochmalige Anti-D-Gabe, erneuter Nachweis Antikörperüberschuss nach 24 h → bei Bedarf weitere Gaben

18.10.3.2 Risiko fetale Anämie in Abhängigkeit des Alloantikörpers
- **Hohes Risiko**: Rh-D, Rh-c, Rh-E, Kell
- **Intermediäres Risiko**: Rh-C, Rh-E
- **Geringes Risiko**: Duffy (Fy), Kidd (Jk)
- **Sehr geringes Risiko**: M, N, S; Lutheran (Lu), Lewis (Kapfhammer und Ochsenbein-Kölble 2023)

18.10.3.3 Vorgehen bei pos. Test
- Falls Vater od. Fetus Antigen neg. → keine weiteren Maßnahmen
- Regelmäßige Titerkontrollen im Abstand von 4 Wo: ansteigender Titer = vermehrte Ak-Produktion
- Titer ≥ 1:32 (bei Anti-Kell ≥ 1:8): Risiko ↑↑ für fetale hämolytische Anämie
- Bei relevanten Alloimmunantikörpern mit ↑ Risiko für fetale Anämie (s. o.) → Zuweisung Perinatalzentrum, engmaschige sonografische u. dopplersonografische Kontrollen des Fetus (A. cerebri media)
- Therapie bei fetaler Anämie: intravaskuläre intrauterine Transfusion
- > 35. SSW: Geburtseinleitung

18.11 Rheumatoide Erkrankungen, Rheumatoide Arthritis (chronische Polyarthritis) (Schwangerschaft u. Stillzeit)

18.11.1 Beratung/Risiko

- **Fertilität:** nicht beeinträchtigt
- **Schwangerschaft:** Entzündungsaktivität in ≈ 50 % gebessert (ohne CCP-Ak u. ohne Rheumafaktor sogar in 75 %)
- Evtl. Risiko ↑ für Präeklampsie u. SGA
- **Wochenbett:** ersten 3 Mon. p.p. häufig Krankheitsexazerbation, Stillen kein Einfluss

18.11.2 Therapie

- Enge Zusammenarbeit mit **Rheumatologen**
- **NSAR:** z. B. **Ibuprofen:** z. B. Nurofen®, Aktren®, Brufen®, Irfen®, 400 mg bis 3 x tgl., 1. Wahl; **Diclofenac:** z. B. Voltaren® 50 mg bis 3 x tgl.
    - Cave: bis max. 28. SSW, ab 20. SSW nur Einzeldosen NSAR, sonst Risiko für vorzeitigen Verschluss des Ductus arteriosus Botalli u. fetale Nierenschädigung
    - Stillzeit: erlaubt
- **Systemisch:** Methylprednisolon, Prednisolon bzw. Prednison (möglichst ↓ Dosierung)
- **DMARD:** Sulfasalazin, evtl. in Kombination mit Hydroxychloroquin bzw. Chloroquin
- **TNF-α-Inhibitoren:** Adalimumab (strenge Indikationsstellung)
- **KI** (teratogen): Methotrexat (MTX), Cyclophosphamid, Mycophenolat, Leflunomid; diese Medikamente sollten auch schon bei KiWu abgesetzt werden
    - Nach MTX: zuverlässige Verhütung: heterogene Datenlage (1–6 Mon., EMA empfiehlt 6 Mon.)
    - Nach Cyclophosphamid od. Mecophenolat: zuverlässige Verhütung für 6 Mon.
    - Nach Leflunomid: theoretisch zuverlässige Verhütung für 2 a (https://www.embryotox.de/erkrankungen/details/erkrankung/rheumatoide-arthritis o. J.)
- S. auch Abschn. 13.11

18.11.3 Verhütung

- **1. Wahl:** monophasische orale Kontrazeptiva (deutliche Besserung der Beschwerden → kann auch therapeutisch eingesetzt werden)

18.12 Rhinitis acuta (Schwangerschaft u. Stillzeit)

s. Grippaler Infekt

18.13 Rhinitis allergica (allergische Rhinitis, Heuschnupfen), allergische Rhinokonjunktivitis, Pollinose (Schwangerschaft u. Stillzeit)

Häufig verschlechtert sich eine allergische Rhinitis zusätzlich durch nasale Obstruktion in Zusammenhang mit Schwangerschaft (s. auch Abschn. 18.14)

18.13.1 Therapie

- Allergenvermeidung
- **Abschwellende Nasentropfen**: nur bei starker Behinderung der Nasenatmung, Oxymetazolin (z. B. Nasivin®) od. Xylometazol (z. B. Otrivin®), max. 7–10 d (**Cave**: arzneimittelinduzierte Schädigung der Nasenschleimhaut)
- **Topische Antihistaminika**: Azelastin (z. B. Allergodil® Augentropfen od. Nasenspray), Levocabastin (z. B. Livostin® Augentropfen od. Nasenspray)
- **Antiinflammatorisch intranasale Glukokortikoide**: z. B. Mometason, wirken erst nach 2–10 d abschwellend
- **Antihistaminika der Wahl**: Loratadin (z. B. Lorano®, Claritine®) 10 mg 1 x tgl. p.o. od. Cetirizin (z. B. Zyrtec®) 10 mg 1 x tgl. p.o.
- **Hyposensibilisierung/Desensibilisierung (Schwangerschaft u. Stillzeit)**:
  - **Fortführen einer bestehenden Therapie (Schwangerschaft)**:
- Bereits vor Schwangerschaft begonnene u. gut vertragene Hyposensibilisierung kann fortgesetzt werden;
  - **Beginn einer neuen Therapie (Schwangerschaft)**:
- Nicht empfohlen; bis nach Geburt warten
- S. auch Abschn. 1.14

18.14 Rhinopathia gravidarum (Schwangerschaftsrhinitis)

Schwangerschaftsbedingte nasale Obstruktion (u. a. östrogenbedingt); **Inzidenz**: 20–30 % aller Schwangeren

18.14.1 Risikofaktoren

- Chronische Sinusitiden, Milbenallergie, Nikotinabusus

18.14.2 Symptome

- Behinderte Nasenatmung über Wo bis Mon., zu jedem Zeitpunkt der Schwangerschaft mgl.
- Ggf. Schlafstörungen, Sinusitiden

18.14.3 Diagnostik

- I. d. R. klinisch
- Ggf. HNO-ärztliche Begutachtung: Rhinoskopie

18.14.4 Therapie

- Ausreichende Flüssigkeitszufuhr
- Anfeuchten der Raumluft
- Sport
- Nasale Anwendung von Kochsalzlösung
- Meerwassernasensprays: z. B. Nasmer® Spray
- Kopfhochlagerung nachts
- **Abschwellende Nasentropfen**: nur bei starker Behinderung der Nasenatmung, Oxymetazolin (z. B. Nasivin®) od. Xylometazol (z. B. Otrivin®), max. 7–10 d (**Cave**: arzneimittelinduzierte Schädigung der Nasenschleimhaut)
- **Antiinflammatorisch intranasale Glukokortikoide**: z. B. Mometason, wirken erst nach 2–10 d abschwellend
- **Dexpanthenolhaltige Sprays od. Salben**: z. B. Bepanthen® 50 mg/g Augen- u. Nasensalbe, bei gereizten Schleimhäuten mit Blutungs- u. Verschorfungstendenz

18.14.5 Prognose

- Selbstlimitierend bis 2 Wo p.p.

18.15 Ringelröteln (Erythema infectiosum) (Schwangerschaft)

Parvovirus B 19; **IKZ**: 4–14 d; **Ansteckungsgefahr**: 7–10 d vor Symptombeginn am höchsten, im Exanthemstadium nahezu keine Ansteckungsgefahr; **Transmission**: meist Tröpfcheninfektion, diaplazentar (**intrauterine Transmissionsrate**: ≈ 30 %); nach Infektion lebenslange Immunität

18.15.1 Symptome

- Meist asymptomatisch (insb. Kinder), Erwachsene häufig schwererer Verlauf
- Prodromalstadium: ≈ 3 d
  - Ggf. grippeähnliche Beschwerden, Polyarthralgien, leichtes Fieber
- Symptomfreies Intervall: ≈ 1 Wo
- Exanthemstadium: ≈ 15–20 %
  - Zuerst Wangenerytheme
  - Danach girlandenförmiges Exanthem an Rumpf u. Extremitäten
  - Ggf. milder Juckreiz

18.15.2 Mögliche Auswirkungen bei Infektion in Schwangerschaft

- **1. Trim.**: Abort (≈ 8 %)
- **2. Trim.**: Hydrops fetalis (≈ 4 %), fetale Anämie
- **3. Trim.**: IUFT
- KEINE Fehlbildungen bei lebend geborenen Kindern

18.15.3 Diagnostik

- Außerhalb Schwangerschaft: i. d. R. klinisch
- Bei **Kontakt/Exposition in Schwangerschaft u. unbekanntem/neg. Immunstatus**: Bestimmung Immunstatus (IgM u. IgG):
  - **IgM neg. u. IgG pos.** → frühere Infektion, Schutz anzunehmen (**Cave**: bei Infektion vor ≥ 3 Wo IgM ggf. schon wieder neg. → im Zweifel NAT/PCR)
  - **IgM neg. u. IgG neg.** → Infektionsquelle fernbleiben, erneute Serologie nach 2–3 Wo (Serokonversion?) od. NAT/PCR (aus Blutprobe) (in früher Phase der Infektion kann IgM noch neg. sein)
  - **IgM pos., IgG neg. bis schwach pos.** → V. a. Primärinfektion
- **V. a. Primärinfektion**:
  - NAT/PCR (aus Blutprobe) u./od. Serologie (IgM, IgG-Serokonversion) (IgM nur transient – ≈ 10–21 d nach Viruskontakt – nachweisbar, nur in Kombination mit pos. PCR beweisend für akute Primärinfektion)
- **Nachgewiesene Infektion** (unabhängig zum Zeitpunkt):
  - 1 x/Wo US- u. Dopplersonografiekontrolle (A. cerebri media) für 12 Wo (Anämie?), ggf. Vorstellung Perinatalzentrum (Chordozentese)

18.15.4 Therapie

- **Maternal**: meist keine Therapie notwendig, ggf. symptomatische Therapie (Paracetamol (z. B. Mexalen®, Dafalgan®, Paracetamol-ratiopharm®), NSAR, s. Abschn. 13.11.1)
- **Bei relevanter fetaler Anämie bzw. auffälligen Befunden** → intrauterine Transfusion

18.15.5 Prävention

- Vermeidung Kontakt zu möglicherweise infizierten Personen
- Bei Kontakt: Mundschutz, Einmalhandschuhe, Händedesinfektion

18.16 Röteln (Rubella) (Schwangerschaft)

Rötelnvirus; **IKZ**: 14–21 d; durch Impfung sehr selten (maternale Seronegativitätsrate in Deutschland ≈ 2 %), **Transmission**: Tröpfcheninfektion od. diaplazentar; Ansteckungsfähigkeit: 7 d vor bis 7 d nach Exanthem; Meldepflicht

18.16.1 Symptome

- Asymptomatisch (50 %)
- Milde Prodromalsymptome: leichtes Fieber, Arthralgien, Kopfschmerzen, Müdigkeit
- Lymhadenopathie: nuchal u. retroaurikulär
- Exanthem: makulopapulös, rosafarben, Beginn oft retroaurikulär, Rückbildung meist innerhalb 3 d

18.16.2 Mögliche Auswirkungen bei Infektion in Schwangerschaft

- **Bis 8. SSW**: Abort (≈ 20 %)
- **Bis < 12. SSW**: Organfehlbildungen, Rubellasyndrom
- **12.–17. SSW**: Innenohrschwerhörigkeit
- **≥ 18. SSW**: kein ↑ Fehlbildungsrisiko
- **Kurz vor Entbindung**: evtl. neonatale u. frühpostnatale Rötelnerkrankung

18.16.3 Diagnostik

- **Schwangerschaftsvorsorge** → **Überprüfung Impfstatus**:
  - Nachweis von **2 dokumentierten Rötelnimpfungen** → **Immunität angenommen**, d. h. keine weitere Röteln-Ak-Bestimmung erforderlich (Empfehlung Robert Koch Institut, zumindest in Österreich i. d. R. trotzdem bestimmt)
  - **Unvollständiger od. unbekannter Impfstatus** → Serologie (Röteln-IgG):
    - **Seroneg.**: Titer < 1:8
    - **Auffrischungsimpfung empfohlen**: Titer zwischen 1:8 u. 1:16
    - **Immunität**: ≥ 1:32 bzw. > 10–15 IU/ml (ELISA-Test)
- **Exposition u. unbekannter od. unvollständiger Impfschutz** → Röteln-IgG:
  - **Falls pos.** → ausreichender Schutz
  - **Neg. od. grenzwertig** → Verlaufskontrolle nach 3–4 Wo (IgG-Serokonversion?)
- **V. a. akute Infektion**:
  - NAT/PCR: Nasen- od. Rachenabstrich, innerhalb 7 d ab Symptombeginn
  - Ggf. Serologie:
    - IgG u. IgM, Kontrolle nach 10–14 d (Serokonversion?), **Cave**: Röteln-IgM häufig falsch-pos.
    - Aviditätstest: hohe Avidität schließt frische Infektion aus
- **Nachgewiesene maternale Primärinfektion**:
  - **< 12. SSW**: evtl. Interruptio, ggf. invasive Pränataldiagnostik im Verlauf
  - **12.–17. SSW**: invasive Pränataldiagnostik
  - **≥ 18. SSW**: keine weitere Diagnostik

18.16.4 Therapie

- Symptomatisch

18.16.5 Prophylaxe

- **Aktive Prophylaxe**:
  - Generelle Kinderimpfung 2 x mit MMR (Masern-Mumps-Röteln-Impfung, 2 Impfdosen im Alter von 11 u. 15 Mo.)
  - Im gebärfähigen Alter: ungeimpfte Frauen od. Frauen mit unklarem Impfstatus → 2 Dosen im Abstand von mind. 1 Mon., 1 x geimpfte Frauen → 1 weitere Dosis mit MMR
    - Lebendimpfung
    - 3 Mon. vor Schwangerschaft meiden
    - Versehentliche Impfung keine Ind. für pränatale Diagnostik od. Interruptio
  - S. auch Abschn. 9.2
- **Expositionsprophylaxe**: bei fehlender Immunität

18.17 Rotlauf (genital)

s. Erysipel genital

18.18 Rückenschmerzen (Schwangerschaft)

s. Lumbago

Literatur

Cassel P, Cassel W (2025) Women's sleep is special. Jatros Gyn Geburt 29:14–19
https://www.embryotox.de/erkrankungen/details/erkrankung/rheumatoide-arthritis (o.J.). Zugegriffen am 18.11.2024
Kapfhammer E, Ochsenbein-Kölble N (2023) Screening auf irreguläre mütterliche Blutgruppenantikörper und fetale Blutgruppenbestimmung. Die Gynakol 56:85–92

Buchstabe S

19.1 Salpingitis

s. Pelvic inflammatory disease (PID)

19.2 SARS-CoV-2 in Schwangerschaft, Geburt u. Wochenbett

Transmission: meist Tröpfcheninfektion, diaplazentar od. während Geburt; **IKZ**: 2–14 d (meist 3–5 d); **Infektiosität**: oft vor Auftreten erster Symptome bis > 10 d nach Symptombeginn

19.2.1 Risiken/Komplikationen

- Risiko ↑ für schweren Verlauf (insb. bei > 35. Lj., BMI ↑, arterieller Hypertonie, DM)
- Risiko ↑ für schwangerschaftsspezifische Komplikationen (Frühgeburt, SGA, Präeklampsie, Totgeburt)
- **Kein** ↑ Risiko für Aborte od. Fehlbildungen (SARS-CoV-2 during pregnancy 2022)

19.2.2 Symptome

- Asymptomatisch bis stark ausgeprägt
- Husten, Fieber, Schnupfen, Halsschmerzen
- Dyspnoe
- Anosmie
- Übelkeit, Erbrechen, Diarrhö, Abdominalgie

19.2.3 Diagnostik

- Antigenschnelltest, PCR (Nasenrachenabstrich)
- Ggf. einzelne Throraxröntgen: unbedenklich
- Ggf. CT erwägen bei schwerer Symptomatik u. therapeutischer Konsequenz

19.2.4 Therapie

- **Ggf. medikamentöse (symptomatische) Therapie**:
  - **Paracetamol**: z. B. Mexalen®, Dafalgan®, Paracetamol-ratiopharm®, 500 mg bis 4 x tgl., 1. Wahl, in jeder Phase der Schwangerschaft, Stillen erlaubt
  - **NSAR: Cave**: bis max. 28. SSW
    - **Ibuprofen**: z. B. Nurofen®, Aktren®, Brufen®, Irfen®, 400 mg bis 3 x tgl., 1. Wahl
    - **Diclofenac**: z. B. Voltaren® 50 mg bis 3 x tgl.
  - S. auch Abschn. 13.11.1
  - **Symptomatische Therapie Husten**: s. Abschn. 2.14
  - **Symptomatische Therapie Halsschmerzen**: s. Abschn. 16.12
  - **Abschwellende Nasentropfen**: nur bei starker Behinderung der Nasenatmung, Oxymetazolin (z. B. Nasivin®) od. Xylometazol (z. B. Otrivin®), max. 7–10 d (**Cave**: arzneimittelinduzierte Schädigung der Nasenschleimhaut)
- **Kortikosteroide**: z. B. Prednisolon, analog zu Nichtschwangeren
- **Thromboseprophylaxe**:
  - Ambulant, asymptomatisch, keine weiteren VTE-Risikofaktoren: keine Antikoagulation
  - Ambulant, Risikofaktoren für thromboembolisches Ereignis od. moderate Symptome: Antikoagulation erwägen
  - Hospitalisierung: NMH für die Dauer des symptomatischen Verlaufs
- **Ggf. intensivmedizinische Therapie**:
  - Ind.: Sauerstoffbedarf u. Komorbiditäten
  - Atemfrequenz > 25–30/min
  - Sauerstoffsättigung < 94 %

19.2.5 Geburtsmodus

- Nach geburtshilflichen Kriterien

19.2.6 Wochenbett

- Stillen mgl.

19.2.7 Impfung

- Bei KiWu empfohlen
- Ab 2. Trim. empfohlen (mRNA-Impfstoffe – Comirnaty® von BioNTech/Pfizer)
- Stillende

19.3 Scharlach (Scarlatina), Streptokokken-A-Angina (Angina tonsillaris) (Schwangerschaft u. Stillzeit)

ß-hämolysierende Gruppe-A-Streptokokken; **IKZ**: 2–5 d; **Dauer**: mit Antibiose 1–2 d, sonst 1–2 Wo; **Infektiosität**: Fieberanstieg bis 1–2 d nach antibiotischer Therapie, ohne Antibiose mind. 3 Wo

19.3.1 Beratung/Risiko

- I. d. R. **kein Problem** für Mutter u. Feten
- **Stillen** mit Mundschutz mgl. (Neugeborene erkranken selten an Scharlach)

19.3.2 Symptome

- Fieber, Schüttelfrost, Krankheitsgefühl, oft Cephalea, Erbrechen
- Halsschmerzen (Tonsillopharyngitis), Schluckbeschwerden, Lymphadenopathie
- Bei Scharlach zusätzlich:
  - „Weiße Erdbeerzunge"
  - Nach 48 h Wangenrötung mit perioraler Blässe, Enanthem weicher Gaumen, „rote Erdbeerzunge", feinfleckiges makulopapulöses Exanthem, i. d. R. ohne Juckreiz, später mit Schuppung

19.3.3 Diagnostik

- I. d. R. klinisch (Blickdiagnose)
- Ggf. Streptokokken-A-Schnelltest
- Ggf. bakteriologische Kultur
- Ggf. Labor: Entzündungsparameter

19.3.4 Therapie (Schwangerschaft u. Stillzeit)

- **Antibiose**: z. B. Penicillin (z. B. Ospen® 1500 3 x tgl. p.o. für 10 d) od. Cephalosporin der 2. Gen. (z. B. Cefaclor, z. B. Ceclor® 500 mg 3 x tgl. p.o. für 10 d) od. Erythromycin (z. B. Infectomycin®) für 7–10 d od. Clindamycin (z. B. Dalacin C®) für 10 d

- **Symptomatische Therapie, Antipyrese**:
  - **Paracetamol**: z. B. Mexalen®, Dafalgan®, Paracetamol-ratiopharm®, 500 mg bis 4 x tgl., 1. Wahl, in jeder Phase der Schwangerschaft, Stillen erlaubt
  - **NSAR**: **Cave**: bis max. 28. SSW
    - **Ibuprofen**: z. B. Nurofen®, Aktren®, Brufen®, Irfen®, 400 mg bis 3 x tgl., 1. Wahl
    - **Diclofenac**: z. B. Voltaren® 50 mg bis 3 x tgl.
  - S. auch Abschn. 13.11.1
- **Symptomatische Therapie Halsschmerzen**: s. Abschn. 16.12
- **Abschwellende Nasentropfen**: nur bei starker Behinderung der Nasenatmung, Oxymetazolin (z. B. Nasivin®) od. Xylometazol (z. B. Otrivin®), max. 7–10 d (**Cave**: arzneimittelinduzierte Schädigung der Nasenschleimhaut)
- **Glukokortikoide**: z. B. Prednison systemisch u./od. inhalativ, bei drohender Obstruktion der oberen Atemwege, s. auch Abschn. 13.11.6
- **Bettruhe**: solange Fieber

19.4 Scheidenblindsackprolaps (SBS-Prolaps)

s. Descensus genitalis

19.5 Scheidentrockenheit, Vaginalatrophie (vulvovaginale Atrophie), Kolpitis senilis (Vaginitis senilis, atrophische Kolpitis)

19.5.1 Ätiologie

- **Östrogenmangel**: z. B. p.p., Stillzeit, Pille, Klimakterium – Kolpitis senilis (atrophische Kolpitis)
- **Andere Faktoren**: Infektionen (z. B. Mykosis), DM, Adipositas, MS, postoperativ, post radiatio, Hygienepraktiken (übertriebene od. unzureichende Hygiene), mechanische Reize (z. B. Tampons), Medikamente (z. B. Antibiotika)
- **Psychische Faktoren**: z. B. Stress, Beziehungsprobleme

19.5.2 Symptome

- Scheidentrockenheit
- Dyspareunie
- Juckreiz u. Brennen
- Fluor vag. (blutig-serös)
- Rötung u. Schwellung
- Dysurie
- Evtl. Blutungen: z. B. nach GV
- Anfälligkeit für Infektionen ↑ (bakteriell, mykotisch)

19.5.3 Diagnostik

- Anamnese u. klinische Untersuchung
- Ggf. zytologische Befunde

19.5.4 Therapie

- **Feuchthaltegele u. -cremes, Schutzsalben**: insb. bei Dysparenie, z. B. Deumavan® Intimpflegesalbe, Cikatridina®-Supp. 1 x abends, Hylaktiv® Hydrolact Vaginal-Supp.
  - Bis 24 h feuchtigkeitsspendender Effekt u. Linderung der Symptome
- **Gleitmittel**: nur während GV wirksam
- **Lokale Hormontherapie**:
  - Insb. bei Atrophie bzw. Kolpitis senilis, z. B. Ovestin®-Ovula od. Ovestin®-Creme für 10–14 d 1 x tgl. abends, dann evtl. Dauertherapie 1–2 x/Wo
  - Anfangs oft lokale Reizung durch Estriol, Besserung nach Aufbau Vaginalepithels (→ Beratung!)
  - Behandlung so lange wie erforderlich
  - DHEA (Prasteron)-Supp.: z. B. Intrarosa® 1 x tgl. (insb. bei zusätzlichen Libidoproblemen)
- **Psychologische Unterstützung**: bei psychischen Urs., um sexuelles Verlangen u. Erregung zu ↑
- Ggf. **Pillenwechsel** mit ↑ Östrogengehalt: z. B. von 20 µg auf 30 µg

19.6 Schilddrüsenerkrankungen, Hypothyreose, Hyperthyreose (Schwangerschaft)

19.6.1 Prävention Schilddrüsenerkrankungen Schwangerschaft

- Jod 100–150 µg tgl., wenn mgl. bereits 3 Mon. präkonzeptionell (**Cave**: KI bei Hyperthyreose)
  - In Deutschland u. Österreich empfohlen, in der Schweiz keine allgemeine Empfehlung
  - In Kombinationspräparaten wie z. B. Femibion®

19.6.2 Screening/Diagnostik in Schwangerschaft

- **Screening durch TSH-Bestimmung in Schwangerschaft**:
  - Empfohlen bei Risikofaktoren für Schilddrüsenerkrankungen
- **Behandlungsalgorithmus Schilddrüsenfunktionsstörung Schwangerschaft**:
  - TSH < 0,1 mU/l → Abklärung Hyperthyreose

- **TSH 0,1–2,5 mU/l** → keine weitere Diagnostik
- **TSH 2,5–10 mU/l** → TPO-Ak-Testung
  - Pos. + TSH > 2,5–4,0 mU/l → Levothyroxin erwägen
  - Pos. + TSH > 4,0 mU/l → Levothyroxin
  - Neg. + TSH ≤ 4,0 mU/l → keine Therapie
  - Neg. + TSH > 4,0 mU/l → Levothyroxin erwägen
- **TSH ≥ 10 mU/l** → Beginn Therapie bei Hypothyreose

19.6.3 Subklinische (latente) Hypothyreose (Schwangerschaft)

19.6.3.1 Diagnostik
- TSH ↑, periphere Schilddrüsenhormone (fT3, fT4) normal

19.6.3.2 Risiko
- Bezüglich Subfertilität u. Abortrisiko heterogene Datenlage, ebenso Einfluss auf kindliche Kognition weniger klar belegt (Minnemann und Bullmann 2025)

19.6.3.3 Therapie
- Heterogene Datenlage, uneinheitliche Empfehlungen der Leitlinien verschiedener Fachgesellschaften
- **Ind.:**
  - Zumindest bei TSH > 4,0 mU/l + TPO-Ak u./od. TAK pos.
  - TSH ≥ 10 mU/l (TPO-neg.)
  - Therapie evtl. schon früher bei TSH > 2,5 mU/l + TPO-Ak u./od. TAK pos. od. TSH > 4,0 mU/l (TPO-neg.), insb. bei Infertilitätsproblemen
- Früher Therapiebeginn im 1. Trim.
- Zweifelsfreier Benefit der Therapie subklinischer Hypothyreose nicht belegt

19.6.4 Manifeste Hypothyreose (Schwangerschaft)

19.6.4.1 Allgemeines
- Häufigste Urs. bei ausreichender Jodversorgung: Hashimoto-Thyreoiditis

19.6.4.2 Diagnostik
- TSH ↑, periphere Schilddrüsenhormone ↓
- Bei Neudiagnose → + TPO-Ak, TRAK bestimmen, falls neg. → TAK nachbestimmen

19.6.4.3 Folgen
- Neg. Effekt auf Fertilität angenommen
- Risiko ↑ für Schwangerschaftskomplikationen (z. B. Abortrisiko 60 %) u. neg. Auswirkungen auf neurokognitive u. körperliche Entwicklung des Kindes

19.6.4.4 Therapie
- Klare Behandlungsindikation, insb. im Kontext von KiWu, Subfertilität, Schwangerschaft
- **Neudiagnose**:
  - Levothyroxin ≥ 50 µg tgl.
    - Morgens nüchtern, 4–5 h vor Einnahme anderer Medikamente
    - Bei Emesis gravidarum → abends
- **Bestehende Hypothyreose**:
  - Levothyroxinsdosis so früh wie mgl. nach Feststellung Schwangerschaft ↑
    - Zahl der Dosen/Wo um 2 ↑ (z. B. 9 statt 7 Einnahmen/Wo) od.
    - Levothyroxindosis um 25–30 % ↑
- **TSH-Zielwert**: < 2,5 mU/l
- **TSH-Kontrollen**: alle 4 Wo bis 20 + 0 SSW, dann mind. einmal ≈ 30 + 0 SSW
- **Postpartal**:
  - Levothyroxindosis im Allgemeinen auf präkonzeptionelle Konzentration ↓
  - Dosis in Schwangerschaft ≤ 50 µg tgl. → Therapie beenden
  - Kontrolle Schilddrüsenwerte 6 Wo p.p.

19.6.5 Subklinische (latente) Hyperthyreose (Schwangerschaft)

19.6.5.1 Allgemeines
- Frühschwangerschaft: bis 18 % betroffen (durch ß-hCG ↑ (ähnlich zu TSH) → Suppression von TSH)

19.6.5.2 Diagnostik
- TSH ↓, periphere Schilddrüsenhormone (fT3, fT4) normal

19.6.5.3 Therapie
- Keine (auch TSH < 0,01 mU/l normal u. bei klinisch unauffälligen Patientinnen mit normwertigen Schilddrüsenhormonwerten nicht behandlungsbedürftig)

19.6.6 Gestationsthyreotoxikose

19.6.6.1 Allgemeines
- Durch ß-HCG verstärkte Ausschüttung von Schilddrüsenhormonen
- Häufig selbstlimitierend bis 18. SSW
- Kann zu Hyperemesis gravidarum führen: s. Abschn. 8.22

19.6.6.2 Symptome
- Hyperemesis

19.6.6.3 Diagnostik
- TSH ↓, periphere Schilddrüsenhormone (fT3, fT4) ↑
- Ak unauffällig

19.6.6.4 Therapie
- Symptomatisch: Antiemetika, ß-Blocker, s. Abschn. 13.11
- Keine thyreostatische Therapie notwendig

19.6.7 Manifeste Hyperthyreose (Schwangerschaft)

19.6.7.1 Allgemeines
- Häufigste Urs.: Morbus Basedow
- Frauen mit manifester Hyperthyreose: vor Schwangerschaft stabil euthyreot einstellen

19.6.7.2 Diagnostik
- TSH ↓, periphere Schilddrüsenhormone ↑
- TRAK, TPO-Ak, Tg-Ak ↑

19.6.7.3 Folgen
- Risiko ↑ für Spontanaborte, Früh- u. Totgeburten, Präeklampsie

19.6.7.4 Therapie
- Grundsätzlich Therapie mit Thyreostatika in Schwangerschaft problematisch (Therapie sollte vor Schwangerschaft abgeschlossen sein):
  - Carbimazol u. Thiamazol: 1. Trim. → Fehlbildungen
  - Prophylthiouracil (PTU) → Risiko schwere Leberfunktionsstörungen
  - Niedrigste effektive Dosis einer Monotherapie
  - Auslassversuch vor Schwangerschaftsplanung od. -feststellung sinnvoll
- 1. Trim.: Prophylthiouracil (PTU, 50–300 mg/d)
- Ab 2. Trim.: Thiamazol (5–15 mg/d) od. Carbimazol (10–15 mg/d) (Hamza 2023)

19.7 Schlafstörung (Insomnie) (Schwangerschaft)

19.7.1 Ätiologie

- Hormonelle Veränderungen, körperliche Beschwerden, psychische Faktoren, unbequeme Schlafposition

19.7.2 Therapie

- **Milde Schlafprobleme** → Information u. Beruhigung, meist keine spezifische Intervention nötig
- **Schlafposition**: ab 28. SSW Seitenlage, Schwangerschafts- od. Stillkissen zwischen den Knien evtl. entlastend
- **Schlafhygiene**: regelmäßiger Schlafrhythmus, angenehme Schlafumgebung

- **Entspannungstechniken**: Meditation, progressive Muskelrelaxation nach Jacobson, autogenes Training, Yoga
- **Direkt vor dem Schlafengehen vermeiden**:
  – Sport, Arbeit, Streit, große Mahlzeiten, Süßigkeiten, Alkohol, Fernsehen, Handy, Laptop
- Ggf. kognitive Verhaltenstherapie (Georgieff 2024)
- Tagsüber ausreichend Bewegung
- Urs. für Schlafstörungen (z. B. Sodbrennen, Rückenschmerzen) behandeln
- **Weitere Tipps**: warme Milch mit Honig vor dem Schlafengehen; Massage mit beruhigenden Ölen (z. B. Lavendel)
- Akupunktur
- **Medikamentös**:
  – **Pflanzlich**: z. B. Baldrian
  – **Sedierende Antihistaminika**: Diphenhydramin (z. B. Dibondrin®, Noctor®, Benocten®), Doxylamin (z. B. Hoggar Night®)
  – **Zolpidem**: ggf. kurzzeitige Anwendung in Schwangerschaft akzeptabel, in den Wo präpartal meiden (Anpassungsstörung), **Cave**: Abhängigkeitspotenzial!
  – (Benzodiazepine in Schwangerschaft meiden!)
- **Stärkere Beschwerden mit Schlafdauern < 6 h** → schlafmedizinisch abklären (↑ Risiko für arterielle Hypertonie im 3. Trim., ↑ Risiko für Sectio) (Cassel und Cassel 2025)

19.8 Schmerzmanagement (Geburt)

- **Unterstützende Maßnahmen**: Atem- u. Entspannungstechniken, Massagetechniken, Entspannungsbad, Musik, Akupunktur, Akupressur, Hypnose, Aromatherapie, Yoga
- **Pharmakologische Maßnahmen**:
  – **Periduralanästhesie (PDA, neuraxiale Verfahren)**:
    - Wirksamer als systemische Opioide
    - Keine Immobilisierung erforderlich
    - Kontinuierliche CTG-Überwachung ≥ 30 min
  – **Distickstoffmonoxid (Lachgas)-Sauerstoffgemische**:
    - Können unter Beachtung der technischen Voraussetzungen verwendet werden
  – **Systemische Opioide**:
    - U. a. Sufentanil, Fentanyl, Piritramid, Nalbuphin
    - ↓ wirksam als neuraxiale Verfahren, Dosislimitationen (atemdepressive Wirkung bei Mutter u. Kind)
  – **Blockade N. Pudendus (Pudendusblock, bilateral, transvag.)**:
    - Analgesie in Austrittsphase (AP)

19.9 Schulterdystokie

s. Notfälle (geburtshilflich)

19.10 Schwangerschaft nach ART (Assisted Reproductive Technology, z. B. IVF, ICSI)

19.10.1 Berechnung Gestationsalter nach ART

- **Frischzyklus**: Follikelpunktion = Ovulationsdatum, davon 14 d abziehen, um theoretischen 1. d der letzten Regel zu berechnen
- **Kryozyklus**: bei Transfer Blastozyste (d 5): Transferdatum minus 19 d ≙ 1. d der letzten theoretischen Regel
- Keine Terminkorrektur nach SSL

19.10.2 Lutealphasenunterstützung

- Heterogene Datenlage, keine Leitlinienempfehlung, je nach Vorgabe des IVF-Institutes
- Z. B. Progesteron: z. B. Utrogestan® 100 mg 3 x 2 tgl. vag. od. Arefam® 200 mg 2 x 2 tgl. vag. bis abgeschlossener 10. SSW

19.10.3 Risiken/Komplikationen

- EUG-Risiko ↑: v. a. bei tubarer Sterilität
- Risiko ↑ für heterotope Schwangerschaften
- Leicht ↑ Abortrisiko
- ↑ Präeklampsierisiko → ASS-Prophylaxe bei zusätzlichen Risikofaktoren (z. B. Adipositas, Alter, Nullipara): s. Abschn. 8.24
- Risiko ↑ für Frühgeburtlichkeit, Geburtsgewicht ↓, SGA, Fehlbildungen
- **Vanishing Twin**: ↑ Risiko für SGA, GDM, hypertensive Schwangerschaftserkrankungen, IUGR, Frühgeburtlichkeit

19.10.4 Pränataldiagnostik nach ART

- **Ersttrimesterscreening (ETS)**:
  - Risikoberechnung: maternales Alter bei Follikelpunktion verwenden
  - Einlinge nach ART: leicht ↑ Rate an falsch pos. Ergebnissen
  - Vanishing Twin: nur NT u. maternales Alter verwenden (Papp-A u. hCG-Werte nicht zuverlässig)

- NIPD (nichtinvasive Pränataldiagnostik, NIPT, nichtinvasiver Pränataltest, cfDNA, zellfreie DNA-Analyse):
  - Fetale Fraktion der zellfreien DNA ↓ → Versagerquote leicht ↑
  - Bei Vanishing Twin: nicht zuverlässig

19.11 Schwangerschaft unklarer Lokalisation (PUL, Pregnancy of unknown location)

s. Gestörte Frühschwangerschaft

19.12 Schwangerschaft: Lebensführung, Ernährung, Beratung, Empfehlungen

19.12.1 Bewegung u. Sport in Schwangerschaft u. Wochenbett

- **Empfehlung Schwangerschaft**:
  - Aktivität ≥ 150 min/Wo (verteilt auf ≥ 3 d)
  - Neben Alltagsaktivität **empfohlene Sportarten**: z. B. Ausdauertraining wie Walking, Radfahren, Aerobic, Tanzen, Schwimmen, Crosstrainer, leichtes Krafttraining, Yoga, Dehnungsübungen
  - **Intensität**: Sprechen sollte noch mgl. sein
  - **Vermeiden**: Höhentraining > 2500 m, Gerätetauchen, Sportarten mit hohem Unfallrisiko, z. B. Kampfsport, Reiten, Skifahren, Mannschaftssportarten; ab 20. SSW: keine Sportart in Rückenlage (V.-cava-Kompression) u. keine Sit-ups
- **Empfehlung Wochenbett**:
  - Empfohlenes Pensum wie in Schwangerschaft
  - Beginn individuell, evtl. auch erst 6–8 Wo p.p.
  - Beckenbodentraining: keine Geburtsverletzungen → frühestens nach 10 d, sonst nach 3 Wo

19.12.2 Ernährung in Schwangerschaft

19.12.2.1 Optimale Ernährung in Schwangerschaft
- Ausgewogen u. abwechslungsreich
- 45–55 % Kohlenhydrate, 30 % Fett, 10–25 % Protein
- Proteinanteil ab 4. Mon. ↑
- Bevorzugte Getränke: Wasser od. Tee
- **Empfohlene Substitution/Supplementation**:
  - **Folsäure**:
    - KiWu (idealerweise 4 Wo vor Konzeption beginnen, Fortsetzung bis mind. 12. SSW): 0,4 mg tgl. (z. B. Folsan® 0,4 mg od. in Kombinationspräparaten wie z. B. Femibion®)

- St. p. Schwangerschaft mit Neuralrohrdefekt, DM Typ I, Einnahme antikonvulsiver Medikamente: ≈ 4 mg tgl. (z. B. Folsan® 5 mg)
- Einnahme ≥ 4 Wo vor Konzeption beginnen, bis inkl. 12. SSW fortsetzen
— **Jod**:
  - 100–150 µg tgl. in Tablettenform (in Deutschland u. Österreich empfohlen, in der Schweiz keine allgemeine Empfehlung); Ausnahme: Hyperthyreose!
  - Z. B. Jodid „Merck" 100 µg od. in Kombinationspräparaten wie z. B. Femibion®
— **Docosahexaensäure (DHA)** – essenzielle Omega-3-Fettsäure:
  - ≥ 200 mg tgl. (wenn nicht mit Nahrung aufgenommen – v. a. fettreiche Meeresfische)
  - Z. B. in Kombinationspräparaten wie z. B. Femibion®

19.12.2.2 Vermeiden
- Nicht pasteurisierte Milch u. daraus hergestellte Produkte (z. B. Camembert, Brie, Weichkäse) (Listerien)
- Weichgekochte od. nicht durchgebratene Eier sowie Speisen aus rohen Eiern, Speiseeis aus Straßenverkauf (Salmonellen)
- Rohe od. halbgare Fleisch- u. Fischgerichte (Toxoplasmen, Listerien, Salmonellen)
- Lebermahlzeit im 1. Trim., danach max. 1 x/Wo (Gefahr Vitamin-A-Überdosis)
- > 1–2 Fischmahlzeiten von Meeresfischen/Wo (Quecksilber- u. Dioxinrückstände)
- Innereien (Schadstoffrückstände)
- Ungewaschene od. vorgeschnittene bzw. abgepackte Blattsalate, Früchte u. Gemüse (Toxoplasmen, Fuchsbandwurm, Listerien)

19.12.2.3 Optimale Gewichtszunahme
- BMI < 18,5 kg/m² → ≈ 13–18 kg
- BMI 18,5–24,9 kg/m² → ≈ 11–16 kg
- BMI 25–29,9 kg/m² → ≈ 7–11 kg
- BMI 30–34,9 kg/m² → ≈ 5–9 kg
- BMI 35–39,9 kg/m² → ≈ 1–5 kg
- BMI ≥ 40 kg/m² → 0

19.12.2.4 Vegane Ernährung
- Ausreichende Versorgung mit Vitamin B12 bei rein pflanzlicher Ernährung nicht mgl.
- Kritische Versorgung von Vitamin B2, A, D, DHA, Eiweiß, Zink, Eisen, Kalzium, Selen, Iod
- → Qualifizierte Ernährungsberatung bei KiWu empfohlen

19.12.2.5 Koffein
- Max. 200 mg tgl. über d verteilt (≙ 2–4 Tassen Kaffee)

19.12.3 Alkohol, Nikotin (auch E-Zigaretten)

- Gänzlich meiden

19.12.4 Reisen in Schwangerschaft

- **Auto**:
  - Richtiges Tragen des Gurtes (oberhalb u. unterhalb des Bauches beim Dreipunktegurt)
- **Flugreisen**:
  - **Bester Zeitpunkt**: 18.–24. SSW (sicherste Zeit bzgl. geburtshilflicher Komplikationen)
  - **Vermeiden**: häufige Langstreckenflüge (Strahlenbelastung)
  - **Risikominimierung TBVT**:
    - Reichlich trinken
    - Vermeidung von Alkohol, Nikotin, Kaffee
    - Kompressionsstützstrümpfe
  - **Relative KI**: schwere Anämie, St. p. Blutungen, Otitis media, schwere kardiale od. respiratorische Erkrankungen (Tempfer und Krampl-Bettelheim 2016)

19.12.5 Geburt: ab wann in Spital

- Regelmäßige Wehen: alle 5–7 min, jede Wehe dauert > 30–60 s
- Blasensprung

19.13 Schwangerschaftsabbruch

s. Interruptio im 1. Trimenon

19.14 Schwangerschaftsgingivitis (Zahnfleischbluten) (Schwangerschaft)

19.14.1 Ätiologie

- Meist hormonelle Veränderungen

19.14.2 Symptome

- Geschwollenes, empfindliches od. blutendes Zahnfleisch

19.14.3 Prävention u. Therapie

- Empfehlung zahnärztlicher Kontrollen u. Prophylaxe
- **Intensive Zahnpflege**: mind. 2 x tgl. 3 min Zähne putzen; richtige Putztechnik: weiche Zahnbürste, Zahnzwischenraumpflege
- Mund mehrmals tgl. mit Mischung aus Salbeitee u. Zitrone **spülen**
- **Ausgewogene Ernährung**: ausreichend Vitamine u. Mineralstoffe, viel Vollkorngetreide, Petersilie

19.15 Schwangerschaftsptyalismus (Hypersalivation während der Schwangerschaft)

Speichelproduktion ↑; meist 1. Trim.

19.15.1 Ätiologie

- Unklar, hormonelle Veränderungen

19.15.2 Therapie

- Kamillen- od. Salbeimundspülung
- Lokale Adstringenzien zum Gurgeln: z. B. Tantum-Verde®-Gurgellsg.
- Anpassung Ernährung: häufigere, kleinere Mahlzeiten

19.16 Schwangerschaftsrhinitis

s. Rhinopathia gravidarum

19.17 Sectio caesarea (Kaiserschnitt)

19.17.1 Allgemeines

- **Sectiorate**: > 15 % kein günstiger Einfluss auf maternale u. neonatale Morbidität, sollte medizinisch gut begründet sein
- **Prim. Sectio**: nicht unbegründet < 39 + 0 SSW durchführen
- **EE-Zeit bei Notsectio**: < 20 min

19.17.2 Empfehlungen

- **Antibiotische Prophylaxe**: vor Hautschnitt, z. B. Cephalosporine der 1. (z. B. Cefazolin – z. B. Basocef®, Kefzol®) u. 2. Gen. (z. B. Cefuroxim), Amoxicillin/Clavulansäure (z. B. Curam®, Co-Amoxi Mepha® 2,2 g i.v.), bei Penicillinallergie Typ I (Anaphylaxie): Clindamycin (z. B. Dalacin C®), bei Allergie vom Nicht-Typ-I (z. B. Exanthem) Cephalosporine vertretbar
- Uterotomie nicht zu weit kaudal (hohe Uterotomie = protektiv bzgl. Entwicklung großer Nischen)
- Prophylaktische Gabe von **Uterotonika**: z. B. Oxytocin (z. B. Syntocinon®, Oxytocin 5 I.E. HEXAL®) 3–5 IE i.v. (nach dem Abnabeln)
- **Lösung der Plazenta**: mittels Zuges an Nabelschnur („cord traction")
- Vollständige Entfernung der Eihäute
- **Hervorluxieren** des Uterus nicht empfohlen (postoperative Schmerzen ↑)
- **Uterusnaht**: keine überwendlichen Nähte (Ischämie), heterogene Datenlage ein- vs. zweischichtige Naht: einerseits Effektivität u. Sicherheit idem, kein komplikationsmindernder Einfluss auf Folgeschwangerschaften durch uterine Doppelnaht verglichen mit einfacher Naht nachgewiesen (Clauss 2025), andere rezente Arbeiten empfehlen jedoch: korrekte Adaptation der Uterusschichten, idealerweise endometriumsparend, zweischichtig u. Einzelknopfnähte (Niche-Prophylaxe, Plazentationsstörungen ↓) (Iannaccone et al. 2023)
- **Peritonealnaht**: heterogene Datenlage: einerseits nicht empfohlen (OP-Zeit ↓, Analgetikaverbrauch ↓, mütterliche Zufriedenheit ↑) (Sectio caesarea 2020); andererseits empfohlen (Adhäsionsprophylaxe u. mgl. ↓ Niche-Risiko) (Iannaccone et al. 2023)
- **Subkutannähte**: nur bei > 2 cm Fettgewebe
- **Thromboseprophylaxe**: frühestens 4–6 h nach Spinalanästhesie, bei Epiduralkatheter 4–6 h nach Katheterentfernung; Dauer: unterschiedliche Empfehlungen (z. B. 3–5 d (AWMF), 7 d (RCOG), in der Praxis oft solange stationär)
- **Essen u. Trinken**: sofort erlaubt
- **Blasenkatheter**: entfernen, sobald mobil
- **Frühmobilisation u. physikalische Maßnahmen** (z. B. Kompressionsstrümpfe): empfohlen (Sectio caesarea 2020)

19.18 Sekundärheilung

s. Wundinfekt postoperativ

19.19 Senium

s. Peri- u. Postmenopause

19.20 Serometra, Mukometra

19.20.1 Def.

- Ansammlung seröses Sekret im Cavum uteri meist infolge Verödung/Verklebung des Cervikalkanals

19.20.2 Ätiologie

- U. a. St. p. Zervizitis, Radiatio, KiWu-Behandlung, Influx einer Hydrosalpinx, Narbendehiszenz nach Sectio, Endometriumkarzinom, Zervixkarzinom

19.20.3 Symptome

- I. d. R. keine, meist Zufallsbefund

19.20.4 Diagnostik

- TVUS

19.20.5 Therapie

- Keine Leitlinienempfehlung
- **Flüssigkeitsansammlung im Cavum uteri u. EM > 4 mm** → HSK/Kürettage (aus onkologischen Sicherheitsgründen)
- **Flüssigkeitsansammlung im Cavum uteri u. atrophes EM ≤ 4 mm ohne fokale Läsion** → i. d. R. keine weitere Diagnostik/Therapie (zarter Flüssigkeitssaum = Normalbefund)

19.21 Sexuelle Dysfunktion (weiblich), Libidostörung, Erregungsstörung, Orgasmusstörung, Vaginismus, Dyspareunie, Vulvodynie

19.21.1 Libidostörung (Störung des sexuellen Verlangens, HSDD, hypoactive sexuell desire disorder)

19.21.1.1 Def.
- Über längeren Zeitraum kein Interesse an sexueller Aktivität trotz adäquater Reize

19.21.1.2 Ätiologie
- Jede chronische Erkrankung
- Medikamenten-NW: z. B. PPI, SSRI, trizyklische Antidepressiva, Antipsychotika, KOK, ß-Blocker, Diuretika, Antiandrogene, Benzodiazepine, Opiate, Chemotherapeutika
- Thyreopathien
- Hyperprolaktinämie
- Angst, Depression, Stress

19.21.1.3 Diagnostik
- Labor: TSH, Prolaktin; weitere Laborbestimmungen i. d. R. nicht zielführend

19.21.1.4 Therapie
- Ind.: nur bei persönlichem Leidensdruck
- Hinweise auf mgl. Urs. aufzeigen, zugewandtes, verständnisvolles Gespräch, Vermittlung von Hoffnung auf Besserung
- Bei chronischen Erkrankungen → gute Schmerzeinstellung, pos. Körpererfahrung durch Sport od. Yoga
- Medikamenten-NW → ggf. Umstellung
- Therapie einer Schilddrüsendysfunktion od. Hyperprolaktinämie
- Gesprächs- u. verhaltenszentrierte Therapie
- Akupunktur
- **Testosteron**:
  - Testosteronpflaster (niedrig dosiert) nicht mehr am Markt
  - Alternativ: individuelle Mixturen auf liposomaler Basis mit 0,3%igem Testosteron
  - KI: Mammakarzinom

19.21.2 Erregungsstörung

19.21.2.1 Def.
- Keine Erregung trotz adäquater Stimulation

19.21.2.2 Ätiologie
- Lokaler Hormonmangel
- DM
- Nikotinabusus
- Neuropsychiatrische Erkrankungen
- Beziehungskonflikte, Überforderungssituation
- Sexuelle Normierungen

19.21.2.3 Symptome
- Mangelnde subjektive od. genital-körperliche Erregung (Lubrikation, Schwellung)

19.21.2.4 Therapie
- **Therapie der Scheidentrockenheit**:
  - **Gleitgele, Lubrikantien**: z. B. Deumavan® Intimpflegesalbe, Cikatridina®-Supp. 1 x abends, Hylaktiv® Hydrolact Vaginal-Supp.
  - **Lokale Hormontherapie**: z. B. Estriol, z. B. Ovestin®-Creme od. Ovestin®-Ovula 10–14 d 1 x tgl. abends, dann 2–3 Mon. 2 x/Wo
    - Anfangs oft lokale Reizung durch Estriol, Besserung nach Aufbau Vaginalepithels (→ Beratung!)
    - Ultraniedrig dosierte Lokaltherapie (Estriol 0,03 mg, z. B. OeKolp®-Ovula) auch bei (St. p.) Mammakarzinom mgl. (Strowitzki und Ortmann 2024; Schüler-Toprak et al. 2025)
  - **DHEA** (Prasteron)-Supp.: z. B. Intrarosa® 1 x tgl. (insb. bei zusätzlichen Libidoproblemen)
- Psychotherapie, Paartherapie

19.21.3 Orgasmusstörung

19.21.3.1 Def.
- Trotz adäquater Stimulation kein Orgasmus

19.21.3.2 Diagnostik
- Genaue Anamnese:
  - Prim. – sek.?
  - Situativ?
  - Masturbationserfahrungen? (Paarbezogenheit der Krankheit)

19.21.3.3 Therapie
- Östrogenmangelkolpitis → östrogenhaltige Salben (s. o. – Therapie der Scheidentrockenheit)
- **Edukation**:
  - Ziel: prim. Fokus vom Erreichen des Orgasmus wegzunehmen
  - Aufklärung: nahezu alle weiblichen Orgasmen klitoridal vermittelt, Großteil der Frauen durch GV allein nur dann Orgasmus, wenn Klitoris durch Reibung od. Stimulation der Glans od. Corpora clitoridis mitbeteiligt → allein dieses Wissen depathologisiert
  - Anatomische Kenntnisse u. Sexualtechniken, evtl. Dildos, Vibratoren
- Psychotherapeutische Begleitung

19.21.4 Vaginismus

19.21.4.1 Def.
- Unbewusste Anspannung/Spasmus des Beckenbodens u. Angst vor Penetration

19.21.4.2 Ätiologie
- Psychogen: erlerntes Fehlverhalten

19.21.4.3 Therapie
- **Sexualtherapie/Verhaltenstherapie (sensate focus):**
  - Verbesserung der Körperwahrnehmung im Genitalbereich
  - Übendes Einführen unterschiedlich großer Vaginalstifte/Vaginaltrainer
  - Exzellente Prognose
- **Tiefenpsychologisch orientierte Therapie:**
  - Bei mangelnden Fortschritten (tieferliegende unbewusste Konflikte?) (Valk und Schwenkhagen 2014)
- **Online-Programme (als digitale Gesundheitsanwendung):** oft als pos. Unterstützung gesehen

19.21.5 Dyspareunie

19.21.5.1 Def.
- Schmerzen während u./od. nach GV
- Nicht ausschließlich durch Vaginismus od. eingeschränkte Lubrikation bedingt

19.21.5.2 Einteilung
- Prim.: seit dem 1. GV
- Sek.: z. B. nach sexueller Traumatisierung, Entbindung, OP
- Oberflächliche, mittlere u. tiefe Dyspareunie

19.21.5.3 Ätiologie
- Häufig Mischformen zwischen physiologisch, somatisch u. psychosomatisch bedingten Schmerzen
- Entzündungen: z. B. vag. Infektionen, Endometriose
- Anatomisch: z. B. Verwachsungen, Fehlbildungen, Vaginalstenose
- Hormonelle Veränderungen: z. B. Klimakterium
- Verletzungen od. Narbenbildung: postoperativ, p.p.
- Psychische Faktoren: z. B. Stress, Angst, traumatische Erfahrungen, Beziehungskonflikte

19.21.5.4 Therapie
- Je nach Urs.
- Bei **genitaler Trockenheit** → lokale Östrogenisierung od. hormonfreie Lokaltherapie (s. o.)
- **Medikamentöse Therapie:** z. B. antibiotisch bei Infektionen, hormonell im Klimakterium
- **Psychologische Unterstützung:** z. B. Psychotherapie bei zugrunde liegenden Problemen
- **Sexualtherapie:** Ängste abbauen, Umgang mit Schmerzen lernen
- **Online-Programme (als digitale Gesundheitsanwendung):** oft als pos. Unterstützung gesehen (Hocke 2023)

19.21.6 Vulvodynie

s. auch Abschn. 3.10

19.21.6.1 Def.
- Anhaltende Schmerzen im Bereich der Vulva > 3 Mon. ohne klinisches Korrelat (chronische, somatoforme Schmerzstörung)

19.21.6.2 Ätiologie
- Multifaktoriell, psychosomatisch; häufig nach Gewalterfahrung, Vernachlässigung u. anderen neg. Erfahrungen in Kindheit sowie affektiven u. konfliktreichen interpersonellen Vorerfahrungen (Mendling 2025)

19.21.6.3 Symptome
- Häufig kaum organische Befunde
- Brennende bzw. neuropathische Schmerzen im Vestibulum od. Sulcus interlabialis, ggf. auch große Labien od. perianal spontan u./od. bei Berührung
- Vestibulum stark druckempfindlich
- Evtl. leichte Rötung

19.21.6.4 Diagnostik
- Ausführliche Anamnese
- Klinisch: Q-Tip-Test (systematisch schmerzende Zone eruiert u. dokumentiert)
- ↑ Muskulärer Tonus der Beckenbodenmuskulatur
- Ausschluss somatischer Urs. (z. B. gynäkologischer Infektionen)

19.21.6.5 Therapie
- Individualisiertes, interdisziplinäres Vorgehen – keine evidenzbasierten Empfehlungen (Schlaeger et al. 2023)
- Beenden unnötiger od. nicht indizierter lokaler Therapien
- **Empfehlungen zur Selbsthilfe – Basistherapie bei Vulvaerkrankungen:**
  - → Wiedererlangung der Autonomie: oft wichtiger gesundheitsfördernder u. schmerzlindernder Faktor
  - Lockere Kleidung, Baumwoll- od. Seidenunterwäsche
  - Intimhygiene nur mit Wasser od. milder Waschlösung
  - Trockenes, weiches u. parfümfreies Toilettenpapier
  - Tgl. Pflege mit fettenden Cremes/Salben: z. B. Olivenölcreme, Deumavan®, Vagisan®, Calendula (Ringelblume)
  - Begießen der Vulva mit Schwarztee, Kamille, Salzwasser
  - Vermeidung mechanischer (z. B. Radfahren, Intimrasur) u. chemischer Irritation (Waschmittel, Gleitgel, Kondome)
  - Kühlen od. Wärme
  - Schmerztagebuch
  - Evtl. individuelle Optimierung des vag. Milieus: Lactobacillen als Kps.
  - Evtl. lokale Östrogenisierung (postmenopausal, Stillphase): s. o. [nach (Hocke 2021)]

- Lidocaingel od. -Salbe lokal: z. B. Xylocain®-5-%-Salbe, Emla®-Creme 5 %
- Schmerztherapie (ggf. + Co-Analgetika):
  - Amitryptilin: z. B. Saroten® 50–75 mg abends als Startdosis (↑ bis 150 mg tgl.)
  - Gabapentin: z. B. Neurontin® 300 mg 1 x tgl. (↑ bis 3600 mg tgl.)
- Physiotherapie: biofeedbackgestütztes Beckenbodentraining, TENS bei Beckenbodendysfunktion
- Psychotherapie: z. B. kognitive Verhaltenstherapie, Entspannungsmethoden
- Osteopathie
- Neuraltherapie
- Akupunktur
- Yoga, körperlicher Ausgleich
- Evtl. intravag. Lasertherapie
- Evtl. sakrale Ganglion-Blockade
- Evtl. Injektionen von Botulinumtoxin A lokal
- Ultima Ratio: Vestibulektomie

19.22 Skabies (Krätze)

Transmission: direkter v. a. enger Hautkontakt; Händeschütteln u. kurze Berührungen kein Risiko; indirekt durch verunreinigte Gegenstände (mgl., aber sehr unwahrscheinlich) z. B. über Textilien wie Bettwäsche; **IKZ**: 2–6 Wo, bei Reinfektion 1–2 d

19.22.1 Symptome

- Starker Juckreiz (v. a. nachts)
- Papulöse aufgekratzte Herde (Stamm u. Extremitäten), typisch: ≈ 1 cm lange, winkelige Gänge mit gelblicher Erhebung am Ende
- Prädilektionsstellen: interdigital, genital, perimammillär, Nabelbereich; bei Säuglingen u. Kindern zusätzlich Kopf, Gesicht, Fußsohlen u. Handflächen

19.22.2 Diagnostik

- Anamnese, Klinik: oft ausreichend
- Evtl. Milben-, Eier u./od. Milbenkotballennachweis dermatoskopisch od. mikroskopisch (Hautgeschabsel od. Klebeband auf verdächtige Hautläsionen u. anschließend Mikroskopie)

19.22.3 Therapie

- Wechsel Körper- u. Bettwäsche sowie Unterkleidung, Handtücher u. Nachtkleidung nach jedem Therapiezyklus; Wäsche bei 60 °C waschen; Textilien 3 d in Plastiksäcken bei Raumtemperatur unbenutzt lassen; Polstermöbel, Teppiche absaugen

- Enge **Kontaktpersonen** (insb. Familienmitglieder, Mitbewohner u. Sexualpartner) zeitgleich mitbehandeln (auch wenn asymptomatisch)
- Besuch Gemeinschaftseinrichtungen: mgl. nach 1. Behandlungszyklus
- **Lokaltherapie** (gesamter Körper exkl. behaarter Kopf u. Gesicht, bei Säuglingen Kopf u. Gesicht mitbehandeln), bei Säuglingen Verschlucken u. Abschlecken vermeiden!
    - 1. Wahl: **Permethrin**: z. B. Infectopedicul®-Lsg., Infectoscab® 5 %, Scabimed® 5 %: ab 12. Lj.: Einwirkzeit 8–12 h (am besten über Nacht), ganze Tube (30 g) auftragen; 6.–12. Lj.: max. 15 g Creme (1/2 Tube); ≤ 5. Lj.: max. 7,5 g Creme (1/4 Tube), ggf. Lokaltherapie wiederholen nach 7 d
    - 2. Wahl: **Benzylbenzoat**: z. B. Antiscabiosum® 10 %: an 3 aufeinanderfolgenden d; bei Kindern zwischen 1. u. 12. Lj.; Antiscabiosum® 25 %: an 3 aufeinanderfolgenden d, ab 12. Lj., ggf. Lokaltherapie wiederholen nach 10 d od. Crotamiton 10 %: z. B. Crotamitex® an 3–5 aufeinander folgenden Abenden
    - **Systemische Therapie** (z. B. bei Rezidiv, immunsupprimierten Patienten): **Ivermectin**: z. B. Scabioral® 3 mg, Stromectol®: > 15 kg KG Mindestgewicht, Einnahme nüchtern, 2 h Nahrungskarenz vor u. nach Einnahme, Dosierung 200 µg/kg KG p.o. einmalig, Wiederholung d 7
- **Schwangere u. Stillende**:
    - 1. Wahl: Permethrin 5 %, s. o.
    - 2. Wahl: Benzylbenzoat od. Crotamiton 10 %, s. o.
    - **Cave** Stillende: Brustwarze vor dem Stillen waschen u. danach Lokaltherapie ggf. neu applizieren
- **Postskabiöse Dermatitis**: Steroidexterna (Methylprednisolonaceponat: z. B. Advantan®-Creme 1 x tgl.)
- **Bei starkem Juckreiz**: Antihistaminika der Wahl (Schwangerschaft u. Stillzeit): Loratadin (z. B. Lorano®, Claritine®) 10 mg 1 x tgl. p.o., Desloratadin (z. B. Aerius®) 5 mg 1 x tgl. p.o. od. Cetirizin (z. B. Zyrtec®) 10 mg 1 x tgl. p.o.

19.23 Small for gestational age (SGA)

s. Fetale Wachstumsrestriktion

19.24 Sodbrennen, gastroösophagealer Reflux, GERD (Refluxösophagitis) (Schwangerschaft u. Stillzeit)

Prävalenz: 40–80 % aller Schwangeren; **Prognose**: Symptome sistieren oft erst p.p.

19.24.1 Ätiologie

- Tonusmindernde Progesteronwirkung, Druck durch Uterus

19.24.2 Symptome

- Sodbrennen: brennende Schmerzen retrosternal
- Regurgitationen
- Ggf. asthmaähnliche Beschwerden, Husten, Halsschmerzen

19.24.3 Diagnostik (Schwangerschaft)

- Klinisch, i. d. R. keine weitere Diagnostik notwendig
- Gastroskopie: nur bei unklarem Beschwerdebild

19.24.4 Therapie

- **Kleine Mahlzeiten**: 4–6 kleinere über den d verteilt, kohlenhydrat- u. fettarm, eiweißreich
- **Meiden**: späte Abendmahlzeiten, fette, scharfe u. süße Speisen, kohlensäurehaltige Getränke, unverdünnte Säfte mit hohem Fruchtsäuregehalt, Alkohol, Kaffee, Schokolade, Nikotin, Medikamente (z. B. Benzodiazepine, NSAR), enge Hosen
- Kleine Mengen Milch u./od. Magenheilpflanzentees: z. B. lauwarme Tees von Kamille, Anis u. Käsepappel
- Nach dem Essen: nicht flach liegen, mit erhöhtem Oberkörper schlafen
- **Medikamentös**:
    - **Antazida**: Calciumcarbonat u. Magnesiumcarbonat, z. B. Rennie® Tbl., max. 11/d, Aluminium- u./od. Magnesiumverbindungen, z. B. Sucralfat (z. B. Sucralan®)
    - **H2-Rezeptorantagonist**: Ranitidin (z. B. Ulcosan®) 40 mg
    - **PPI**: Omeprazol (z. B. Omec Hexal®) od. Pantoprazol (z. B. Pantoloc®) 20–40 mg 1-0-0
- Akupunktur

19.25 Somatoforme Schmerzstörung (aus gynäkologischer Sicht)

s. Chronischer Unterbauchschmerz der Frau

19.26 Soorkolpitis

s. Vulvovaginalkandidose

19.27 Spätabort

s. Geburtseinleitung

19.28 Sterilität

s. Unerfüllter Kinderwunsch

19.29 Stillprobleme, Stillberatung

s. Wochenbett

19.30 Störung der Wehentätigkeit

s. Wehendystokie

19.31 Streptokokken der Gruppe B (Gruppe-B-Streptokokken, GBS), peripartale Antibiotikaprophylaxe

GBS-Nachweis → Risiko für Neugeborenensepsis (→ 0,2–0,5 % mit Prophylaxe vs. 1–2 % ohne Prophylaxe)

19.31.1 Screening auf Gruppe-B-Streptokokken (GBS)

- 35.–37. SSW: 1 Abstrich Introitus vaginae + anorektal

19.31.2 Indikationen peripartale Antibiotikaprophylaxe

- **Pos. GBS-Status**:
  - Antibiotikaprophylaxe ab Wehenbeginn, bei vorzeitigem Blasensprung sofort
  - Geplante Sectio: keine antibiotische GBS-Prophylaxe notwendig
- **Unbekannter GBS-Status**:
  - Bei folgenden Risikofaktoren:
    - Frühgeburt (< 37. SSW)
    - Blasensprung ≥ 12 h
    - Fieber ≥ 38,0 °C subpartal
- **St. p. Geburt von Kind mit GBS-Infektion**:
  - Generell Antibiotikaprophylaxe (GBS-Screening verzichtbar)
- **GBS-Bakteriurie** in aktueller Schwangerschaft

19.31.3 Mögliche Antibiotika

- Betalaktamantibiotika:
  - Bis 36. SSW: z. B. Amoxicillin 1 g p.o. alle 8 h
  - Ab 37. SSW: Ampicillin/Sulbactam 3 g (z. B. Unasyn®) alle 6–8 h i.v. od. Cephalosporine: z. B. Cefuroxim 1,5 g alle 8 h i.v.
- Bei Allergie: Clindamycin (z. B. Dalacin C®) 900 mg alle 8 h i.v.
- Möglichst Beginn > 4 h präpartal

19.32 Streptokokken-A-Angina (Schwangerschaft u. Stillzeit)

s. Scharlach

19.33 Striae distensae (Striae gravidarum, Schwangerschaftsstreifen, Dehnungsstreifen)

Prävalenz: 60–90 % aller Schwangeren; **Prognose**: im Verlauf abblassend

19.33.1 Symptome

- Gerötete Streifen, v. a. Mammae, Abdomen, Hüften

19.33.2 Therapie

- Microneedeling
- Lasertherapie
- Mikrodermabrasion

19.33.3 Prophylaxe

- Meist wenig erfolgreich u. kaum Evidenz
- Frühzeitig regelmäßige (Bürsten-)Massage
- Fetthaltige Cremes

19.34 Stuhlinkontinenz (Incontinentia alvi, Analinkontinenz), Flatusinkontinenz (aus gynäkologischer Sicht)

19.34.1 Ätiologie/Risikofaktoren

- Bei Frauen v. a. anatomisch-strukturelle Störungen des Beckenbodens u. Schließmuskels (prim. infolge traumatischer Geburten u. chirurgischer Eingriffe am Becken)

19.34.2 Einteilung/Symptome

- **Grad I**: Flatusinkontinenz
- **Grad II**: Inkontinenz für flüssigen Stuhl
- **Grad III**: Inkontinenz für festen Stuhl

19.34.3 Diagnostik

- Sorgfältige u. proaktive Anamnese: insb. Einschränkungen im Alltag, Voroperationen
- Stuhltagebuch
- Score-Systeme zur Quantifizierung der Inkontinenz
- **FA-ÜW Proktologe**: klinisch-proktologische Untersuchung, Proktoskopie, Rektoskopie, ggf. Koloskopie (bei Primärdiagnostik obligat), Sphinktermanometrie, Endosonografie, ggf. MRT Becken, ggf. Sphinkterelektromyografie

19.34.4 Therapie

- Prim. Ziel: Verbesserung Lebensqualität
- Professionelle Betreuung durch Kontinenz- u. Stomaberater u. Beckenbodenzentren

19.34.4.1 Keine anatomisch-strukturelle Gefügestörung od. bei unklarer Situation
- **Konservative Therapie**:
  - Patientenaufklärung
  - **Verhaltensstrategien**: Kneifen vor Husten od. Bauchpresse
  - **Stuhlregulation**: weichen, aber geformten Stuhl anstreben (u. a. Flohsamen, Quellmittel, Macrogol (z. B. Molaxole®, Movicol®) p.o.)
  - **Verzögerung der Darmpassage bei Diarrhö**: Loperamid
  - **Geplante, regulierte Stuhlentleerungen**: Entleerungshilfen (z. B. Lecicarbon®-Zäpfchen, Klistiere, Einlaufsysteme) zur gezielten Entleerung vor sozialen Ereignissen

- Hygienevorlagen, ggf. Analtampons, Hautschutz (Zinksalben)
- **Beckenbodentraining**: essenzielle konservative Maßnahme, nach 3–6 Mon. 50–70 % Besserung
- **Biofeedbacktraining**: technische Erweiterung des Beckenbodentrainings, über Sonde unmittelbare Rückmeldung zur beübten Muskulatur, nach 3 Mon. bei 70 % Besserung u. 50 % vollständige Kontinenz
- Bei Versagen od. unzureichender Wirkung → **Sakralnervenstimulation (SNS, Neuromodulation)**: Erfolgsrate > 50 %

19.34.4.2 Anatomisch-strukturelle Gefügestörung (z. B. externer Rektumprolaps, Fistelbildung, Sphinkterdefekt)

- Chirurgisch-anatomische Korrektur
- **Sphinkterdefekte**: Sakralnervenstimulation (Neuromodulation) der Rekonstruktion gleichwertig (Gaßmann und Gohrbandt 2017)

19.34.5 Prophylaxe nach höhergradigen Dammrissen

- **Gynäkologische od. koloproktologische Nachuntersuchung** nach ≈ 3 Mon.: Anamnese, Inspektion, vag. u. rektale Palpation
- **Zuweisung Physiotherapie**: ab 6–8 Wo p.p., Kräftigung Beckenbodenmuskulatur, bei analer Inkontinenz: triple-target therapy (Kombination aus amplituden-modulierter Mittelfrequenzstimulation u. Elektromyografie-Biofeedback)
- **Persistierende Beschwerden analer Inkontinenz** → Zentrum mit entsprechender Expertise (Managemet of third and fourth degree perineal tears after vaginal birth 2020)

19.35 Subinvolutio uteri (puerperale Subinvolution des Uterus, verzögerte Uterusrückbildung)

19.35.1 Ätiologie/Risikofaktoren

- Überdehnung des Uterus (z. B. Polyhydramnion, Mehrlinge), Multiparität, Plazentaresiduum, Endo(myo)metritis, Uterus myomatosus, Immobilisation, Lochialstau, Sectio, Abstillen

19.35.2 Symptome

- Uterusfundus höher als am jeweiligen d erwartet
- Uteruskonsistenz weich
- Verstärkte, blutige Lochien

19.35.3 Diagnostik

- Klinische Untersuchung: Inspektion, Palpation (Fundusstand?), Spekulumeinstellung
- TVUS od. Abdomensonografie: Plazentaresiduum?
- Labor: BB, Entzündungsparameter

19.35.4 Therapie

- Kausal: wenn mgl. Behandlung der Urs. (s. o.)
- **Medikamentös**:
  - Uterotonika:
    - Oxytocin: z. B. Syntocinon® 10 IE od. Oxytocin 10 IE HEXAL® ad Kurzinfusion od. 3–5 IE i.m. 2 x tgl.
    - Misoprostol: z. B. Cyprostol®, Cytotec®, 800–1000 µg rektal, 600 µg p.o.
  - Ggf. Spasmolytika: Butylscopolamin (z. B. Buscopan®-Drg.) 10 mg bis 6 x tgl. p.o.
  - Antibiose bei Endo(myo)metritis: s. Abschn. 5.10
- **Supportiv**:
  - Bauchlage, Mobilisation, Fundusmassage
  - Regelmäßiges Stillen
  - Eisblase
  - Regelmäßige Entleerung von Blase u. Darm
- Ggf. (stumpfe) Kürettage bei Plazentaresiduen: eher nur wenn symptomatisch, sonst besser zuwarten, **Cave**: Asherman-Syndrom

19.36 Symphysenschmerzen, Symphysenlockerung (Schwangerschaft)

19.36.1 Ätiologie

- Symphysenlockerung durch hormonelle Veränderungen

19.36.2 Symptome

- Symphysenschmerzen in Schwangerschaft od. p.p.
- Einbeinstand schwierig, Treppensteigen schmerzhaft
- „Watschelnder" Gang

19.36.3 Diagnostik

- I. d. R. klinisch
- Ggf. Sonografie Symphysenspalt: > 10 mm pathologisch

19.36.4 Therapie

- Schonung: Bewegungen meiden, die Schmerzen auslösen (z. B. Treppensteigen)
- Physiotherapie: Kräftigung Hüftabduktoren
- Stützmieder od. Beckengurte
- Akupunktur
- **Analgetika**:
  - **Paracetamol**: z. B. Mexalen®, Dafalgan®, Paracetamol-ratiopharm®, 500 mg bis 4 x tgl., 1. Wahl, in jeder Phase der Schwangerschaft, Stillen erlaubt
  - **NSAR: Ibuprofen**: z. B. Nurofen®, Aktren®, Brufen®, Irfen®, 400 mg bis 3 x tgl., 1. Wahl; **Diclofenac**: z. B. Voltaren® 50 mg bis 3 x tgl.
    - **Cave**: bis max. 28. SSW, ab 20. SSW nur Einzeldosen NSAR, sonst Risiko für vorzeitigen Verschluss des Ductus arteriosus Botalli u. fetale Nierenschädigung
    - **Stillzeit**: erlaubt
  - S. Abschn. 13.11
- Ggf. vorzeitige Geburtseinleitung

19.36.5 Prognose

- Gut, Beschwerden sistieren i. d. R. innerhalb weniger Wo p.p.

19.37 Synechie der Vulvaränder

s. Labiensynechie

19.38 Syphilis (Lues, harter Schanker)

Erreger: Treponema pallidum; **IKZ**: 2–3 Wo, **Transmission**: v. a. durch sexuelle Kontakte, sehr selten durch kontaminierte Nadeln, andere kontaminierte Gegenstände od. diaplazentar, **Infektiosität**: bis 24 h nach Therapiebeginn

19.38.1 Symptome

- Bis 50 % asymptomatisch
- **Frühsyphilis**:
  - **Primärstadium**:
    - Schmerzloses, hartes Geschwür mit verhärtetem Rand (Ulcus durum, häufig Glans Penis od. Labien), regionäre Lymphadenopathie, heilt nach 4–6 Wo ab
  - **Sekundärstadium**:
    - Nach 4–10 Wo: Allgemeinsymptome (u. a. Fieber, Kopf- u. Gliederschmerzen), generalisierte Lymphadenopathie, Exantheme, Enantheme etc.

- **Spätsyphilis**: ab 1 a nach Infektion, keine Infektiosität mehr
  - **Latentes Stadium**:
    - Asymptomatisch, kann mehrere a anhalten
    - Condylomata lata: weiche, breitbasige od. verruköse Papeln od. Plaques, u. a. im Anogenitalbereich
  - **Tertiäres Stadium**:
    - Kardiovaskuläre Veränderungen, ulzerierende, granulomatöse Veränderungen an inneren Organen u. Haut (Gummen)
  - **Neurosyphilis**:
    - ZNS-Mitbeteiligung, in jedem Stadium mgl.

19.38.2 Diagnostik

- **Lues-Serologie: Stufendiagnostik**:
  - **Screeningtest (Suchtest)**: frühestens 2–3 Wo nach Infektion pos. u. bleibt meist lebenslang nachweisbar (Seronarbe)
- **TPPA** (Treponema-pallidum-Partikel-Agglutinationstest)
  - **TPHA** (Treponema-pallidum-Hämagglutinationshemmtest)
  - **TPLA** (Treponema-pallidum-Latexagglutinationstest)
  - **EIA** (Enzymimmunoassay)
  - **Bestätigungstest**: bei pos. od. unsicherem Ergebnis, bereits nach 2–3 Wo pos.
    - **FTA-ABS** (Treponema pallidum-Ak-Absorptions-Test)
    - **EIA** (Enzymimmunoassay)
    - **Westernblot**
  - **Aktivitätstest**: Bestimmung der Aktivität bzw. Behandlungsbedürftigkeit (behandlungsbedürftige Infektion vs. Seronarbe)
    - **VDRL** (Venereal Disease Research Laboratory): 4–6 Wo nach Infektion
    - **IgM-Ak-Nachweis** gegen T. pallidum
- **Direkter Erregernachweis**:
  - **PCR**: bei V. a. frühen Primäraffekt mgl.
  - Dunkelfeldmikroskopie, Immunhistochemie (Weindel 2019)

19.38.3 Therapie

- **Frühstadium**:
  - Benzathin-Benzylpenicillin: z. B. Retarpen®, Tardocillin®, 2,4 Mio. IE i.m. je 1,2 Mio. pro Gesäßhälfte einmalig
  - Doxycyclin (z. B. Doxybene®, Vibramycin®) 200 mg tgl. p.o. für 14 d, Erythromycin (z. B. Infectomycin®) 500 mg p.o. 4 x tgl. für 14 d, Ceftriaxon (z. B. Rocephin®) 2 g i.v. als Kurzinfusion für 10 d (nur bei absoluter KI für Penicillin)

- **Spätstadium**:
  - Benzathin-Benzylpenicillin: 3 x 2,4 Mio. IE i.m. (d 1, 8, 15)
  - Doxycyclin (z. B. Doxybene®, Vibramycin®) 200 mg tgl. p.o. für 28 d, Erythromycin (z. B. Infectomycin®) 500 mg p.o. 4 x tgl. für 28 d, Ceftriaxon (z. B. Rocephin®) 2 g i.v. als Kurzinfusion für 14 d (nur bei absoluter KI für Penicillin)
- **Neurosyphilis**:
  - Penicillin G: z. B. Infectocillin®, 10 Mio. IE i.v. 3 x tgl. für 14 d
  - Ceftriaxon (z. B. Rocephin®) 2 g i.v. als Kurzinfusion für 14 d, Doxycyclin 200 mg 2 x tgl. i.v. für 28 d (nur bei absoluter KI für Penicillin)
- **Kontrollen**
  - TPPA/TPHA- u. VDRL-Test
  - 2–4 Wo nach Therapieende
  - Weitere Kontrollen nach 3, 6, 9 u. 12 Mon. (Kostner et al. 2025)

19.38.4 Schwangerschaft

- **Diaplazentare Transmission**: zu jedem Zeitpunkt mgl.
- **Risiko**: Spontanaborte, Totgeburten, Frühgeburtlichkeit, Hydrops fetalis, Spätschäden bei Kindern (u. a. Fehlbildungen, mentale Retardierung)
- **Diagnostik (Screening)**:
  - I. d. R. **TPHA-Test** (s. o.)
  - **Pränatale Diagnostik**: bei auffälligem Ultraschall → invasive Pränataldiagnostik
- **Therapie**:
  - **Frühstadium**:
- Benzathin-Benzylpenicillin (z. B. Retarpen®) 2,4 Mio. IE i.m. je 1,2 Mio. pro Gesäßhälfte einmalig
  - **Spätstadium**:
- Benzathin-Benzylpenicillin: 3 x 2,4 Mio. IE (d 1, 8, 15)
  - **Cave**: Doxycylin als 2. Wahl KI ab 16. SSW (Zahnverfärbungen)
  - **Jarisch-Herxheimer-Reaktion**: evtl. bei erregerreichem Sekundärstadium → Vermeidung: 30–60 min vor 1. Antibiotikagabe 1 mg Prednisolon-Äquivalent/kg KG p.o. od. i.v.
- **Kontrollen nach Therapie**: s. o.

Literatur

Cassel P, Cassel W (2025) Women's sleep is special. Jatros Gynäkol Geburtsh 29:14–19
Clauss R (2025) Uterusverschluss nach Kaiserschnittentbindung – einfache oder doppelte Naht? Geburtsh Frauenheilkd 19(01):5–5. https://doi.org/10.1055/a-2509-5758

Gaßmann P, Gohrbandt AE (2017) Stuhlinkontinenz – Diagnostik, Behandlung und Stellenwert der Sakralnervenstimulation. Coloproctology 5. https://doi.org/10.1007/s00053-017-0182-z

Georgieff R (2024) Schlafstörungen – therapeutische Optionen bei Insomnie. gynäkologie + geburtshilfe 3. https://doi.org/10.1007/s15013-024-5758-4

Hamza A (2023) Recommendations of the AGG (Working Group for Obstetrics, Department of Maternal Diseases) on how to treat thyroid function disorders in pregnancy. Geburtsh Frauenheilk 83:504–516

Hocke A (2021) Vulvodynie. Die Behandlung in der Frauenarztpraxis mit der Patientin gemeinsam gestalten! Gyne 3:39–41

Hocke A (2023) Psychosomatisches Handeln in Gynäkologie und Geburtshilfe – Häufige Krankheitsbilder in der Praxis. Die Gynäkologie 9. https://doi.org/10.1007/s00129-023-05112-x

Iannaccone A, Kimming R, Almasarweh S, Buderath JCP, Köninger A (2023) Uterine Nische: geburtshilfliche und gynäkologische Folgen – Was sollen wir über diese zunehmend häufige Diagnose wissen und wie sollten wir Patientinnen beraten? Die Gynäkologie 5:359–363

Kostner D, Egg M, Handisurya A (2025) Sexuell übertragbare Krankheiten. Österreich Ärzteztg 1(2):21–26

Managemet of third and fourth degree perineal tears after vaginal birth (2020) Guideline of the DGGG, OEGGG and SGGG (S2k-Level, AWMF Registry No.015/079, December 2020). http://www.awmf.org/leitlinien/detail/ll/015-079.html. Zugegriffen am 14.12.2024

Mendling W (2025) Vulvovaginale Infektion? Nein: Vulvodynie. Gynäkologie 58:113–119. https://doi.org/10.1007/s00129-024-05326-7

Minnemann T, Bullmann C (2025) Subklinische Hypothyreose und Kinderwunsch – Immer behandeln? Die Gynäkologie 2. https://doi.org/10.1007/s00129-025-05331-4

SARS-CoV-2 during pregnancy (2022) childbirth, and postnatally. Guideline of the DGGG and DGPM (S2k, AWMF Registry No. 015/092, March 2022). https://awmf.org/leitlinien/detail/ll/015-092.html. Zugegriffen am 14.01.2025

Schlaeger JM, Glyzer JE, Villegas-Dows M, Li H, Glayzer EJ, He Y, Takamara M, Yalima H, Takakura N, Kobak WH, McFarlin B (2023) Evaluation and treatment of vulvodynia: state of the science. J Midwifery Womens Health 68:9–34

Schüler-Toprak S, Bausewein L, Ortmann O (2025) Einfluss endogener und exogener Hormone in der Peri- und Postmenopause auf das Krebsrisiko. Die Gynäkologie 4. https://doi.org/10.1007/s00129-025-05345-y

Sectio caesarea (2020) Guideline of the DGGG, SGGG and OEGGG (S3 Level, AWMF Registry No. 015–084, Juni 2020). http://www.awmf.org/leitlinien/detail/ll/015-084.html. Zugegriffen am 24.01.2025

Strowitzki T, Ortmann O (2024) Klinische Endokrinologie für Frauenärzte, 6. Aufl. Springer, Berlin/Heidelberg. https://doi.org/10.1007/978-3-662-65517-7

Tempfer C, Krampl-Bettelheim E (2016) Lebensführung und Ernährung in der Schwangerschaft. In: Schneider H, Schneider KT (Hrsg) Die Geburtshilfe. Springer Reference Medizin. Springer, Berlin/Heidelberg. https://doi.org/10.1007/978-3-662-45064-2_13

Valk M, Schwenkhagen A (2014) Sexuelle Funktionsstörungen der Frau. In: Michel M, Thüroff J, Janetschek G, Wirth M (Hrsg) Die Urologie. Springer Reference Medizin. Springer, Berlin/Heidelberg. https://doi.org/10.1007/978-3-642-41168-7_165-1

Weindel M (2019) Sexuell übertragbare Krankheiten – zeitgemäße Diagnostik. Gynäkologe 52:841–844. https://doi.org/10.1007/s00129-019-04517-x

Buchstabe T

20.1 Thermoablation

s. Endometriumablation

20.2 Thrombophiliescreening, Gerinnungsdiagnostik

Falls ind. → evtl. an spezialisierte Zentren überweisen, antikoagulatorische Therapie rechtzeitig pausieren, zumindest 8-wöchige Karenz zu Schwangerschaft od. Einnahme von Sexualsteroiden vor Diagnostik

20.2.1 Ind.

- Pos. Eigen- od. Familienanamnese hinsichtlich hereditärer Thrombophilien od. St. p. Thromboembolie
- Phlebothrombose: jung, ungewöhnliche Lokalisation, kein Auslöser eruierbar, Rezidiv
- Rezidivierende Aborte (Abortus habitualis)
- Pillenverordnung: dzt. nicht routinemäßig empfohlen, nicht kosteneffektiv, bei zusätzlichen Risikofaktoren wie z. B. Adipositas, Rauchen od. pos. Eigen- od. Familienanamnese

20.2.2 Untersuchungen/Gerinnungsanalyse

- APC-Resistenz (Faktor-V-Leiden-Mutation)
- Prothrombin G20210A-Mutation
- Protein C/S

- Antithrombin
- Faktor VIII
- Anti-Cardiolipin Ak
- ß2-Glykoprotein 1 Ak
- Lupus Antikoagulans (Scholz 2019)

20.3 Thromboseprophylaxe (Antikoagulation) (Schwangerschaft u. Wochenbett)

Venöse Thromboembolie (VTE)-Risiko: ab 1. Trim. ↑ u. in früher Wochenbettzeit am höchsten

20.3.1 Risikoklassifikation der thrombophilen Marker

- **Low-Risk-Thrombophilie:**
  - Faktor-V-Leiden-Mutation heterozygot (= APC-Resistenz)
  - Prothrombinmutation heterozygot
- **High-Risk-Thrombophilie:**
  - Faktor-V-Leiden-Mutation homozygot (= APC-Resistenz)
  - Prothrombinmutation homozygot
  - Compound heterozygote Faktor-V-/Prothrombinmutation
  - Antithrombin-Mangel
  - Protein-C-Mangel
  - Protein-S-Mangel
  - Antiphospholipidsyndrom (APS) (Scholz 2019)

20.3.2 Zusätzliche Risikofaktoren für VTE in Schwangerschaft u. Wochenbettphase

- **Vorbestehend:**
  - St. p. VTE, pos. Familienanamnese für VTE, > 35 a, Adipositas, Nikotinabusus, Varikosis, Komorbiditäten wie z. B. Herzerkrankungen, DM, maligne Grunderkrankung
- **Speziell in Schwangerschaft:**
  - Mehrlingsschwangerschaft, IVF, OHSS, Hyperemesis, Präeklampsie, Immobilisation
- **Speziell in Wochenbettphase:**
  - Sectio, postpartale Infektion, hoher peripartaler Blutverlust, Transfusion, Frühgeburt, Totgeburt

20.3.3 Empfehlungen zum risikoadaptierten Vorgehen bei Thrombophilie

Heterogene Datenlage zu Ind., Dauer u. Intensität einer Thromboseprophylaxe in Schwangerschaft u. Stillzeit; mgl. Vorgehen:

- **Niedriges Risiko**:
  - **Low-Risk-Thrombophilie**:
    - Schwangerschaft → NMH-Prophylaxe bei zusätzlichen Risikofaktoren (s. o.)
    - Wochenbett → NMH-Prophylaxe bis ≈ 6 Wo p.p. bei zusätzlichen Risikofaktoren, insb. pos. Familienanamnese
  - **St. p. thrombotisches Ereignis vor Schwangerschaft (in Verbindung mit transientem nicht hormonellen Provokationsfaktor, z. B. OP, Immobilisation)**
    - Schwangerschaft → NMH-Prophylaxe bei zusätzlichen Risikofaktoren
    - Wochenbett → NMH-Prophylaxe bis ≈ 6 Wo p.p.
- **Mittleres Risiko**:
  - **St. p. thrombotisches Ereignis vor Schwangerschaft (in Verbindung mit hormonellen Einflüssen, z. B. östrogenhaltigen Kontrazeptiva, Schwangerschaft), High-Risk-Thrombophilie (insb. bei zusätzlichen Risikofaktoren)**:
    - Schwangerschaft → NMH-Prophylaxe ab Schwangerschaftsnachweis
    - Wochenbett → NMH-Prophylaxe bis ≈ 6 Wo p.p.
- **Hohes Risiko**:
  - **Rezidivierende thrombotische Ereignisse, St. p. thrombotisches Ereignis vor Schwangerschaft + High-Risk-Thrombophilie, Antiphospholipidsyndrom**:
    - Schwangerschaft → NMH-Prophylaxe ab Schwangerschaftsnachweis, bei deutlich ↑ Risiko evtl. intermediäre (s. u.) NMH-Dosis
    - Wochenbett → NMH-Prophylaxe bis ≈ 6 Wo p.p., bei deutlich ↑ Risiko evtl. intermediäre NMH-Dosis (Studt und Trinchero 2022; Hart et al. 2020)

20.3.4 Weitere Handlungsempfehlungen

20.3.4.1 Vorgehen bei präkonzeptioneller Antikoagulation
- **Vitamin-K-Antagonisten (z. B. Marcoumar®) präkonzeptionell**:
  - Absetzen u. überlappend NMH (insb. bei unregelmäßigem Zyklus)
  - Od. Konzeption unter Vitamin-K-Antagonisten u. Absetzen spätestens vor 6. SSW u. Wechsel auf NMH in therapeutischer Dosierung
- **DOAK präkonzeptionell**:
  - Kann bei regelmäßigem Menstruationszyklus aufgrund kurzer HWZ beibehalten werden
  - Umstellung auf NMH vor 6. SSW!

- **Postpartal/Wochenbett**:
  - NMH fortführen
  - Alternativ bei fortbestehender Ind. für therapeutische Antikoagulation überlappende Umstellung auf Vitamin-K-Antagonisten mgl.
  - DOAK in Stillzeit nicht empfohlen

20.3.4.2 NMH – Dosierung, Beginn, Dauer
- **Bei erforderlicher NMH-Prophylaxe in Schwangerschaft u. Stillzeit** → prophylaktische Dosierung, Enoxaparin (z. B. Lovenox®, Inhixa®, Clexane®) 40 mg, Dalteparin (z. B. Fragmin®) 5000 IE
- **Bei deutlich ↑ Risiko** → evtl. intermediäre NMH-Dosis (d. h. 50–70 % der volltherapeutischen Dosis)
- **Falls präkonzeptionell antikoaguliert** → NMH in intermediärer od. therapeutischer Dosierung in Schwangerschaft
  - **Therapeutische Dosierung**: z. B. Enoxaparin 1 mg/kg KG 2 x tgl. s.c.
- **Beginn**: bei Ind. frühzeitig im 1. Trim.
- **Dauer**: bis mind. 6 Wo p.p
- **Sectio**: Frühmobilisation, NMH prophylaktisch: heterogene Datenlage bzgl. Dauer (3–5 d (AWMF), 7 d (RCOG), in der Praxis meist solange stationär)
- **VTE od. PE während Schwangerschaft**: sofort NMH (therapeutische Dosierung) bis 6–8 Wo p.p. (Mindestdauer 3 Mon.)
- **VTE letzten 2–3 Wo vor Termin**: peripartales Rezidivrisiko hoch → Vena-cava-Filter erwägen (da aufgrund des zu erwartenden hohen Blutungsrisikos die Entbindung nicht unter therapeutischer Antikoagulation erfolgen kann)

20.3.4.3 Peripartales Management bei NMH-Prophylaxe
- **Peripartales Management bei NMH in prophylaktischer Dosierung**: keine besonderen Maßnahmen in Bezug auf Antikoagulation u. Geburt, kann spontan erfolgen
- **Peripartales Management bei NMH in therapeutischer Dosierung**: Entbindung elektiv planen, am d vor Entbindung Heparin ↓, letzte halbe Dosis 24 h vor Entbindung, bei komplikationslosem Verlauf kann am Abend des Entbindungstages u. am 1. p.p. d NMH in Prophylaxedosis gegeben werden; ↑ sobald aus geburtshilflicher Sicht mgl.
- **PDA**: letzte prophylaktische NMH-Gabe ≥ 12 h Abstand (therapeutisch ≥ 24 h Abstand), nächste Dosis frühestens 4 h nach Spinalanästhesie od. Katheterentfernung
- **Postpartal**:
  - Nach vag. Geburt → NMH in prophylaktischer Dosierung nach 4–6 h, in intermediärer/therapeutischer Dosierung nach 6–12 h mgl.
  - Nach Sectio → NMH in prophylaktischer Dosierung nach 6–12 h, in intermediärer/therapeutischer Dosierung nach 12–24 h mgl.

20.3.4.4 Kontrollen bei NMH in therapeutischer Dosierung
- Widersprüchliche Datenlage, ob erforderlich
- Therapeutische Dosis: Anti-Xa-Aktivitätsmessung wahrscheinlich sinnvoll: 4 h nach Applikation, sollte bei 2 x tgl. Dosierung 0,6–1,2 IE/ml betragen (Dosisanpassungen aber selten notwendig)

20.3.4.5 Heparin-induzierte Thrombozytopenie (HIT)
- Extrem selten, trotzdem Thrombozytenkontrolle vor u. ≈ 1 Wo nach Beginn der Therapie

20.3.4.6 Alternative bei Heparinunverträglichkeit in Schwangerschaft
- 1. Wahl: Danaparoid

20.3.4.7 Kompressionstherapie
- Bei ↑ thromboembolischem Risiko: von Beginn der Schwangerschaft oberschenkellange Kompressionsstrümpfe od. Kompressionsstrumpfhosen der Klasse II
- Beinschwellung ↓, VTE-Risiko ↓ unbekannt

20.4 Tokolyse

s. Frühgeburt

20.4.1 Toxoplasmose (Schwangerschaft)

Durch Toxoplasma gondii verursachte Zoonose; **Seropositivrate** (Mitteleuropa): ≈ 25–30 %; **IKZ**: 3 d-3 Wo

20.4.2 Risiko

- Vertikales Transmissionsrisiko nur bei Primärinfektion während Schwangerschaft
- Je früher die Primärinfektion während Schwangerschaft, umso geringer das Risiko einer diaplazentaren Übertragung (Primärinfektion 1. Trim.: Risiko ≈ 15 %, 3. Trim.: Risiko ≈ 70 %), aber umso ↑ das Risiko einer fetalen Schädigung
- **Mgl. Folgen**:
  - **Infektion im 1. Trim.**: Abort
  - **Infektion in 2. od. 3. Trim**: konnatale Toxoplasmose (s. u.)

20.4.3 Symptome

- **Schwangere**: > 90 % asymptomatisch, < 5 % grippeähnliches Krankheitsbild
- **Fetus**: Hydrozephalus, Retinochorioiditis, intrakranielle Verkalkungen
  - **Schädigungsrate**: ohne Therapie bei Infektion im 1. Trim.: ≥ 80 %, im 2. Trim.: 20–80 %, im 3. Trim.: < 20 %
- **Neugeborenes**: > 80 % der infizierten Kinder asymptomatisch, ≈ 10 % Zeichen florider Entzündung; < 5 %: klassische Trias mit Hydrozephalus, Retinochorioiditis, intrazerebrale Verkalkungen
- **Kind**: Spätmanifestationen: ≈ 30 % (nach Therapie in Schwangerschaft u. im 1. Lj.) retinochorioidale Herde (ohne Therapie: bis 80 %)

20.4.4 Diagnostik

- **Schwangere**:
  - **Serologisches Screening (IgG u. IgM)**:
    - **Deutschland, Schweiz**: kein Screening (keine Kassenleistung), nur bei begründetem V. a. Infektion, Nutzen kritisch betrachtet (u. a. geringe Inzidenz, fragliche Effektivität von Diagnostik u. Therapie zur Verhinderung der vertikalen Übertragung)
    - **Österreich**: Screening im Rahmen der Schwangerschaftsvorsorge verpflichtend
    - 1. Trim., bei fehlender Immunität → Ende 2. u. Mitte 3. Trim. (Kontrolle alle 8–12 Wo), Serologie aus Nabelschnurblut: falls Abstand zwischen letztem neg. Ergebnis > 8 Wo
    - **IgG ≥ 1:16**: Immunität wahrscheinlich
    - **IgG u. IgM pos.**: zurückliegende Infektion mit persistierendem IgM-Titer (bis 3 a pos.) od. frische Infektion → Differenzierung mit IgG-Aviditätstest (hohe Avidität schließt frische Infektion aus)
  - Bei **dokumentierter Immunität** (IgG pos., IgM neg.) → keine erneute Testung in Folgeschwangerschaft notwendig
- **Pränatale Diagnostik**:
  - **Amniozentese** mit PCR: ab 16.–18. SSW, frühestens 4 Wo nach Infektion (Sens.: ≈ 80 %)
  - Regelmäßige fetale **Sonografiekontrollen**
  - Auffällige Sonografie u. Nachweis intrauteriner Infektion: Risiko schwerwiegender Schädigungen beim Neugeborenen hoch

20.4.5 Therapie (Schwangerschaft)

- **Schwangere bis 16. SSW**:
  - Spiramycin (z. B. Rovamycine®) 9 Mio. IE tgl. p.o. verteilt auf 4 Einzeldosen (z. B. 2-1-2-1 Tbl. mit je 1,5 Mio. IE) für 3 Wo

- **Schwangere ab 16. SSW**:
  - Kombination aus Pyrimethamin (z. B. Daraprim®), d 1: 50 mg p.o., ab d 2: 25 mg p.o. u. Sulfadiazin (z. B. Sulfadiazin-Heyl®) 50 mg/kg KG/d p.o. in 4 Einzeldosen; 3 g/d bei < 80 kg KG, 4 g/d bei ≥ 80 kg KG, **Cave**: Myelosuppression
  - Folinsäure (z. B. Lederfolat®) 10–15 mg/d p.o. zusätzlich (zur Vermeidung Knochenmarksschäden)
  - Folsäure während Kombinationstherapie absetzen (um nicht Wirksamkeit der Therapie zu verhindern)
  - Kombinationstherapie für mind. 4 Wo
  - Falls Hinweise auf fetale Infektion → diese Dreifachtherapie bis Ende Schwangerschaft (regelmäßige BB-Kontrollen + LFP) (https://www.rki.de/DE/Aktuelles/Publikationen/RKI-Ratgeber/Ratgeber/Ratgeber_Toxoplasmose.html 2025)
- **Interruptio**:
  - Ind.: auffällige Sonografie u. nachgewiesene fetale Infektion

20.4.6 Prophylaxe

- **Expositionsprophylaxe** bei Toxopolasmose-seroneg. Schwangeren:
  - Kein rohes Fleisch
  - Gründliches Reinigen von rohem Gemüse u. Obst
  - Vorsicht beim Umgang mit Katzen (z. B. tgl. Reinigung der Katzentoilette durch andere Person)
  - Tragen von Handschuhen bei Garten-/Erdarbeiten
  - Gründliches Händewaschen vor dem Essen u. nach Garten- u. Erdarbeit od. nach Spielplatzbesuch

20.5 Trichomonadenkolpitis (Trichomonadenvaginitis, Trichomoniasis)

Sexuell übertragbare Infektion der Vagina, **IKZ**: 3–28 d, **Transmission**: nahezu ausschließlich durch direkten sexuellen Kontakt; **Risikofaktoren**: wechselnde Sexualpartner, bestehende STI

20.5.1 Symptome

- ≈ 80 % asymptomatisch
- Portio, Vaginalwände, Vulva: entzündliche Irritationen mit Rötung, Pruritus, brennenden Schmerzen, ggf. Bläschenbildung
- Dyspareunie, Dysurie
- Unangenehm riechender, schaumiger, grün-gelblicher Fluor
- Häufig Beteiligung Harnblase, Urethra, paraurethrale Drüsen

20.5.2 Diagnostik

- Klinik u. Anamnese
- Nativpräparat in Phasenkontrastmikroskopie: Geißeln mit lebhafter Bewegung (Sens.: ≈ 50 %)
- NAT/PCR (Sens.: bis 100 %)
- Antigenbasierte Trichomonasschnelltests (Sens.: ≈ 80–90 %)
- Kulturversuche (Sens.: ≈ 50 %)
- Bei Nachweis Trichomoniasis → Ausschluss weiterer STIs

20.5.3 Komplikationen

- Vag. Mukosaemphysem
- Schwangerschaft:
  - Risiko ↑ für Frühgeburt, SGA
  - Evtl. vag. Trichomonadenbesiedelung bei weiblichen Neugeborenen

20.5.4 Therapie

- Metronidazol (z. B. Anaerobex®, Arilin®, Flagyl®) 2 g p.o. als Einmalgabe
  - Bei Therapieversagen: 500 mg 2 x tgl. p.o. für 7 d; bei weiterem Therapieversagen: 2 g tgl. p.o. für 7 d
- **Therapieresistenz od. Rezidiv**: Metronidazol 2 g tgl. p.o. für 7–10 d + Metronidazol 100 mg vag. (z. B. Arilin®-Vaginaltbl.) abends für 6 d
- Sexuelle Enthaltsamkeit u. Alkoholkarenz während Therapie
- **Schwangerschaft**:
  - Metronidazol (z. B. Anaerobex®, Arilin®, Flagyl®) 2 g p.o. aufgeteilt in 2 x 1 g p.o. für 1 d, bessere Heilungschance bei Wiederholung nach 1–2 d; strenge Indikationsstellung im 1. Trim.
- **Partnertherapie**: immer mitbehandeln: Metronidazol (z. B. Anaerobex®, Arilin®, Flagyl®) 2 g p.o. als Einmalgabe (Kostner et al. 2025)

20.6 Tripper

s. Gonorrhö

20.7 Trophoblasterkrankungen (gestationsbedingte (GTD) u. nicht gestationsbedingte)

20.7.1 Symptome

- Vag. Blutungen
- Größenzunahme Uterus
- Unterbauchschmerzen, Völlegefühl
- Anämie
- Hyperemesis gravidarum
- Hyperthyreoidismus (durch TSH-Wirkung von ß-hCG)
- Hypertonie
- Präeklampsie in Frühschwangerschaft (**Cave**: bei Präeklampsie im 1. od. 2. Trim. an Vorliegen einer Molenschwangerschaft denken! (Postl und Tempfer 2024))

20.7.2 Diagnostik

- Gynäkologische Untersuchung
- **TVUS**: z. B. Uterusgröße ↑, Echomuster (Schneegestöber), Fruchthöhle u. Fruchtanlage fehlen (komplette Mole) od. Anomalien (partielle Mole), Vaskularisation
- **Labor**: ß-hCG (kann sehr hoch sein), TSH, Elektrolyte, BB, Blutgruppe
- **Radiologie**:
  - **Thoraxröntgen**: bei V. a. Blasenmole
  - **MRT ZNS u. CT Abdomen/Becken/Thorax**: bei histologisch gesicherter Diagnose einer gestationsbedingten trophoblastären Neoplasie (GTN) od. bei klinischen Symptomen (z. B. Dyspnoe) (Gestational and Non-gestational Trophoblastic Disease 2022)

20.7.3 Stadieneinteilung

- **Postoperativ**: nach aktueller TNM-Klassifikation
- **Risikostratifizierung von GTD**: nach aktuellem FIGO-Risikoscore

20.7.4 Klassifizierung u. Management

20.7.4.1 Villöse GTD

20.7.4.1.1 Partialmole (partielle Mole)

20.7.4.1.1.1 Diagnostik
- Vergrößerte Plazenta mit teils blasigen Strukturen
- Embryo vorhanden

20.7.4.1.1.2 Therapie u. Nachsorge
- Saugkürettage ggf. unter sonografischer Kontrolle
- Bereitstellung von Erythrozytenkonzentraten
- Rhesusprophylaxe: bei Rh-neg. Patientin (u. Rh-pos. Partner)
- ß-hCG-Kontrollen bis unter Nachweisbarkeitsgrenze: mind. 2 aufeinanderfolgende neg. ß-hCG-Werte
- Bei Molen-Gemini-Schwangerschaft od. > 45. Lj. od. Zeit bis zur ß-hCG-Negativierung ≥ 8 Wo → 3-mtl. ß-hCG-Monitoring für 30 Mon.
- Persistierende ß-hCG-Werte nach Kürettage u. Diagnose Partialmole → Rekürettage unter sonografischer Kontrolle zur Vermeidung Chemotherapie mgl.

20.7.4.1.2 Blasenmole (komplette Mole)

20.7.4.1.2.1 Diagnostik
- Sonografisch vergrößerter Uterus mit zystischen, blasigen Strukturen, keine Fetalanlage
- Thekaluteinzysten
- ß-hCG-Werte meist deutlich ↑

20.7.4.1.2.2 Therapie u. Nachsorge
- Saugkürettage, ggf. unter sonografischer Kontrolle
- Ggf. Zervixpriming mit Prostaglandinen, Uterotonika zur Blutungsprophylaxe
- Bereitstellung von Erythrozytenkonzentraten
- Keine Rhesusprophylaxe notwendig (falls Histo < 72 h u. Diagnose Blasenmole)
- ß-hCG-Kontrollen (wöchentlich) bis unter Nachweisbarkeitsgrenze (mind. 2 aufeinanderfolgende neg. ß-hCG-Werte), danach weitere mtl. Kontrolle für ≥ 6 Mon. nach Kürettage; in diesem Zeitraum hormonelle Kontrazeption (z. B. orale Kombinationspräparate)

20.7.4.1.3 Persistierende villöse GTD (postmolare Trophoblastpersistenz)

20.7.4.1.3.1 Def.
- ≥ 4 konsekutive ß-hCG-Werte mit Plateaubildung über ≥ 3 Wo

- Od. Anstieg der ß-hCG-Werte um ≥ 10 % gegenüber Vorwert über 2 Wo od. kontinuierlicher Anstieg bei ≥ 3 konsekutiven Messungen über ≥ 2 Wo
- Od. persistierende ß-hCG-Werte über 6 Mon.

20.7.4.1.3.2 Diagnostik
- Gynäkologische Inspektions- u. Palpationsuntersuchung, TVUS
- CT-Thorax, Abdomen, Schädel-MRT

20.7.4.1.3.3 Therapie u. Nachsorge
- Risikoadaptierte Chemotherapie (MTX, Actinomycin D, Polychemotherapie (EMA-CO-Schema), Immuntherapie (Pembrolizumab))
- GTD meist sehr gutes Ansprechen u. sehr hohe Heilungsraten
- Nach Therapie hormonelle Kontrazeption (z. B. orale Kombinationspräparate) für 1 a

20.7.4.1.4 Invasive Mole

20.7.4.1.4.1 Diagnostik
- Persistierende od. ansteigende ß-hCG-Werte nach partieller Mole od. Blasenmole
- Sonografie: Einblutungen bzw. echodichte Bezirke im Myometrium
- Staging: CT Thorax, Abdomen, Schädel-MRT

20.7.4.1.4.2 Therapie u. Nachsorge
- Risikoadaptierte Chemotherapie (MTX, Actinomycin D, Polychemotherapie (EMA-CO-Schema, BEP), Immuntherapie (Pembrolizumab))
- Nach Therapie hormonelle Kontrazeption (z. B. orale Kombinationspräparate) für 1 a

20.7.4.2 Nicht villöse GTD

20.7.4.2.1 Chorionkarzinom

20.7.4.2.1.1 Diagnostik
- Dysfunktionelle vag. Blutungen, ß-hCG meist > 100.000 U/l
- Bei V. a. Chorionkarzinom → Saugkürettage unter sonografischer Kontrolle (hohe Perforationsgefahr!)
- Bereitstellung von Erythrozytenkonzentraten
- Staging: CT Thorax, Abdomen, Schädel-MRT

20.7.4.2.1.2 Therapie u. Nachsorge
- Risikoadaptierte Chemotherapie
- Bei neg. ß-hCG-Werten nach Abschluss der Chemotherapie (zumindest 3 konsekutive wöchentliche ß-hCG-Bestimmungen) weitere mtl. ß-hCG-Kontrolle für 1 a
- In diesem Zeitraum: hormonelle Kontrazeption (z. B. orale Kombinationspräparate)

20.7.4.2.2 Plazentabettknoten

20.7.4.2.2.1 Diagnostik
- Dysfunktionelle Blutungen
- Gynäkologische Untersuchung, TVUS

20.7.4.2.2.2 Therapie u. Nachsorge
- Kürettage
- Keine Nachkontrolle (da benign)

20.7.4.2.3 Hyperplastische Implantationsstelle

20.7.4.2.3.1 Diagnostik
- Gynäkologische Untersuchung, TVUS

20.7.4.2.3.2 Therapie u. Nachsorge
- Kürettage
- Postoperative ß-hCG-Kontrollen nur bei entsprechender Klinik: z. B. persistierende Blutungen
- Bei persistierenden ß-hCG-Werten → Rekürettage

20.7.4.2.4 Plazentabetttumor

20.7.4.2.4.1 Diagnostik
- Vergrößerter Uterus
- Kürettage
- Staging: CT Thorax, Abdomen, Schädel-MRT

20.7.4.2.4.2 Therapie u. Nachsorge
- HE
- FIGO II–IV: Chemotherapie
- Bei neg. ß-hCG-Werten nach Abschluss der Chemotherapie (zumindest 3 konsekutive wöchentliche ß-hCG-Bestimmungen) weitere mtl. ß-hCG-Kontrolle für 1 a

20.7.4.2.5 Epithelialer Trophoblasttumor

20.7.4.2.5.1 Diagnostik
- Gynäkologische Untersuchung, TVUS
- ß-hCG: leicht ↑

20.7.4.2.5.2 Therapie u. Nachsorge
- HE
- Bei Metastasen → Polychemotherapie
- Bei neg. ß-hCG-Werten nach Abschluss der Chemotherapie (zumindest 3 konsekutive wöchentliche ß-hCG-Bestimmungen) weitere mtl. ß-hCG-Kontrolle für 1 a (Arbeitsgemeinschaft der gynäkologischen Onkologie (AGO) 2025)

20.7.5 Weiterführende Informationen

- Arbeitsgemeinschaft der gynäkologischen Onkologie (AGO) (2025) Manual der Gynäkologischen Onkologie. MedMedia, Wien. https://www.ago-austria.at/downloads/
- Gestational and Non-gestational Trophoblastic Disease. Guideline of the DGGG, OEGGG and SGGG (S2k Level, AWMF Registry No. 032/049, February 2022). http://www.awmf.org/leitlinien/detail/ll/032-049.html

20.8 Tuberkulose (TBC) (Schwangerschaft u. Stillzeit)

20.8.1 Beratung/Risiko

- Schwangerschaft beeinflusst Verlauf einer Tuberkulose nicht
- Erkrankung kann aber Mutter u. ungeborenes Kind gefährden (SGA, Frühgeburten)
- Keine Hinweise auf ↑ Fehlbildungsrisiko

20.8.2 Therapie

- Ausschließlich durch Ärzte, die Erfahrung mit dieser Infektionskrankheit haben
- Isoniazid (+ Pyridoxin), Rifampicin, Ethambutol, Pyrazinamid
- Bei medikamentenresistenter Tuberkulose: Reservemedikamente nach sorgfältiger Nutzen-Risiko-Abwägung (https://www.embryotox.de/erkrankungen/details/ansicht/erkrankung/tuberkulose 2024)

20.9 Tuboovarialabszess

s. Pelvic inflammatory disease (PID)

20.10 Tumormarker (Gynäkologie)

- **Ovarialkarzinom**: CA-125, CEA, evtl. CA 19.9
- **Maligne Keimzelltumoren des Ovars**:
  - **Immatures Teratom**: ± AFP, ± LDH
  - **Dysgermiom**: ± hCG, LDH
  - **Dottersacktumor**: AFP, LDH
  - **Embryonales Karzinom**: ± AFP, hCG, ± LDH
  - **Chorionkarzinom**: hCG, ± LDH
- **Maligne Keimstrang-Stroma-Tumoren des Ovars**:
  - **Granuloszelltumor**: ± E2, Inhibin B, ± Testosteron

- **Sertoli-Leydigzell-Tumoren**: ± AFP, ± E2, ± Inhibin, ± Testosteron, ± Androstendion, ± DHEA
- **Gestationsbedingte u. nicht gestationsbedingte Trophoblasterkrankungen (GTD)**: hCG (Arbeitsgemeinschaft der gynäkologischen Onkologie (AGO) 2025)

20.11 Tumornachsorge (gynäkologische Malignome)

20.11.1 Allgemeines

- Evidenz der Empfehlungen gering
- **Ziele**: Begleitung in Bewältigung der Erkrankung, Früherkennung Rezidiv, Sicherung Lebensqualität, Vermeidung unnötiger Untersuchungen
- **Weitere bildgebende Untersuchungen** (CT, MRT, Thoraxröntgen, PET-CT): nur bei Rezidivverdacht sinnvoll
- Routinemäßige Bestimmung Tumormarker in Nachsorge nicht empfohlen (Ausnahme: GTD od. Rezidivverdacht) (Arbeitsgemeinschaft der gynäkologischen Onkologie (AGO) 2025), s. Abschn. 1.10

20.11.2 Kontrollfrequenz

- Ersten 3 a: alle 3 Mon.
- Weitere 2 a: alle 6 Mon.
- Ab dem 6. a: alle 12 Mon.

20.11.3 Endometriumkarzinom

- **Untersuchungsinhalte**:
  - Anamnese
  - Klinische u. gynäkologische Untersuchung
  - TVUS
  - (Zytologie (PAP) nicht empfohlen)
- **Probleme in Nachsorge**:
  - Adipositas, DM, Lymphödeme, sexuelle Aktivität ↓

20.11.4 Ovarialkarzinom, Borderline-Tumoren des Ovars

- **Untersuchungsinhalte**:
  - Anamnese
  - Klinische u. gynäkologische Untersuchung
  - TVUS

- (CA-125 optional)
- (Zytologie (PAP) nicht empfohlen)
• **Probleme in Nachsorge**:
- Angst, Verdauungsprobleme, chronische Schmerzen, Lymphödeme, Schlafstörungen, Depression, sexuelle Funktionsstörungen

20.11.5 Zervixkarzinom, Vaginalkarzinom

• **Untersuchungsinhalte**:
- Anamnese
- Klinische u. gynäkologische Untersuchung
- TVUS
- Zytologie (PAP) 1 x/a (nicht nach Radiatio)
• **Probleme in Nachsorge**:
- Dyspareunie, Blasen- u. Darmfunktionsstörung, Lymphödeme, Depression, Angst

20.11.6 Vulvakarzinom

• **Untersuchungsinhalte**:
- Anamnese
- Klinische u. gynäkologische Untersuchung
- TVUS, evtl. Leistensonografie
- Zytologie (PAP) 1 x/a (kein Vulva-PAP)
• **Probleme in Nachsorge**:
- Erhebliche sexuelle Probleme, Lichen sclerosus, Alltagsprobleme wie Sitzen u. Kleidungstragen, Depression, Angst, Lymphödeme

20.11.7 Mammakarzinom

• **Untersuchungsinhalte**:
- Anamnese
- Klinische Untersuchung
- Mammasonografie u. Mammografie bds. (alle 12 Mon.)
- Gynäkologische Kontrollen in Routineintervallen (Günthert 2019)

Literatur

Arbeitsgemeinschaft der gynäkologischen Onkologie (AGO) (2025) Manual der Gynäkologischen Onkologie. MedMedia, Wien. https://www.ago-austria.at/downloads/. Zugegriffen am 14.04.2025

Gestational and Non-gestational Trophoblastic Disease (2022) Guideline of the DGGG, OEGGG and SGGG (S2k Level, AWMF Registry No. 032/049, February 2022). http://www.awmf.org/leitlinien/detail/ll/032-049.html. Zugegriffen am 14.01.2025

Günthert A (2019) Die Nachsorge bei gynäkologischen Malignomen. https://gynzentrum.ch/db_images/veroeffentlichungen/2019_02_gynaekologie_geburtshilfe_die_nachsorge_bei_gynaekologischen_malignomen_swt_g_k.pdf. Zugegriffen am 21.02.2025

Hart C, Bauersachs R, Scholz U et al (2020) Prevention of venous thromboembolism during pregnancy and the puerperium with a special focus on women with hereditary thrombophilia or prior VTE – position paper of the working group in women's health of the society of thrombosis and haemostasis (GTH). Hämostaseologie 5:572–590. https://doi.org/10.1055/a-1132-0750

https://www.embryotox.de/erkrankungen/details/ansicht/erkrankung/tuberkulose (2024). Zugegriffen am 14.12.2024

https://www.rki.de/DE/Aktuelles/Publikationen/RKI-Ratgeber/Ratgeber/Ratgeber_Toxoplasmose.html (2025). Zugegriffen am 03.04.2025

Kostner D, Egg M, Handisurya A (2025) Sexuell übertragbare Krankheiten. Österreich Ärzteztg 1(2):21–26

Postl M, Tempfer C (2024) Trophoblasterkrankungen. In: von Kaisenberg C, Klaritsch P, Hösli-Krais I (Hrsg) Die Geburtshilfe. Springer Reference Medizin, 6. Aufl. Springer, Berlin/Heidelberg. https://doi.org/10.1007/978-3-662-63506-3_4

Scholz U (2019) Thrombophiliediagnostik in der Gynäkologie und Geburtshilfe. Gynäkologe 52:831–836. https://doi.org/10.1007/s00129-019-04512-2

Studt JD, Trinchero A (2022) Gerinnungshemmung in Schwangerschaft und Wochenbett. Gynäkologie 55:567–574. https://doi.org/10.1007/s00129-022-04965-y

Buchstabe U

21

21.1 Überaktive Blase

s. Harninkontinenz

21.2 Ulcus vulvae acutum Lipschütz (akutes Genitalulcus, Lipschütz-Ulkus)

Seltene, nicht sexuell übertragbare vulväre Ulzeration, meist junge Frauen u. Mädchen

21.2.1 Ätiologie

- Meist postviral (z. B. EBV, CMV, Influenza, Covid) od. nach Impfung (z. B. Covid)

21.2.2 Symptome

- Plötzlicher Beginn mit äußerst schmerzhaften genitalen Läsionen: winzige miliare Läsionen bis hin zu großen Ulzerationen, meist an Labia minora
- Evtl. Fieber, Krankheitsgefühl, Lymphadenopathie

21.2.3 DD

- Herpes genitalis
- Ulcus durum: Syphilis

- Morbus Behçet
- Lymphogranuloma inguinale (Lymphogranuloma venerium): Chlamydia trachomatis
- Granuloma venereum (Granuloma inguinale)
- Ulcus molle
- Medikamenteninduziert: v. a. NSAR
- Tumore

21.2.4 Diagnostik

- I. d. R. klinisch
- Ausschluss anderer Urs.
- Evtl. Biopsie

21.2.5 Therapie

- Symptomatisch: Analgetika
- Lidocain (z. B. Xylocain®-5-%-Salbe, Emla®-Creme 5 %) lokal
- Antiseptische Sitzbäder
- Schwere Fälle → systemische Glukokortikoide

21.2.6 Prognose

- I. d. R. selbstlimitierend (meist 2–3 Wo), bis 1/3 Rezidiv innerhalb 1 a

21.3 Ulcus Molle (Weicher Schanker)

Bakterielle sexuell übertragbare Erkrankung (Haemophilus ducreyi); **Transmission**: GV; **IKZ**: 3–7 (14) d; **Epidemiologie**: tropische u. subtropische Gebiete (Afrika, Südostasien, Mittel- u. Südamerika), in Industrieländern selten

21.3.1 Symptome

- Anfangs schmerzhafte, erythematöse, weiche Papeln im Genitalbereich
- Im Verlauf Pustelbildung u. Ulzeration
- Regionale, schmerzhafte Lymphadenopathie bis 50 %

21.3.2 Diagnostik

- Anamnese: Reiseanamnese mit Aufenthalt in Endemiegebiet + Sexualkontakte zu Einheimischen
- Klinische Untersuchung: schmerzhafte Genitalulzera
- NAT/PCR: aus Abstrichmaterial
- Mikroskopie: gramneg. Stäbchen
- (+ Ausschluss Syphilis, HSV, HIV)

21.3.3 DD

- Granuloma venereum (Granuloma inguinale)

21.3.4 Komplikationen

- Perforation entzündeter Lymphknoten
- Superinfektion

21.3.5 Therapie

- **Antibiose**:
  - **1. Wahl**: Ceftriaxon (z. B. Rocephin®) 250 mg i.m. od. Azithromycin (z. B. Zithromax®) 1 g p.o. einmalig
  - **2. Wahl**: Ciprofloxacin 500 mg 2 x tgl. für 3 d od. Erythromycin (z. B. Infectomycin®) 500 mg 3–4 x tgl. für 7 d
  - Bei Abszessen der Leistenregion: Antibiose mind. 2 Wo, ggf. OP
  - Schwangerschaft u. Stillzeit: Ceftriaxon
- **Partnertherapie**: Untersuchung u. Mitbehandlung von Sexualpartnern (bis 10 d vor Symptombeginn)

21.3.6 Prävention

- Aufklärung von Risikogruppen
- Kondom
- Sexuelle Enthaltsamkeit während Erkrankung

21.4 Unerfüllter Kinderwunsch (Infertilität, Sterilität)

21.4.1 Def.

- **Prim. Sterilität**: noch nie schwanger, keine Schwangerschaft trotz 12 Mon. ungeschütztem regelmäßigen GV

- **Sek. Sterilität**: St. p. Schwangerschaft, aktuell keine Schwangerschaft trotz 12 Mon. ungeschütztem regelmäßigen GV
- **Infertilität**: Unvermögen, Schwangerschaft bis zur Lebensfähigkeit des Kindes auszutragen
- (**Subfertilität**: eingeschränkte Fruchtbarkeit)

21.4.2 Ätiologie

- Weiblich, männlich, gemischt: je ≈ 30 %
- ≈ 10–15 % trotz Abklärung unklar

21.4.3 Diagnostik u. Therapie vor assistierter Reproduktionstherapie (ART/In-vitro-Fertilisation (IVF)

- **Abklärung**: nach 1 a unerfülltem KiWu, > 35. Lj.: nach 6 Mon.

21.4.3.1 Lebensstil u. Verhalten der Frau – präkonzeptionelle Beratung
- **Adipositas u. andere Essstörungen**: BMI > 30 od. < 19 kg/m² mit Ovulationsstörungen u. Infertilität assoziiert → Gewichtsnormalisierung (BMI-Zielbereich: 19–30 kg/m²); BMI > 35 kg/m² → zunächst Gewichtsreduktion (Ernährungsberatung, ggf. bariatrische Chirurgie) vor Kinderwunschabklärung
- **Alkohol**: < 2 Drinks tgl. (= < 20 g Alkohol) schränkt Fertilität wahrscheinlich nur minimal ein, ab Schwangerschaft Abstinenz (kein Schwellenwert definiert)
- **Drogen**: kein Drogenkonsum
- **Ernährung**: gesunde Lebensweise mit ↑ Anteil an Gemüse, Obst, Vollkornprodukten u. Ballaststoffen, mäßig Fisch, Fleisch ↓ u. viele ungesättigten Fettsäuren, zuckerhaltige Getränke ↓, keine Crash- od. Radikaldiäten, Kuhmilch: ≤ 3 Gläser tgl.
- **Koffein**: < 200 mg tgl. (≙ ≈ 2–4 Tassen) kein Problem
- **Mikronährstoffe**:
  - **Folsäure**:
    - 400 µg tgl. 4 Wo präkonzeptionell empfohlen: u. a. Prävention Neuralrohrdefekte, z. B. in Kombinationspräparaten wie z. B. Femibion® od. Folsan® 0,4 mg
    - 5 mg tgl. (z. B. Folsan® 5 mg) bei St. p. Kind mit Neuralrohrdefekt, Epilepsie etc.
  - **Jod**:
    - Präkonzeptionell ≥ 100–150 µg Jodid tgl. substituieren (Ausnahme: Hyperthyreose)
    - Z. B. Jodid „Merck" 100 µg od. in Kombinationspräparaten wie z. B. Femibion®

21.4 Unerfüllter Kinderwunsch (Infertilität, Sterilität)

- **Nikotin**: mit Subfertilität assoziiert (u. a. vorzeitige Erschöpfung ovarielle Reserve) → Beendigung Nikotinkonsum
- **Sport**: prinzipiell gut, jedoch max. 5 h/Wo; keine Anabolika, in Schwangerschaft kein Sport > 2000 m Seehöhe
- **Stress**: Studienlage widersprüchlich, kann evtl. Risiko einer Infertilität ↑ → Stressreduktion

21.4.3.2 Sexualität u. sexuelle Störungen
- Falls Paare ihr sexuelles Erleben u. Verhalten als behandlungsbedürftig erleben → Sexualtherapie

21.4.3.3 Psychologische Faktoren
- Kinderwunschzeit für viele Paare sehr belastend (Fertilitätskrise); emotionale, zeitliche u. finanzielle Belastung → großzügig psychologische Unterstützung anbieten
- Bei verhaltensbedingter Fertilitätsstörung od. behandlungsbedürftiger psychischen Erkrankung → psychosoziale Beratung bzw. Psychotherapie (Weidner et al. 2025)

21.4.3.4 Angeborene u. erworbene genitale Anomalien
- **Diagnostik bzw. Therapie**:
  - S. auch Abschn. 23.3
  - **TVUS**: 2D, 3D
  - **Hysterokontrast-Sonografie (HKSG, Hysterosalpingosonografie, HSU, HyCoSy)**: evtl. bei unklarem Befund zur ergänzenden Diagnostik, durch intrazervikale Kontrastmittelgabe (sterile Kochsalzlösung od. Schaum) Darstellung von Cervix, Uteruscavum u. Tuben
  - **Laparoskopie (LSK) u. Hysteroskopie (HSK)**: nur zu Therapie, nicht zur Diagnostik
  - **Bei Uterusanomalien** nach assoziierten genitalen sowie Nieren- u. Harnleiterfehlbildungen suchen
  - **Bei V. a. angeborene Fehlbildung** → 3D-Sonografie u./od. HSK, ggf. in Kombination mit LSK
  - **Uterus septus/subseptus**: hysteroskopische Septumdissektion vor KiWu-Behandlung
  - **Uterus bicornis, duplex, unicornis unicollis**: keine OP bei prim. Infertilität
  - **Myome (submukös, FIGO Typ 0 u. 1)**: hysteroskopische Entfernung vor KiWu-Behandlung
  - **V. a. intrauterine Polypen u./od. Adhäsionen**: HSK u. ggf. Entfernung, evtl. postoperative Adhäsionsprophylaxe (niedriges Evidenzlevel: IUD, antiadhäsives Gel, Hormontherapie, Antibiose), s. auch Abschn. 1.36
  - **Hydrosalpinx**: Salpingektomie vor KiWu-Behandlung empfohlen (Implantations- u. Schwangerschaftsrate ↑)

- **Überprüfung Tubendurchgängigkeit (tubarer Faktor)**:
  - Insb. bei St. p. Bauch-OPs, St. p. Tubaria, St. p. Chlamydien-Infektionen, schwere Dysmenorrhö (Hinweis auf Endometriose)
  - Hysterokontrastsalpingografie: s. o.
  - Früher Goldstandard u. heute eher nicht mehr rein diagnostisch eingesetzt: diagnostische LSK mit Chromopertubation
  - Hysterosalpingografie (HSG): zunehmend als obsolet betrachtet

21.4.3.5 Kinderwunsch u. Endometriose
- Bei **Infertilität u. V. a. Endometriose** → LSK indiziert nur bei Endometriomen > 5 cm od. ggf. zur Schmerzreduktion, falls Spontangravidität angestrebt
- **Peritoneale Endometrioseherde**: Entfernung → pos. Effekt auf Schwangerschaftsrate u. Lebendgeburtenrate
- **Ovarielle Endometriose (Endometriom)**: Entfernung mit Kapselresektion der alleinigen Punktion mit Drainage überlegen (Ind. in Abhängigkeit der ovariellen Reserve (s. u.) individuell zu stellen)
- **Tief infiltrierende Endometriose**: kann operativ saniert werden
- **Medikamentöse Behandlung**: bei ASRM III u. IV kann 3–6 Mon. postoperative GnRH-Behandlung vor IVF pos. Effekt auf LGR haben
- **Intrauterine Insemination**: bei milder u. minimaler Endometriose u. intakter tuboovarieller Einheit nach milder ovarieller Stimulation Verbesserung der Schwangerschaftsrate (Strowitzki und Ortmann 2024)

21.4.3.6 Infektiologische Faktoren
- Kein infektiologisches Screening bei asymptomatischen Frauen
- **Bakterielle Vaginose**: Clindamycin od. Metronidazol, s. Abschn. 2.2
- **Chlamydieninfektion**: beide Partner Azithromycin (z. B. Zithromax®) 1 g p.o. einmalig od. Doxycyclin (z. B. Doxybene®, Vibramycin®) 200 mg tgl. p.o. für 7 d (asymptomatisch) od. 14 d (PID), s. Abschn. 3.4

21.4.3.7 Endokrine Faktoren der weiblichen Infertilität
- **Diagnostik u. Therapie endokriner Faktoren**:
  - **Hormonbasisdiagnostik/basaler Hormonstatus** (bei Infertilität od. Amenorrhö):
    - **Ziel**: Beurteilung hormonelle Regulation des Menstruationszyklus mit Nachweis Ovulation
    - LH, FSH, LH-/FSH-Quotient, Estradiol, Prolaktin, Testosteron, Androstendion, freier Androgenindex (FAI), DHEAS, SHBG, TSH, (AMH)
    - d 3–5 (7) des Zyklus (bzw. Fehlen eines Follikels > 10 mm), bei Amenorrhö unabhängig vom ZT
    - Einnahme oraler Kontrazeptiva → ≥ 3 Mon. zuvor absetzen für valide Werte
    - Anm.: Schilddrüsenfunktionsstörung führt nicht zu Zyklusstörungen, TSH jedoch relevant für Schwangerschaft u. Gesundheit des ungeborenen Kindes

21.4 Unerfüllter Kinderwunsch (Infertilität, Sterilität)

- Bei stabilem, regelmäßigem u. unauffälligem Zyklus (Eumenorrhö, s. Abschn. 1.2.1) → Störfaktoren wie Hyperprolaktinämie od. Hyperandrogenämie sehr unwahrscheinlich
- **Ovarielle Reserve**: FSH, Estradiol ZT 3–5; auffälliger FSH-Tonus altersabhängig zu beurteilen: FSH > 15 IE/l < 40. Lj. → zusätzlich AMH bestimmen; < 30. Lj. AMH ggf. schon bei FSH 8–10 IE/l bestimmen (Ludwig 2024)
- **TVUS**: Funktionsbeurteilung inneres Genital, antraler Follikelcount (AFC)
- **Schilddrüsendiagnostik**: TSH, falls > 2,5 mU/l → Schilddrüsen-Ak
- **Weitere Diagnostik bei auffälligen Befunden**: z. B. Abklärung Hyperandrogenämie mit 17-OHP, Kortisol, HOMA-Index, ggf. ACTH-Test
- **Nachweis ovulatorischer Zyklus**: einmalige Progesteronbestimmung ≈ 7 (6–9) d nach vermuteter Ovulation (z. B. d 21 in 28 d-Zyklus, Ovulation immer ≈ 14 d (± 2 d) vor Zyklusende)
- **Prim./sek. Amenorrhö**:
  - S. Abschn. 1.17
- **Hyperprolaktinämie**:
  - S. Abschn. 8.23
- **PCOS (PCO-Syndrom)/Hyperandrogenämie**:
  - S. Abschn. 16.4 u. 8.20
- **Adrenogenitales Syndrom (AGS)/kongenitale adrenale Hyperplasie**:
  - **Klassisch**: homozygot, bei Neugeborenenscreening erkannt u. behandelt
  - **Late-onset-AGS** (heterozygot): ab Pubertätsbeginn, Androgenisierung, Zyklusstörung mit Oligo- bis Anovulation, Infertilität → ACTH-Test, ggf. Genetik
  - **Therapie**:
    - **Klassisch**: Glukokortikoide (internistische Endokrinologen)
    - **Late-onset-AGS**: Therapie wie bei PCOS u. KiWu, evtl. niedrigdosierte Glukokortikoide (z. B. Prednisolon 5 mg abends) (wenig Evidenz)
- **Anti-Müller-Hormon (AMH)**:
  - Zur Abschätzung der aktuellen ovariellen Aktivität u. Ansprechbarkeit auf hormonelle Stimulationsbehandlung (→ evtl. sinnvoll bei geplanter Kinderwunschtherapie)
  - Nicht zur Beurteilung der Fertilität geeignet
- **Anovulatorischer Zyklus u. Lutealphaseninsuffizienz**:
  - **V. a. Lutealphaseninsuffizienz**: Lutealphase ≤ 8 d (physiologisch: 12–14 d), Symptome wie Brustspannen, Wassereinlagerung, Blähbauch in 2. Zyklushälfte u. prämenstruellem Spotting (= Ausdruck von Follikelreifungsstörungen)
  - **Messung Progesteron im Serum**: Nachweis ovulatorischer Zyklus: einmalige Progesteronbestimmung ≈ 7 (6–9) d nach vermuteter Ovulation (z. B. d 21 in 28-d-Zyklus, Ovulation immer ≈ 14 d (± 2 d) vor Zyklusende); aufgrund der Variabilität nicht zur Beurteilung der Qualität der 2. Zyklushälfte od. Corpus-luteum-Insuffizienz geeignet; zur Bestimmung bei Subfertilität abgeraten (Sonntag 2024), Lutealphaseninsuffizienz = klinische Diagnose, keine laborchemische

- **Therapie**: nur bei stimulierter IVF/ICSI-Therapie mit Progesteron (p.o., vag., i.m.), zyklische Gestagengabe im Spontanzyklus nicht indiziert
- **Diabetes mellitus (DM)**:
  - **Präkonzeptionell HbA1c-Bestimmung**: sollte 4–8 Wo präkonzeptionell < 6,5 % sein (sonst Abortrisiko ↑)
- **Hypothyreose**:
  - TSH > 2,5 mU/l + pos. Ak → SD-Einstellung < 2,5 mU/l empfohlen (L-Thyroxin) (die früher u. lange Zeit übliche sehr strenge Einstellung des TSH „im unteren Referenzbereich" ist obsolet) (Strowitzki und Ortmann 2024)
  - Auffälliger TSH-Wert während od. kurz nach ovarieller Stimulation → Kontrolle in 4 Wo (normalisiert sich mit hoher Wahrscheinlichkeit)
- **Hyperthyreose**:
  - 80 % Spontanheilung
  - Therapie der Wahl: Kortikosteroide
  - Definitive Schilddrüsentherapie (OP, Radiojod) soll vor Therapiebeginn u. Schwangerschaftseintritt abgeschlossen sein
- **Thrombophilie**:
  - Screening nur bei pos. Eigen- od. Familienanamnese für thromboembolische Ereignisse (Diagnostic and therapy before assisted reproductive treatments 2019)

21.4.3.8 Andrologische Beratung
- Nikotinverzicht, Drogenverzicht
- Adipositas → Gewichtsabnahme
- Vorstellung bei Andrologen (Spermiogramm etc.) vor invasiver Diagnostik bei der Frau

21.4.3.9 Unauffällige Diagnostik – weiteres Vorgehen/Therapie bei KiWu
- 3–6 Mon. **Zyklusmonitoring**:
  - **Sonografisch** (TVUS):
    - 2.–5. ZT: Ausschluss Ovarialzysten
    - Proliferationsphase: Verbreiterung Endometriumdicke mit Mittelecho u. Follikelwachstum (≈ 2 mm/d)
    - Periovulatorisch: sprungreifer Follikel (20–25 mm), hoch aufgebautes Endometrium (> 8 mm); Ovulationszeichen: Verschwinden des Follikels, ggf. etwas freie Flüssigkeit im Douglas-Raum
    - Sekretionsphase: Endometrium meist echodichter u. homogener, Corpus luteum evtl. zystisch umgewandelt („Ring of fire")
    - Schwangerschaftseintritt: Endometriumdicke bis > 2 cm, Corpus luteum
  - **Hormonbestimmungen**:
    - 3.–5. ZT: FSH, Estradiol
    - 7.–12. ZT (Follikelreifungsphase): Estradiol
    - Ovulationsphase: LH-Anstieg

- Lutealphase: Nachweis ovulatorischer Zyklus: einmalige Progesteronbestimmung ≈ 7 (6–9) d nach vermuteter Ovulation (z. B. d 21 in 28-d-Zyklus, Ovulation immer ≈ 14 d (± 2 d) vor Zyklusende)
  - **Zervixschleimbeobachtung**:
    - Idealerweise tgl. zur gleichen Tageszeit kontrollieren
    - Postmenstruell: trockene od. keine Schleimabsonderung
    - Präovulatorisch: Schleim cremiger od. milchiger
    - Periovulatorisch: Schleim klar, dünn, spinnbar (→ höchste Fruchtbarkeit)
    - Postovulatorisch: Schleim wieder zäher, cremiger, weißer
  - **Temperaturmethode** (Basaltemperaturkurve (BTK)):
    - Messung Temperatur nach mind. 6-stündiger Nachtruhe
    - Typischer zweiphasiger Verlauf: niedrigeres Niveau 1. Zyklushälfte, Anstieg um 0,3–0,5 °C postovulatorisch
    - Temperaturerhöhung bleibt ≈ 13 d bestehen
- **Verkehr zum Optimum (VZO)**: GV am d vor u. am d des Eisprungs
- Low-Dose FSH, Clomiphen, Letrozol: s. auch Abschn. 16.4
- Ggf. 3–6 x Insemination
- < 35. Lj. → spätestens nach 12 Mon. Überweisung IVF-Zentrum
- > 35. Lj. → spätestens nach 6 Mon. Überweisung IVF-Zentrum

21.5 Unfallverletzungen (Schwangerschaft) aus geburtshilflicher Sicht

21.5.1 Ätiologie

- Zumeist Verkehrsunfälle, Stürze, (häusliche) Gewalt

21.5.2 Risiko

- Vorzeitige Plazentalösung
- Frühgeburt
- IUFT

21.5.3 Symptome

- Je nach Art u. Schwere des Traumas
- Schmerzen
- Blutungen, Hämatome
- Ggf. Schocksymptomatik mit Hypotonie u. Tachykardie
- **Vorzeitige Plazentalösung**:
  - Leitsymptom: heftiger plötzlicher Unterbauchschmerz
  - ≈ 50 % mit Wehentätigkeit (typischerweise Tachysystolie u. ↑ Uterustonus)

- Unwohlsein, Angst, Schwindel, Dyspnoe, Schocksymptomatik
- Vag. Blutung (≈ 75 %, dunkelrote Schmierblutung), **Cave**: Blutung zuerst in Uterus hinein
- S. auch Abschn. 22.17
- **Uterusruptur**:
  - Abdomineller Schmerz u. Abwehrspannung
  - Kollaps, Blässe, Unruhe, zunehmende Dyspnoe, Schock
  - Sistieren der kindlichen Herztöne u. Kindsbewegungen
  - Meist vag. Blutung
  - S. auch Abschn. 21.13

21.5.4 Diagnostik

- Wohl der Mutter oberste Priorität
- **Präklinisch**: Evaluation Atmung u. Kreislauf, Verletzungsausmaß, Stabilisierung, Auswahl Traumazentrum
- **Klinisch**: interdisziplinär, Schockraum
- **Cave**: v. a. im 1. Trim. Röntgen u. CT so sparsam wie mgl., falls vertretbar → US u. MRT bevorzugen; aber: wenn notwendig → mgl. ohne Zeitverzögerung
- Je nach Art des Unfalls u. Form der Verletzungen, unterscheidet sich nicht wesentlich vom diagnostischen Vorgehen außerhalb Schwangerschaft
- Wesentlicher Faktor für Abfolge der diagnostischen Maßnahmen: kreislaufstabil od. -instabil/bewusstlos
  - Falls kreislaufinstabil/bewusstlos → cABCDE-Schema (Critical Bleeding, Airway, Breathing, Circulation, Disability, Exposure) (Queensland Clinical Guidelines 2024)
- Glasgow Coma Score
- **Geburtshilfliche Basisdiagnostik**:
  - V. a. bei (potenzieller) Lebensfähigkeit (Fundusstand ab Nabelhöhe) (Jakubowski 2022)
  - Auch bei vermeintlich geringem Trauma (z. B. Sturz auf Seite)
- **Anamnese, körperliche Untersuchung**:
  - Im Schockraum: Untersuchung wie bei Nichtschwangeren, durch Geburtshelfer zusätzlich: Leopold-Handgriffe, Auskultation fetale Herztöne, Spekulumeinstellung (u. a. vag. Blutung? Genitale Verletzungen? Blasensprung?)
- **Labor**:
  - Je nach Schwere des Traumas: zumindest BB, Gerinnung u. BG (falls nicht bekannt)
  - Urinanalyse: Hämaturie? (mgl. Zeichen einer Nieren- od. Blasenverletzung od. Uterusruptur)
- **Bildgebung**:
  - **Sonografie**: rasch Aufschluss über schwerwiegende maternale Verletzungen od. innere Blutungen, fetaler Zustand (Fetometrie, fetale Hf, Doppler A. umbilicalis, Plazenta – retroplazentares Hämatom?)

- **Röntgen, CT**: Exposition bis 50 mGy scheint nicht mit ↑ fetalem Risiko assoziiert zu sein (≙ z. B. 70.000 Thoraxröntgen (!), 5000 Extremitätenröntgen (!) od. 2 Abdomen-CT) (Tejwani et al. 2017)
  - Röntgen: Diagnostik von Frakturen, Abdomenübersicht (freie intraabdominelle Luft?)
  - CT: Goldstandard zur Abklärung zerebraler, thorakaler u. abdominaler Verletzungen sowie Frakturen; strenge Indikationsstellung; zeitnahe u. evtl. lebensrettende Diagnostik darf wegen Schwangerschaft nicht verzögert werden
- **Echokardiografie**: bei Thoraxtrauma, kreislaufinstabiler Patientin od. auffälligem EKG bzw. Anstieg Troponinspiegels ind.
- **MRT**: z. B. bei Operationsplanung Beckenfraktur
- **Angiografie**: Gefäßverletzungen
- **EKG**: initial bei Traumapatienten obligatorisch
- **CTG**: Bei stabiler Patientin ab 24 + 0 SSW

21.5.5 Therapie

- **Allgemeines**:
  - **Rhesusprophylaxe**: bei Rh-neg. Frauen nach jedem Trauma mit Krafteinwirkung auf den Bauch (s. Abschn. 18.10)
  - **Observation u. CTG-Aufzeichnung** ab 24 + 0 SSW für mind. 4 h auch bei leichten Verletzungen od. Stürzen ind.
  - **VTE-Prophylaxe**: bei Immobilisierung, NMH (z. B. Enoxaparin (z. B. Lovenox®, Inhixa®, Clexane®) 40 mg, Dalteparin (z. B. Fragmin®) 5000 IE)
  - **Antibiotikatherapie**: bei offenen Frakturen od. Versorgung mit Fremdmaterial, z. B. Cephalosporin, Clindamycin (z. B. Dalacin C®)
  - **Tetanusimpfschutz überprüfen**: Auffrischung ggf. in jeder Phase der Schwangerschaft mgl. (Totimpfstoff)
  - Ggf. **Tokolyse**: bei vorzeitiger Wehentätigkeit < 34 + 0 SSW, s. Abschn. 20.4
  - Ggf. **Lungenreifung**: 24 + 0–34 + 0 SSW, s. Abschn. 6.12.3.2
- **Operative Therapie**:
  - Ab 20. SSW: Linksseitenlage (V.-cava-Kompressionssyndrom)
  - Versorgung von schwerverletzten Schwangeren analog zu Nichtschwangeren
  - Therapie von Verletzungen je nach Art u. Schwere der Verletzung
  - Polytrauma → zuerst Stabilisierung (Damage-Control)
  - Falls Versorgung intraabdomineller Verletzungen durch graviden Uterus behindert → Sectio im selbigen Eingriff
  - **Verletzungen des Uterus**:
    - Oberflächliche Verletzungen: Übernähen
    - Ausgedehnte Verletzungen vor Lebensfähigkeit des Fötus: Fetus entfernen, Uterusrekonstruktion, ggf. HE
    - (Not-)Sectio bei V. a. akute fetale Gefährdung
    - Ggf. Perimortemsectio: bei frustraner Reanimation (Kainer 2016)

21.6 Untersuchungen in Schwangerschaft

21.6.1 Eltern-Kind-Pass – Untersuchungen in Schwangerschaft (am Beispiel Österreich)

21.6.1.1 1. Untersuchung (bis Ende 16. SSW)
- Gynäkologische Untersuchung, PAP-Abstrich, (+ Sonografie)
- Labor: BB, TSH, Lues-Serologie, BG + Rh-Faktor (ausgenommen Vorliegen Originalbefund), Röteln-Ak, HIV, Toxoplasmose (ausgenommen Vorliegen Originalbefund über eindeutig pos. Titer), Antikörpersuchtest

21.6.1.2 2. Untersuchung (17.–20. SSW)
- Gynäkologische Untersuchung, (+ Sonografie)
- Interne Untersuchung: (Fach)-arzt für Allgemeinmedizin

21.6.1.3 3. Untersuchung (25.–28. SSW)
- Gynäkologische Untersuchung
- Labor: BB, HBS-Ag, Antikörpersuchtest, evtl. Toxoplasmose
- oGTT

21.6.1.4 4. Untersuchung (30.–34. SSW)
- Gynäkologische Untersuchung, (+ Sonografie), ggf. Rh-Prophylaxe (28.–30. SSW)

21.6.1.5 5. Untersuchung (35.–38. SSW)
- Gynäkologische Untersuchung
- GBS-Abstrich

21.6.1.6 Ultraschalluntersuchungen
- Empfohlen, aber keine Voraussetzung für Kinderbetreuungsgeld in voller Höhe
- 8.–12. SSW: Bestätigung Schwangerschaft, Gestationsalter, Feststellung Einlings- od. Mehrlingsschwangerschaft
- 18.–22. SSW: Wachstumskontrolle, Fruchtwassermenge
- 30.–34. SSW: Ultraschall: Herzaktion, Wachstum, Plazentasitz, Lage, Fruchtwassermenge (https://www.sozialministerium.at/Themen/Gesundheit/Eltern-und-Kind/Eltern-Kind-Pass.html o. J.)

21.6.1.7 Optionale Untersuchungen (Pränataldiagnostik)/ Beratungen
- **Ersttrimesterscreening (ETS)**:
  - 11 + 0–13 + 6 SSW
  - **Ersttrimesterscreening, kombiniertes (ETS) = State of the Art**:
    - Kombination aus maternalem Altersrisiko, Gestationsalter, NT, Serummarkern PAPP-A, freies ß-hCG
    - Konzept der 1. Wahl
    - Falsch-Positiv-Rate: bis 5 %
    - Intermediäres Risiko 1:50 – 1:1000 → ergänzende Untersuchungen anbieten (cfDNA (s. u.), Nasenbein, Ductus venosus, Trikuspidalklappenfluss)

- PAPP-A u./od. freies ß-hCG < 0,2 MoM od. ß-hCG > 5,9 MoM → invasive Abklärung
- Sonografisch nachgewiesene Fehlbildungen od. NT ↑ → invasive Abklärung
– Nur Sonografie (Nackentransparenz, NT):
  - NT 3,0 (spätestens > 3,5) mm → invasive Diagnostik (CVS, Amniozentese) anbieten
– Präeklampsiescreening:
  - A. uterina Dopplersonografie nach Fetal-Medicine-Foundation-UK-Kriterien
  - Risiko für Entwicklung Präeklampsie < 37 SSW > 1:100 → ASS 150 mg abends bis 36 + 0 SSW (z. B. Thrombo ASS®, ASS 100 mg HEXAL®, Aspirin® Cardio 100 1,5 Tbl.)
- **NIPD (nichtinvasive Pränataldiagnostik, NIPT, nichtinvasiver Pränataltest, cfDNA, zellfreie DNA-Analyse):**
  – Ab 10. SSW (besser 11. SSW) mgl., idealerweise nach qualifizierter Ersttrimestersonografie
  – Hohe Detektionsraten: z. B. 99 % für Trisomie 21, niedrige Falsch-Positiv-Raten (0,1 %)
  – Screeningtest für Trisomie 13, 18, 21 → vor Interruptio invasive Diagnostik (CVS, Amniozentese) notwendig
  – Keine Aussagen zu strukturellen Fehlbildungen
  – „Fetal fraction" (fetaler Anteil an zellfreier DNA) sollte ≥ 4 % sein → sonst Wiederholung nach ≈ 2 Wo
  – Ergebnislos → abklärungsbedürftig (Chromosomenstörungen ↑) (von Kaisenberg et al. o. J.)
- **Organscreening (Zweittrimesterscreening, OS):**
  – 18.–23. SSW
- **Hebammenberatung:**
  – 18.–22. SSW

21.7 Ureterläsion (iatrogen)

s. Iatrogene Läsionen der ableitenden Harnwege der Frau

21.8 Urininkontinenz

s. Harninkontinenz

21.9 Urolithiasis (Nephrolithiasis, Harnsteinleiden, Harnsteinerkrankung), Nierenkolik

21.9.1 Ätiologie

- Meist multifaktoriell: u. a. eiweißreiche Ernährung, Hyperkalzämie, oxalatreiche Ernährung, Harnwegsinfekte
- Meist Calciumoxalatsteine

21.9.2 Symptome

- Häufig asymptomatisch – Symptombeginn häufig nach Abgang des Steines in Ureter
- Kolikartige Schmerzen: Flanke, Abdomen, mgl. Ausstrahlung in Unterbauch, Leiste, Labien (od. Hoden)
- Übelkeit, Erbrechen
- Ggf. Makrohämaturie
- Ggf. paralytischer Subileus
- Fieber, Dysurie, Schüttelfrost → V. a. komplizierter Harnwegsinfekt (s. Abschn. 8.7.2)

21.9.3 Diagnostik (bei akuter Kolik)

- Anamnese, klinische Untersuchung
- Labor: u. a. Elektrolyte, Harnsäure, NFP
- Urinstreifentest (z. B. Combur®): Mikrohämaturie
- Sonografie
- CT-Abdomen
- Ggf. Röntgen: Abdomenübersichtsaufnahme

21.9.4 DD

- Chirurgisch: Appendizitis, Divertikulitis
- Gynäkologisch: Adnexitis, EUG
- Theoretisch alle Urs. eines akuten Abdomens

21.9.5 Therapie Nierenkolik u. Urolithiasis

21.9.5.1 Schmerztherapie bei Urolithiasis bzw. Nierenkolik
- **Analgetika**:
  - **Metamizol** (z. B. Novalgin®, Analgin®, Berlosin®): 1. Wahl bei starken Schmerzen, 1000–2500 mg i.v., Maximaldosis 5 g tgl., **Cave**: hypotone Reaktion, langsam infundieren
  - **Diclofenac** (z. B. Voltaren®): 75 mg p.o., Maximaldosis 150 mg tgl., **Cave**: vorbestehende Niereninsuffizienz, KI 3. Trim.
  - **Paracetamol**: 1000 mg i.v. bis 4 x tgl. od. 500 mg p.o. bis 4 x tgl., insb. in Schwangerschaft
  - **Opiate**: z. B. Piritramid (z. B. Dipidolor®: Einzeldosis 15–30 mg i.m. od. s.c. od. 7,5–22,5 mg langsam i.v.), Morphin 5–10 mg langsam i.v., Tramadol 50–100 mg langsam i.v., keine spasmolytische Wirkung
- **Spasmolytika**: Butylscopolamin (z. B. Buscopan®-Drg. 10 mg bis 6 x tgl. p.o.)

21.9.5.2 Konservative Therapie
- Ind.: Uretersteine ≤ 5 mm u. komplikationsloser Verlauf
- Schmerztherapie: s. o.
- Alphablocker: z. B. Tamsulosin (z. B. Alna ret.®, Tamsulosin-ratiopharm®, Tamsulosin-Mepha®) 0,4 mg p.o. 1 x tgl.
- Trinkmenge ↑
- Körperliche Bewegung

21.9.5.3 Interventionelle Therapie
- **Harnableitung**:
  - Ind.: frustrane konservative Therapie, ausgeprägte Hydronephrose od. postrenales Nierenversagen, infizierte Harnstauungsniere
  - Harnleiterschienung: Doppel-J-Katheter
  - Perkutane Nephrostomie
  - Antibiose: bei infizierter Harnstauungsniere
- **Steinentfernung**:
  - Ind.: niedrige Wahrscheinlichkeit Spontanabgang, anhaltende Obstruktion, Beschwerdepersistenz
  - Ureterorenoskopie
  - Perkutane Nephrolithotomie (PCNL)
  - Extrakorporale Stoßwellenlithotripsie (ESWL)

21.9.5.4 Schwangerschaft
- Konservative Therapie: s. o.
- Definitive Steintherapie nach Ende der Schwangerschaft
- In Einzelfällen Ureterorenoskopie zur Steinentfernung
- KI: ESWL od. PCNL

21.10 Urtikaria (Nesselsucht) (Schwangerschaft u. Stillzeit)

Auftreten stark juckender Quaddeln, Abklingen meist innerhalb von min bis h, meist kurzfristige, einmalige Episode

21.10.1 Ätiologie

- **Akute Urtikaria**: u. a. akute Infekte, Unverträglichkeiten (z. B. Medikamente wie NSAR)
- **Chronisch spontane Urtikaria**: u. a. Auto-Ak, Infekte, Intoleranzen
- **Chronisch induzierbare Urtikaria**: u. a. Reibung, Kälte, Wärme, Druck, Licht bzw. UV

21.10.2 Symptome

- Quaddeln mit starkem Juckreiz, i. d. R. 30 min bis max. 24 h
- Angioödem: bis 72 h
- Ggf. Allgemeinsymptome: u. a. Müdigkeit, Übelkeit, Durchfall, Dyspnoe, Fieber

21.10.3 Diagnostik

- Anamnese u. körperliche Untersuchung: i. d. R. ausreichend bei akuter Urtikaria
- Erweiterte Diagnostik, insb. diverser Unterformen der Urikaria → s. entsprechende Fachbücher u. Leitlinien

21.10.4 Therapie

- **Klinikeinweisung**: bei Kloßgefühl, Kreislaufschwäche u. Angioödem mit Dyspnoe, bei drohendem anaphylaktischem Schock zusätzlich großlumiger i.v.-Zugang, ggf. Adrenalin 0,25–1 mg, verdünnt in 10 ml 0,9 % NaCl, langsam i.v.
- **Akut**:
  - Falls mgl., Beseitigung des Auslösers
  - Glukokortikoidgabe: Prednisolon, z. B. Solu-Decortin H®, Solu-Dacortin® i.v.
  - Antihistaminika: Clemastin, z. B. Tavegil® i.v.
- **Chronisch**: Antihistaminika der Wahl: Loratadin (z. B. Lorano®, Claritine®) 10 mg 1 x tgl. p.o., Desloratadin (z B. Aerius®) 5 mg 1 x tgl. p.o. od. Cetirizin (z. B. Zyrtec®) 10 mg 1 x tgl. p.o., bei Nichtwirksamkeit ↑ auf max. 4 x Standarddosierung mgl.
- Stress ↓, Infektsanierung

21.11 Uterus myomatosus

s. Myom

21.12 Uterusnische (Isthmozele, dehiszente Uterotomienarbe, Niche)

21.12.1 Def.

- Einbuchtung an der Stelle der Kaiserschnittnarbe mit einer Tiefe von mind. 2 mm (Jordans et al. 2019)
- Myometrane Diskontinuität im Bereich einer früheren Uterotomie (Myometriumspalt nach unvollständig verheilter Uterotomienarbe), häufig nach Sectio

21.12.2 Risiko/Komplikationen

- Sek. Infertilität
- Schwangerschaft: Nidationsstörungen (Narbenschwangerschaft), Plazentationsstörungen, Uterusruptur

21.12.3 Symptome

- Meist asymptomatisch
- Menstruationsstörungen: meist postmenstruelles Spotting (bis 30 %)
- Ausfluss ↑, Unterbauchschmerzen, Dysmenorrhö, Dyspareunie (Bij de Vaate et al. 2014)

21.12.4 Diagnostik

- TVUS:
  - Kein klar definierter Grenzwert für Residualmyometriumdicke (RMT)
  - Kritische RMT-Werte: < 3 mm → Risiko ↑ für Dehiszenz subpartal
- Hysterokontrastsonografie (HSU)
- (MRT)

21.12.5 Therapie

- **Asymptomatisch, kein KiWu**: keine Therapie erforderlich
- Keine einheitlichen Empfehlungen
- **Große Isthmozele** (z. B. RMT < 3 mm od. Defekt > 80 % der anterioren Wand) **+ KiWu u./od. symptomatisch**: eher OP angezeigt (nicht einheitlich u. abschließend geklärt)
  - 1. Wahl: LSK mit Exzision u. Naht (z. B. 3-schichtig)
- Schwangerschaft 6 Mon. postoperativ mgl.
- Geburtsmodus nach OP: prinzipiell vag. mgl.
- Ggf. **hysteroskopischer Repair**: nicht bei KiWu, evtl. bei Blutungsstörungen u. RMT > 3 mm
- Bei **abgeschlossenem KiWu u. Blutungsstörung**: Ultima Ratio: HE (Imesch und Fink 2019)

21.12.6 Prophylaxe

- Uterotomie nicht zu weit kaudal (hohe Uterotomie = protektiv bzgl. Entwicklung großer Nischen)
- Vollständige Entfernung der Eihäute
- Keine überwendlichen Nähte bei Uterotomieverschluss (Ischämie)

- Korrekte Adaptation der Uterusschichten, idealerweise endometriumsparend, zweischichtig u. Einzelknopfnähte
- Verschluss des Peritoneums (Iannaccone et al. 2023)

21.13 Uterusruptur

21.13.1 Def.

- **Komplette Uterusruptur**: vollständig, Fetus liegt in freier Bauchhöhle
- **Gedeckte, „stille" Uterusruptur**: Dehiszenz Uterusnarbe, ohne offene Verbindung mit Bauchhöhle

21.13.2 Ätiologie

- V. a. Überdehnung Uterus (z. B. geburtsunmgl. Lage od. Einstellung, Schädel-Becken-Missverhältnis (SBMV)), Überdosierung Oxytocin, St. Uterusoperation (bei St. p. Sectio mit isthmischem Querschnitt: Rupturrisiko 0,25 %; Myomenukleation – teils deutlich ↑ Rupturrisiko bei laparoskopisch nicht optimaler Nahtversorgung!)

21.13.3 Symptome

- **Drohende Uterusruptur**:
  - Wehentätigkeit ↑ bis Wehensturm, Geburtsstillstand
  - Starke Schmerzen suprasymphysär u. Unruhe/Angst
  - Keine Erholungsphasen in der Wehenpause
  - Evtl. Hochsteigen der Bandl-Furche (Kontraktionsring an oberer Grenze des unteren Uterinsegments) in kurzer Zeit über Nabelhöhe
  - Ggf. Hämaturie
- **Eingetretene Uterusruptur**:
  - Schlagartiges Sistieren der Wehentätigkeit
  - Zeitpunkt kann von Patientin meist angegeben werden („Etwas ist gerissen")
  - Schmerz, abdominelle Abwehrspannung
  - Kollaps, Blässe, Unruhe, zunehmende Dyspnoe, Schock
  - Sistieren der kindlichen Herztöne u. Kindsbewegungen
  - Meist vag. Blutung
- **gedeckte, „stille" Ruptur**:
  - Oligosymptomatisch, meist Narbenrupturen
  - Suprasymphysärer Druckschmerz subpartal + protrahierte EP, Geburtsstillstand, fehlendes Tiefertreten des kindlichen Kopfes bei St. p. Sectio
  - Vag. Blutung nur gering

21.13.4 Diagnostik

- Anamnese u. Geburtsverlauf: s. o.
- CTG: Abfall fetale Hf evtl. 1. Anzeichen einer Uterusruptur
- Vag. Untersuchung:
  - Drohende Uterusruptur: vorangehender Kindsteil fest im Beckeneingang fixiert
  - Eingetretene Uterusruptur: Hochrutschen des vorangehenden Kindsteils
- Ggf. Sonografie: Flüssigkeit u. Fetus in freier Bauchhöhle
- Labor: u. a. BB, Gerinnung

21.13.5 Therapie

- Notfalltokolyse (Akuttokolyse): Hexoprenalinsulfat: Gynipral® 5–10 µg langsam i.v. od. Fenoterolhydrobromid: Partusisten® 12,5–25 µg/ml langsam i.v.
- Notsectio
- Ggf. postpartale HE
- Ggf. intensivmedizinische Therapie (Schlembach und Kainer 2023)

Literatur

Bij de Vaate AJ, van der Voet LF, Naji O et al (2014) Prevalence, potential risk factors for development and symptoms related tot he presence of uterine niches following Cesarean section: systematic review. Ultrasound Obstet Gynecol 43(4):372–382

Diagnostic and therapy before assisted reproductive treatments (2019) Guideline of the DGGG, OEGGG and SGGG (S2k-Level, AWMF Registry No. 015/085, 02/2019). http://www.awmf.org/leitlinien/detail/ll/015-085.html. Zugegriffen am 14.01.2025

https://www.sozialministerium.at/Themen/Gesundheit/Eltern-und-Kind/Eltern-Kind-Pass.html (o.J.). Zugegriffen am 23.04.2025

Iannaccone A, Kimming R, Almasarweh S, Buderath JCP, Köninger A (2023) Uterine Nische: geburtshilfliche und gynäkologische Folgen – Was sollen wir über diese zunehmend häufige Diagnose wissen und wie sollten wir Patientinnen beraten? Die Gynäkologie 5(2023):359–363

Imesch P, Fink D (2019) Probleme der Narbendehiszenz nach Sectio. gynäkologische praxis: Z Frauenheilkd Geburtshilfe 45:246–252. https://doi.org/10.5167/uzh-181582

Jakubowski P (2022) Unfallverletzungen in der Schwangerschaft. In: Werner R et al (Hrsg) Referenz Geburtshilfe und Perinatalmedizin. Georg Thieme Verlag, Stuttgart/New York. https://doi.org/10.1055/b-0042-189351

Jordans IPM, de Leeuw RA, Stegwee SI et al (2019) Sonographic examination of uterine niche in non-pregnant women: a modified Delphi procedure. Ultrasound Obstet Gynecol 53(1):107–115

Kainer F (2016) Unfallverletzungen in der Schwangerscahft. In: Kainer F (Hrsg) Facharztwissen Geburtsmedizin, 3. Aufl. Elsevier, München

von Kaisenberg C, Kozlowski P, Kagan KO et al (o.J.) AWMF 085-002 S2e LL Ersttrimester Diagnostik und Therapie @ 11–13+6 Schwangerschaftswochen. https://register.awmf.org/de/leitlinien/detail/085-002. Zugegriffen am 02.01.2025

Ludwig M (2024) Rationelle gynäkoendokrinologische Diagnostik – Welche Kinderwunschpatientin profitiert von welcher Diagnostik? Gynäkol Endokrinol 1(2024). https://doi.org/10.1007/s10304-023-00541-2

Queensland Clinical Guidelines (2024) Trauma in pregnancy, 2024. https://www.health.qld.gov.au/__data/assets/pdf_file/0013/140611/g-trauma.pdf

Schlembach D, Kainer F (2023) Blutungen im 3. Trimenon (ante- und subpartual), Placenta und Vasa praevia, vorzeitige Plazentalösung. In: von Kaisenberg C, Klaritsch P, Hösli-Krais I (Hrsg) Die Geburtshilfe. Springer Reference Medizin. Springer, Berlin/Heidelberg. https://doi.org/10.1007/978-3-662-44369-9_20-2

Sonntag B (2024) Diagnostik und Therapie von Zyklusstörungen. Die Gynäkologie 9(2024). https://doi.org/10.1007/s00129-024-05276

Strowitzki T, Ortmann O (2024) Klinische Endokrinologie für Frauenärzte, 6. Aufl. Springer, Berlin/Heidelberg. https://doi.org/10.1007/978-3-662-65517-7

Tejwani N, Klifto K, Looze C et al (2017) Treatment of pregnant patients with orthopaedic trauma. J Am Acad Orthop Surg 25:e90–e101

Weidner K, Richter L, Hocke A (2025) Gynäkologische Psychosomatik. Die Gynäkologie 1(2025). https://doi.org/10.1007/s00129-024-05322-x

Buchstabe V

22.1 Vaginalatrophie

s. Scheidentrockenheit

22.2 Vaginale Blutung vor der Menarche, Blutung in der hormonellen Ruhephase, genitale Blutung im Kindesalter

22.2.1 Ätiologie bzw. DD

- **Halban-Reaktion**: physiologische vag. Blutung bei 1–2 % der neugeborenen Mädchen in 1. LW (hormonelle Veränderungen) → keine weitere Abklärung od. Therapie, wenn innerhalb 3–5 d sistiert (bei allen anderen präpubertären Blutungen schon!)
- **Akut**:
  - Spezifische Vulvovaginitiden
  - Urethralprolaps: ringförmige, ödematöse Ausstülpung am Meatus urethrae externus, Hauptsymptom: schmerzlose Blutung
  - Trauma: z. B. Unfälle beim Spielen
  - Neoplasie
- **Chronisch**:
  - Unspezifische Vulvovaginitiden
  - Dermatosen
  - Fremdkörper (Corpora aliena)
  - Medikamentenmissbrauch: z. B. Pille der Mutter
- **(Pseudo-)Pubertas praecox**: östrogenisiertes Hymen

22.2.2 Diagnostik

- Anamnese
- Inspektion mit Tanner-Stadien
- Inspektion, Traktion u. Separation der Labien: z. B. Fremdkörper?
    - Ggf. Valsalva-Manöver: z. B. Husten (distaler Bereich der Vagina besser sichtbar, Ablenkung)
    - Säuglinge, Kleinkinder: Untersuchung mit angezogenen Beinen im Liegen („Froschhaltung")
    - Mädchen > 2. Lj.: Knie-Brust-Lage, auf Schoß der Begleitperson
    - Ältere Mädchen, Adoleszentinnen: gynäkologischer Stuhl
- Sonografie (transabdominell mit gut gefüllter Blase): Follikel bis 9 mm = Normalbefund in jedem Alter
- **V. a. vag. Fremdkörper**: Inspektion in Knie-Brust-Lage, transabdominaler od. transperinealer US (ab 5 mm, typisch: Impression Blasenwand von dorsal), ggf. rektale Palpation, Vaginoskopie in Sedierung (Semrl 2024)
- **Trauma**: umfassende Inspektion, Dokumentation, Überprüfung Tetanusimpfstatus, abdominale Sonografie (innere Blutung?)
- Evtl. Abstrich für Nativ/Mikrobiologie: nur bei Fluor u./od. V. a. spezifische Infektion wie ß-hämolysierende Streptokokken der Gruppe A (s. u.), Therapieresistenz od. V. a. sexuellen Missbrauch, NICHT bei unspezifischen Vulvovaginitiden
- **V. a. auf (Pseudo-)Pubertas praecox**: s. Abschn. 16.37.4

22.2.3 Therapie

- Je nach Urs.
- **Vag. Fremdkörper**: Spülung mit Kochsalzlösung, falls erfolglos, Vaginoskopie unter Sedierung
- **Trauma**: 80 % konservativ mgl: Kühlung, Analgesie, OP bei ausgeprägten Hämatomen, Penetrationsverletzungen etc.
- **Urethralprolaps**: Sitzbäder, lokale Anwendung von Östrogencreme, selten OP erforderlich
- **Vulvovaginitis**: s. Abschn. 22.26
- **(Pseudo-)Pubertas praecox**: s. Abschn. 16.37.4

22.3 Vaginale intraepitheliale Neoplasie (VaIN)

= Präkanzerose → **Progressionsrate VaIN zu Vaginalkarzinom**: 2–5 %

22.3.1 Ätiologie

- V. a. Infektion mit Hochrisiko-HPV-Typen 16, 18, 31 u. 33

22.3.2 Einteilung

- Low-grade squamous intraepithelial lesion (LSIL) der Vagina: früher VaIN I
- High-grade squamous intraepithelial lesion (HSIL) der Vagina: früher VaIN II u. III

22.3.3 Symptome

- Meist asymptomatisch

22.3.4 Diagnostik

- Zytologie: PAP-Abstrich
- Kolposkopie (+ Essigsäure u. Lugolsche Lösung)
- Biopsie

22.3.5 Therapie

- **VaIN I**:
  - Regelmäßige Kontrollen ausreichend, in Ausnahmefällen Destruktion, Exzision, Imiquimod (Aldara®): 3 x/Wo für 16 Wo lokal
- **VaIN II u. III:**
  - Laservaporisation unter kolposkopischer Sicht: zuvor invasives Karzinom mittels multipler Biopsien ausschließen
  - Resektion: bei V. a. Invasion od. Rezidiv; **Cave**: Nähe zu Urethra, Blase u. Rektum
  - Komplette Skinning-Resektion der Vaginalhaut
  - Partielle od. totale Kolpektomie
  - Imiquimod (Aldara®): 3 x/Wo für 16 Wo lokal
  - 5-FU
  - Brachytherapie

22.3.6 Nachsorge

- Ersten 2 a: alle 3 Mon., dann halbjährlich bis zum 5. a., dann jährlich (lebenslang, **Cave**: Rezidivrate 30–70 %) (Diagnosis, Therapy and Follow-Up Care of Vaginal Cancer and ist Precursors 2018)

22.3.7 Prophylaxe

- HPV-Impfung

22.4 Vaginal-operative Entbindung (Vakuumextraktion (VE), Forzepsentbindung)

Instrumentelle Unterstützung der vag. Geburt in Austreibungsphase (AP), in Deutschland bei ≈ 7 % angewendet (davon > 95 % Vakuumextraktion (VE)) (Kieseritzky 2024)

22.4.1 Indikationen

- Fetale Hypoxie
- (Sek.) Wehenschwäche
- Maternale Erschöpfung
- Geburtsstillstand in AP

22.4.2 Voraussetzungen

- Schädellage (SL)
- Vollständig eröffneter MM
- Höhenstand der Leitstelle:
  - Hinterhauptseinstellung: zumindest auf Interspinalebene (0)
  - Bei Deflexionslagen: + 2
- Eröffnete Fruchtblase
- Empfehlung: wenn exakte Stellung des Rückens, Haltung u. Einstellung des Kopfes nicht genau bestimmt werden kann → intrapartaler Ultraschall

22.4.3 Kontraindikationen

- Unvollständige MM-Eröffnung
- Höhenstand der Leitstelle:
  - Über 0 bei Hinterhauptseinstellung
  - Über + 2 bei Deflexionshaltung
- V. a. Schädel-Becken-Missverhältnis (SBMV)
- Fetale Makrosomie bei protrahierter Geburt

22.4.4 Risiko/Komplikationen

- Atonierisiko p.p. ↑
- Risiko Zervix (v. a. Vakuumextraktion) – u. Scheidenriss (v. a. Forzeps) ↑
- Kindliches Kopfhautödem: verschwindet i. d. R. innerhalb 24 h

22.4.5 Vorbereitung

- Lagerung: Ausgleich der Lendenlordose, ggf. Beine auf Beinhalter
- Entleerung Harnblase

22.4.6 Vakuumextraktion (Saugglocke)

- **Vorgehen**: anlegen am Flexionspunkt, Nachtasten (maternale Weichteile eingeklemmt?), Probezug, wehensynchrone Extraktion des Kindes (Traktionsrichtung immer in Richtung Geburtskanal, „um die Symphyse herum" – zu Beginn oft nach dorsal/kaudal ziehen), evtl. Unterstützung durch Hilfsperson mit Kristeller-Handgriff, evtl. Episiotomie (s. Abschn. 5.19)
- **Alternative**: Saugglocke mit Handpumpe (z. B. Kiwi®), Vorteile: schnellere Anwendung, Aufwand ↓, maternale Belastung ↓

22.4.7 Forzepsentbindung (Zangenentbindung)

- **Vorgehen**: Einführen beider Löffel, Schließen ohne Kraftanwendung, Nachtasten (maternale Weichteile eingeklemmt?), Probezug, wehensynchrone Extraktion des Kindes (Traktionsrichtung immer in Richtung Geburtskanal), evtl. Unterstützung durch Hilfsperson mit Kristeller-Handgriff, evtl. Episiotomie (s. Abschn. 5.19)
- **Vorteil im Vgl. zu Vakuumextraktion:**
    - Mangelnde Rotation kann ausgeglichen werden
    - Bei Frühgeburten < 34 + 0 SSW Forzeps bevorzugt

22.5 Vaginalzyste, Gartner-Zyste, Müller-Zyste

22.5.1 Typen

- **Inklusionszysten**:
    - Wenn Epithelgewebe unter Vaginaloberfläche eingeschlossen: z. B. posttraumatisch od. postoperativ
- **Gartner-Zysten**:
    - Vor allem oberes Drittel der Vagina
- **Müller-Zysten**:
    - Vor allem unteres Drittel der Vagina

22.5.2 Symptome

- Meist asymptomatisch
- Gelegentlich Schmerzen od. Dyspareunie

22.5.3 Diagnostik

- Inspektion
- Sonografie
- Evtl. Abklärung mgl. assoziierter Fehlbildungen: z. B. Harntrakt

22.5.4 Therapie

- Exstirpation bei Beschwerden

22.6 Vaginismus

s. Sexuelle Dysfunktion

22.7 Vaginitis

s. Kolpitis

22.8 Vakuumextraktion

s. Vaginal-operative Entbindung

22.9 Varikosis (Varizen, Krampfadern), chronisch-venöse Insuffizienz (CVI) (Schwangerschaft)

22.9.1 Therapie

- Nur wenn symptomatisch
- Kompressionsstrümpfe
- **Bewegung u. Lagerung**: regelmäßige Bewegung, Hochlagerung der Beine mehrmals tgl., Vermeidung von langem Stehen od. Sitzen
- Wechselduschen
- **Medikamentöse Therapie**: während Schwangerschaft meist nicht notwendig, ggf. Venenpräparate mit Oxerutin (z. B. Venoruton®-Drg. od. -Gel): nicht im 1. Trim.; evtl. Mucopolysaccharidpolyschwefelsäureester (z. B. Hirudoid®-Salbe) lokal
- (Endovenöse od. chirurgische Verfahren: in der Schwangerschaft nicht indiziert)
- **Thromboseprophylaxe in Schwangerschaft u. Stillzeit**: s. Abschn. 20.3

22.10 Varikosis pelvis (Beckenvenenstauungssyndrom, Beckenvenensyndrom, pelvines Stauungssyndrom, Pelvic Congestion Syndrome (PCS), pelvic venous disorders (PeVD))

Häufige Urs. für chronische Beckenschmerzen bei Frauen, s. auch Abschn. 3.10

22.10.1 Def.

- Symptomenkomplex von „chronischen Beckenschmerzen mit Schweregefühl, Miktionsbeschwerden od. Schmerzen beim GV", der auf Pathologie der Venen im Beckenbereich zurückzuführen ist; Ausprägung der hämodynamisch relevanten Gefäßveränderungen nicht zwingend mit Schmerzausprägung korreliert

22.10.2 Ätiologie

- Venöse Hypertension durch Reflux in V. ovarica links
- Stenosen od. Obstruktion d. pelvinen od. abdominellen Venen

22.10.3 Symptome

- Chronische dumpfe Unterbauchschmerzen, Schmerzen unterer Rückenbereich u. Beine (v. a. bei Insuffizienz der V. ovarica u./od. V. iliaca interna)
- Aggravation bei langem Stehen
- Ggf. Dysmenorrhö u./od. Dyspareunie
- Ggf. atypische Varikose im Bereich Vulva, Damm od. Beine
- Ggf. linksseitige Flankenschmerzen u. Hämaturie (v. a. bei Obstruktion der V. renalis sin.)

22.10.4 Diagnostik

- Akribische Anamnese u. Symptombeschreibung von übergeordneter Bedeutung
- Klinische Untersuchung
- **Bildgebende Verfahren**:
  - 1. Wahl: Duplexsonografie
  - MR-Phlebografie
  - (CT: keinerlei hämodynamische Aussagen)
- Spezialisierte Zentren: in Österreich z. B. AKH Wien

22.10.5 DD

- Gynäkologisch: u. a. Endometriose, Myome
- Internistische u. orthopädische Störungen, urologische Erkrankungen wie interstitielle Zystitis u. Urolithiasis, Reizdarm, postoperative Verwachsungen, neurologische u. psychosomatische Urs.

22.10.6 Therapie

- **Konservativ**:
  - **Kompressionstherapie**: Kompressionsshorts der Kompressionsklasse II (Kompressionsstrümpfe kein Effekt)
  - **Symptomatische Schmerztherapie**:
    - NSAR: z. B. Ibuprofen (z. B. Nurofen®, Aktren®, Brufen®, Irfen®) 400 mg bis 3 x tgl. p.o., Diclofenac (z. B. Voltaren®) 50 mg bis 3 x tgl. p.o., Dexibuprofen (z. B. Seractil forte®) 400 mg bis 3 x tgl. p.o.
  - **Flavonoide**: z. B. Daflon®, z. B. 500 mg 2 x tgl. p.o., beschwerdelindernder Effekt bei isolierter pelviner Varikose ohne Vorliegen eines gonadalen Refluxes, in Deutschland nicht zugelassen
  - **Hormontherapie**: z. B. LNG-IUS od. Depotgestagene (z. B. MPA) u. Implantat (Etonogestrel, Implanon®)
  - Akupunktur, Entspannungstechniken
- **Interventionelle Verfahren**:
  - Ind. sehr streng: Schmerzempfinden im Zusammenhang mit Beckenvenensyndrom auch sehr stark von psychologischen Faktoren abhängig
  - **Isolierte Varikose im Genitalbereich (ohne pelvine Schmerzen)**: zunächst prim. Sklerotherapie bzw. Phlebektomie, erst bei rezidivierenden Verläufen interventionell
  - **Katheterinterventionen zur hämodynamischen Korrektur**:
    - In spezialisierten Zentren
    - Je nach zugrunde liegender Urs.: Coils, Stents, endovaskuläre Embolisation, Sklerotherapie, Ballondilatation (Mühlberger und Hummel 2024; Hirsch 2023)

22.11 Varizellen (Windpocken) (Schwangerschaft)

Primärinfektion mit Varizella-Zoster-Virus (VZV); **Transmission**: aerogen (hochkontagiös), seltener Schmierinfektion, vertikal (s. u.); **IKZ**: 8–21 d; **Ansteckungsgefahr**: bereits 2 d vor Exanthem u. bis alle Bläschen verkrustet (5–7 d nach Exanthembeginn)

22.11 Varizellen (Windpocken) (Schwangerschaft)

22.11.1 Risiko in Schwangerschaft

- **Maternale Varizellen 5.–24. SSW**: Risiko für fetales bzw. kongenitales Varizellensyndrom ($\approx$ 1,4 %)
- **Maternale Varizellen > 24. SSW bis 5 d vor Geburt**: geringes Risiko für Kind (ausreichend plazentagängige Ak von der Mutter)
- **Maternale Varizellen um Geburtstermin (5 d vor bis 2 d nach Geburt)**: Transmissionsrisiko: 25–50 %, Risiko neonataler schwer verlaufender Varizellen: 8 %
- Risiko nur bei Primärinfektion (Varizellen), nicht bei Reaktivierung (Herpes zoster)

22.11.2 Symptome

- **Schwangere**:
  - Krankheitsverlauf im Erwachsenenalter schwerer, insb. Schwangere ↑ Risiko für schwere Verläufe u. Komplikationen
  - Unspezifische Prodromi: Abgeschlagenheit, Fieber, Kopf- u. Gliederschmerzen
  - Charakteristisches, stark juckendes Exanthem: ganzer Körper (+ Gesicht, behaarter Kopf u. Enanthem Mundschleimhaut)
    - Papeln u. Vesikel auf gerötetem Grund
    - Später Erosionen
    - „Sternenhimmel": Nebeneinander verschiedener Exanthemphasen (Papeln, Vesikel, Krusten)
  - Komplikation: VZV-Pneumonie (v. a. 2./3. Trim.)
- **Fetus**: kongenitales Varizellensyndrom: Gliedmaßenhypoplasie, IUGR, verschiedene Organläsionen

22.11.3 Diagnostik (maternal)

- Außerhalb Schwangerschaft: i. d. R. klinische Diagnose
- **Schwangerschaft**:
  - **Überprüfung Impfstatus**: bereits vor der Schwangerschaft empfohlen, bei unbekanntem od. unvollständigem Impfstatus (< 2 Impfungen) → Immunstatus (VZV-IgG) bestimmen
  - **Varizellenkontakt**: Feststellung Immunitätslage (Serologie: VZV-IgG u. VZV-IgM), falls nicht schon bekannt, ggf. serologische Bestätigung 3–5 d nach Exanthembeginn
  - **V. a. Primärinfektion**: NAT/PCR aus Bläscheninhalt od. Blut
  - **Nachgewiesene Primärinfektion → pränatale Diagnostik**: regelmäßige Sonografiekontrollen DEGUM-Stufe 2/3, falls auffällig → FW- u. evtl. auch Fetalblutentnahme

22.11.4 DD

- Ekzema herpeticatum
- Impetigo contagiosa
- Typische Exanthemerkrankungen im Kindesalter

22.11.5 Therapie (Schwangerschaft)

- **Schwangere**: Aciclovir 800 mg 5 x tgl. für 7–10 d (möglichst binnen 24 h nach Auftreten der ersten Bläschen, strenge Indikationsstellung im 1. Trim.), bei Kontakt u. neg. IgG → VZIG (Varitect®, s. u. – passive Prophylaxe)
- **Varizellenpneumonie**: Aciclovir i.v. (10 mg/kg KG 3 x tgl. für 10–14 d), intensivmedizinische Betreuung (Enders und Kagan 2024)
- **Akute Varizellen um den Geburtstermin**:
  - **> 5 d vor Entbindung**:
    - Schwangere: Aciclovir 800 mg 5 x tgl.
    - Neugeborenes: kein VZIG (Varicella-Zoster-Immunglobulin)
  - **5 d vor bis 2 d nach Entbindung**:
    - Schwangere: Aciclovir 800 mg 5 x tgl.
    - Neugeborenes: VZIG 1 ml/kg KG i.v., bei Krankheitszeichen → Aciclovir
  - **> 2 d nach Entbindung**:
    - Schwangere: Aciclovir 800 mg 5 x tgl.
    - Neugeborenes: kein VZIG, bei Krankheitszeichen → Aciclovir (https://www.rki.de/DE/Aktuelles/Publikationen/RKI-Ratgeber/Ratgeber/Ratgeber_Varizellen.html 2025)
- **Hautpflege**: synthetische Gerbstoffe: z. B. Tannosynth® Lotio 1–2 x tgl. lokal für 1–2 Wo
- **Antihistaminika**: bei starkem Juckreiz, Loratadin (z. B. Lorano®, Claritine®) 10 mg 1 x tgl. p.o., Desloratadin (z. B. Aerius®) 5 mg 1 x tgl. p.o. od. Cetirizin (z. B. Zyrtec®) 10 mg 1 x tgl. p.o.
- **Antibiose**: bei Sekundärinfektion, z. B. Amoxicillin/Clavulansäure (z. B. Augmentin®, Clavamox®, Amoxiclav®, Co-Amoxicillin®)
- Ggf. **Antipyretika**: z. B. Paracetamol (z. B. Mexalen®, Dafalgan®, Paracetamol-ratiopharm®)
- S. auch Abschn. 13.11

22.11.6 Prophylaxe

- **Expositionsprophylaxe**: kaum erfolgreich
- **Passive Prophylaxe**:
  - Schwangere: bei Exposition (Haushaltskontakt od. mind. 1 h Aufenthalt im selben Raum) u. neg. Immunstatus → VZIG-Gabe (Varitect® i.v. 1 ml/kg KG, sobald wie mgl., möglichst innerhalb von 96 h (bis 10 d) nach Exposition)
  - Neugeborene erkrankter Mütter 5 d vor bis 2 d nach Geburt
  - Frühgeborene
- **Aktive Prophylaxe:**
  - **Kinderimpfung**: 2 Impfdosen im Abstand 4–6 Wo
  - **Varizellenimpfung**: bei Frauen im gebärfähigen Alter/mit KiWu mit unklarer Immunitätslage → Ak-Bestimmung u. ggf. Varizellenimpfung (4 Wo vor u. in Schwangerschaft meiden)

22.12 Vasa praevia

Nabelschnurgefäße liegen bei velamentösem Nabelschnuransatz im Bereich des unteren Uterinsegments/des inneren MM in Eihäuten

22.12.1 Risikofaktoren

- Insertio velamentosa, Placenta praevia, Placenta succenturiata (Nebenplazenta), ART, Mehrlingsschwangerschaften

22.12.2 Risiko/Gefahr

- Gefäßruptur bei Blasensprung, Amniotomie od. Geburt mit schwerer fetaler Blutung u. Hypoxie
- Kompression der Blutgefäße durch wachsenden Fötus → Entwicklungs- u. Gedeihstörungen

22.12.3 Symptome

- Starke hellrote Blutung nach Wehenbeginn, Amniotomie od. vorzeitigem Blasensprung

22.12.4 Diagnostik

- TVUS + Dopplersonografie 2. Trim. (18.–24. SSW)
- Verifizierung im 3. Trim. (30.–32. SSW)
- Tiefsitzende Plazenta od. Placenta praevia im 2. Trim. → TVUS mit Dopplersonografie in 32. SSW zum Ausschluss Vasa praevia (Oyele et al. 2024)
- Keine Evidenz für generelles Screening
- Labor bei akuter Blutung: u. a. BB, Gerinnung

22.12.5 Therapie

- Keine einheitlichen Empfehlungen
- Evtl. stationäre Aufnahme u. Lungenreifung ab 30.–32. SSW
- Elektive Sectio zwischen 35 + 0 u. 37 + 0 SSW: bei bekannter Diagnose
- Notsectio: bei akuter Blutung (Schlembach und Kainer 2023)

22.13 Verhütung

s. Kontrazeption

22.14 Verzögerte Uterusrückbildung

s. Subinvolutio uteri

22.15 Virilisierung

s. Hyperandrogenämie

22.16 Vorfälle (Nabelschnurvorfall, Vorfall kleiner Teile)

22.16.1 Nabelschnurvorfall

- Vorfall der Nabelschnur nach Blasensprung vor führenden Teil in Vagina od. Vulva

22.16.1.1 Symptome
- Plötzlicher fetaler Hf-Abfall nach Blasensprung

22.16.1.2 Risiko
- Drohende intrauterine Asphyxie (Nabelschnurkompression)

22.16.1.3 Diagnostik
- Vag. Untersuchung: pulsierende Nabelschnur

22.16.1.4 Therapie
- Beckenhochlagerung u. führenden Kindsteil mit Hand hochschieben
- Notfalltokolyse (Akuttokolyse): Hexoprenalinsulfat: Gynipral® 5–10 µg langsam i.v. od. Fenoterolhydrobromid: Partusisten® 12,5–25 µg/ml langsam i.v.
- Notsectio (bei lebendem Kind, sonst vag. Entbindungsversuch anstreben)

22.16.2 Vorfall/Vorliegen kleiner Teile

22.16.2.1 Einteilung
- **Vorliegen eines Arms**: bei stehender Fruchtblase liegt Arm vor kindlichem Kopf
- **Unvollkommener Armvorfall**: Vorfall einer Hand nach Blasensprung
- **Vollkommener Armvorfall**: Hand u. Teile des Unterarms

22.16.2.2 Symptome
- Protrahierte Geburt/Geburtsstillstand bei hochstehendem Kopf

22.16.2.3 Diagnostik
- Vag. Untersuchung, ggf. Sonografie

22.16.2.4 Therapie
- **Vorliegen eines Arms**: Beckenhochlagerung, Lagerung auf die dem vorliegendem Arm entgegengesetzte Seite, ggf. Sectio
- **Armvorfall:**
  - Hochstehender Kopf u. nicht vollständig eröffneter MM → Sectio
  - Hochstehender Kopf u. vollständig eröffneter MM → zuerst Reposition des Armes, dann bimanuelles Eindrücken des Kopfes in Beckeneingang von den Bauchdecken her u. Wehenstimulation
  - Bei ins Becken eingetretenem Kopf, unabhängig von MM-Weite → Abwarten, Wehenstimulation
  - Geburtsstillstand nach vollständiger MM-Eröffnung → Reposition des Armes im Vierfüßlerstand (Dudenhausen 2019)

22.17 Vorzeitige Plazentalösung (Abruptio placentae)

Teilweise od. vollständige Ablösung der Plazenta prä- od. subpartal

22.17.1 Ätiologie

- Idiopathisch, mechanisch (z. B. traumatisch, äußere Wendung), Uterusanomalien, kurze Nabelschnur, Hypertonie, vorzeitiger Blasensprung, Multiparität, Kokainabusus
- **Wiederholungsrisiko**: 2–15 % ($\approx$ 25 % nach 2-maliger Plazentalösung)

22.17.2 Risiken

- Schwere Blutung – hypovolämischer Schock, fetale Asphyxie (perinatale Mortalität: 10–67 %)

22.17.3 Symptome

- Leitsymptom: heftiger plötzlicher Unterbauchschmerz
- $\approx$ 50 % mit Wehentätigkeit (typischerweise Tachysystolie u. ↑ Uterustonus)
- Unwohlsein, Angst, Schwindel, Dyspnoe, Schocksymptomatik
- Vag. Blutung ($\approx$ 75 %, dunkelrote Schmierblutung), **Cave**: Blutung zuerst in Uterus hinein
- Evtl. DIC (10 %)

22.17.4 Diagnostik

- Vag. Untersuchung (Sectiobereitschaft!)
- Klinisch: druckempfindlicher, tonisierter Uterus
- CTG: fetale Hypoxiezeichen, s. Abschn. 3.15
- Sonografie:
  - Häufig falsch-pos. u. falsch-neg.
  - Retroplazentares Hämatom
- Labor: u. a. BB, Gerinnung

22.17.5 Therapie

- Notsectio
- Vag. Entbindungsversuch: selten, wenn CTG normal u. Geburt zeitnahe absehbar
- Bei totem Kind u. keiner lebensbedrohlichen Blutung → vag. Entbindung anstreben (ggf. jedoch Sectio parva aus maternaler Ind. – Schock, DIC, unreifer Zervixbefund) (Schlembach und Kainer 2023)

22.18 Vorzeitige Wehentätigkeit

s. Frühgeburt

22.19 Vorzeitiger Blasensprung am Termin (preterm rupture of membranes, PROM)

22.19.1 Def.

- Blasensprung ≥ 37 + 0 SSW u. vor Wehenbeginn

22.19.2 Diagnostik

- Spekulumuntersuchung
- Biochemische Testverfahren, z. B. Amnicheck®: bei Unsicherheiten
- Sonografie: kein optimales Verfahren zum Ausschluss Blasensprung (evtl. trotzdem normale Fruchtwassermenge)
- Vag. Abstrich: mikrobiologische Diagnostik (+ Gruppe-B-Streptokokken (GBS))
- **Fetale u. maternale Überwachung (Cave:** Hinweise auf Chorioamnionitis?):
  – Temperaturmessungen: mind. 2 x tgl., bei Anzeichen von Fieber od. anderen Symptomen alle 4 h
  – CTG-Monitoring: z. B. 1–2 x tgl. (fetale Tachykardie?)
  – Laborkontrollen: z. B. alle 12–24 h, Nutzen tgl. Laborkontrollen umstritten, Leukozyten > 15.000/µl?
  – Purulenter Fluor?
- Auf digitale Untersuchung soll verzichtet werden (**Cave:** Risiko Chorioamnionitis korreliert mit Anzahl vag. Untersuchungen)

22.19.3 DD

- Harninkontinenz
- Vag. Fluor ↑

22.19.4 Prognose/Spontanverlauf

- Ohne Einleitung 60–70 % spontane Wehentätigkeit innerhalb 24 h, 95 % innerhalb 72 h

22.19.5 Risiken

- Chorioamnionitis (Triple I)
- Postpartale Blutungsprobleme
- Schwere neonatale Infektion (Risiko ≈ 1 %; im Vgl. intakte Fruchtblase: 0,5 %)

22.19.6 Therapie/klinisches Management

- Keine Empfehlung (mehr) für Maßnahme des Hinlegens nach vorzeitigem Blasensprung
- **Antibiose**:
    - GBS pos. (od. St. p. Neugeborenensepsis mit GBS in vorangegangener Schwangerschaft) → Antibiose sofort bis Geburt
    - GBS neg. → Antibiose nach 12 h (bis Geburt)
    - Betalaktamantibiotika wie Penicillin G 5 Mega IE i.v., gefolgt von 2,5 Mega IE i.v. alle 4 h od. Betalaktamantibiotika + BLI, z. B. Ampicillin/Sulbactam 3 g (z. B. Unasyn®) alle 6–8 h i.v. od. Cephalosporine, z. B. Cefuroxim 1,5 g alle 8 h i.v.
    - Bei Allergie z. B. Clindamycin (z. B. Dalacin C®) 900 mg alle 8 h i.v., Erythromycin 500 mg alle 6 h i.v.
    - Möglichst Beginn > 4 h vor Geburt
- **Geburtseinleitung:**
    - Nach 24 h empfohlen
    - Bei V. a. inzipiente Infektion sofort (Reisenberger und Kiss 2025)

22.20 Vulvaekzem

s. Vulvitis

22.21 Vulväre intraepitheliale Neoplasie (VIN)

= Präkanzerose

22.21.1 Ätiologie

- **HPV-assoziierte VIN**: meist Infektion mit Hochrisiko-HPV-Typen 16, 18, 31 u. 35
- **Nicht-HPV-assoziierte VIN**: assoziiert mit Lichen sclerosus u. Lichen planus, Nikotin, Immunsuppression, genetischer Prädisposition

22.21.2 Einteilung

- **HPV-assoziierte VIN**:
  - Low-grade squamous intraepithelial lesion (LSIL) der Vulva: früher VIN I
  - High-grade squamous intraepithelial lesion (HSIL) der Vulva: früher VIN II u. III
- **HPV-unabhängige VIN (Nicht-HPV-assoziierte VIN)**:
  - Differenzierte VIN (dVIN)
  - Differenzierte exophytische VIN-Läsion (DEVIL)
  - Vulväre Akanthose mit abnormer Differenzierung (VAAD)

22.21.3 Symptome

- Initial oft asymptomatisch
- Später Pruritus, Brennen u. Schmerzen mgl.

22.21.4 Diagnostik

- Inspektion: häufig braune, weißliche od. rötliche, flache Läsion vulvär
- Vulvoskopie (3–5 % Essigapplikation)
- Biopsie
- Inguinale Palpation

22.21.5 Therapie

- **LSIL**:
  - Regelmäßige Kontrollen ausreichend, bei Beschwerden Therapie wie bei HSIL
- **HSIL**:
  - Lokale Exzision im Gesunden
  - Laser-Evaporation: bei jungen Frauen u. multifokalem Befall, zuvor invasives Karzinom bioptisch ausschließen
  - Imiquimod (z. B. Aldara®): langsame Dosissteigerung bis 3 x/Wo für 4–6 Mon.
- **HPV-unabhängige VIN** (z. B. dVIN) → lokale Exzision (0,5 cm Sicherheitsabstand, hohe Rate an okkulten Karzinomen)
- Ggf. Skinning-Vulvektomie bei ausgedehntem Befund

22.21.6 Nachsorge

- Regelmäßige Nachsorgekontrolluntersuchungen: ersten 3 a nach Therapie: vierteljährlich, dann 2 a halbjährlich, später jährlich
- Bei VIN III u. dVIN lebenslange Kontrollen alle 3–6 Mon. empfohlen

22.21.7 Prophylaxe (HPV-assoziierte VIN)

- HPV-Impfung

22.22 Vulvasynechie

s. Labiensynechie

22.23 Vulvitis, Vulvaekzem, Pruritus vulvae (Juckreiz genital)

Vulvitis = Entzündung von Vulva u. Introitus vaginae; bei Infektionen meist in Kombination mit Vaginitis (Kolpitis) als sog. Vulvovaginitis

22.23.1 Ätiologie

- Allergisch: z. B. Hygieneprodukte, Waschmittel, Seifen, synthetische Stoffe
- Infektiös bzw. sek. nach Vaginalinfekten: z. B. Candida, bakterielle Vaginose, Gonorrhö, Chlamydien, Trichomonaden, Genitalherpes, Streptokokken, Staphylokokken, HPV
- Mechanisch: z. B. enge Kleidung, übermäßiges Reiben (z. B. Reiten, Adipositas)
- Hormonelle Veränderungen (Östrogenmangel): z. B. p.p., Stillzeit, Pille, Klimakterium – Kolpitis senilis
- Sek. nach Harninkontinenz bzw. Harnfistel
- Hauterkrankungen: Lichen sclerosus, Kontaktdermatitis, ektopisches Ekzem, Psoriasis
- Parasitär: z. B. Oxyuriasis, Pediculosis, Skabies
- Hygienepraktiken: übermäßige od. unzureichende Hygiene, irritierende Schaumbäder
- Systemische Erkrankungen: z. B. DM, Lebererkrankungen, Adipositas, Urämie
- Stress u. Immunstatus
- Medikamentös: z. B. Antibiotika
- Radiatio

22.23.2 Symptome

- Gerötete Vulva, ggf. mit Erosionen, Ulcera, Schwellung
- Brennende Schmerzen
- Pruritus, ggf. mit Kratzeffloreszenzen
- Ggf. Dyspareunie
- Ggf. Dysurie
- Ggf. regionale Lymphadenopathie
- Fluor vaginalis: bei Beteiligung der Vagina

22.23.3 Diagnostik

- Anamnese
- **Gynäkologische Untersuchung:**
    - Inspektion, Spekulumeinstellung
    - Mikroskopie
    - Ggf. Abklärung infektiöser Erkrankungen (s. dort, z. B. Abstriche)
    - Ggf. Histologie

22.23.4 Therapie

- Je nach Urs.: z. B. Antimykotika, Antibiotika
- Beseitigung der Urs.
- **Hygienemaßnahmen**: Verzicht auf parfümierte Produkte u. Seifen, stattdessen milde Reinigungsmittel od. Wasser, keine übertriebene Genitalhygiene
- **Meiden von Irritanzien u. ggf. Kontaktallergenen**:
    - Baumwollunterwäsche statt synthetischer
    - Provokationsfaktoren wie Hitze od. Schwitzen reduzieren
    - Lockere, luftige Kleidung
- **Behandlung von Grunderkrankungen**: z. B. DM od. Hauterkrankungen
- Evtl. **Sitzbäder**: z. B. mit Kamille, Eichenrinde od. synthetischem Gerbstoff (z. B. Tannosynt®)
- Ggf. **lokale Hormontherapie** (z. B. Estriol) mit Salben, Vaginalzäpfchen, insb. bei Atrophie bzw. Colpitis senilis: z. B. Ovestin®-Creme od. Ovestin®-Ovula 10–14 d 1 x tgl. abends, dann 2–3 Mon. 2 x/Wo:
    - Anfangs oft lokale Reizung durch Estriol, Besserung nach Aufbau Vaginalepithel (→ Beratung!)
    - Ultraniedrig dosierte Lokaltherapie (Estriol 0,03 mg, z. B. OeKolp®-Ovula) auch bei (St. p.) Mammakarzinom mgl. (Strowitzki und Ortmann 2024; Schüler-Toprak et al. 2025)
- **Vulvaekzem**:
    - **Potente topische Glukokortikoide**: z. B. Clobetasol (z. B. Dermovate®-Salbe) 1–2 x tgl. od. Mometason (z. B. Elocon®-Salbe) 1 x tgl., bei leichteren Formen evtl. Methylprednisolonaceponat (z. B. Advantan®-Creme, -Salbe) 1 x tgl.

- **Hautpflegesalben**: z. B. Deumavan®, Excipial® U10 Lipolotio
- **Alternative zu Kortison** (Therapieversager, Rezidive): Tacrolimus, z. B. Protopic®-Salbe 0,1 % 2 x tgl.
• **Pruritus vulvae**:
  - Lokale Hormontherapie (s. o.)
  - Topische Glukokortikoide, Hautpflegesalben, Tacrolimus (s. o.)
  - Systemische Antihistaminika: z. B. Cetirizin (z. B. Zyrtec®) 10 mg 1 x tgl. p.o.
  - Kühlung: z. B. kühle Umschläge
  - Sitzbäder: z. B. mit Kamille, Eichenrinde, Schwarztee, Salbei
  - Stressmanagement: Entspannungstechniken
  - Ggf. trizyklische Antidepressiva (z. B. Amitriptylin) od. SSRI (z. B. Duloxetin)
• **Juckreiz vag. ohne Befund, Juckreiz vag. bei Jugendlichen (hormonelle Ruhephase), vag. Brennen**: z. B. Bepanthen + Xylocaingel 2 % 50/50 ad mixtum, max. 6 Wo; Bepanthen Plus®

22.24 Vulvodynie

s. Sexuelle Dysfunktion

22.25 Vulvovaginalkandidose (VVC, Vulvovaginalmykose, genitale Candidose, Soorkolpitis, Candidakolpitis, Scheidenpilz)

Mikrobiologie: meist Candida albicans; **genitale Kolonisation**: häufig, oft temporär u. außerhalb der Schwangerschaft meist nicht therapiebedürftig; Mädchen vor der Menarche u. postmenopausale Frauen (ohne Hormonersatztherapie) ↓ vag. kolonisiert u. praktisch niemals von VVC betroffen (**Cave**: DD Lichen sclerosus); **prädisponierende Faktoren**: DM, Adipositas, Antibiotika, hormonelle Faktoren (↑ Östrogen: KOK mit hohem Östrogenanteil, HRT); LNG-IUS, Kupfer-IUP, psychosozialer Stress, Sexualverkehr (insb. Oralverkehr), Nahrungsmittel mit hohem Gehalt an Zucker, Kohlenhydraten, Hefe od. Milchprodukte; Immunsuppression

22.25.1 Symptome

• Infektion der Vulva u. Vagina: Pruritus (Hauptsymptom), Rötung, Wundheitsgefühl, Brennen, Dyspareunie, Dysurie, ggf. Rhagaden
• Prämenopausal: Auftreten typischerweise prämenstruell
• Fluor: dünnflüssig bis flockig, meist weißlich klumpig, i. d. R. geruchlos, fehlt oft bei chronisch rezidivierendem Verlauf

22.25.2 Diagnostik

- Anamnese u. Klinik
- Nativpräparat (mit Kochsalzlösung bei 400-facher Vergrößerung): (Pseudo-)Hyphen, ggf. Leukozytenzahl ↑
- Ggf. Kultur ± Resistenztestung: rezidivierende Infektionen

22.25.3 Therapie

- **Ind.**: symptomatische akute VVC, chronisch-rezidivierende VVC, Erregernachweis bei immunsupprimierter Patientin
- **Akute VVC**: lokal od. p.o., Heilungsergebnisse äquivalent ≈ 80 %; **Cave**: lokale Azol-Antimykotika: Funktionsfähigkeit u. Zuverlässigkeit von Gummidiaphragmen u. Latexkondomen evtl. ↓
    - **Lokaltherapie bei Erstmanifestation**:
        - Clotrimazol 200 mg Vaginaltbl. (z. B. Candibene®-Vaginaltbl., Canesten®-Vaginaltbl., Gyno-Canesten®-Vaginaltbl.) 1 x tgl. vag. für 3 d
        - Clotrimazol 500 mg Vaginaltbl. (z. B. Canesten®-0,5g-Weichkapsel zur vag. Anwendung) einmalig vag., ggf. Wiederholung
        - Econazol 150 mg Vaginalsupp. (z. B. Gynopevaryl®-Vaginalsupp) 1 x tgl. vag. für 3 d
        - Fenticonazol 600 mg Vaginalkps. einmalig vag. (z. B. Lomexin® 600 mg-Vaginalkps.), ggf. Wiederholung nach 3 d
    - **Alternative Therapien (bei massiver Erstmanifestation)**:
        - Fluconazol (z. B. Diflucan®, Fungata®) 50 mg 1 x tgl. p.o. für 7–14 d
        - Fluconazol 100 mg 1 x tgl. p.o. für 14 d (bei Immunsuppression)
        - Fluconazol 150 mg p.o. einmalig
        - Itraconazol 200 mg für 1 d morgens 200 mg u. abends 200 mg p.o.
        - Itraconazol 200 mg p.o. 1 x tgl. p.o. für 3 d (Vulvovaginal candidosis 2020)
    - **Falls Candidose auch Vulva od. Inguinalregion betrifft** → + antimykotische Hautcreme: z. B. Clotrimazol (z. B. Candibene®-Creme, Canesten®-Creme) 2 x tgl. für 1 Wo (zu Beginn evtl. Kombination Isoconazol/Duflucortolonvalerat, z. B. Travocort®-Creme für wenige d, dann Umstellung auf reines Antimykotikum)
    - **Alternative bei akuter VVC**: lokale Antiseptika, z. B. Dequaliniumchlorid (z. B. Fluomizin® 10 mg Vaginaltbl.), Octenidin (z. B. Octenisept®-Lsg.)
    - **Probiotika**: scheinen sich pos. auf Prävention einer VVC auszuwirken, Evidenz begrenzt
    - **Partnertherapie**: nur bei Beschwerden

- **Chronisch-rezidivierende VVC** (> 4 Episoden/a): dosisreduzierte Suppressionstherapie
  - Verschiedene Schemata mit geringer Evidenz
  - **Mgl. Schema**: Fluconazol (z. B. Diflucan®, Fungata®) 200 mg p.o. 3 x/Wo für 1 Wo, bei Beschwerde- bzw. Pilzfreiheit 1 x/Wo für 2 Mon., dann alle 2 Wo für 4 Mon., dann 1 x/Mon. für 6 Mon.
  - **Rezidiv**: häufig nach Absetzen
  - Falls **Partner** Beschwerden od. Nachweis von Hefepilzen am Penis: evtl. Fluconazol (z. B. Diflucan®, Fungata®) 150 mg einmalig
  - Evtl. **liegendes LNG-IUS od. Kupfer-IUP** entfernen (laut Studien dann länger rezidivfrei)
- **Non-albicans-Vaginitis**:
  - **Candida glabrata**:
    - Lokal Nystatin (z. B. Mycostatin®-Salbe, Candio-Hermal-Soft®-Paste, Nystatin-acis®-Salbe) od. Ciclopiroxolamin
    - Amphotericin-B
    - Pyrimidin-Derivat 17%iges 5-Flucytosin
    - Ultima Ratio: vag. 600 mg Borsäure-Supp. für 14 d (**Cave**: embryotoxisch, Off-Label-Use)
  - **Candida krusei**:
    - Topisches Clotrimazol 100 mg für 2 Wo
    - Ciclopiroxolamin
    - Nystatin
    - Dequaliniumchlorid, Octenidin u. andere Antiseptika
  - **Candida dubliniensis**:
    - Imidazole
  - **Candida tropicalis u. Candida guilliermondii**:
    - Therapie wie bei Candida albicans
  - **Candida kefyr**:
    - Apathogen, als Verursacher einer Vaginitis unwahrscheinlich
- **Schwangerschaft**:
  - **1. Wahl**: lokales Clotrimazol für 6–7 d
  - **Alternativ**: Dequaliniumchlorid: wenig Daten, aber gute Verträglichkeit u. Effektivität
  - **Therapie 1. Trim.** → Frühgeburten ↓
  - **Prophylaktische Therapie der asymptomatischen Candida-Kolonisation in SSW** → Mundsoor ↓ u. Windeldermatitis ↓ bei Neugeborenen
  - Systemische Therapie mit Fluconazol: kritisch prüfen, nur bei zwingender Ind. u. möglichst nicht im 1. Trim. (evtl. Fehlbildungsrate ↑!)
- **Therapiealternativen**:
  - Diverse Therapiealternativen, selten evidenzbasiert:
    - **Borsäure**: Off-Label-Use, keinesfalls Erstmaßnahme, embryotoxisch
    - **Jodpovidon**: rasche Symptomlinderung
    - **Propolis**: antimykotisch, präventiv, **Cave**: Kontaktallergie
    - **Gestagene**: z. B. Medroxyprogesteronacetat (MPA); (LNG-IUS ↑ Risiko für VVC)

22.26 Vulvovaginitis infantum (Vulvovaginitis im Kindesalter, Vulvovaginitis bei Kleinkindern, unspezifische Vulvovaginitis), Juckreiz vag. ohne Befund

22.26.1 Ätiologie

- Meist unspezifisch (= irritative Dermatitis; oft durch Smegma verursacht, ggf. äußere Reize wie Sand od. Gras), Östrogenmangel zwischen 1. u. 8. Lj., mechanische Reizung, Hygienefehler, Fremdkörper, ß-hämolysierende Streptokokken der Gruppe A, allergische Reaktion, Zusatzstoffe in Seifen, Schaumbäder; sehr selten in der hormonellen Ruhephase: Candida, ggf. Masturbation (kann auch Schmerzen u. Jucken verursachen)
- S. auch Abschn. 22.2

22.26.2 Symptome

- Rötung Vulva u. Vagina mit Juckreiz u. Brennen, interlabial oft Smegma
- Ggf. Dysurie
- Ggf. (eitriger) Fluor vag.: evtl. Hinweis auf spezifische Erreger bei Begleitvulvovaginitis im Rahmen respiratorischer Infekte

22.26.3 Diagnostik

- **Anamnese**
- **Inspektion, Traktion u. Separation der Labien**: z. B. Fremdkörper?
  - Ggf. Valsalva-Manöver: z. B. Husten (distaler Bereich der Vagina besser sichtbar, Ablenkung)
  - Säuglinge, Kleinkinder: Untersuchung in Abduktionsstellung der Beine („Froschhaltung")
  - Mädchen > 2. Lj.: Knie-Brust-Lage, auf Schoß der Begleitperson
  - Ältere Mädchen, Adoleszentinnen: gynäkologischer Stuhl
- Evtl. **Abstrich für Nativ/Mikrobiologie**: nur bei Fluor u./od. V. a. spezifische Infektion wie ß-hämolysierende Streptokokken der Gruppe A (s. u.), Therapieresistenz od. V. a. sexuellen Missbrauch, NICHT bei unspezifischen Vulvovaginitiden
- **V. a. V. Fremdkörper**: insb. bei rezidivierenden Problemen daran denken; Inspektion in Knie-Brust-Lage, transabdominaler od. transperinealer US (ab 5 mm, typisch: Impression Blasenwand von dorsal), ggf. rektale Palpation (Semrl 2024)

22.26.4 DD

- **Vulvitis durch A-Streptokokken (ß-hämolysierende Streptokokken der Gruppe A)**: charakteristisch: feurige Rötung im Dammbereich mit oft scharfem Rand + (eitriger) Fluor + Blutungen, gezielt nach vor Kurzem stattgefundenen Infekten fragen
- **Andere spezifische Erreger**: Trichomonaden, Chlamydien, Herpes genitalis, Condylomata acuminata, Gonorrhö
- **Soorvulvitis**: vag. Mykose in hormonellen Ruhephase sehr unwahrscheinlich
- **Oxyuriasis**: ggf. nächtliche Schrei- u. Juckanfälle
- **Vag. Fremdkörper**: Toilettenpapier, kleine Plastikspielzeuge, Stiftkappen: Leitsymptom: vag. Blutungen, (eitriger) Fluor, rezidivierende Vulvovaginitis
- **Dermatosen: insb. Lichen sclerosus** (→ s. Abschn. 12.6), Psoriasis, atopische Dermatitis, Morbus Behçet

22.26.5 Therapie

- Je nach Urs.
- Antimykotika u. Antibiotika bei unspezifischer Vulvovaginitis nicht ind.! (Günther et al. 2023)
- **Allgemein** (insb. bei unspezifischen Entzündungen):
  - **Aufklärung**: Weglassen aller reizenden Externa (z. B. Badezusätze, Waschlotionen, Feuchttücher, parfümierte Pflegeprodukte), bequeme Kleidung, Reinigung von vorn nach hinten, Reinigung nur mit klarem Wasser, eigenes Handtuch, Vermeidung von synthetischer Unterwäsche, evtl. Miktionshaltung verbessern (um Rückfluss des Harns in Vagina zu verhindern)
  - Tgl. **Sitzbäder**: z. B. mit Eichenrinde, Kaliumpermanganat, Käsepappel, Kochsalz
  - Evtl. **fettende Cremes**: z. B. Deumavan®, Linola®
  - Evtl. Balneum Hermal® Ölbad
  - Evtl. **lokal antibiotische Salbe**: z. B. Eucillin B®
  - Evtl. einmalig **Östriolcreme intravag.**: z. B. Estriol® 0,5 mg/g Vaginalcreme, bei Rezidiven kurzzeitige Lokaltherapie
- **Vulvitis durch A-Streptokokken (ß-hämolysierende Streptokokken der Gruppe A)**: Antibiose p.o. für 7–10 d, z. B. Penicillin (z. B. Amoxilan® 500 mg/5 ml-Trockensaft) od. Cephalosporin der 2. Gen. (z. B. Ceclor®-Gran für orale Susp 250 mg/5 ml), Clindamycin (z. B. Dalacin C®), ggf. Umstellung nach Antibiogramm
- **Soorvulvitis**: lokal Clotrimazol (z. B. Canesten®-Creme od. Candibene®-Creme)
- **Oxyuriasis**: Mebendazol, z. B. Pantelmin® od. Vermox®-Tbl. 100 mg 1 × tgl. für 3 d, Wh nach 2–4 Wo
- **Vag. Fremdkörper**: Spülung mit Kochsalzlösung, falls erfolglos, Vaginoskopie unter Sedierung

- **Juckreiz vag. ohne Befund, Juckreiz vag. bei Jugendlichen (hormonelle Ruhephase), vag. Brennen**: z. B. Bepanthen + Xylocaingel 2 % 50/50 ad mixtum, max. 6 Wo; Bepanthen Plus®, bei starkem Juckreiz ggf. kurzzeitig Methylprednisolonaceponat lokal (z. B. Advantan®-Creme, -Salbe) 1 x tgl.

Literatur

Diagnosis, Therapy and Follow-Up Care of Vaginal Cancer and ist Precursors (2018) Guideline of the DGGG and OEGGG (S2k-Level, AWMF Registry No. 032/042, October 2018). http://www.awmf.org/leitlinien/detail/ll/032-042.html. Zugegriffen am 14.01.2025

Dudenhausen JW (2019) Praktische Geburtshilfe mit geburtshilflichen Operationen, Bd 20. De Gruyter, Berlin

Enders M, Kagan KO (2024) Infektionen in der Schwangerschaft und bei Geburt. In: von Kaisenberg C, Klaritsch P, Hösli-Krais I (Hrsg) Die Geburtshilfe. Springer Reference Medizin, 6. Aufl. Springer, Berlin/Heidelberg. https://doi.org/10.1007/978-3-662-63506-3_64

Günther V, Bauer M, Maass-Poppenhusen K, Maass N, Alkatout I (2023) Kinder- und Jugendgynäkologie – eine aktuelle Übersicht. Die Gynäkologie 5(2023). https://doi.org/10.1007/s00129-023-05075-z

Hirsch T (2023) Pelvines Stauungssyndrom. In: Hoffmann U, Weiss N, Czihal M, Linnemann B, Freisinger E (Hrsg) Klinische Angiologie. Springer Reference Medizin. Springer, Berlin/Heidelberg. https://doi.org/10.1007/978-3-662-61379-5_208-1

https://www.rki.de/DE/Aktuelles/Publikationen/RKI-Ratgeber/Ratgeber/Ratgeber_Varizellen.html (2025) Zugegriffen am 04.04.2025

von Kieseritzky K (2024) Vaginal-operative Geburt: Was sind die Leitlinien-Empfehlungen?. gynäkol geburtshilfe 29:63. https://doi.org/10.1007/s15013-024-5976-9

Mühlberger D, Hummel T (2024) Diagnostik und Therapie des pelvinen Stauungssyndroms. Gefässchirurgie 4(2024). https://doi.org/10.1007/s00772-024-01104-w

Oyele Y et al (2024) Vasa previa in singleton pregnancies: diagnosis and clinical management based on an international expert consensus. AM J Obstet Gynecol 231:638.e1–638.e24. https://doi.org/10.1016/j.ajog.2024.03.013

Reisenberger K, Kiss H (2025) Vorzeitiger Blasensprung am Termin. In: von Kaisenberg C, Klaritsch P, Hösli-Krais I (Hrsg) Die Geburtshilfe. Springer Reference Medizin, 6. Aufl. Springer, Berlin/Heidelberg. https://doi.org/10.1007/978-3-662-63506-3_32

Schlembach D, Kainer F (2023) Blutungen im 3. Trimenon (ante- und subpartual), Placenta und Vasa praevia, vorzeitige Plazentalösung. In: von Kaisenberg C, Klaritsch P, Hösli-Krais I (Hrsg) Die Geburtshilfe. Springer Reference Medizin. Springer, Berlin/Heidelberg. https://doi.org/10.1007/978-3-662-44369-9_20-2

Schüler-Toprak S, Bausewein L, Ortmann O (2025) Einfluss endogener und exogener Hormone in der Peri- und Postmenopause auf das Krebsrisiko. Die Gynäkologie 4(2025). https://doi.org/10.1007/s00129-025-05345-y

Semrl N (2024) Kindergynäkologische Notfälle. Gynäkol Prax 34:55–60. https://doi.org/10.1007/s41974-024-00313-1

Strowitzki T, Ortmann O (2024) Klinische Endokrinologie für Frauenärzte, 6. Aufl. Springer, Berlin/Heidelberg. https://doi.org/10.1007/978-3-662-65517-7

Vulvovaginal candidosis (2020) Guideline of the DGGG, OEGGG and SGGG (S2k-Level, AWMF Registry No. 015/072, September 2020). http://www.awmf.org/leitlinien/detail/ll/015-072.html. Zugegriffen am 14.03.2025

Buchstabe W

23.1 Wadenkrämpfe (Schwangerschaft)

Häufig während der Schwangerschaft, meist ab 2. Trim., v. a. nachts

23.1.1 Prävention

- Ausreichend **trinken**: 2–3 l tgl.
- **Bewegung**: regelmäßiges Dehnen der Beinmuskulatur, moderate Aktivitäten wie Schwimmen, Walken od. Yoga; im Alltag öfter in Zehenstand gehen od. im Sitzen Füße kreisen
- **Ernährung**: magnesiumreiche Lebensmittel wie Vollkornprodukte, grünes Gemüse, Nüsse, Hülsenfrüchte
- **Fußpflege**: barfuß laufen (Stärkung Fußmuskulatur)
- Wechselduschen
- **Medikamentös**:
  - Magnesium (Evidenz sehr gering): z. B. Magnosolv®-Btl. 1–2 x tgl. p.o.; bei Diarrhö: Mg. Verla® 3 x 1–2 Tbl. tgl. p.o.
  - Oxerutin: z. B. Venoruton®-Gel 2 % 2 x tgl. (KI im 1. Trim.)

23.1.2 Sofortmaßnahmen bei Krämpfen

- **Dehnen u. Strecken**: betroffenes Bein strecken u. Fußspitze Richtung Schienbein ziehen
- Bewegung
- Massage
- Wärme
- Beine hochlagern

23.2 Wehendystokie (Störung der Wehentätigkeit), Wehenanomalien

23.2.1 Ätiologie

- **Wehenschwäche**: Erschöpfung, sehr junge od. alte Primiparae, Überdehnung Uterus (z. B. Gemini, Hydramnion, Makrosomie, Pluriparität, mechanische Hindernisse), zentral wirksame Analgetika, hypertone Motilität
- **Polysystolie/Wehensturm**: meist Überdosierung Oxytocin, evtl. auch Zervixdystokie
- S. auch Abschn. 7.7

23.2.2 Def./Symptome

- **Wehenschwäche** (prim. od. sek.):
  - Wehen zu selten (< 2 Wehen/10 min), zu kurz, zu schwach
- **Polysystolie/Wehensturm**:
  - Wehen zu häufig u./od. zu stark, > 5 Wehen/10 min
  - Unerträgliche Schmerzen, kaum Pausen
  - Maternale Verspannung/Panik
  - Straffer MM
  - Weichteilgeschwulst (Caput succedaneum): Zeichen für Geburtshindernis

23.2.3 Diagnostik

- Klinisch: Beobachten, Tasten, Erfragen
- Externe Tokografie: Frequenz, Rhythmus u. Dauer der Wehen

23.2.4 Therapie

23.2.4.1 Wehenschwäche
- Kein überzeugendes Konzept für protrahierte Latenzphase, bis MM-Öffnung 6 cm kann zugewartet werden; ggf. ermutigen, wieder nach Hause gehen → geburtsfördernde Maßnahmen bei Wehenschwäche: u. a. aufrechte vorüber geneigte Positionen, Energiezufuhr, Frau ggf. (mit PDA) 1 h schlafen lassen, Bewegung, Atemübungen, Hydrierung, Massagen, Entspannungsbäder
- Ggf. Amniotomie
- **Wehenstimulation mit Oxytocin (Cave**: bei Überstimulation ↓ der Effektivität der Uterusaktivität u. zeitabhängig schwere fetale Versorgungsstörungen)
  - Frühzeitige u. anhaltende Überwachung von Mutter u. Kind (CTG)!
  - **KI**: mechanisches Geburtshindernis, abnorme Kindslage, Placenta/Vasa praevia, Nabelschnurvorliegen, St. p. Sectio mit korporalem Längsschnitt, St. p. Myomektomie mit Cavumeröffnung, aktiver Herpes genitalis

- **NW**: Überstimulation, Hyponatriämie, „fetal distress", vorzeitige Plazentalösung, Uterusruptur
- **Dosierung**: zahlreiche Schemata, z. B. Syntocinon® 5 IE ad 500 ml NaCl 0,9 %, Beginn mit 10 ml/h, Steigerung um 10 ml alle 15 min
- Nur über wenige h verabreichen

23.2.4.2 Polysystolie/Wehensturm
- Entlastende Gebärpositionen
- Oxytocinpause, ggf. Notfalltokolyse (Akuttokolyse): Hexoprenalinsulfat: Gynipral® 5–10 µg langsam i.v. od. Fenoterolhydrobromid: Partusisten® 12,5–25 µg/ml langsam i.v., ggf. Fortführung der Tokolyse als Dauerinfusion (= Basistokolyse) bei uteriner Hyperaktivität (z. B. Fenoterol 1,5–2 µg/min, Reduktion je nach gewünschter Wehenfrequenz u. -stärke) (Gnirs et al. 2024)
- Ggf. Entspannungsöl auf Bauch, leichte Rückenmassage, Badewanne

23.3 Weibliche genitale Fehlbildungen

Inzidenz: ≈ 5 %, > 7 % bei Sterilitätspatientinnen, > 15 % bei Patientinnen mit habituellen Aborten; **anatomische Klassifikationen ESHRE/ESGE & VCUAM**: beste Option, Fehlbildung suffizient abzubilden

23.3.1 Diagnostik

- Pränataldiagnostik
- **Kinder**:
  - **Spezifische Anamnese**: insb. Miktions- u. Stuhlanamnese
  - **Sorgfältige Untersuchung**: Separations- u. Traktionsmethode, wenn unklar → Kinder- u. Jugendgynäkologin
  - **Abdomensonografie**: + ableitende Harnwege
  - Bei **komplexen Fehlbildungen** → spezialisierte Zentren mit ausgewiesener kinderradiologischer Expertise, Röntgen, Miktionszysturethrografie, MRT, Hormondiagnostik bei vermuteter endokriner Urs., ggf. humangenetische Beratung
- **Jugendliche**:
  - **Spezifische Anamnese**: Zeitpunkt Pubertätsbeginn, Pubertätsfortschritt, Zeitpunkt Menarche, Unterbauchschmerzen? Miktionsbeschwerden? Stuhlanamnese, Tampon mgl.? Unklarer Tastbefund?
  - **Abklärung notwendig**: prim. Amenorrhö (keine Menarche bis 16. Geburtstag od. innerhalb von 2 ½ bis 3 a nach Thelarche) (Malliou-Becher und Frank-Herrmann 2023)
  - **Sorgfältige Inspektion** (Separations- u. Traktionsmethode), wenn unklar → Kinder- u. Jugendgynäkologin

- **Abdomensonografie**: + Nieren u. ableitende Harnwege, ggf. TVUS od. transrektale Sonografie
- Bei **klinischen Hinweisen auf Hyperandrogenämie** od. **Klitorishypertrophie** → Labor (Androgene), ACTH-Kurztest, Dexamethasonhemmtest → Hinweis auf AGS → molekulargenetische Untersuchung; falls im Dexamethasonhemmtest keine Suppression der Androgene → Tumorsuche Abdomen
  - s. auch Abschn. 8.20 u. Abschn. 11.9
- **Karyotypisierung**: bei hypergonadotropem Hypogonadismus, fehlendem Uterus, Hinweis auf Störung der Androgenproduktion od. Endorganinsensitivität, uneindeutigem äußeren Genitale
- **Interdisziplinäre Kooperation**: Kinderärzte, Gynäkologen, Radiologen, pädiatrische Endokrinologen, Kinderchirurgen, Kinderurologen, Humangenetiker
- **Erwachsene**:
  - Genaue Inspektion, geteilte Spekula
  - Sonografie: TVUS, abdominal + Nebennierenregion, Nieren u. ableitende Harnwege
  - 3D-Sonografie
  - MRT
  - Diagnostische LSK

23.3.2 Fehlbildungen Vulva

- **Therapie**:
  - Plastisch-rekonstruktive OP-Verfahren: Lappenplastiken, Reduktionsplastiken, Klitoris- od. Introitusrekonstruktion etc.

23.3.3 Fehlbildungen Vagina

23.3.3.1 Vaginalsepten
- **Geburtsmodus**:
  - Prinzipiell vag. Geburt mgl.

23.3.3.1.1 Longitudinales nicht obstruierendes Septum
- **Diagnostik**:
  - Spekulumuntersuchung
  - 3D-Sonografie
- > 80 % Assoziation mit uterinen Fehlbildungen, häufig auch Anomalien Nieren u. ableitendes Harnsystem
- **Therapie**:
  - Bei Kohabitationsbeschwerden od. geplanter Schwangerschaft: Erleichterung vag. Geburt
  - Resektion, Dissektion
  - Evtl. Östriolsalben-getränkte Tamponade postoperativ für 2–4 Wo: Vermeidung Strikturen

23.3.3.1.2 Longitudinales obstruierendes Septum
- **Diagnostik**:
  - Spekulumuntersuchung
  - (3D-)Sonografie: Hämatokolpos, ggf. Hämatometra, häufig Nierenanomalie
  - MRT
- **Therapie**:
  - Zeitnahe Resektion des Septums

23.3.3.1.3 Hymenalatresie
- **Symptome**:
  - Vorgewölbtes Hymen, prim. Amenorrhö, zyklische Unterbauchschmerzen (Molimina menstrualia)
  - Normale Pubertätsentwicklung
- **Diagnostik**:
  - Sonografie: Hämatokolpos, ggf. Hämatometra
  - Evtl. schon in Neugeborenenphase symptomatisch: Muko- od. Hämatokolpos
  - Keine Assoziation mit höhergradigen genitalen Fehlbildungen → Evaluierung Begleitfehlbildungen des Urogenitaltrakts i. d. R. nicht notwendig
- **Therapie**:
  - OP möglichst nach Thelarche u. vor zu erwartender Menarche ($\approx$ 1 a nach Thelarche)
  - Mittige Inzision des Hymens u. Resektion über einem in Scheide geblockten Blasenkatheter mit Laser od. monopolarer Stromnadel, meist kreuzförmige od. zirkuläre Exzision

23.3.3.1.4 Transversales Vaginalseptum
- **Symptome**:
  - Prim. Amenorrhö mit Hämatokolpos u. ggf. Hämatometra
- **Diagnostik**:
  - Spekulumuntersuchung
  - Sonografie
  - MRT
  - Assoziation mit Fehlbildungen Uterus, Niere u. ableitenden Harnwegen
- **Therapie**:
  - Exzision des Septums
  - Komplexere Fälle: Kombination mit LSK, Laparotomie, ggf. Lappenplastiken
  - Wichtig, um postoperative Stenose zu verhindern

23.3.3.2 Vaginalaplasie, Mayer-Rokitansky-Küster-Hauser-Syndrom
- **Symptome**:
  - Aplasie der Vagina bei rudimentärem Uterus, Ovarien voll entwickelt, asymptomatische prim. Amenorrhö, erfolglose Kohabitationsversuche

- **Diagnostik**:
  - Inspektion: verschlossene Scheide
  - Sonografie: kein Uterus; Nieren u. ableitende Harnwege: ≈ 40 % kombiniert mit Fehlbildungen Nieren u. ableitende Harnwege
  - Diagnostische LSK
  - Ggf. Chromosomenanalyse: meist unauffällig
- **DD**:
  - Testikuläre Feminisierung (Inspektion: „hairless women", Chromosomenanalyse: 46, XY)
- **Therapie**:
  - Funktioneller Erfolg der operativen Therapie: > 90 %
  - Viele OP-Techniken:
    - 1. Wahl: laparoskopisch assistierte Anlage einer Neovagina nach Vecchietti
    - Niedrigste Komplikationsrate: operative Dehnungsverfahren

23.3.4 Fehlbildungen Zervix

23.3.4.1 Zervix Duplex
- **Therapie**:
  - Korrektur von Begleitfehlbildungen (Uterus, Vagina) im Vordergrund
  - Belassen od. Dissektion der Duplikatur beschrieben

23.3.4.2 Zervixaplasie
- **Symptome**:
  - Prim. Amenorrhö, zyklische Unterbauchschmerzen, prim. Sterilität
- **Therapie**
  - Temporär: Unterdrückung der Endometriumproliferation durch medikamentöse Therapie
  - Rekonstruktive Konzepte vs. HE, Hemihysterektomie

23.3.5 Fehlbildungen Uterus

- **Diagnostik**:
  - TVUS: 2D, 3D
  - Hysterosalpingografie
  - MRT
  - HSK
  - LSK: insb. bei Uterus septus zur äußeren Beurteilung des Uterus mit Abgrenzung zum Uterus bicornis dringend anzuraten
- **Geburtsmodus**:
  - Prinzipiell vag. Geburt mgl.

23.3 Weibliche genitale Fehlbildungen

23.3.5.1 Uterus arcuatus
- **Def**:
  - Def unscharf, innere Kontur des Fundus uteri vermehrt konvex, reicht etwas ins Cavum
- **Bedeutung/Therapie**:
  - Bedeutung kontrovers diskutiert, keine gesicherten Daten, ob Sterilitätsurs.
  - Keine prophylaktische OP
  - OP verbessert Schwangerschaftsoutcome bei habituellen Aborten
  - Inzision mit hysteroskopischer Schere od. Nadelelektrode

23.3.5.2 Uterus subseptus/septus
- **Def**:
  - **Uterus subseptus**: sagittales Septum, welches nicht gesamte Länge des Cavums unterteilt
  - **Uterus septus**: Septum komplett vom Fundus bis Zervix
- **Bedeutung/Therapie**:
  - Risiko ↑ für Aborte, Lageanomalien, Wachstumsretardierungen, IUFT, Dystokien
  - OP verbessert Fertilität bei Sterilitätspatientinnen
  - OP verbessert Schwangerschaftsoutcome bei habituellen Aborten
  - OP vor assistierter Reproduktion empfohlen
  - Prophylaktische OP individuell zu diskutieren: abhängig vom Alter u. Dringlichkeit des KiWu, bei Uterus septus eher anzuraten
  - Hysteroskopische Septumdissektion unter simultaner laparoskopischer Kontrolle, im Zustand des flachen Endometriums (z. B. postmenstruell)

23.3.5.3 Uterus bicornis
- **Def.**:
  - 2 getrennte Uterushörner
  - Verschiedene Formen: z. B. Uterus bicornis unicollis, Uterus bicornis bicollis (= Uterus didelphys)
- **Bedeutung/Therapie**:
  - Bis ≈ 50 % Frühaborte
  - **Operationsindikation.**: sorgfältige Abwägung der nicht eindeutigen Datenlage zu Nutzen u. Risiken
    - Bei unauffälliger geburtshilflicher Anamnese → Spontanschwangerschaften anstreben, vorerst keine OP
    - Bei Sterilität → Sterilitätsdiagnostik u. Therapie (ggf. IVF) → erst bei habituellen Aborten OP empfohlen
    - Bei habituellen Aborten bzw. Frühgeburten → abdominelle Metroplastik (Geburtenrate ↑, Abort- u. Frühgeburtenrate ↓)
    - Hämatometra bei gleichwertigem Uterushorn mit Beschwerden → Metroplastik auch bei unauffälliger geburtshilflicher Anamnese
  - Spontangeburt prinzipiell mgl.
  - Nach abdominellen Metroplastik: prim. Sectio

23.3.5.4 Uterus unicornis
- **Def.**:
  - Nur 1 funktionsfähiges Horn
  - Oft 2. rudimentäres Horn
- **Bedeutung/Therapie**:
  - Abortrate ↑
  - Ind. zur Resektion des rudimentären Horns: vor Schwangerschaft; bei endometriumenthaltenden Hörnern zur Vermeidung von Dysmenorrhö, Hämatometra u. Endometriose
  - Schwangerschaft im rudimentären Horn: Entfernung unter Mitnahme des Horns (Gefahr Uterusruptur 90 %)

23.3.6 Fehlbildungen Adnexe

- **Def.**:
  - Zumeist einseitiges, partielles od. vollständiges Fehlen von Eileiter u./od. Ovar, auch Maldeszensus mgl.
- **Symptome**:
  - Einseitiges Fehlen: asymptomatisch
  - Beidseits (extrem selten): Hormonausfallserscheinungen
- **Diagnostik**:
  - Sonografie
  - MRT
  - LSK mit Chromopertubation
- **Therapie**:
  - Einseitige Fehlbildungen: keine Therapie
  - HRT bei prim. ovarieller Insuffizienz
  - Eizellspende

23.3.7 Komplexe urogenitale Fehlbildungen

23.3.7.1 Sinus urogenitalis
- **Defintion:**
  - Unvollständige Trennung von Vagina u. Urethra mit 1 gemeinsamen Öffnung
- **Diagnostik**:
  - Begleitfehlbildungen inneres Genitale, ableitende Harnwege, Wirbelsäule u. Rückenmark ausschließen
- **Therapie**:
  - Bei Obstruktion → rasche Entlastung
  - Introitusplastik: Ziel = separate Öffnung Urethra u. Vagina

23.3.7.2 Kloakenfehlbildung
- **Def.**
  - Anomalie des Anorektums u. Urogenitaltraktes mit hoher Inzidenz an Begleitfehlbildungen, fehlende Trennung von Genital-, Rektal- u. Harntrakt
- **Therapie**:
  - Technisch höchst anspruchsvolle Korrektur im 1. Lj. in Zentren mit erfahrenen Kinderchirurgen u./od. Kinderurologen
  - Harnwegsobstruktionen frühzeitig entlasten
- **Schwangerschaft**:
  - Prinzipiell mgl.
  - Prim. Sectio (Female genital malformations 2020)

23.3.8 Weiterführende Informationen

- S. Female genital malformations. Guideline of the DGGG, SGGG and OEGGG (S2k-Level, AWMF Registry No. 015/052, March 2020). http://www.awmf.org/leilinien/detail/ll/015-052.html

23.4 Weicher Schanker

s. Ulcus molle

23.5 Wiederholter Spontanabort

s. Abortus habitualis

23.6 Windpocken (Schwangerschaft)

s. Varizellen

23.7 Wochenbett: Beratung, Stillen, Stillprobleme

23.7.1 Allgemeines, Beratungsgespräch Wochenbett (Puerperium, 6–8 Wo p.p.)

- **Hygiene**:
  - Keine Vollbäder (ggf. kurze erlaubt)
  - Keine Tampons
  - Duschen jederzeit erlaubt

- **GV**: Vermeiden bis Versiegen Wochenfluss (4–6 Wo)
- **Rückbildung**: auf regelmäßige Blasen- u. Darmentleerung achten; bei neuerlich blutigen Lochien, Unterbauchschmerzen od. Fieber → Arzt aufsuchen
- **Ernährungstipps**:
  - Viel Obst, Gemüse, Vollkornprodukte, regelmäßige Milchprodukte, gekochte Eier u. Fisch, genügend Wasser, Kräutertees od. stark verdünnte Fruchtsäfte
  - Keine großen Mengen Kaffee, Schwarztee od. Cola
  - Vorsicht bei Rohmilch od. deren Produkten, rohem Fisch, rohem Fleisch
- **Beckenbodentraining**: für mind. 6 Wo zur Deszensusprophylaxe
- **Erste Menstruation**: nicht stillend: nach 5–10 Wo, sonst oft erst nach Abstillen
- **Kontrazeption**: s. Abschn. 19.29
- **Folgeschwangerschaft**: nach Spontanpartus mind. 6 Mon., nach Sectio 1 a warten
- **Nächste gynäkologische Facharztkontrolle**: vag. Entbindung: 6 Wo; Sectio: 4–6 Wo

23.7.2 Empfehlungen zum Stillen

- 6 Mon. ausschließlich Stillen
- Praktisch jede Frau kann stillen (97 %)
- **Überfütterung nicht mgl.**: Milch passt sich in Zusammensetzung den kindlichen Bedürfnissen an
- **Wichtigste Stimuli für Milchproduktion**: Saugreiz an Mamille, regelmäßige u. vollständige Entleerung der Brüste
- **Stillen nach Bedarf**:
  - Gesundes Neugeborene braucht keinerlei Zufütterung, wenn es selbst Zeitpunkt der Nahrungsaufnahme bestimmen kann, d. h. gestillt wird, wenn es hungrig schreit (Hungerzeichen bereits vorher)
  - Häufiges u. uneingeschränktes Stillen von Anfang an ($\approx$ 8–12 x/24 h)
  - Nach einigen Wo → automatisch Stillrhythmus mit längeren Pausen bei längeren Stillzeiten, kindliche Organismus synchronisiert sich trotz anfänglichen nächtlichen Stillens auf Tag-Nacht-Rhythmus
  - Legitim, dass Bedarf auch von Mutter ausgehen kann → Kind wecken, wenn Brust schmerzhaft voll

23.7.2.1 Stilltechniken
- Anlegen in ersten Lebenstagen immer an beiden Brüsten, 1. Brust = die, die beim letzten Stillvorgang die letzte war
- 10–15 min Stilldauer/Brustseite
- Unterschiedliche Stillpositionen, um durch variierende Haltung des Kindes punktuelle Druckbelastung zu verringern
- Korrektes Anlegen ohne Belastung der Brustwarze: Kind soll möglichst viel Gewebe des Warzenvorhofs mit Mund umschließen
- Wichtig: tgl. Duschen od. Waschen mit seifenfreiem Wasser, Verzicht auf desinfizierende Lösungen, adäquate Händehygiene

23.7.2.2 Stillen bei Veganerinnen
- Kompetente Ernährungsberatung sinnvoll
- Dauerhafte Einnahme Vitamin-B12-Präparates u. ausreichende Zufuhr von Fischölen (DHA 200 mg tgl.) empfohlen

23.7.2.3 Stillen von Zwillingen
- Anfangs einzeln, mit gewissen Erfahrung können Zwillinge sehr gut gleichzeitig gestillt werden

23.7.2.4 Stillen von Frühgeborenen
- Milchbildung muss durch entsprechendes Regime gefördert werden: häufiges Anlegen, elektrisches Pumpen, wenn mgl. enger (Haut-)Kontakt zwischen Mutter u. Kind
- Insuffizientes Vakuum kann evtl. durch entsprechende Unterstützung durch Mutter ausgeglichen werden (Dancer-Handgriff)
- Oft Finger-, Becher-, Flaschen- od. Sonderfütterung unerlässlich

23.7.2.5 Stillen bei mütterlichem Suchtverhalten u. Genussmittelabusus
- **Drogenabusus** (z. B. Opiate, Kokain, Cannabis): bei maternaler Abhängigkeit → absolute KI für Stillen
- **Rauchen**: Vorteile des Stillens überwiegen i. d. R. Nachteile
- **Alkoholkonsum**:
  - Mäßig → Stillen empfohlen
  - Hoch (1–2 g/kg KG/d) → abstillen

23.7.2.6 Andere Ernährungsformen von Säuglingen
- **Säuglingsmilchnahrungen**:
  - Wenn nicht od. nicht voll gestillt
  - Pre- od. 1-Nahrungen: 1. Lj.
  - Folgenahrung (2-Nahrung): frühestens mit Beginn der Beikost
  - HA-Säuglingsnahrung (hypoallergene Nahrung): falls Eltern od. Geschwister von Allergie betroffen, mind. bis Beginn 5. LM; mit Einführung Beikost → normale Säuglingsmilchnahrung mgl.

23.7.3 Stillprobleme

Anm.: Mastitis puerperalis → s. Abschn. 13.8; Mammaabszess → s. Abschn. 13.5

23.7.3.1 Hypogalaktie, verzögerte Milchbildung, verzögerter Milcheinschuss

23.7.3.1.1 Diagnostik
- Plazentaretention u. Hypothyreose ausschließen

23.7.3.1.2 Therapie
- Häufiges Stillen
- Regelmäßige zusätzliche Stimuli: alle 3 h pumpen mit längerer Nachtpause
- Brustmassage
- Stilltee: z. B. Weleda®, Sidroga®
- Homöopathie
- Ultima Ratio: medikamentös:
  - 1. Wahl: Domperidon (z. B. Motilium®) 10 mg 3 x tgl. bis 30 mg 3 x tgl., Wirkung nach ≈ 3 d, ausschleichen nach erwünschter Wirkung, Off-Label-Use
  - 2. Wahl: Metoclopramid (z. B. Paspertin®) 10 mg bis 3 x tgl. p.o., Off-Label-Use

23.7.3.2 Wunde Mamillen, Rhagaden

23.7.3.2.1 Prophylaxe
- Korrekte Anlegetechnik

23.7.3.2.2 Therapie
- Korrekte Anlegetechnik: Überprüfung u. ggf. Korrektur der Stillposition u. des Anlegens durch Hebamme od. Stillberaterin
- Luftzufuhr: nach dem Stillen Brust kurzzeitig unbedeckt lassen u. etwas Muttermilch auf Rhagade trocknen lassen
- Pflegeprodukte: Lanolin (z. B. Lansinoh®)
- Lasertherapie: Low-Level-Lasertherapie
- Evtl. Stillpause für 24–48 h: Abpumpen in dieser Zeit
- Evtl. Stillhilfsmittel: z. B. Stillhütchen, Hydrogelpads, „Donuts"

23.7.3.3 Verstärkte initiale Brustdrüsenschwellung
Normaler physiologischer Prozess durch ↑ Durchblutung, beginnende Milchbildung u. Lymphstau im Zwischendrüsengewebe

23.7.3.3.1 Symptome
- Schmerzhafte, druckempfindliche, stark geschwollene Brüste bds.
- Gerötete u. glänzende Haut
- Ausgeprägte Venenzeichnung
- Abgeflachte Mamillen
- Evtl. subfebril

23.7.3.3.2 Therapie
- Häufiges Stillen od. Abpumpen
- Kühlende Auflagen: z. B. Kühlkissen, Kohlblätter, Topfen
- Brustmassagen: Reverse-Pressure-Softening-Technik: durch sanften Druck Ring von Vertiefungen um Mamille erzeugen, um Anlegen zu erleichtern
- Analgetika: z. B. NSAR wie Ibuprofen (z. B. Nurofen®, Aktren®, Brufen®, Irfen®) 400 mg bis 3 x tgl.

23.7.3.4 Milchstau
Fließender Übergang zu Mastitis puerperalis: Verlauf entscheidet

23.7.3.4.1 Ätiologie
- Verstärkte initiale Brustdrüsenschwellung, Milchspendereflex ↓ (z. B. Stress, Schmerzen, Schlafmangel), ungünstige Stilltechnik, Milchproduktion ↑

23.7.3.4.2 Symptome
- Knotige, verhärtete Stellen in Brust
- Brust schmerzt u. spannt
- Ggf. leichte lokale Rötung u. Überwärmung
- Subfebril
- Häufig 3–4 Wo p.p., prinzipiell zu jeder Zeit mgl.
- Kein allgemeines Krankheitsgefühl

23.7.3.4.3 Therapie
- Feuchte warme Wickel (z. B. warmer Waschlappen) u./od. Brustmassage vor dem Stillen
- Häufiges Stillen od. Anlegen: alle 2–3 h
- Kühlen nach dem Stillen (10–20 min): z. B. Coolpack, Topfenwickel
- Stillbeginn an betroffener Brust
- Optimierung Anlegetechnik
- Ausstreichen blockierter Areale
- Stress abbauen, ruhige u. sichere Umgebung bieten
- Ggf. adäquate Schmerztherapie: z. B. Ibuprofen (z. B. Nurofen®, Aktren®, Brufen®, Irfen®) 400 mg 3 x tgl. p.o.

23.7.3.5 Candida-Infektion der Brust (Brustsoor)

23.7.3.5.1 Symptome
- Brennende, schmerzempfindliche Mamillen
- Rhagaden
- Weißliche Beläge auf Mamille od. Areola
- Stechende Brustschmerzen
- Glänzende od. schuppige Haut im Mamillen-Areola-Komplex
- Säugling: orale Candidose, Windeldermatitis

23.7.3.5.2 Therapie
- Gleichzeitige Behandlung von Mutter u. Kind: **Cave**: sonst gegenseitige Reinfektion
- **Lokaltherapie**:
  - **Mutter**: z. B. Miconazol (z. B. Daktarin®-2-%-Creme) nach jedem Stillen
  - **Säugling**: z. B. Miconazol (z. B. Daktarin® orales Gel) 1,25 ml 4 x tgl. p.o. nach den Mahlzeiten
  - Therapie 2 Wo nach Abklingen der Symptome fortsetzen

- **Beschwerdepersistenz**:
  - **Mutter**: systemische Therapie mit Fluconazol (z. B. Diflucan®, Fungata®): d 1: 400 mg p.o., danach 100–200 mg tgl. p.o. bis 2 Wo nach Symptomfreiheit; zusätzlich Lokaltherapie mit Nystatin-Creme (z. B. Mycostatin®-Salbe, Candio-Hermal-Soft®-Paste, Nystatin acis®-Salbe)
  - **Säugling**: Nystatin lokal (z. B. Mycostatin® orale Suspension, Myostatin® Suspension, Nystatin-acis®-Suspension) 4–6 x tgl. 0,5–1 ml p.o. nach den Mahlzeiten od. Fluconazol p.o. 3–6 mg/kg KG/d (Abou-Dakn 2024)

23.8 Wochenbettdepression (postpartale Depression, peripartale Depression), Babyblues (Heultage, postpartales Stimmungstief, postpartale Dysphorie)

23.8.1 Begriffsunterscheidungen

- **Babyblues** (Heultage, postpartales Stimmungstief, postpartale Dysphorie): bei 14–76 % aller Mütter, tritt meist 3–5 d p.p. auf, Abklingen nach 1–2 Wo, normaler Teil des Anpassungsprozesses an das Elternsein
- **Wochenbettdepression** (postpartale Depression): 10–15 % aller Frauen, Beginn oft innerhalb ersten 6 Wo p.p., kann aber bis 12 Mon. p.p. auftreten, dauert > 2 Wo u. beeinträchtigt Alltag erheblich (Hocke 2023)
  - **Peripartale Depression**: = Oberbegriff, Depression während Schwangerschaft bis 1 a p.p.

23.8.2 Symptome

- **Babyblues**:
  - Stimmungsschwankungen
  - Niedergeschlagenheit
  - Weinerlichkeit
  - Erschöpfung
  - Ängstlichkeit, Reizbarkeit
- **Wochenbettdepression**:
  - Frühe Anzeichen: Schlafstörungen
  - Überforderung, Selbstzweifel, Scham, anhaltende Traurigkeit
  - Gefühllosigkeit dem Kind gegenüber, Versagensängste, Schuldgefühle
  - Extreme Müdigkeit, Energieverlust
  - Reizbarkeit, Angstzustände

23.8.3 Risikofaktoren (Wochenbettdepression)

- Psychische Probleme in Vorgeschichte
- Pos. Familienanamnese
- Belastende Schwangerschaft, traumatische Geburtserlebnisse
- Partnerschaftsprobleme, finanzielle Sorgen, Perfektionsanspruch

23.8.4 Diagnostik

- **Babyblues**: i. d. R. keine besondere Diagnostik notwendig, ggf. psychologisches Konsil
- **Wochenbettdepression**: psychologisches u. psychiatrisches Konsil
  - Einfaches Screeninginstrument: EPDS (Edinburgh Postnatal Depression Scale) – auch online verfügbar (https://www.gynaekologische-psychosomatik.de/ 2025)
  - Organische Urs. (z. B. Anämie, Hypothyreose) ausschließen

23.8.5 Therapie

- **Babyblues**:
  - Leichtes Stimmungstief p.p. normal, bedarf keiner besonderen Therapie, selbstlimitierend, Unterstützung durch Familie u. Freunde, einfühlsame Begleitung u. praktische Hilfe im Alltag anbieten
- **Wochenbettdepression**:
  - Frühzeitig behandeln, um neg. Auswirkungen auf Mutter u. Kind zu ↓
  - Multimodaler Therapieansatz: medikamentös, Psychotherapie u. psychosoziale Unterstützung
  - Mutter-Kind-Beziehung bei Therapie postpartaler Depressionen einbeziehen
  - **Leichte Ausprägung**:
    - Psychotherapie (z. B. kognitiv-behaviorale od. interpersonelle Therapie), oft Schwangerenberatungsstellen u. Familienberatungsstellen als 1. Anlaufstelle
    - Unterstützung durch Familie u. Freunde
    - Ausreichende Nachtruhe (Verbesserung Schlafqualität): im Idealfall übernimmt Vater od. Angehöriger nachts Verantwortung für Baby
  - **Mittelgradig bis schwere Ausprägung**: zusätzlich medikamentös
    - 1. Wahl: SSRI (z. B. Sertralin, Citalopram) – Fortführung nach Abklingen der Symptome für 6 Mon.
    - Ggf. stationäre psychiatrische Behandlung – am besten mit Aufnahme des Kindes (Weidner et al. 2025)
  - S. auch Abschn. 4.3

23.8.6 Prävention (Wochenbettdepression)

- Begleitung durch auf peripartale Psychiatrie spezialisierten Facharzt: bei Risikofaktoren wie PMDS in der Vorgeschichte, St. p. postpartaler Depression od. anderen psychischen Erkrankungen
- Begleitung durch Hebamme
- Psychotherapie
- Unterstützungsmaßnahmen durch Angehörige, Freunde od. professionelle Dienste (Schmellenkamp 2024)

23.9 Wochenbettpsychose

s. Postpartale Psychose

23.10 Wochenflussstau

s. Lochialstau

23.11 Wundinfekt postoperativ (OP-Wunden, intraabdominell, Episiotomie), Sekundärheilung, p.s.-Heilung, Abszess

Auftreten bis 30 d postoperativ, häufigsten nosokomialen Infektionen

23.11.1 Risikofaktoren

- U. a. Lebensalter ↑, DM, Immunsuppression, Wundfaktoren (Kontaminationsgrad, Wundsekretion u. -nekrosen), ungünstige Lokalisation, OP-Dauer ↑, Größe Schnitt

23.11.2 Symptome

- Schmerz, Schwellung, Rötung, Überwärmung, Wunddehiszenz
- Abszess, purulentes Exsudat: aus Wunden od. Drainagen
- Systemische Infektionszeichen: Fieber, Schüttelfrost, Krankheitsgefühl etc.

23.11.3 Diagnostik

- Anamnese u. klinische Untersuchung
- Labor: BB, Entzündungsparameter
- Mikrobiologische Untersuchung:
  - Abstrich: Erregernachweis durch Kultur (**Cave**: aseptische Materialgewinnung essenziell)
  - Aspirat od. Gewebeprobe
  - Blutkulturen: bei systemischen Infektionszeichen wie Fieber
- Fotodokumentation
- Ggf. Bildgebung bei Abszess u./od. Organbefall: Sonografie, CT

23.11.4 Therapie

- **Allgemein**:
  - Kühlung, Schonung, ggf. Bettruhe u. Hochlagerung
- **Lokal**:
  - **Wundrevision:** mit gründlicher Säuberung u. Spülung, z. B. sterile Ringer- od. physiologische Kochsalzlösung, Wundantiseptika
  - **Verbandswechsel**: tgl.
  - **Wunddébridement** (chirurgisch ± Unterdruckverband, autolytisch, enzymatisch, biologisch): bei Wundrandnekrosen, Kontamination od. Belägen
  - **Phlegmone** (oberflächlicher Wundinfekt):
    - Sanierung Eintrittspforte, kühlende Umschläge, Ruhigstellung, Antibiose
  - **Abszess**:
    - Oberflächlich → lokale Inzision unter Analgesie, Antibiose
    - Tiefer Wundinfekt, Abszess → ggf. Wundrevision mit Lavage u. Drainage od. sonografisch bzw. CT-gezielte Drainanlage, Antibiose (Eckstein und Beckmann 2025)
  - **Infektion der Episiotomie**: Spreizung der Wunde, Entfernung von störendem Nahtmaterial, Abtragung nekrotisches Gewebe, ggf. sek. operative Wundversorgung bei tiefer Dehiszenz auch nach mehrtägiger antibiotischer i.v.-Therapie u. lokaler antiinfektiver Wundsäuberung, z. B. mit Betadine®- od. Eichenrindensitzbädern (Okeahialam et al. 2020)
- **Antibiose**: mgl. Regimes:
  - Amoxicillin/Clavulansäure: z. B. Curam®, Co-Amoxi Mepha® 1,2–2,2 g 3 x tgl. i.v., Xiclav® 1 g 2–3 x tgl. p.o. für 7 d (± Fosfomycin 8 g 2 x tgl. i.v.)
  - Cephalosporin: z. B. Cefazolin (z. B. Basocef®, Kefzol®) 1 g 3 x tgl. i.v. für 7 d (± Fosfomycin 8 g 2 x tgl. i.v.)
  - Clindamycin: z. B. Dalacin C® 600 mg 3 x tgl. i.v. od. p.o., ggf. bis 1200 mg 3 x tgl. i.v. für 5–7 d
  - Clarithromycin (z. B. Klacid®) 250–500 mg i.v. 2 x tgl. für 5–7 d

- **Intraabdominelle Infektion**:
  - Cephalosporine 3. od. 4. Gen.: z. B. Ceftriaxon (z. B. Rocephin®), Cefotaxim od. Cefepim + Metronidazol
  - Piperacillin + Tazobactam: z. B. Tazobac® 4500 mg 3–4 x tgl. i.v. für 7 d, ggf. orale Weiterbehandlung mit Amoxicillin/Clavulansäure (z. B. Augmentin®, Clavamox®, Amoxiclav®, Co-Amoxicillin®) od. Ampicillin/Sulbactam
  - Carbapeneme: z. B. Meropenem
  - Moxifloxacin
- Ggf. Umstellung nach Antibiogramm
- **Schwangerschaft u. Stillzeit**: z. B. Amoxicillin/Clavulansäure, s. auch Abschn. 13.11.2

23.11.5 Prävention

- Krankenhausverweildauer so kurz wie mgl.
- **Präoperativ**: Therapie manifester Infektionen anderer Lokalisationen
- **Perioperativ**:
  - Antiseptik des OP-Gebietes, Spülung vor Wundverschluss
  - Handschuhwechsel alle 90 min, ggf. 2 Handschuhe übereinander (**Cave**: Mikroläsionen)
  - Perioperative Antibiotikaprophylaxe: s. Abschn. 1.28
  - Wunddrainagen restriktiv
  - Hypothermie u. Dehydration vermeiden
- **Postoperativ**:
  - Mehrmals tgl. Kontrollen des Verbandes
  - Erster Verbandswechsel i. d. R. nach 48 h unter aseptischen Kautelen (ggf. früher, falls z. B. durchnässt)
    - Bei prim. Wundinspektion → Reinigung der Wundränder mit neutralen Spüllösung od. Antiseptika
    - Auch bei physiologischer Wundheilung → seröse, teils blutige Sekretion mgl.
    - Blande Wundverhältnisse → Wunde kann ab 2. postoperativen d ohne Verband belassen werden (alternativ erneuter Verband als mechanischer Schutz)

Literatur

Abou-Dakn M (2024) Stillen – Laktationsmedizin. In: von Kaisenberg C, Klaritsch P, Hösli-Krais I (Hrsg) Die Geburtshilfe. Springer Reference Medizin. Springer, Berlin/Heidelberg. https://doi.org/10.1007/978-3-662-63506-3_47

Eckstein S, Beckmann MW (2025) SOP Postoperative Wundinfektion und Wundreinigung. Frauenheilkunde up2date 19:107–111. https://doi.org/10.1055/a-2295-2384

Female genital malformations. Guideline of the DGGG, SGGG and OEGGG (S2k-Level, AWMF Registry No. 015/052, March 2020). http://www.awmf.org/leilinien/detail/ll/015-052.html. Zugegriffen am 25.11.2024

Gnirs JL, Schneider KT, Kühnert M, Schiermeier S (2024) Geburtsüberwachung. In: von Kaisenberg C, Klaritsch P, Hösli-Krais I (Hrss) Die Geburtshilfe. Springer Reference Medizin, 6. Aufl. Springer, Berlin/Heidelberg. https://doi.org/10.1007/978-3-662-63506-3_30

Hocke A (2023) Psychosomatisches Handeln in Gynäkologie und Geburtshilfe – Häufige Krankheitsbilder in der Praxis. Die Gynäkologie 9(2023). https://doi.org/10.1007/s00129-023-05112-x

https://www.gynaekologische-psychosomatik.de/. Zugegriffen am 30.04.2025

Malliou-Becher MN, Frank-Herrmann P (2023) Entwicklung und Zyklusverhalten in Pubertät und Adoleszenz – was ist normal und wann sollte man eingreifen. Gynäkol Endokrinol 1(2023). https://doi.org/10.1007/s10304-022-00493-z

Okeahialam NA, Thakar R, Kleprlikova H et al (2020) Early re-suturing of dehisced obstetric perineal wounds: a 13-year experience. Eur J Obstet Gynecol Reprod Biol 254:69–73. https://doi.org/10.1016/j.ejogrb.202009.013

Schmellenkamp S (2024) Wunschkind da, Depression auch. Ärztewoche 23

Weidner K, Richter L, Hocke A (2025) Gynäkologische Psychosomatik. Die Gynäkologie 1(2025). https://doi.org/10.1007/s00129-024-05322-x

Buchstabe X, Y, Z

24.1 Zahnfleischbluten (Schwangerschaft)

s. Schwangerschaftsgingivitis

24.2 Zeichnungsblutung

Abgang blutig tingierten Schleims bei Zervixeröffnung („Zeichnen"), meist in Zusammenhang mit vorzeitiger Wehentätigkeit, harmlos u. natürlicher Prozess

24.2.1 Symptome

- Blutung gering, blutig-schleimige Abgänge, wehenabhängig
- Vorangehender Kindsteil meist ins Becken eingetreten

24.2.2 Diagnostik

- I. d. R. klinisch
- CTG: unauffällig
- Ggf. Ausschluss schwerwiegender Blutungsursachen

24.2.3 Therapie

- I. d. R. keine Beeinflussung des Geburtsmodus – keine Therapie notwendig

24.3 Zervixdysplasie

s. Prävention des Zervixkarzinoms

24.4 Zervixinsuffizienz

s. Frühgeburt

24.5 Zervizitis

24.5.1 Einteilung

- Akut: meist infektbedingt
- Chronisch: meist nicht infektiöse Urs.

24.5.2 Ätiologie

- Chlamydien, Neisseria gonorrhoeae, Herpes genitalis, Syphilis, HPV, Trichomonaden, Pilze
- Aszension vag. Infekte (z. B. bakterielle Vaginose)
- Unspezifisch: z. B. Fremdkörper (Pessare), Chemikalien, Allergene (z. B. Latex) (Mylonas 2024)

24.5.3 Symptome

- Oft a- od. oligosymptomatisch
- Vag. Fluor:
  - Chlamydien: wässrig-klar, evtl. eitrig od. blutig-tingiert
  - Neisseria gonorrhoeae: mukopurulent, grün-gelblich
- Kontaktblutungen (z. B. nach GV), Zwischenblutungen
- Dyspareunie
- Dysurie
- Irritation Vulva od. Vagina

24.5.4 Diagnostik

- Anamnese u. gynäkologische Untersuchung
- Phasenkontrastmikroskopie: reichlich Leukozyten

- Abstriche von Zervix u. Vagina:
  - Erregernachweis
  - zytologischer Abstrich
- Kolposkopie
- Ggf. Labor: Entzündungsparameter

24.5.5 DD

- Adnexitis, Endometritis, Kolpitis, Erosion, Zervixriss, Polyp, Ektopie, Zervixkarzinom

24.5.6 Therapie

- Je nach (vermuteter) Urs. bzw. Erreger:
  - Chlamydien → s. Abschn. 3.4
  - Neisseria gonorrhoeae → s. Abschn. 7.22
  - Herpes genitalis → s. Abschn. 8.11
  - Syphilis → s. Abschn. 19.38
  - HPV → s. Abschn. 16.29
  - Trichomonaden → s. Abschn. 20.6
  - Pilze → s. Abschn. 22.25
  - Unspezifisch: ggf. Allergenmeidung (z. B. Latex), Pessarentfernung, Korrektur anatomischer Urs. (z. B. Polypabtragung), Koagulation (Ektopie)
- Ggf. Mitbehandlung des Partners

24.6 Zika-Virus-Infektion (Schwangerschaft)

Endemiegebiete: Teile Afrikas, Asiens u. Amerika; **Transmission**: Stechmücken, sexuell u. intrauterin (Transmissionsrate ≈ 18 %); **IKZ**: 3–12 d

24.6.1 Symptome

- Meist asymptomatisch (≈ 80 %)
- Grippale Symptome: Fieber, Muskel- u. Gelenkschmerzen, Abgeschlagenheit, Konjunktivitis, Cephalea
- Exanthem
- Selten: neurologische Symptomatik (z. B. Guillain-Barré-Syndrom)

24.6.2 Diagnostik

- **Symptomatische Reiserückkehrer aus Endemiegebieten**:
  – Vorgehen je nach vermutetem Infektionszeitpunkt:
    - Bis d 7: NAT/PCR aus Blut u. Urin
    - d 8–28: NAT/PCR aus Blut od. Urin + Serologie (IgM, IgG)
    - Ab d 29: Serologie (IgM, IgG)
- **Screening bei asymptomatischen Schwangeren**:
  – Ind.: Aufenthalt Endemiegebiet, Sexualkontakt mit (potenziell) infektiöser Person
  – Serologie (IgM, IgG) ab 28 d nach Rückkehr bzw. Kontakt
    - > 6 Wo nach Erkrankungsbeginn bzw. letzter mgl. Exposition schließt neg. Ak-Nachweis Infektion mit sehr hoher Wahrscheinlichkeit aus

24.6.3 Risiko Schwangerschaft

- Kritische Zeiträume noch nicht eindeutig geklärt
- **Konnatales Zika-Virus-Syndrom**: z. B. Mikrozephalie, Augendefekte, Hördefekte
- **IUFT**: ≈ 14 %

24.6.4 Pränatale Diagnostik

- Nach mgl. Exposition: ab ≥ 14+0 SSW engmaschige neurosonografische Kontrollen, evtl. fetales MRT

24.6.5 Therapie

- Keine kausale Therapie od. Impfung
- Symptomatisch:
  – Analgetika/Antipyretika: z. B. Paracetamol (z. B. Mexalen®, Dafalgan®, Paracetamol-ratiopharm®), s. Abschn. 13.11
  – Flüssigkeitssubstitution
- Bei akuter Infektion u. schwerwiegenden fetalen Auffälligkeiten → Interruptio erwägen

24.6.6 Prävention

- Schwangere od. Angehörige: Reisen in Endemiegebiete meiden od. konsequenter Schutz vor Mückenstichen

- In Schwangerschaft kein GV od. konsequent Kondome verwenden, wenn Partner in Zika-Gebiet war (**Cave**: Transmission über Sperma auch noch bis zu 3 Mon. nach Infektion mgl.)
- Nach Aufenthalt in Endemiegebiet mit Schwangerschaft mind. 3 (bis 6) Mon. warten

24.7 Zoster (Schwangerschaft u. Stillzeit)

s. Herpes zoster

24.8 Zwillingsschwangerschaft (Geminischwangerschaft) – Überwachung u. Betreuung

24.8.1 Einteilung/Def.

- Prognostisch wichtigster Parameter = **Chorionizität**
  - **Dichorial**-diamnial (DC-DA)
  - **Monochorial**-diamnial (MC-DA) od. monochorial-monoamnial (MC-MA)
- **Konkordant**: beide betroffen (z. B. von Chromosomenstörungen, Fehlbildungen, Wachstumsretardierung u. hämodynamischen Störungen)
- **Diskordant**: nur einer von beiden betroffen

24.8.2 Allgemeines

24.8.2.1 Datierung von Zwillingsschwangerschaften
- Bestimmung **Gestationsalter**: bei SSL von 45–84 mm (11+0 bis 13+6 SSW)
  - **Spontan** konzipiert → größere SSL zur Schätzung des Gestationsalters
  - **IVF** → Datum der Eizellentnahme od. Alter des Embryos (in d) bei Einsetzung

24.8.2.2 Bestimmung von Chorionizität u. Amnionizität
- **Chorionizität**: vor 13+6 SSW bestimmen
  - **Beurteilung dicke Eihaut** an Insertionsstelle der Amnionmembran an Plazenta
  - **T-Sign** (Zwillinge nur durch 2 dünne Amnionmembranen getrennt): monochorial-diamnial
  - **Lambda-Sign** (Zwillinge durch dicke Schicht fusionierter Chorionmembranen getrennt): dichorial-diamnial
  - Anzahl **Plazentamassen**
- Falls Bestimmung in **Routinesetting nicht mgl.** → Zweitmeinung in spezialisiertem Zentrum, falls auch dort nicht mgl. → wie monochoriale Schwangerschaft betreuen

24.8.2.3 Bezeichnung von Zwillingsfeten
- Verlässliche u. einheitliche Strategie wählen u. klar dokumentieren
- Z. B. I = tiefer liegende, II = höhere; Seite, Lage, Position der Plazenta u. der Nabelschnurinsertion

24.8.3 Routinemonitoring durch Ultraschall bei Zwillingsschwangerschaften

- **Allgemeine Ultraschalluntersuchungen ab 20. SSW**: Biometrie, Schätzgewichte + Differenz, Fruchtwassermengen (single pocket), Dopplersonografie A. umbilicalis
  - Schätzgewichtsdifferenz ≥ 25 % = sFGR → spezialisiertes Zentrum
- **Unkomplizierte dichoriale Zwillingsschwangerschaft**: Ersttrimesterscreening, detaillierter Zweittrimester-Fehlbildungs-Ultraschall (Organscreening), alle 4 Wo Biometrien u. Dopplersonografie
- **Komplizierte dichoriale Zwillinge**: häufiger untersuchen
- **Unkomplizierte monochoriale Zwillinge**: Ersttrimesterscreening, detaillierter Zweittrimester-Fehlbildungs-Ultraschall (18.–22. SSW, Organscreening), alle 2 Wo Biometrien, ab 16.–24. SSW Fruchtwassermengenbestimmung (single pocket, Frage: Zwillingstransfusionssyndrom (TTTS)?) u. Dopplerultraschalluntersuchungen (A. cerebri media, Frage: Twin Anaemia Polycythaemia Sequence (TAPS)?)
- **Komplizierte monochoriale Zwillinge**: häufiger untersuchen

24.8.4 Screening auf Chromosomenstörungen bei Zwillingsschwangerschaften

- **Ersttrimesterscreening (11 bis 13+6 SSW)**:
  - Alter, NT u. Serumbiochemie (freies ß-hCG u. PAPP-A) einschließen
  - Ggf. mit sonografischen Markern für Chromosomenstörungen kombinieren
  - Bei „vanishing twin": PAPP-A nicht einbeziehen
  - **NIPD (nichtinvasive Pränataldiagnostik, NIPT, nichtinvasiver Pränataltest, cfDNA, zellfreie DNA-Analyse)**: Detektionsraten ↓ als für Einlingsschwangerschaften, nicht bei „vanishing twin"
- **NT-Diskordanz ≥ 20 % od. SSL-Diskordanz 10 %** → mit Experten für Fetalmedizin diskutieren

24.8.5 Invasive pränatale Diagnostik bei Zwillingsschwangerschaften

- Chorionzottenbiopsie (CVS) bevorzugte Methode bei dichorialen Zwillingen
- Frühe Diagnose von Aneuploidien bei Zwillingsschwangerschaften besonders wichtig: Risiko selektiver Fetozid im 1. Trim. ↓

24.8.6 Ultraschallscreening auf strukturelle Anomalien bei Zwillingsschwangerschaften

- Im Rahmen des Ersttrimesterultraschalls auf Vorliegen schwerer Fehlbildungen untersuchen
- Organscreening mit 18.–22. SSW empfohlen
- Fetale Echokardiografie bei monochorialen Zwillingen
- **Diskordante fetale Fehlbildungen** → spezialisiertes Zentrum (exspektatives Management vs. selektiver Fetozid)
- **Selektiver Fetozid**:
  - Dichorial: ultraschallgezielte intrakardiale Injektion von KCl od. Lidocain
  - Monochorial: Nabelschnurokklusion, intrafetale Laserablation od. Radiofrequenzablation (RFA)

24.8.7 Screening auf Frühgeburt bei Zwillingsschwangerschaften

- Sonografische Zervixlängenmessung (CXL): bevorzugte Screeningmethode, Cut-off-Wert: CXL < 25 mm im 2. Trim.
- **Management**:
  - Arabin Pessar, Cerclage, Bettruhe
  - Vag. Progesteron (200–400 mg): kann Risiko einer Frühgeburt von Zwillingen bei Frauen mit CXL ≤ 25 mm ↓, dzt. noch keine allgemeine Empfehlung für Einsatz von Progesteron

24.8.8 Intrauterine Wachstumsrestriktion (Intrauterine Growth Restriction, IUGR; Fetal Growth Restriction, FGR)

- Monochoriale u. dichoriale Zwillinge betroffen
- **Selektiver FGR**: normal entwickelnder u. wachstumsretardierter Zwilling
- **Bei FGR**: Risiko ↑ für Zwillingstransfusionssyndrom (TTTS), Twin Reversed Arterial Perfusion Sequence (TRAP), Twin Anaemia Polycythaemia Sequence (TAPS) u. selektive intrauterine Wachstumsrestriktion (sIUGR)
- **Diskordantes Wachstum (sFGR)**:
  - Geschätztes Fetalgewicht eines Zwillings < 3. Perzentile OD.
  - ≥ 2 der folgenden Kriterien:
    - Diskordanz fetales Schätzgewicht ≥ 25 %
    - Fetales Schätzgewicht eines Zwillings < 10. Perzentile
    - Abdomenumfang eines Zwillings < 10. Perzentile
    - Arteria umbilicalis PI des kleineren Zwillings > 95. Perzentile

24.8.8.1 Management von Zwillingsschwangerschaften mit sFGR
- **Wachstumsdifferenz ≥ 25 %** → Perinatalzentrum Level I
- **Suche nach Urs.**: detaillierter Fehlbildungsultraschall, Dopplersonografie, genetische Abklärung, Screening auf Virusinfektionen (u. a. Zytomegalie, Röteln, Toxoplasmose)

- **Dichorial**: wie Einlinge mit FGR überwachen (in Zentrum mit entsprechender Expertise), Dopplersuchungen alle 2 Wo
- **Monochorial**: Möglichkeiten: konservatives Management, vorzeitige Entbindung, evtl. selektiver Fetozid (um den Co-Zwilling zu schützen); Dopplersuchungen wöchentlich (A. umbilicalis, A. cerebria media, Ductus venosus)
- **Singulärer Fruchttod bei monochorialer Zwillingsschwangerschaft** → spezialisiertes Zentrum (Dopplersuchung A. cerebri media (fetale Anämie?), meist konservatives Management; Komplikationen (v. a. bei monochorialen Zwillingsschwangerschaften, bei dichorialen Risiko deutlich ↓): Tod des Co-Zwillings (15 %), Frühgeburt (68 %), neurologische Entwicklungsverzögerung des überlebenden Co-Zwillings (26 %)).

24.8.9 Zwillingstransfusionssyndrom (TTTS)

- Nur bei monochorialen Zwillingen, ≈ 10 %
- **Screening**: ab 16. SSW alle 2 Wo
- **Diagnose**: diskordante Fruchtwassermengen (single pocket): > 8 cm (> 10 cm nach 20. SSW, Rezipient) u. < 2 cm (Donor)
- **Management**: spezialisiertes Zentrum (fetoskopische Laserablation), danach weitere Ultraschallkontrollen zunächst wöchentlich, bei Rückbildung der Symptome alle 2 Wo

24.8.10 Twin Anemia Polycythemia Sequence (TAPS)

- Nur bei monochorialen Zwillingen, ≈ 2–3 % (iatrogen nach fetoskopischer Laserablation bis 15 %)
- **Diagnose**: diskordante systolische Vmax-Werte (≥ 1,5 MoM u. ≤ 0,8 MoM (bzw. Diskordanz ≥ 1 MoM) der A. cerebri media beider Feten)
- **Management**: Evidenz begrenzt, Behandlungsoptionen individualisiert: konservativ, frühzeitige Entbindung, Laserablation, intrauterine Bluttransfusion für anämischen Zwilling
- **Risiko**: neurologische Entwicklungsverzögerung, IUFT (aber auch 2 gesunde Neugeborene mgl.)

24.8.11 Twin Reversed Arterial Perfusion Sequence (TRAP)

- Nur bei monochorialen Zwillingen
- Vorhandensein eines TRAP od. akardialer Masse, welche von (Pump-)Zwilling perfundiert wird → progressives High-Output-Herzversagen des Pump-Zwillings
- **Therapie**: Nabelschnurkoagulation, -ligatur, Photokoagulation der Anastomosen etc.

24.8.12 Monochoriale-monoamniale Zwillinge

- **Abortrate**: 50 % bis 16. SSW
- **Management** komplex → spezialisiertes Zentrum

24.8.13 Siamesische Zwillinge

- **Ultraschall im 1. Trim.**: Darstellung naher u. fixiert aneinander liegender fetaler Körper mit partieller Fusion der Hautoberfläche

24.8.14 Geburtszeitpunkt bei Zwillingsschwangerschaften

- Unkomplizierte dichoriale Zwillinge: 37+0 bis 38+0 SSW
- Unkomplizierte monochoriale-diamniale Zwillinge: 36+0 bis 37+0 SSW
- Unkomplizierte monochoriale-monoamniale Zwillinge: 32+0 bis 32+6 SSW

24.8.15 Geburtsmodus bei Zwillingsschwangerschaften

- Unkomplizierte Zwillinge > 32. SSW, 1. Zwilling in Schädellage, ohne KI od. Wachstumsdiskordanz, Chorionizität bei Geburtsmodus egal: vag. od. Sectio
  - < 32. SSW: keine ausreichende Evidenz für Empfehlung
- **Monoamniale Zwillinge**: Sectio (AWMF LL 015-087 S24 o. J.)

24.9 Zyklusstörung

s. Abnorme uterine Blutung (AUB)

24.10 Zystitis

s. Harnwegsinfekt

24.11 Zystozele

s. Descensus genitalis

24.12 Zytologie

s. Prävention des Zervixkarzinoms

24.13 Zytomegalievirusinfektion (CMV-Infektion) (Schwangerschaft)

Kongenitale CMV-Infektion: häufigste Urs. infektionsbedingter, angeborener Fehlbildungen u. Entwicklungsstörungen (v. a. Taubheit u. psychomotorische Retardierung); **Risikopopulation**: enger Kontakt zu Kleinkindern bis 4. Lj.; **Transmission**: Schmierinfektion, diaplazentär (vertikal); **IKZ**: 3–12 Wo

24.13.1 Symptome (maternal)

- Meist asymptomatisch (> 90 %)
- Selten unspezifische Symptome: grippeähnliche Symptome
- Bei Immunsuppression: u. a. Pneumonie, Kolitis, Retinitis mgl.

24.13.2 Vertikales Transmissionsrisiko bei maternaler Primärinfektion

- Bis 3 Mon. präkonzeptionell: 5 %
- Perikonzeptionell: ≈ 20 %
- 1. Trim.: ≈ 40 %
- 3. Trim.: ≈ 60 %

24.13.3 Kongenitale Schädigungen

- Risiko bei Infektion im 1. Trim. am größten, neurologische Schädigung nur wenn Infektion im 1. Trim., bei ≈ 1/3 der infizierten Kinder
- Periventrikuläre Verkalkungen, Hydrozephalus, Ventrikeleinblutungen, Chorioretinitis, Hepatosplenomegalie, Ikterus
- Langfristig: Hör- u. Sehschäden, Intelligenzminderung etc.

24.13.4 Diagnostik

24.13.4.1 Bestimmung CMV-Serostatus in Frühschwangerschaft/ präkonzeptionell

- Frauen (insb. mit ↑ Expositionsrisiko, s. o.) sollten noch vor Schwangerschaft über Möglichkeit, CMV-Serostatus zu bestimmen, informiert werden
- In Deutschland, Österreich u. Schweiz dzt. kein routinemäßiges CMV-Screening

24.13 Zytomegalievirusinfektion (CMV-Infektion) (Schwangerschaft)

- **Probleme serologischer CMV-Diagnostik**:
  - CMV-IgM bis 12 Mon. nach Primärinfektion pos. u. oft falsch-pos. (auch bei Reaktivierung, anderen Infektionen od. Autoimmunerkrankungen):
    - Verunsicherung u. im schlimmsten Fall unnötige Schwangerschaftsabbrüche können die Folge sein!
- **Serologie**: **CMV-IgG u. CMV-IgM**:
  - Pos. IgG u. neg. IgM: durchgemachte Infektion, Schutz vor Primärinfektion
  - Pos. IgG u. pos. IgM: mgl. kürzliche Primär- od. Sekundärinfektion → Aviditätsbestimmung (Infektionszeitpunkt? – hohe Avidität schließt frische Infektion aus)
  - Neg. IgG u. pos. IgM: V. a. Primärinfektion → serologische Kontrolluntersuchung nach 2 Wo
  - Neg. IgG u. neg. IgM: kein Schutz vor Primärinfektion → Verlaufskontrolle zum Ausschluss Primärinfektion (IgG-Serokonversion) nach ≈ 6 Wo sinnvoll
  - **Unklare Resultate** unbedingt mit **Spezialisten in fetomaternale Medizin** besprechen, um unnötige Schwangerschaftsabbrüche zu vermeiden

24.13.4.2 Vorgehen bei V. a. maternale/fetale CMV-Infektion
- Bei **klinischem od. pränatal-sonografischem Verdacht**: IgG u. IgM, ggf. Aviditätsbestimmung (s. o.), PCR (Blutprobe, direkter Erregernachweis)
- Falls **Primärinfektion od. Reinfektion/Reaktivierung wahrscheinlich** → weitere Abklärung u. Behandlung durch **Spezialisten in fetomaternaler Medizin**, invasive Abklärung (PCR u. Viruslast im Fruchtwasser, ggf. fetale Blutentnahme) frühestens 8 Wo nach vermuteter Primärinfektion, ggf. Schwangerschaftsabbruch
- **Abklärung Neugeborenes**: durch Neonatologen, Bestätigung der CMV-Infektion mittels PCR im Urin in ersten 3 Lebenswochen

24.13.5 Therapie

- **Symptomatisch**: z. B. Paracetamol (z. B. Mexalen®, Dafalgan®, Paracetamolratiopharm®), s. Abschn. 13.11
- Therapeutische Ind. u. weitere Überwachung der Schwangerschaft durch **Spezialisten in fetomaternaler Medizin**
- Ggf. **Valaciclovir** (z. B. Valtrex®) 2 g 4 x tgl. p.o.: signifikante ↓ der fetalen CMV-Infektion nach prim., in Frühschwangerschaft erworbenen maternalen Infektion, sorgfältige Risiko-Nutzen-Abwägung, beschränkte Datenlage, Off-Label-Use
- (**Hyperimmunoglobuline**: nicht mehr empfohlen, keine signifikante prophylaktische Wirkung auf fetale CMV-Infektion) (Schäffer et al. 2021)

24.13.6 Prävention

- **Hygienemaßnahmen:**
  - Gründliche **Händehygiene** mit Wasser u. Seife nach Kontakt mit Windel, Urin u. kindlichen Körpersekreten
  - **Vermeiden gemeinsames Nutzen** von Besteck, Geschirr, Zahnbürsten, Waschlappen u. Handtüchern
  - **Vermeiden Küssen** von Kleinkindern auf Mund
  - **Reinigung** von Oberflächen, welche in Kontakt mit kindlichem Speichel od. Urin kommen (Enders und Kagan 2024)

Literatur

AWMF LL 015-087 S24 (o.J.) Überwachung und Betreuung von Zwillingsschwangerschaften. Von Kaisenberg CS(*), Klaritsch P(*), Ochsenbein-Kölble N, Hodel M, Nothacker M, Hecher K. (*geteilte Erstautorenschaft)

Enders M, Kagan KO (2024) Infektionen in der Schwangerschaft und bei Geburt. In: von Kaisenberg C, Klaritsch P, Hösli-Krais I (Hrsg) Die Geburtshilfe. Springer Reference Medizin, 6. Aufl. Springer, Berlin/Heidelberg. https://doi.org/10.1007/978-3-662-63506-3_64

Mylonas I (2024) Infektion in Gynäkologie und Geburtshilfe, 2. Aufl. Elsevier, München

Schäffer L, Ochsenbein N, Boulvain M et al (2021) Cytomegalievirus (CMV) und Schwangerschaft, Expertenbrief No 73. Akademie für fetomaternale Medizin, SGGG. Gynäkologie 3:25–27

Stichwortverzeichnis

A
AB0-Inkompatibilität 351
Abdominalgravidität 141
Abort, febriler 136
Abort, habitueller 12
Abortinduktion
    1. Trimenon 137
    2./ 3. Trimenon 129
Abortivei 136
Abortus (Fehlgeburt) 135
    completus 136
    habitualis 12
    imminens 136
    incipiens 136
    incompletus 136
Abruptio placentae (vorzeitige Plazentalösung) 441
Abstillen 15
Abszess
    Mamma 252
    Wundinfekt 470
Abszess, intestinaler 285
Acne
    inversa 169
    vulgaris (aus gynäkologischer Sicht) 16
ACTH-Test 23, 173, 295
Adenomyosis uteri 5, 91
Adhäsion, intrauterine (Asherman-Syndrom) 36
Adipositas
    Kontrazeption 224
    Schwangerschaft 18
Adnexitis 300
Adnextorsion 288
Adrenarche 337
AIS (Amnioninfektionssyndrom) 25
Akanthose, vulväre mit abnormer Differenzierung (VAAD) 445

Akne 16, *siehe Acne*
Akute
    AUB (abnorme uterine Blutung) 1
    Gastritis (Schwangerschaft u. Stillzeit) 1
    Pyelonephritis 343
    Schwangerschaftsfettleber 238
    Zystitis 160
Akutes Genitalulcus (Ulcus vulvae acutum Lipschütz) 409
Akuttokolyse 67, 118, 427, 441, 457
Akzelerationen, fehlende (CTG) 67
Allergie (Schwangerschaft u. Stillzeit) 20
Alloimmunisierung 352
Alopecia androgenetica (Frau) 147
Alopezie, androgenetische (Frau) 147
Amenorrhö 21
Amenorrhö, sekundäre 25
Aminkolpitis 43
Amnionfluidindex (AFI) 112
Amnioninfektionssyndrom 25
Amnioninfusion 115
Amnionizität 479
Amniotomie 127
Amselkriterien 44
Analfissur 27
Analgetika, Antiphlogistika, Antipyretika/Schmerztherapie (Schwangerschaft u. Stillzeit) 260
Analinkontinenz 386
Analvenenthrombose 28
Anämie (Schwangerschaft u. Stillzeit) 29
Androgenisierungserscheinungen, PCOS, Akne, Hirsutismus, Effluvium, Seborrhö (Kontrazeption) 224
Anfall, eklamptischer 274
Angina tonsillaris (Schwangerschaft u. Stillzeit) 363

Angle of Progression (AoP) 171
Anhydramnion 112
Anomalie, angeborene u. erworbene weibliche Kinderwunsch 413
Anorexia nervosa
 aus gynäkologischer Sicht 31
 Kontrazeption 225
 Schwangerschaft u. Stillzeit 102
Antibiotikaprophylaxe
 gynäkologische u. geburtshilfliche OPs 32
 peripartal 384
Antibiotikum (Schwangerschaft u. Stillzeit) 261
Anti-D-Prophylaxe 351
Antiemetikum (Schwangerschaft u. Stillzeit) 262
Antihelmintikum (Wurmmittel) (Schwangerschaft u. Stillzeit) 263
Antihistaminikum (Schwangerschaft u. Stillzeit) 262
Antihypertensiva
 Schwangerschaft 183
 Wochenbett/Stillzeit 184
Antikoagulation (Schwangerschaft u. Wochenbett) 394
Antikörper, irreguläre (Schwangerschaft) 352
Antikörpersuchtest 351
Antimykotikum (Schwangerschaft u. Stillzeit) 262
Antiphospholipidsyndrom (APS) (aus gynäkologischer Sicht) 14, 33
Antithrombin-Mangel 394
APC-Resistenz (aktivierte Protein C Resistenz, Faktor-V-Leiden-Mutation)
 Kontrazeption 225
 Thromboseprophylaxe/Antikoagulation Schwangerschaft u. Wochenbett 394
Appendizitis (Schwangerschaft) 34
Armvorfall 441
ART (assistierte Reproduktionstherapie) – Beratung, Diagnostik und Therapie davor 412
Asherman-Syndrom 36
Asthma bronchiale (Schwangerschaft u. Stillzeit) 37
Asynklitismus, hinterer 238
Atemwegsinfekt (Schwangerschaft u. Stillzeit) 51
Atonie 275
Atrophie, urogenitale 313
Atrophie, vulvovaginale 364
Atypisches hämolytisch-urämisches Syndrom (aHUS) 182
Austrittsphase (AP) 131
Äußere Wendung 40

B
Babyblues 468
Bakterielle Vaginose 43
Bandl-Furche 426
Barrieremethoden 209
Bartholinitis, Bartholin-Abszess 46
Bartholin-Zyste 46
Basaltemperaturkurve (BTK) 208, 417
Baseline (CTG) 66
Bauchwandhernie (Schwangerschaft) 165
Beckenbodentraining
 Belastungsinkontinenz 153
 Deszensus genitalis 76
 Dranginkontinenz 155
 Mischinkontinenz 157
 Stuhlinkontinenz 387
 Vulvodynie 381
 Wochenbett 371, 464
Beckenendlage (BEL) 234
Beckenvenenstauungssyndrom 435
Befruchtung 249
Belastungsinkontinenz 153
Beratung
 andrologisch (Kinderwunsch) 416
 Entlassungsinformation gynäkologische OPs 99
 Geburt (ab wann in Spital) 373
 Impfung, Abklärung Impfstatus (Schwangerschaft u. Stillzeit) 191
 Mädchensprechstunde, das 1. Mal, First Love, Teenager 249
 präkonzeptionell, unerfüllter Kinderwunsch 412
 Schwangerschaft (Lebensführung, Ernährung u. Supplementation) 371
 Wochenbett, Stillen, Stillprobleme 463
Berechnung Gestationsalter 197
 nach ART (z. B. IVF, ICSI) 370
 Zwillingsschwangerschaften 479
Bewegung u. Sport (Schwangerschaft u. Wochenbett) 371
Billings-Methode 209
Biofeedbacktraining
 Harninkontinenz 155
 Stuhlinkontinenz 387
Bioidente Hormone 312
Biopsatklassifikation (Mammabiopsie) 260
BIRADS-Bewertungskategorien 259
Bladder, overactive (OAB) 156
Blähungen (Meteorismus) (Schwangerschaft u. Stillzeit) 264
Blase, hyperaktive 156
Blase, überaktive 156
Blasenentleerungsstörung postoperativ 157
Blasenentzündung (bei Frauen) 160

Blasenläsion (iatrogen) 190
Blasenmole (komplette Mole) 402
Blasensprung, früher vorzeitiger (preterm premature rupture of membranes, PPROM) 113
Blasensprung, vorzeitiger am Termin (preterm rupture of membranes, PROM) 443
Blasentraining 155, 157
Blighted ovum 136
Blockade N. Pudendus 369
Blutgruppe 351
Blutung im 1. Trim 136
Blutung 3. Trim. (ante- u. subpartal)
   Placenta praevia 318
   Randsinusblutung 349
   Vasa praevia 439
   Vorzeitige Plazentalösung (Abruptio placentae) 441
   Zeichnungsblutung 475
Blutung, abnorme uterine (AUB) 1
   akut 3
   chronisch 3
   Perimenopause 11
Blutung, azyklische 3
Blutung in der hormonellen Ruhephase 429
Blutung, irreguläre 3
Blutung, postmenopausale (PMP-Blutung) 321
Blutung, vaginale vor der Menarche 429
Blutungsstörung 1
   Adoleszenz 9
   Diagnostik 3
   fertiles Alter 10
   Perimenopause 11
   Plazentaresiduum 317
   Typen 3
   unter Gestagenmonopräparaten 230
   unter hormonellen Kontrazeptiva 228
   unter Kupfer-IUD 212
   unter LNG-IUS 230
   Ursachen 2
   Uterus myomatosus 269
Blutungsstörung, dysfunktionelle uterine (DUB) bei Jugendlichen 9
Borderlinetumor (Ovar) 287
   Tumornachsorge 406
Borreliose (Schwangerschaft u. Stillzeit) 49
BRCA-1 u. 2-Mutation 50
Brechdurchfall (Schwangerschaft u. Stillzeit) 124
Bronchitis, obstruktive (Schwangerschaft und Stillzeit) 52
Bronchitis (Schwangerschaft u. Stillzeit) 51
Brustabszess 252
Brustdrüsenschwellung, verstärkte initiale 466
Brustentzündung
   außerhalb des Wochenbetts (Mastitis nonpuerperalis) 254
   im Wochenbett (Mastitis puerperalis) 255
Brustschmerzen (Mastodynie) 257
Brustsoor 467
Bulimie (Schwangerschaft u. Stillzeit) 102
Bulking agents 154
buttonhole tear 71

C
Candida-Infektion der Brust (Brustsoor) 467
Candidakolpitis 448
Candidose (genital) 448
Candidose, orale (Säugling) 467
Cavumpolyp 97
Cavumtamponade 276
CED (Chronisch entzündliche Darmerkrankungen) (Schwangerschaft u. Stillzeit) 57
Cerclage 116
Cerclagepessar 117
Chlamydieninfektion 55
Chloasma 56
Chorioamnionitis 25
Chorionizität 479
Chorionkarzinom 403
Chronic Pelvic Pain 59
Chronische Schmerzstörung (aus gynäkologischer Sicht) 59
Chronische Endometritis 13
Chronischer Harnwegsinfekt (bei Frauen) 161
Chronischer Unterbauchschmerz (Frau) 59
Chronisches Beckenschmerzsyndrom 59
CIN (cervikale intraepitheliale Neoplasie) 332
CLER-Methode 209
CMV-Infektion (Schwangerschaft) 484
Coitus interruptus 210
Colitis ulcerosa (Schwangerschaft u. Stillzeit) 57
Combined Test 420
Condylomata acuminata 63
Coombs-Test 351
Cord traction 133
Corpus-luteum-Insuffizienz 4
Corpus-luteum-Zyste (Gelbkörperzyste) 283
COVID in Schwangerschaft, Geburt u. Wochenbett 361
CTG (Kardiotokografie) 65
CTS (Karpalkanalsyndrom) (Schwangerschaft) 205
Cushing-Syndrom 173

D
Dammmassage 72
Dammriss 71
Dammriss, höhergradig 71
Dammschnitt 101
Dammschutztechnik 132
Datierung des Gestationsalters 197
  Zwillingsschwangerschaften 479
  nach ART (z. B. IVF, ICSI) 370
Deflexionslage 236
Dehnungsstreifen (Schwangerschaft) 385
Depotgestagen
  Dreimonatsspritze 219
  Langzeit-Gestagenstäbchen
    (Implanon®) 219
Depression
  Kontrazeption 225
  Schwangerschaft u. Stillzeit 73
Depression, peripartale 468
Depression, postpartale 468
Dermatosen (Schwangerschaft)
  Atopische Schwangerschaftsdermatose 38
  Intrahepatische
    Schwangerschaftscholestase
    (ICP) 238
  Pemphigoid gestationis 305
  Polymorphe
    Schwangerschaftsdermatose 320
Dermoidzyste 286
Descensus genitalis 74
Desensibilisierung (Schwangerschaft u.
    Stillzeit) 20
Detrusorüberaktivität, neurogene mit
    Harninkontinenz 157
Dexamethason-Kurztest 23, 173, 295
Dezeleration (CTG) 66
DHEA 365, 378
Diabetes mellitus (DM)
  aus gynäkologischer Sicht 80
  Kinderwunsch 416
  Kontrazeption 225
Diaphragma 210
Differenzierte
  exophytische VIN-Läsion (DEVIL) 445
  VIN (dVIN) 445
DNA-Analyse, zellfreie (cfDNA) 371, 421
  Zwillingsschwangerschaft 480
Dranginkontinenz 155
Dreimonatsspritze 219
Druckläsion/Druckulcus bei Pessartherapie 77
Druckulcus (Pessartherapie) 77
Duktektasien 121
Dysfunktion, sexuelle (Frau) 376

Dysmenorrhö, primäre 82
Dysmenorrhö, sekundäre 82
Dyspareunie 376
Dysphorie, postpartale (postpartales
    Stimmungstief) 468
Dysplasie (Zervix) 327

E
Effluvium (Frau) 147, 172
Einleitung der Geburt 126
Einstellung, dorsoposteriore 237
Einstellungsanomalie 237
Eipollösung 127
Eisenmangelanämie
  Kontrazeption 226
  Schwangerschaft u. Stillzeit 29
Eizelle 249
Eklampsie 179
Eltern-Kind-Pass 420
Emesis gravidarum 175
Empfängnisverhütung, hormonell 213
Empfängnisverhütung, nicht hormonell 208
Empfehlungen Lebensführung u. Ernährung
    (Schwangerschaft) 371
Endometriom 91, 284
Endometriose 88
  Adenomyosis uteri 5
  Adoleszentinnen 92
  Chronischer Unterbauchschmerz
    (Frau) 59
  Diagnostik u. Therapie der Endometriose
    nach Lokalisation 91
  Dysmenorrhö 82
  Kinderwunsch 92, 414
Endometriose, tief infiltrierende (TIE) 88
Endometriosezyste 91
Endometritis, Endomyometritis
    (puerperalis) 93
Endometriumablation 95
Endometriumhyperplasie 96
Endometriumhyperplasie, atypische 97
Endometriumkarzinom (Tumornachsorge) 406
Endometriumpolyp 5, 97
Endometriumhyperplasie, nicht atypische 97
Enterobiose (Schwangerschaft u. Stillzeit) 98
Enterozele 74
Entlassungsinformation
    gynäkologische OPs 99
Entwicklungsverzögerung,
    konstitutionell 338
Entwicklungsverzögerung
    (Pubertätsstörung) 336

Epilepsie
  Kontrazeption 226
  Schwangerschaft u. Stillzeit 100
Episiotomie 72, 101
  Infektion 471
Epstein-Barr-Virus (EBV)
  (Schwangerschaft) 193
Eradikation (H. pylori) (Schwangerschaft
  u. Stillzeit) 123
Erbrechen nach Pilleneinnahme 217
Erkältung (Schwangerschaft u. Stillzeit) 144
Erkrankung, rheumatoide (Schwangerschaft
  u. Stillzeit) 353
Erkrankungen, hypertensive in der
  Schwangerschaft (HES) 179
Ernährung, vegane (Schwangerschaft) 372
Ernährungsempfehlungen
  Schwangerschaft 371
  Stillzeit 464
Eröffnungsphase, aktive/späte (EP) 131
Eröffnungsphase (EP) 130
Erregungsstörung (Frau) 376
Ersttrimesterscreening (ETS) 420
  nach ART (z. B. IVF, ICSI) 370
  Zwillingsschwangerschaft 480
Erysipel (genital) 102
Erythema infectiosum (Ringelröteln)
  (Schwangerschaft) 355
Essstörung
  aus gynäkologischer Sicht 31
  Schwangerschaft u. Stillzeit 102
ETS, kombiniertes 420
EUG (Extrauteringravidität) 140, 286
Eumenorrhö 1
Extrauteringravidität (EUG) 140, 286

F
Faktor-V-Leiden-Mutation
  Kontrazeption 225
  Thromboseprophylaxe (Schwangerschaft
  u. Wochenbett) 394
Fehlbildung (weiblich, genital)
  Adnexe 462
  Komplexe urogenitale Fehlbildungen 462
  Uterus 460
  Vagina 458
  Vulva 458
  Zervix 460
Fehlgeburt (Abort) 135
Fehlgeburt, drohende 136
Feigwarzen (Kondylome) 63
Fertilitätsprotektion 105
Fetalblutanalyse (FBA, MBU) 65

Fetale
  Bradykardie 66
  Tachykardie 66
  Wachstumsrestriktion (FGR) 106
Fetozid, selektiver 481
Fibroadenom der Mamma 109
Filzläuse (Pediculosis pubis) 298
First Love, Mädchensprechstunde, das 1. Mal,
  Teenager, Beratung 249
Fissur, anal 27
Fistel, ureterovaginale/vesikovaginale 189
Fisteln, urogenitale 158
Flatusinkontinenz 386
Fluor albus 249
Fokal noduläre Hyperplasie (FNH)
  (Kontrazeption) 226
Follikelpersistenz 2, 6, 9, 11
  Perimenopause 11
Follikelzyste 282
Follikulitis 110
Forzepsentbindung 432
Frauenkondom 210
Fremdkörper (vaginal) 430, 452
Fruchtblasenprolaps 117
Fruchttod, intrauteriner (IUFT) 129
Fruchtwassermenge 112
Frühabort 136
Frühgeburt 116
Frühgravidität
  gestört 135
  normal 135
Frühschwangerschaft, gestörte 135
Furunkel 110

G
Galaktorrhö 121
Gartner-Zyste (Vaginalzyste) 433
Gastritis (Schwangerschaft u. Stillzeit) 122
Gastroenteritis acuta (Schwangerschaft
  u. Stillzeit) 124
Gastrointestinale Erkrankungen (CED,
  Zöliakie, Laktoseintoleranz)
  (Kontrazeption) 226
GBS-Screening 384
GDM (aus gynäkologischer Sicht) 80
Geburt
  ab wann in Spital 373
  Episiotomie 72
  Geburtseinleitung 126
  Prävention Geburtsverletzungen 72
  St. p. Sectio od. Myom-OP 125
  Überwachung (CTG, MBU) 65
Geburt, protrahierte 130

Geburtsbeginn 130
Geburtseinleitung 126, 129
   Adipositas 128
   (früher) vorzeitiger Blasensprung 126
   GDM (81, 126)
   Geminigravidität 128
   Hypertensive Erkrankungen in der Schwangerschaft (HES) 127
   intrahepatische Schwangerschaftscholestase 127
   Makrosomie 127
   Methoden 127
   Oligohydramnion 126
   Polyhydramnion 126
   SGA, IUGR 126
   Spätabort, IUFT 129
   St. p. Sectio od. Myom-OP (125)
   Überwachung 128
   Wunsch 127
Geburtsphase 130
Geburtsstillstand 130
Geburtsverletzung 71
Gedeckte Uterusruptur 426
Gelbkörperzyste (Corpus-luteum-Zyste) 283
Geminischwangerschaft (Überwachung u. Betreuung) 479
Genitaldeszensus 74
Genitale
   Blutung im Kindesalter 429
   HSV-Infektion 166
Genitalherpes 166
Genitalprolaps 74
Genitalulcus (akutes) 409
Genitalwarzen (Kondylome) 63
Geradstand, hoher 237
GERD (Refluxösophagitis) (Schwangerschaft u. Stillzeit) 382
Gerinnungsdiagnostik 12, 393
Gerinnungsstörung 6
Gesichtslage 236
Gesichtslage, mentoanteriore 237
Gesichtslage, mentoposteriore 237
Gestagen-Only-Pille 218
Gestagentest 23
Gestationsalter (Datierung, Korrektur) 197
   nach ART (z. B. IVF, ICSI) 370
   Zwillingsschwangerschaften 479
Gestationsdiabetes (aus gynäkologischer Sicht) 80
Gestationshypertonie 179
Gestationsthyreotoxikose 367
Gewichtszunahme (Empfehlungen Schwangerschaft) 372

Gicht (Arthritis urica) (Schwangerschaft u. Stillzeit) 185
Gichtanfall (Schwangerschaft u. Stillzeit) 185
Glukokortikoid, Calcineurininhibitor, Emollienzien (Schwangerschaft u. Stillzeit) 263
GnRH-Test 23, 339
Gold-IUD 211
Gonorrhö 142
Granuloma venereum (Granuloma inguinale) 143
Grippe (Influenza) (Schwangerschaft u. Stillzeit) 194
Grippaler Infekt (Schwangerschaft) 144
Gruppe-B-Streptokokken (GBS) 384
Gürtelrose (Schwangerschaft u. Stillzeit) 168

H
H. pylori-Infektion (Schwangerschaft u. Stillzeit) 123
Haarausfall, diffuser (Frau) 149
Haarausfall, erblich bedingter (Frau) 147
Haarausfall (Frau) 147
Haarausfall, umschriebener 150
Halban-Reaktion 429
Halsschmerz (Schwangerschaft u. Stillzeit) 315
Haltungsanomalie 236
Hämorrhoiden (Hämorrhoidalleiden) 150
Hämatom, geburtstraumatisches 71
Harninkontinenz (Frau) 152
Harnstau (Schwangerschaft) 171
Harnsteinerkrankung 421
Harnverhalt (Frau) 158
Harnwegsinfekt
   chronisch, rezidivierend, kompliziert (bei Frauen) 161
   unkompliziert 160
Harnwegsinfekt, unkomplizierter (bei Frauen) 160
Harter Schanker (Syphilis) 389
Haut, unreine 250
Hauterkrankungen (Schwangerschaft) 305, *siehe Dermatosen (Schwangerschaft)*
HELLP 179
Heparinunverträglichkeit (Schwangerschaft) 397
Hepatitis
   A (Schwangerschaft u. Stillzeit) 162
   B (Schwangerschaft u. Stillzeit) 163
   C (Schwangerschaft u. Stillzeit) 164

Hepatozelluläres Leberadenom, maligne
 Lebertumore (Kontrazeption) 226
Hernie (Schwangerschaft) 165
Herpes
 genitalis 166
 zoster (Schwangerschaft u. Stillzeit) 168
HES (Hypertensive Erkrankungen in der
 Schwangerschaft) 179
Heultage 468
Heuschnupfen (Schwangerschaft u.
 Stillzeit) 354
Hexenschuss (Schwangerschaft) 245
Hidradenitis suppurativa 169
High-grade squamous intraepithelial
 lesion (HSIL)
 Vagina 431
 Vulva 445
 Zervix 332
Hintere Scheitelbeineinstellung (Litzmann-
 Obliquität, hinterer
 Asynklitismus) 238
Hinterer Asynklitismus 238
Hinterhauptslage, hintere 237
Hirsuties papillaris vulvae 63
Hirsutismus 172, 224
Hitzewallung 308
HIV (Schwangerschaft u. Stillzeit) 170
Höhenstandsdiagnostik (Geburt) 171
Hormonbasisdiagnostik 294
 Abortus habitualis 12
 Amenorrhö, Infertilität, unerfüllter
  Kinderwunsch 22, 414
 Gestörte Pubertätsentwicklung 339
 PCOS, Hyperandrogenämie, Hirsutismus,
  Virilisierung 173
 Zyklusstörung, Blutungsstörung 4
Hormone, bioidentische 312
Hormonelle Empfängnisverhütung 213
Hormonpflaster (transdermale
 Kontrazeption) 218
Hormonspirale (LNG-IUS) 220
Hormonstatus
 Abortus habitualis 12
 Amenorrhö, Infertilität, unerfüllter
  Kinderwunsch 22, 414
 Gestörte Pubertätsentwicklung 339
 PCOS, Hyperandrogenämie, Hirsutismus,
  Virilisierung 173, 294
 Zyklusstörung, Blutungsstörung 4
HPV
 -assoziierte VIN 445
 -Impfung 327, 334
 -Screening 327
 -Test 331

-unabhängige VIN (Nicht-HPV-assoziierte
 VIN (vulväre intraepitheliale
 Neoplasie)) 445
HRT (Hormonersatztherapie) 308
HSIL
 Vagina 431
 Vulva 445
 Zervix 332
Husten (Schwangerschaft u. Stillzeit) 51
HWI (Harnwegsinfekt)
 (bei Frauen) 160
Hydatide 285
Hydronephrose (Schwangerschaft) 171
Hydrosalpinx 284
Hymenalatresie 459
Hyperandrogenämie 172
Hypercholesterinämie (Schwangerschaft
 u. Stillzeit) 175
Hyperemesis gravidarum 175
Hyperlipidämie (Schwangerschaft u.
 Stillzeit) 175
Hyperplasie, fokal noduläre
 (FNH) 226
Hyperprolaktinämie 177
Hypersalivation (Schwangerschaft) 374
Hyperstimulationssyndrom, ovarielles
 (OHSS) 290
Hyperthyreose
 Kinderwunsch 416
 Schwangerschaft 365
Hypertonie, chronische 179
Hypertrichose 173
Hyperurikämie (Schwangerschaft u.
 Stillzeit) 185
Hypogalaktie 465
Hypogonadismus, hypergonadotroper 21
Hypogonadismus, hypogonadotroper 21
Hypomenorrhö 3
Hyposensibilisierung (Schwangerschaft
 u. Stillzeit) 20
Hypothyreose
 Kinderwunsch 416
 Schwangerschaft 365
Hypotonie, arterielle (Schwangerschaft) 35
Hysterokontrast-Sonografie 413

I

Impfung, Abklärung Impfstatus
 (Schwangerschaft u. Stillzeit) 191
Implanon® 219
Implantationsstelle, hyperplastische 404
Incontinentia
 alvi (Stuhlinkontinenz) 386
 urinae (Frau) 152

Infekt, grippaler (Schwangerschaft u.
    Stillzeit) 144
Infektion (Wunde), postoperativ 470
Infertilität 411
Influenza (Schwangerschaft u. Stillzeit) 194
Inklusionszyste (Vagina) 433
Inkontinenz (Frau) 152
    bei chronischer Harnretention
        (Überlaufinkontinenz) 157
    Belastungsinkontinenz 153
    Dranginkontinenz 155
    Mischinkontinenz 156
Insemination 417
Insertio velamentosa 195
Insomnie
    perimenopausal 309
    Schwangerschaft 368
Insuffizienz, chronisch-venöse
        (Schwangerschaft) 434
Interruptio (Schwangerschaftsabbruch) im 1.
    Trimenon 196
Intimpflege 250
Intrauteriner Fruchttod (IUFT) 129
Inversio uteri 199
In-vitro-Fertilisation (IVF) 412
IOTA-Kriterien 287
Irreguläre Antikörper (Schwangerschaft) 351
Ischias-Beschwerden (Schwangerschaft) 245
Isthmozele 424
IUFT (intrauteriner Fruchttod) 129
IUGR (intrauterine Wachstumsrestriktion) 106
IVF (In-vitro-Fertilisation) – Beratung,
    Diagnostik und Therapie davor 412

J
Juckreiz
    genital 446
    Schwangerschaft 238
    vaginal ohne Befund (Kindesalter) 451
Juvenile Dauerblutung 9

K
Kaiserschnitt (Sectio Caesarea) 374
Kalendermethoden 208
Karbunkel 110
Kardiotokografie (CTG) 65
Karpalkanalsyndrom (CTS)
    (Schwangerschaft) 205
Keuchhusten (Pertussis)
    (Schwangerschaft) 314
Kinderwunsch (unerfüllt) 411
    PCOS, Stimulationsbehandlung (Clomifen,
        Letrozol) 297

Kissing Disease (Schwangerschaft) 193
Klimakterium 306
    praecox 323
Klitorishypertrophie 172, 207, 458
Kloakenfehlbildung 463
Koffein (Empfehlungen
    Schwangerschaft) 372
Kolpitis
    -Aminkolpitis 43
    -Chlamydienkolpitis 55
    -senilis 364
    Soorkolpitis 448
    -Trichomonaden 399
    -Vulvovaginitis infantum 451
Kolpitis, atrophische 364
Kolpitis plasmacellularis 316
Kolpokleisis 79
Kolpoperineoplastik 80
Kolporrhaphia 78
Kolposkopie – kolposkopischer Befund 329
Kolposuspension nach Burch 154
Kombiniertes ETS
    (Ersttrimesterscreening) 420
Komplexe
    Endometriumhyperplasie 97
Kompressionstherapie (Schwangerschaft u.
    Wochenbett) 397
Kondom 209
Kondylome (Feigwarzen) 63
Konisation (LLETZ) 332
Kontrazeption
    Adenomyosis uteri 224
    Adipositas 224
    adoleszente Frauen, sehr junge Frauen 224
    Alkoholabusus 224
    Androgenisierungserscheinungen 224
    Anorexia nervosa 225
    Antikoagulation 225
    APC-Resistenz (aktivierte Protein C
        Resistenz, Faktor-V-Leiden-
        Mutation) 225
    Barrieremethoden 209
    Blutungsstörungen unter hormonellen
        Kontrazeptiva 228
    Blutungsstörungen unter Kupfer-IUD 212
    Coitus interruptus 210
    Depotgestagen – Dreimonatsspritze 219
    Depotgestagen – Langzeit-
        Gestagenstäbchen 219
    Depression 225
    Diabetes mellitus (DM) Typ I u. II 225
    Dysmenorrhö 225
    Eisenmangelanämie 226
    Epilepsie 226
    Gastrointestinale Erkrankungen 226

Grunderkrankungen/besondere
  Situationen 224
Häufiger Zeitzonenwechsel 226
Hepatozelluläres Leberadenom, maligne
  Lebertumore 226
Hormonelle Empfängnisverhütung 213
Hormonpflaster 218
Hormonspirale (LNG-IUS) 220
Hypermenorrhö 226
Immobilisation 226
Interaktionen hormoneller
  Kontrazeptiva mit anderen
  Medikamenten 223
Intrauterinpessar (Kupfer-IUP) 211
Kardiovaskuläre Risikofaktoren 226
Laktationsamenorrhö 209
Lebererkrankungen 227
Mammakarzinom 227
Migräne 227
Minipille 218
Multiple Sklerose (MS) 227
nach Abort 139
Natürliche Familienplanung 208
Perimenopause 227
Perimenopause, wie lange verhüten 307
Pille 213
Pille danach (Notfallkontrazeption) 222
Prämenstruelles Syndrom (PMS),
  prämenstruelle dysphorische
  Störung (PMDS) 228
Psychische Krankheit 228
Rheumatoide Arthritis (RA) 228
SLE (systemischer Lupus
  erythematodes) 228
St. p. GDM 228
Sterilisation 213
Stillen/Wochenbett 228
Vaginalring 218
VTE-Risiko ↑ (z. B. hereditäre
  Thrombophilie, St. p. VTE,
  Immobilisation) 228
Kontrazeption, postkoitale 222
Kontrazeption, transdermale
  (Hormonpflaster) 218
Kontrazeptiva, kombinierte orale 213
Konzeptionswahrscheinlichkeit 249
Korrektur Gestationsalter 197
Krampfadern (Schwangerschaft) 434
Krankenstand - wie lange nach
  gynäkologischen OPs 99
Kreuzschmerzen (Schwangerschaft) 245
Kuldoplastik nach McCall 77
Kupferspirale (Kupfer-IUP) 211

L
Labiensynechie 233
Lachgas 369
Lageanomalie 234
Laktationsamenorrhö 209
Lambda-Sign 479
Langzeiteinnahme (Pille) 217
Langzyklus (Pille) 217
Laparoskopisch-laterale Suspension nach
  Dubuisson (LLS) 78
Läsionen, iatrogene der ableitenden Harnwege
  der Frau 189
Latenzphase (frühe Eröffnungsphase) 130
Late-onset-AGS 415
Lebensführung u. Ernährung
  (Schwangerschaft) – Beratung,
  Empfehlungen 371
Lebererkrankungen
  Kontrazeption 227
  Schwangerschaft 238
Leiomyom 268
Leistenhernie (Schwangerschaft) 165
Leopold-Handgriffe 241
Libidostörung (Frau) 376
Libidoverlust (unter Pille) 214
Lichen sclerosus et atrophicus vulvae
  (LSA) 241
Lipschütz-Ulkus 409
Listeriose (Schwangerschaft) 243
Litzmann-Obliquität 238
LLETZ (Konisation) 332
LNG-IUS (Hormonspirale) 220
Lochialstau (Lochiometra,
  Wochenflussstau) 244
LSIL (Low-grade squamous
  intraepithelial lesion)
  Vagina 431
  Vulva 445
  Zervix 332
Lues (Syphilis) 389
Lumbago (Schwangerschaft) 245
Lungenembolie (Schwangerschaft) 247
Lungenreifung (antenatale Steroide) 118
Lutealphaseninsuffizienz 4, 209
  Abortus habitualis 14
  Kinderwunsch 415
Lutealphasenunterstützung (nach ART,
  z. B. IVF, ICSI) 370
Lyme-Borreliose (Schwangerschaft u.
  Stillzeit) 49
Lynch-Syndrom 96

M

Mädchensprechstunde, das 1. Mal, First Love, Teenager, Beratung 249
Madenwurminfektion (Schwangerschaft u. Stillzeit) 98
Magen-Darm-Infekt (Schwangerschaft u. Stillzeit) 124
Makrosomie 127
Malaria (Schwangerschaft u. Stillzeit) 251
Malignitätskriterien (Sonografie) 287
Mamillen, wunde 466
Mamillensekretion, pathologisch 121
Mammaabszess 252
Mammakarzinom
 Kontrazeption 227
 Mammografiescreening 259
 Tumornachsorge 407
Mammografie 259
Manuelle Plazentalösung 133
Marsupialisation 47
Masern (Schwangerschaft) 252
Mastitis
 nonpuerperalis 254
 puerperalis 255
Mastodynie 257
Mastopathie 259
Mayer-Rokitansky-Küster-Hauser-Syndrom 459
MBU 65
Medikamente (Schwangerschaft u. Stillzeit) 260
Melasma (Chloasma) gravidarum 56
Menarche 249, 337
Menarche, prämature 341
Menometrorrhagie 3
Menopause 306
 prämature 323
Menorrhagie 3
Menstruation verschieben 217
Mesh, vaginales 78
Meteorismus (Blähungen, Völlegefühl) (Schwangerschaft u. Stillzeit) 264
Methoden, symptothermale 208
Methotrexat (MTX) - Schema (Tubaria) 140
Metrorrhagie 3
Migräne
 Kontrazeption 227
 Schwangerschaft u. Stillzeit 265
Mikroblutanalyse (MBU) 65
Mikropapillomatosis labialis 63
Miktionstagebuch 152, 155, 156
Milchbildung, verzögerte 465
Milcheinschuss, verzögerter 465
Milchgangspapillom 121

Milchstau 467
Minipille 218
Mischinfektion, vaginale 45
Mischinkontinenz 156
Missed Abortion 136
Mole, invasive 403
Mole, komplette (Blasenmole) 402
Molenei 136
Molimina menstrualia 459
Monatshygiene 250
Mononukleose, infektiöse (Schwangerschaft) 193
Morbus
 Behçet 266
 Crohn (Schwangerschaft u. Stillzeit) 57
Moxibustion 41
MS 267, *siehe Multiple Sklerose*
Müdigkeit (Schwangerschaft) 267
Mukometra 376
Müller-Zyste (Vaginalzyste) 433
Multiple Sklerose (MS)
 Kontrazeption 227
 Schwangerschaft u. Stillzeit 267
Mumps (Parotitis epidemica) (Schwangerschaft) 268
Muttermundverschluss, totaler 117
Mykose (Brust, orale Candidose Säugling) 467
Myoma uteri 268

N

Nabelschnurvorfall 440
Nachgeburtsphase 132
Nachsorgeuntersuchungen (gynäkologische Malignome) 406
Nachweis ovulatorischer Zyklus 417
Nackentransparenz (NT) 421
Natürliche Familienplanung (NFP) 208
Nebenplazenta 439
Neoplasie, vaginale intraepitheliale (VaIN) 430
Neoplasie, vulväre intraepitheliale (VIN) 444
Neoplasie, zervikale epitheliale (CIN) 332
 Schwangerschaft 334
Nephrolithiasis 421
Nesselsucht (Urtikaria) (Schwangerschaft u. Stillzeit) 423
Neugeborenenreanimation 276
Neurodermitis (Schwangerschaft u. Stillzeit) 38
Neuroprotektion 118
Niche (Uterusnische) 424
Nicht-hormonelle Empfängnisverhütung 208
Nidation 249

Nierenbeckenentzündung 343
Nierenkolik 421
Nierenkrankheit (aus gynäkologischer
    Sicht) 58
NIPD (nichtinvasive Pränataldiagnostik) 421
    nach ART 371
    Zwillingsschwangerschaft 480
Non-albicans-Vaginitis 450
Normale Frühgravidität 135
Notfall, geburtshilflicher 274
Notfallcerclage 117
Notfallkontrazeption 222
Notfalltokolyse 67, 118, 427, 441, 457
Nykturie 156

O
OAB (Overactive bladder) 156
Obstipation (Schwangerschaft u. Stillzeit) 279
Ödeme (Schwangerschaft) 280
Oligohydramnion 112
Oligomenorrhö 3
OP, bariatrische (Schwangerschaft danach) 18
Orale Ovulationshemmer 213
Oraler Glukosetoleranztest (oGTT) 80
Organscreening (Zweittrimesterscreening) 421
Orgasmusstörung (Frau) 376
Osteopenie 280
Osteoporose 280
Östrogendominanz 2, 6, 11
Ovargravidität 141
Ovarialbefund 282
Ovarialinsuffizienz, prämature (POI) 323
Ovarialinsuffizienz, primäre 323
Ovarialkarzinom
    Diagnostik 287
    Tumornachsorge 406
Ovarialsyndrom, polyzystisches (PCOS) 294
Ovarialtorsion 288
Ovarialzyste 282
    Kindes- u. Jugendalter 289
    Perimenopause, Postmenopause 290
    Pubertät u. Adoleszenz 289
    Schwangerschaft 289
Ovarialzyste, komplexe 287
Ovarian drilling (PCOS) 298
Ovarielles Überstimulationssyndrom
    (OHSS) 290
Ovarstichelung, laparoskopisch (PCOS) 298
Overactive bladder (OAB) 156
Ovulationshemmer 213
Oxytocin – Wehenstimulation 456
Oxyuriasis
    Schwangerschaft u. Stillzeit 98
    Vulvovaginitis infantum 452

P
Pad-Test 152
Palmer's Point (Palmer-Punkt) 293
PAP
    II mit Qualitätseinschränkungen
        (Management) 330
    III (Management) 331
    IIID (LSIL) (Management) 331
    IIIG (Management) 331
    IV (HSIL) (Management) 332
    V (Management) 332
PAP-Abstrich 327
Paraovarialzyste 284
Parotitis epidemica (Mumps)
    (Schwangerschaft) 268
Partialmole (Partielle Mole) 402
Parvovirus B 19 355
Pathologische Mamillensekretion 121
PCO-Syndrom (PCOS, Polyzystisches
    Ovarialsyndrom) 294
PDA (Geburt) 369
PE (Pulmonalembolie) (Schwangerschaft) 247
Pearl-Index 208
Pediculosis pubis (Phthiriasis pubis, Filzläuse,
    Schamläuse) 298
Pektopexie 78
Pelvic Congestion Syndrome (PCS) 435
Pelvic inflammatory disease (PID) 300
Pelvic venous disorders (PeVD) 435
Pemphigoid gestationis 305
Periduralanästhesie (PDA) 369
Perimenopause 306
    Blutungsstörung, abnorme uterine Blutung
        (AUB), Dauerblutung 11
    Hormonersatztherapie (HRT) 308
    Kontrazeption, wie lange verhüten 307
Peripartale Antibiotikaprophylaxe 384
Peritonitis (pelvin) 300
Pertussis (Keuchhusten)
    (Schwangerschaft) 314
Pessar, intrauterines 211
Pessar, intrauterines (LNG-IUS-
    Hormonspirale) 220
Pessartherapie
    Belastungsinkontinenz 154
    Descensus genitalis 76
    Druckulcus 77
Pfeiffer-Drüsenfieber (Schwangerschaft) 193
Pharyngitis (Schwangerschaft u. Stillzeit) 315
Phlegmone (oberflächlicher Wundinfekt) 471
Phthiriasis pubis 298
Phylloidtumor 110
Pille 213
    danach (Notfallkontrazeption) 222
    Menstruation verschieben 217

Placenta accreta Spektrum (PAS, Placenta accreta, Placenta increta, Placenta percreta) 318
Placenta praevia 318
Placenta succenturiata 439
Plasmazellvulvitis 316
Plazenta, abnorm invasive (Placenta-accreta-Spektrum, PAS) 318
Plazenta praevia 318
Plazenta, tiefsitzende 318
Plazenta, unvollständige 133, 276
Plazentabettknoten 404
Plazentabetttumor 404
Plazentainsuffizienz 317
Plazentalösung, manuelle 133
Plazentalösung, vorzeitige 417, 441
Plazentaresiduum 7, 317
Plazentaretention (Nichtausstoßung der Plazenta) 133
Plazentationsstörung 318
PMDS (prämenstruelle dysphorische Störung) 325
PMP-Blutung (Postmenopausale Blutung) 321
PMS (Prämenstruelles Syndrom) 325
Pneumonie (Schwangerschaft u. Stillzeit) 52
POI (Prämature Ovarialinsuffizienz) 24
Pollinose (Schwangerschaft u. Stillzeit) 354
Polyarthritis, chronische (Schwangerschaft u. Stillzeit) 353
Polyhydramnion 112
Polymenorrhö 3
Polyp in statu nascendi, Endometriumpolyp 98
Polysystolie 457
Portioektopie 7
Portiokappe 210
Postmenopause 306
Postpartale Hämorrhagie (postpartale Blutung, PPH) 275
Postpartale Blutung (PPH) 275
Post-pill-Amenorrhö 25
Präeklampsie 179
Präeklampsiescreening 421
Präkonzeptionelle Beratung – Lebensstil u. Verhalten der Frau 412
Prämature
    Menopause 323
    Menarche 341
    Ovarialinsuffizienz (POI) 24, 323
Prämenstruelles Syndrom (PMS) 325
Pränataldiagnostik 420
    nach ART 370
    Zwillingsschwangerschaft 480
Prävention
    Frühgeburt 116

Präeklampsie 181
Zervixkarzinom 327
Pregnancy of unknown location (PUL) 139
Preterm premature rupture of membranes, früher vorzeitiger Blasensprung (PPROM) 113
Preterm rupture of membranes (PROM) 443
Primäre Amenorrhö 21
Prolaktinom 177
Protein-C-Mangel 394
Protein-S-Mangel 394
Prothrombinmutation 394
Protonenpumpeninhibitor (PPI) (Schwangerschaft u. Stillzeit) 263
Pruritus
    gravidarum 238
    vaginal ohne Befund (Kindesalter) 451
    vulvae 446
Pseudoklitorishypertrophie 207
Pseudokondylome der Vulva (Mikropapillomatosis labialis) 63
Pseudopubertas praecox 337
p.s.-Heilung 470
Psychose, postpartale 322
Psychose (Schwangerschaft u. Stillzeit) 335
Pubarche 337
Pubarche/Adrenarche, prämature 340
Pubertas
    praecox 337
    tarda 338
Pubertät (normale weibliche) 337
Pubertätsentwicklung, gestörte 336
Pubertätsstörung 336
Pudendusblock 369
Puerperalpsychose 322
Puerperalsepsis 341
Puerperium 463
PUL (Pregnancy of unknown location) 139
Pulmonalembolie (PE) (Schwangerschaft) 247
Pulsationszystozele 74
Pyelonephritis, akute 343

Q
Querlage 235
Querstand, tiefer 237

R
Rachenentzündung (Pharyngitis) (Schwangerschaft u. Stillzeit) 315
Randsinusblutung 349
Reanimation (Neugeborenes) 276
Reflexinkontinenz 157

Reflux, gastroösophagealer (Schwangerschaft u. Stillzeit) 382
Refluxösophagitis (Schwangerschaft u. Stillzeit) 382
Regel verschieben 217
Regelschmerzen (Dysmenorrhö) 82
Reisen (Empfehlungen Schwangerschaft) 373
Reizblase 156
Rektozele 74
Reserve, ovarielle 415
Residuum (Plazenta) 317
Restless-Legs-Syndrom (RLS) (Schwangerschaft) 350
Retentio placentae totalis 133
Rhagaden (Wunde Mamillen) 466
RhD-NIPT 351
Rhesusfaktor 351
Rhesusprophylaxe 351
Rheumatoide Arthritis (RA) 228
Rhinitis
  acuta (Schwangerschaft u. Stillzeit) 144
  allergica (Schwangerschaft u. Stillzeit) 354
Rhinitis, allergische/Rhinokonjunktivitis (Schwangerschaft u. Stillzeit) 354
Rhinopathia gravidarum 354
Ring of fire 140, 283, 416
Ringelröteln (Erythema infectiosum) (Schwangerschaft) 355
Röteln (Rubella) (Schwangerschaft) 357
Rotlauf (genital) 102
Rotterdam-Kriterien 294
Rötzer-Methode 209
Rückbildung 464
Rückenschmerzen (Schwangerschaft) 245

S
Sakralnervenstimulation (SNS, Neuromodulation) 387
Sakrokolpopexie 78
Saktosalpinx 284
Salpingitis 300
SARS-CoV-2 (Schwangerschaft, Geburt u. Wochenbett) 361
Saugglocke (Vakuumextraktion) 433
SBS-Prolaps 74
Schädel-Becken-Missverhältnis (SBMV) 132, 241, 426
Schädellage, regelwidrige 236
Schamläuse (Pediculosis pubis) 298
Scharlach (Scarlatina) (Schwangerschaft u. Stillzeit) 363
Scheidenblindsackprolaps (SBS-Prolaps) 74
Scheidenpilz 448

Scheidentrockenheit 364
Schilddrüsenerkrankungen
  Abortus habitualis 14
  Schwangerschaft 365
Schlafstörung
  perimenopausal 309
  Schwangerschaft 368
Schmerzmanagement (Geburt) 369
Schmerztherapie (Schwangerschaft u. Stillzeit) 260
Schmierblutung (Spotting) 3, 8
Schnupfen (Schwangerschaft u. Stillzeit) 144
Schock, anaphylaktischer (Schwangerschaft u. Stillzeit) 30
Schulterdystokie 274
Schwangerschaft
  bei liegendem IUD 212
  Beratung u. Empfehlungen (Lebensführung u. Ernährung) 371
  nach ART (Assisted Reproductive Technology, z. B. IVF, ICSI) 370
  nach bariatrischer OP 18
  unklarer Lokalisation (PUL) 139
  Untersuchungen 420
Schwangerschaft, cornuale ektope 141
Schwangerschaft, ektope 140, 286
Schwangerschaft, heterope 142
Schwangerschaft, interstitielle ektope 141
Schwangerschaftsabbruch (Interruptio) im 1. Trimenon 196
Schwangerschaftscholestase, intrahepatische (ICP) 238
Schwangerschaftsdermatose, polymorphe (polymorphes Exanthem der Schwangerschaft) 320
Schwangerschaftsdermatosen 305, siehe *Dermatosen (Schwangerschaft)*
Schwangerschaftsfettleber, akute 182, 238
Schwangerschaftsgingivitis 373
Schwangerschaftskonflikt 197
Schwangerschaftsmüdigkeit 267
Schwangerschaftsödem 280
Schwangerschaftspigmentierung im Gesicht 56
Schwangerschaftsptyalismus 374
Schwangerschaftsrhinitis 354
Schwangerschaftsstreifen 385
Screening (Zervixkarzinom) 327
Seborrhö 172, 224
Sectio caesarea 374
Sectionarbenschwangerschaft 141
Sekundärheilung 470
Selektiver Fetozid 481
Senium 306

Sensiplan® 208
Septischer Abort 136
Serometra 376
Sexuelle Dysfunktion 376
sFlt-1/PlGF-Quotient 182
SGA (small for gestational age) 106
Silber-IUD 211
Single deepest pocket (SDP) 112
Sinus urogenitalis 462
Skabies (Krätze) 381
SLE (systemischer Lupus erythematodes)
    (Kontrazeption) 228
Small for gestational age (SGA) 106
Sodbrennen (Schwangerschaft u. Stillzeit) 382
Somatoforme Schmerzstörung (aus
    gynäkologischer Sicht) 59
Soorkolpitis 448
Soorvulvitis (Kindesalter) 452
Spätabort 129
Spermien 249
Spontanabort, rezidivierender (RSA) 12
Spontanabort, wiederholter (WSA) 12
Sport (Schwangerschaft u. Wochenbett) 371
Spotting (Schmierblutung) 3, 8
Steißlage 234
Stellungsanomalie 236
Sterilisation 213
Sterilität 411
Sternengucker 237
Steroid, antenatales (Lungenreifeinduktion,
    Lungenreifung) 118
Stille Uterusruptur 426
Stillen/Wochenbett
    Kontrazeption 228
    Stillberatung, Stillprobleme 463
Stimulationsbehandlung (Kinderwunsch,
    PCOS) 297
Stirnlage 236
Störung
    der Brustentwicklung 340
    der Pupertät 336
    der Wehentätigkeit (Wehendystokie) 456
    des sexuellen Verlangens
        (Libidostörung) 376
Störung, bipolare affektive (Schwangerschaft
    u. Stillzeit) 48
Störung, prämenstruelle dysphorische
    (PMDS) 325
Streptokokken der Gruppe B 384
Streptokokken-A-Angina (Schwangerschaft u.
    Stillzeit) 363
Stressinkontinenz 153
Striae distensae (Striae gravidarum) 385
Stuhlinkontinenz 386
Subfertilität 412

Subinvolutio uteri 387
Subinvolution des Uterus, puerperale 387
Substitution/Supplementation (Empfehlungen
    in der Schwangerschaft, bei
    KiWu) 371
Subtotalprolaps 75
Suburethrale Bandanlagen (retropubisch,
    transobturatorisch) 154
Symphysenschmerzen, Symphysenlockerung
    (Schwangerschaft) 388
Syndrom, adrenogenitales (AGS) 415
Syndrom, atypisches hämolytisch-urämisches
    Syndrom (aHUS) 182
Syndrom, prämenstruelles
    (PMS) 325
Synechie der Vulvaränder 233
Syphilis (Lues) 389

T
Tamponade, Cavum 276
Teenager - Mädchensprechstunde, das 1. Mal,
    First Love, Beratung 249
Temperaturmethode (Zyklusmonitoring) 417
Teratom 286
Terminüberschreitung (Geburtseinleitung) 126
Thelarche 337
Thelarche, prämature 340
Thermoablation 95, 393
Thrombophilie
    Kinderwunsch 416
    Thromboseprophylaxe/Antikoagulation
        (Schwangerschaft u.
        Wochenbett) 394
Thrombophiliescreening 393
Thrombose, perianale 28
Thromboseprophylaxe (Schwangerschaft u.
    Wochenbett) 394
Thrombotisch-thrombozytopenische Purpura
    (TTP) 182
Tokolyse 116
    Notfalltokolyse (Akuttokolyse) 67, 118,
        427, 441, 457
TOT (Trans-Obturator Tape) 80, 154
    Blasenläsion 191
Totalprolaps 75
Totgeburt 129
Toxic-Shock-Syndrom 341
Toxoplasmose (Schwangerschaft) 397
Traktionszystozele 74
Trauma – Unfallverletzungen
    (Schwangerschaft) aus
    geburtshilflicher Sicht 417
Trauma (vaginal) 430
Trichomonadenkolpitis (Trichomoniasis) 399

Triple I (Amnioninfektionssyndrom) 25
Tripper 142
Trophoblasterkrankung, gestationsbedingte (GTD) u. nicht gestationsbedingte 401
Trophoblasterkrankung, persistierende villöse gestationsbedingte (GTD) 402
Trophoblasterkrankungen, villöse gestationsbedingte (GTD) 402
Trophoblastpersistenz, postmolare 402
Trophoblasttumor, epithelialer 404
T-Sign 479
TSS (Toxic Shock Syndrom) 341
Tubaria 140
Tubendurchgängigkeit (tubarer Faktor) 414
Tuberkulose (TBC) (Schwangerschaft u. Stillzeit) 405
Tuboovarialabszess 285, 300
Tumormarker (Gynäkologie) 405
Tumornachsorge (gynäkologische Malignome), 406
TVT (Tension-free Vaginal Tape) 80, 154
  Blasenläsion 191
Twin Anemia Polycythemia Sequence (TAPS) 482
Twin Reversed Arterial Perfusion Sequence (TRAP) 482

U
Überlaufinkontinenz 157
Überprüfung Tubendurchgängigkeit 414
Übertragung (Terminüberschreitung, Geburtseinleitung) 126
Ulcus
  genital (Morbus Behçet) 266
  Molle (Weicher Schanker) 410
  vulvae acutum Lipschütz 409
Unerfüllter Kinderwunsch 411
  PCOS, Stimulationsbehandlung (Clomifen, Letrozol) 297
Unfallverletzungen (Schwangerschaft) aus geburtshilflicher Sicht 417
Untersuchungen in Schwangerschaft 420
Unvollständige Plazenta 133
Ureterkinking 190
Ureterläsion (iatrogen) 189
Urethralprolaps 429
Urgeinkontinenz 155
Urininkontinenz (Frau) 152
Urodynamik 152
Urolithiasis 421
Urtikaria (Schwangerschaft u. Stillzeit) 423
Uterotomienarbe, dehiszente 424

Uterus
  arcuatus 461
  bicornis 461
  myomatosus 7, 268
  subseptus/septus 461
  unicornis 462
Uterusatonie 275
Uterusmyom 268
Uterusnische 424
Uterusrückbildung, verzögerte 387
Uterusruptur 418, 426
Uterussarkom 269
Uterustamponade 276

V
Vaginaefixatio sacrospinalis 78
Vaginalaplasie 459
Vaginalatrophie 364
Vaginaler Fremdkörper 430
Vaginalkarzinom (Tumornachsorge) 407
Vaginal-operative Entbindung (Vakuumextraktion (VE), Forzepsentbindung) 432
Vaginalring 218
Vaginalseptum 458
Vaginalzyste 433
Vaginismus 376
Vaginitis senilis 364
Vaginose, bakterielle 43
VaIN (vaginale intraepitheliale Neoplasie) 430
Vakuumextraktion (VE) 432
Vanishing Twin 370
Varikosis pelvis 435
Varikosis (Schwangerschaft) 434
Varizellen (Windpocken) (Schwangerschaft) 436
Vasa praevia 439
Vasomotorische Beschwerden 308
Verhütung 208, *siehe Kontrazeption*
Verletzungen der Geburtswege 71
Verletzungen (Schwangerschaft) aus geburtshilflicher Sicht 417
Virilisierung 172
Virustatikum (Schwangerschaft u. Stillzeit) 263
Vorderhauptslage, hintere 238
Vorderhauptslage (VHL) 236
Vorfälle (Nabelschnurvorfall, Vorfall kleiner Teile) 440
Vorliegen eines Arms 441
Vorzeitige
  Plazentalösung 441
  Wehentätigkeit 116

VTE-Risiko ↑ (Kontrazeption) 228
Vulvaekzem 446
Vulvakarzinom (Tumornachsorge) 407
Vulvasynechie 233
Vulvitis 446
   durch A-Streptokokken (ß-hämolysierende Streptokokken der Gruppe A) 452
   plasmacellularis 316
Vulvodynie 376
Vulvovaginalkandidose (VVC) 448
Vulvovaginitis infantum (Vulvovaginitis im Kindesalter) 451
Vulvovaginitis, unspezifische (Kindesalter) 451
VZO (Verkehr zum Optimum) 417

W

Wachstumsrestriktion, intrauterine (IUWR, IUGR) 106
Wadenkrämpfe (Schwangerschaft) 455
Wehenanomalien 456
Wehendystokie (Störung der Wehentätigkeit) 456
Wehenhemmung (Tokolyse) 116
Wehenschwäche 456
Wehenstimulation (Oxytocin) 456
Wehensturm 457
Wehentätigkeit, vorzeitige 116
Weicher Schanker (Ulcus molle) 410
Weißfluss 249
Weißkittelhypertonie 180
Wendung, äußere 40
Windeldermatitis 467
Windmole (Windei) 136
Windpocken (Varizellen) (Schwangerschaft) 436
Wochenbett
   Beratung, Stillen, Stillprobleme 463
   Kontrazeption 228
Wochenbett 463
Wochenbettdepression 468
Wochenbettpsychose 322
Wochenflussstau 244
Wundinfekt (postoperativ) 470

Z

Zahnfleischbluten (Schwangerschaft) 373
Zangemeister-Handgriff 241
Zangenentbindung (Forzepsentbindung) 433
Zeichnungsblutung 475
Zervikalgravidität 141
Zervix Duplex 460
Zervixaplasie 460
Zervixdysplasie 327
Zervixdystokie 132
Zervixinsuffizienz 116
Zervixkarzinom
   -screening (zytologisch, HPV-basiert) 329
   Tumornachsorge 407
Zervixpessar 117
Zervixpolyp 97
Zervixschleimbeobachtung 209, 417
Zervizitis 476
Zika-Virus-Infektion (Schwangerschaft) 477
Zoon's vulvitis 316
Zoster (Schwangerschaft u. Stillzeit) 168
Zweittrimesterscreening (Organscreening) 421
Zwillinge, siamesische 483
Zwillingsschwangerschaft (Überwachung u. Betreuung) 479
Zwillingstransfusionssyndrom (TTTS) 482
Zwischenblutung 3
Zyklus, interessante Fakten 249
Zyklus- u. Blutungsstörungen in Adoleszenz 9
Zyklusmonitoring 416
   Natürliche Familienplanung 208
Zyklusstörung 1
Zyste
   Ovar 282
   Vagina 433
Zyste, funktionelle 282
Zyste, hämorrhagische 283
Zystische od. teilzystische Ovarialbefunde 282
Zystitis (bei Frauen) 160
Zystozele 74
Zytologie – PAP-Befunde 327
Zytomegalievirusinfektion (Schwangerschaft) 484

MIX
Papier aus verantwortungsvollen Quellen
Paper from responsible sources
FSC® C105338

If you have any concerns about our products,
you can contact us on
ProductSafety@springernature.com

In case Publisher is established outside the EU,
the EU authorized representative is:
**Springer Nature Customer Service Center GmbH
Europaplatz 3, 69115 Heidelberg, Germany**

Printed by Libri Plureos GmbH
in Hamburg, Germany